U0340654

心脏内科疾病
诊疗风险与防范

（第2版）

XINZANG NEIKE JIBING ZHENLIAO FENGXIAN YU FANGFAN

主　编　李少波

副主编　姚　震　陈　武　张　勇

编　者（按姓氏笔画排序）

邓荣坤　王　武　李少波　张云波

张　勇　张　艳　张润泽　吴学正

陈元椿　陈　林　陈　武　孟秀梦

林尤直　钟书辉　姚　震　高　虹

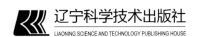

辽宁科学技术出版社
LIAONING SCIENCE AND TECHNOLOGY PUBLISHING HOUSE

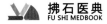

拂石医典
FU SHI MEDBOOK

内容提要

本书介绍了心脏内科疾病的诊疗风险与防范。分上、下两篇，共 29 章，先阐述了心脏病诊疗中的并发症风险、误诊风险、介入诊疗风险及药物性风险的特点，然后对二十几种心脏病常见诊疗风险的表现特点与防范措施做了专门讲解。本书内容实用，可为临床各级医师在心脏病诊疗时防范相关风险提供参考。

图书在版编目（CIP）数据

心脏内科疾病诊疗风险与防范 / 李少波主编 . — 2 版 . — 沈阳 : 辽宁科学技术出版社，2023.7
ISBN 978-7-5591-3045-7

Ⅰ . ①心… Ⅱ . ①李… Ⅲ . ①心脏病－诊疗 Ⅳ . ① R541

中国国家版本馆 CIP 数据核字 (2023) 第 097815 号

发行出版：辽宁科学技术出版社
　　　　　北京拂石医典图书有限公司
　　　　　地址：北京海淀区车公庄西路华通大厦 B 座 15 层
联系电话：010-57262361/024-23284376
E－mail：fushimedbook@163.com
印　刷　者：廊坊市海涛印刷有限公司
经　销　者：各地新华书店

幅面尺寸：185mm×260mm
字　　数：803 千字　　　　　　　　印张：30.75
出版时间：2023 年 7 月第 1 版　　　印刷时间：2023 年 7 月第 1 次印刷

责任编辑：陈　颖　　　　　　　　　责任校对：梁晓洁
封面设计：龙　岩　　　　　　　　　封面制作：龙　岩
版式设计：龙　岩　　　　　　　　　责任印制：丁　艾

如有质量问题，请速与印务部联系　　联系电话：010-57262361

定价：180.00 元

编委会名单

（以章节顺序排名）

李少波	海南医学院第二附属医院心血管内科	教授
姚　震	海南省老年病医院心脏中心	教授
陈　武	海南医学院第二附属医院心血管内科	教授
张　勇	海南省老年病医院心脏中心	主任医师
孟秀梦	海南省老年病医院心脏中心	主治医师
张润泽	海南省老年病医院心脏中心	主治医师
林尤直	海南省司法医院内科	主治医师
张云波	海南医学院第一附属医院全科医学科	副主任医师
陈　林	三亚市人民医院心血管内科	副主任医师
邓荣坤	海南省老年病医院心脏中心	主治医师
钟书辉	海南省老年病医院心脏中心	副主任医师
吴学正	海南医学院第二附属医院心血管内科	主治医师
张　艳	海南省老年病医院心脏中心	副主任医师
王　武	海南省老年病医院心脏中心	主治医师
高　虹	海南省老年病医院心脏中心	主治医师
陈元椿	海南省老年病医院心脏中心	副主任医师

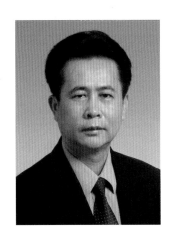

李少波 男，海南文昌人。1976 年毕业于海南医学院医疗专业，1981 年在新疆石河子大学医学院心血管内科进修，1990 年在中国医学科学院阜外医院进修心导管技术。现为海南医学院第二附属医院心血管内科主任医师、教授，曾任心血管内科主任。先后担任中国医师协会心血管内科医师分会第一、二、三届委员会委员，海南省医学会心血管病专业委员会首届委员会委员兼秘书、第二至六届委员会副主任委员、第七届委员会顾问。曾任中国中青年心律失常、心脏电生理及起搏研究会委员，中国心脏起搏与电生理学会海南省技术学术组组长，《实用心电学杂志》《海南医学》期刊编委；参与中南地区心血管病学协作组筹建工作。从事心血管内科临床工作 40 余年，擅长诊治冠心病、高血压病、心律失常等疑难心血管疾病。在海南率先开展经食管心房调搏检测窦房结功能的电生理研究。已在医学期刊和学术会议上发表和报告论文 130 多篇，荣获海南省自然科学优秀论文二等奖 1 项，三等奖 2 项。编著《心血管疾病临床实践与研究》《尿毒症性心血管疾病》《药源性心血管疾病》《实用心脏病预后学》《实用心脏病并发症学》《心脏病的误诊与防范》《心血管药物不良反应与防治》《临床高血压用药策略》《冠心病用药策略》《心脏急症用药策略》《高血压病联合用药策略》《女性心脏病用药策略》《心脏内科疾病诊疗风险与防范》共 13 部专著。主持举办国家级继续医学教育项目 2 项；负责开展海南省首届面向基层推广卫生适宜技术项目 1 项。主持完成的课题分别获省级科技进步三等奖 2 项、厅级科技进步奖 3 项。被授予"海南省心血管病专业委员会终身成就奖"荣誉称号。

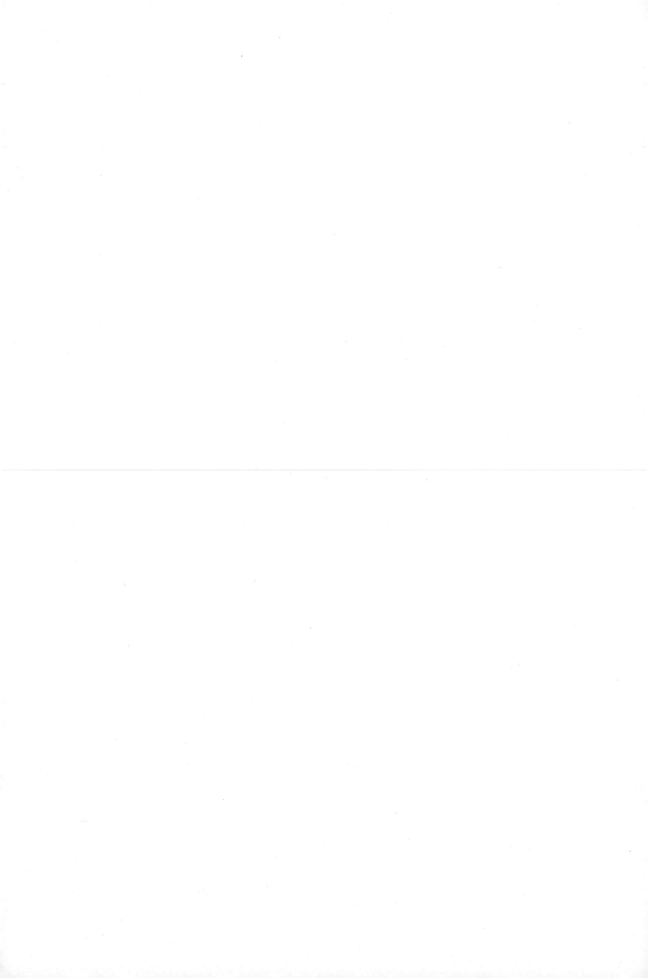

前　言

　　心血管疾病是目前严重危害人类健康的常见病和多发病，随着我国人民生活水平的提高，心血管疾病的发病率仍有升高的趋势，在导致人类死亡的三大疾病中排名首位。心脏病的诊疗风险很大，贯穿于诊断、治疗、康复的全过程。其中并发症风险、误诊风险、介入诊疗风险、药物性风险是心血管疾病患者的主要危险因素，对患者的预后会产生很大影响。因此，临床医师要更好地掌握心脏病诊疗风险发生的原因和规律，以便在临床上采取有效的防范措施，避免或减少诊疗风险，保障患者安全。为此，作者关注近年来心脏病诊疗风险与防范的新进展、新理论，在 2016 年的第 1 版基础上，更新了不少临床实践的新内容，加入了限制型心肌病、缩窄性心包炎、肺栓塞、病态窦房结综合征和心脏神经症等疾病的诊疗风险与防范，修订编写了《心脏内科疾病诊疗风险与防范》（第 2 版）。本书系统介绍了心脏病常见诊疗风险的表现特点与防范对策，希望能对临床医师在认识和解决心脏病诊疗风险方面有所帮助，成为防范和化解诊疗风险的实用工具书。

　　在本书编撰过程中，作者参阅了近些年国内外医学书刊发表的大量文献，这些书刊的作者、编者有着丰富的临床工作经验，他们总结和介绍的有关心脏病诊疗风险与防范的相关内容，为本书的编写提供了许多非常有价值的参考资料。在此，向这些同志表示衷心的感谢！

　　多年来，作者得到了原海南农垦总医院卢森辉主任、石河子大学医学院周有录教授、海南医学院陈广平教授的精心培养和指导，心血管疾病的诊疗水平得以不断提高。结合临床诊疗心脏病的实践和体会，主编了多部有关心脏病诊疗风险与防范内容的著作，包括《药源性心血管疾病》《实用心脏病并发症学》《心脏病的误诊与防范》《心血管药物不良反应与防治》《心脏内科疾病诊疗风险与防范》等。这些编著工作得到了海南医学院第二附属医院陈武教授、海南省老年病医院姚震教授等许多同志的大力支持；我国误诊学研究的创始人之一、医疗风险预防管理学专家刘振华教授，对作者开展的心脏病诊疗风险与防范系统研究工作给予了热情的指导和帮助，在此一并致以最衷心的感谢！

　　由于编者知识水平有限，加之心脏病诊疗风险与防范尚有诸多问题有待进一步探讨解决，此书若有疏漏和缺点，恳请同道和读者赐教指正。

李少波

2023 年 3 月于海口

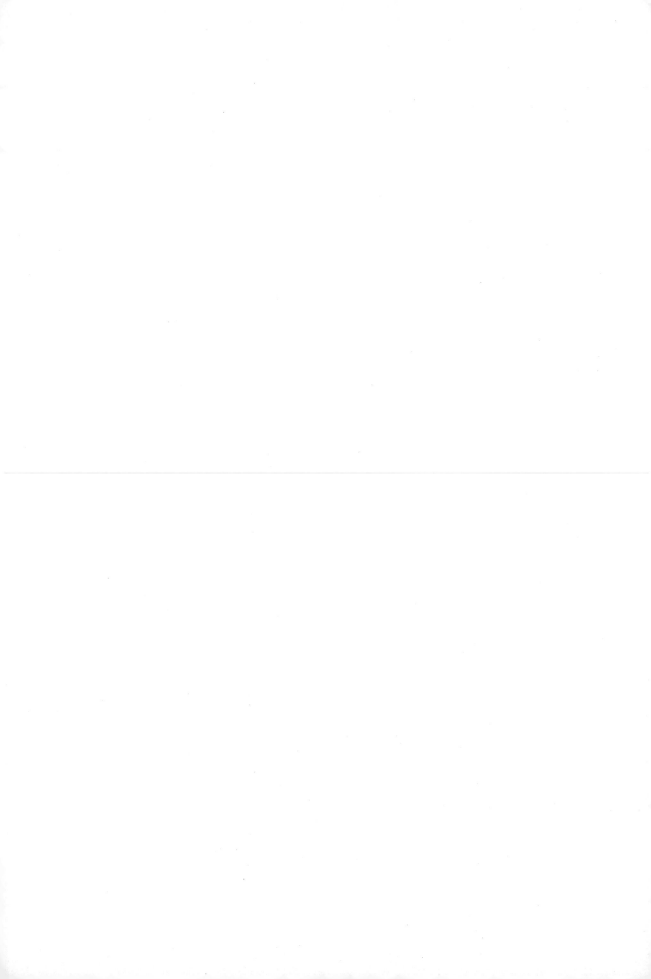

目 录

上篇 总 论

下　篇　各　论

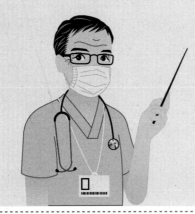

上篇｜总　论

第1章 概 论

第一节 心脏病诊疗风险的防范现状

心血管疾病是目前严重危害人类健康的常见病和多发病，随着我国人民生活水平的提高，冠心病、高血压病等主要心血管疾病的发病率仍有升高趋势。近年我国医学统计结果表明，心血管疾病死亡率仍居首位。由于心血管疾病的急危重症多，客观存在的医疗风险隐患较为常见，而医疗风险的防范又是一个非常复杂的问题，至今仍没有成熟的理论。因此，医务人员在心血管疾病的临床诊疗中要对预防和处理诊疗风险有较清晰的认识，并给予高度的重视。这对于如何预防医疗风险，确保患者安全，减少医患纠纷，及时化解医疗危机，和谐医患关系都非常有益。

一、对医疗风险的认识

医疗风险是近年来世界医学界都普遍关注的问题，因为它直接关系到患者的安全，同时，风险事件的发生也会影响到医院和医务人员的安全。医疗风险仍然存在，因此，对医疗风险的预防研究已经成为当今和未来必须面对的问题。及时防范、正确处理，化解医疗危机，已成为医务人员和医院管理者必备的能力。医疗风险有狭义和广义之分。狭义的定义是指在医疗过程中可能发生医疗目的之外的危险因素，这种因素虽然存在，但不一定会造成不良后果，因此有学者称其为"遭受损害的可能性"。而广义的定义一般是指已经发生了医疗目的之外的不良事件。如药物的不良反应、医疗中的误诊误治，并由此导致患者健康、生理、心理及其他相关权益的损害的意外风险事件。通常是指由于各种原因已经发生的、带来后果的情况，包括患者身心受到了意外的伤害。这些事件有些是可以预料的；有些是不能预料的，完全是意外事件；有些则是在其他复杂因素的干扰下突然发生的事件。总之，这些事件是在医患双方都不愿意发生的情况下发生的不良事件。

医疗风险的特点除具有风险的一般特征之外，还具有风险水平高、风险不确定性、存在于医疗活动的各个环节中及风险后果严重的特点。医疗风险水平高主要指人们对疾病的认识有限，所以永远存在着人们未知的领域，医务人员对任何一个患者、一种疾病的诊疗都永远不可能达到十全十美的程度。医学的发展永无止境决定了医疗风险存在的持久性、风险水平高的特征。同时，医疗服务的对象是人，人的个体差异较大，诊断手段因人而异，难以完善。医疗风险的不确定性主要指医疗风险的发生与否处于动态变化之中，是一种随机现象。医疗风险存在于医疗活动的各个环节，由于医疗服务具有双重效应，在治疗疾病的同时，会对人体造成伤害。所以"医疗风险无处不在"已成为医疗卫生界的共识。医疗风险不仅对患者的健康权益和经济利益构成危害，也会给医院、医务人员的正常工作和医学发展带来不利影响。正确认识和积极防范医疗风险，尽可能减少医疗风险带来的损害，对维护患者权益，更好地开展临床工作有着积极意义。

二、重视诊疗风险问题

（一）认识诊疗风险特点

研究认为"医疗风险存在于整个诊疗过程中"，数据表明"在医疗过程中医疗风险始终存在"的观点受到大多数学者的认可，医疗服务过程中的各环节都需要重视医疗风险的管理。一些风险相对较高的专科，如心血管内科等，主要是由于其患者病情具有危重、复杂多变等特点，研究诊疗过程重点环节的风险有助于提高风险防范效力。

由于医疗风险受多方因素共同影响，具有一定的复杂性。而过程要素尽管明确了医疗风险存在于整个诊疗过程，但如何识别医疗服务过程中的高风险环节仍需更多的研究证据支持。因此，可以把医疗风险理解为存在于整个诊疗过程中的、可能会导致损失和伤残事件的不确定性或可能发生的一切不安全事件。换而言之，医疗风险就是指医疗服务过程中可能导致的不利结果、不安全事件发生的可能性，以及现实存在的可能会导致不安全事件的状态。

医疗行为过程中的医疗风险是客观存在的。在医学水平、诊断水平、医疗设备不断进步的过程中，临床误诊率不仅存在，而且依然占据一定的百分比。现代医学的发展非常快速，无论是对机体和疾病的了解，还是在诊断和治疗疾病的现代化医疗技术上都已取得很大进步。虽然，那些曾经难以预防和治疗的疾病，都在逐渐被现代医学征服。但是，尚未解决的医学难题依然很多，医学难题成功解决而造成的未料到的和新的医学难题层出不穷。医学越是进步，社会对它的期望值就越高，患者对预防、诊断和治疗疾病的要求也越高。因此，医疗科学技术总是有限的，医师的能力总有不能及的，诊疗过程中始终会存在一些不可避免的非故意、非预期、非计划的医疗意外，也是必然的。

（二）医疗风险与安全目标

医疗风险，是指在医学科研和医疗实践活动中，由于医学科学发展的局限性和不确定性，导致对人体生理和精神伤害、伤残的一种状态。医疗风险不等于医疗过错，尽管医疗风险中可能包含由于医务人员的过失而导致的损害，但这种损害的发生是不确定的，即事先难以预见的，其出现的原因可能包括责任、技术、心理、管理等诸多因素，不是医师故意或仅仅通过谨慎小心就可以避免的。

患者安全目标是全世界医疗卫生领域的重要课题，也是我国社会关注的焦点。当今之中国，在强调患者安全目标的同时，却把医疗风险与疾病本身的风险混为一谈，在让医疗机构及其医务人员承担医疗过错风险责任的同时，还把广泛的疾病风险和非过错医疗风险的后果全部归咎于医师。医疗风险造成的后果，对患者来说是多种多样的，如可以使轻病变重病，重病变残废或死亡；一病变多病，简单疾病变复杂疾病；增加患者痛苦，延长患者治疗时间；增加医疗费用，加重患者经济负担。对医院来说，医疗风险增加医疗成本，加大医院经济负担；降低患者满意度，有损医务人员形象；降低医患诚信度，有损医患关系和谐；降低医院信誉，造成不良社会影响。因此，对医院和医务人员的影响也是多方面的。医疗风险是医师难以预料和防范的，或者无法预料和防范的医疗意外，比如患者特殊体质、病情和并发症等。因为医疗行为是以保障人身健康，消除疾病危害，挽救生命为目的，医师接收患者就是承担起了对患者的诊疗责任，在医疗措施的决定和执行中起着主要作用。而医师因为医疗科学技术的限制，无法预料和防范医疗风险发生也被允许。所以，想要减少和避免医疗风险性质的医疗纠纷，就需要医师和患者同时正确认识医疗风险。

医疗风险种类多，难以统计，甚至根本无法预测。医疗风险后果严重是指医疗风险一旦发生，可能导致患者死亡、残疾或其他功能损害等严重后果。既然医疗风险是客观存在的，其发生与存在均不以人的主观意志为转移，那我们就难以完全避免或阻止。

医疗安全则一般是从管理的角度，特别是从医院质量管理的方面来强调的。希望医务人员通过落实制度、提高质量，避免风险来保障医疗安全。虽然，医疗安全是期望达到的目标和最终结果。但是，医疗活动风险无处不在，随时可能发生。我们只能研究其预防的规律和防范措施，而无法彻底避免，最多也只能是把风险降低到最低限度。

第二节　心脏病诊疗风险的表现及其影响因素

一、医疗风险的基本特点

医疗风险的成因非常复杂。这是因为医疗行为的过程——检查、诊断、治疗、治愈等是一个过程的集合体。其中的影响因素也呈多样化：既有病理因素，又有心理和环境因素；既有患者的个体差异，又有疾病的复杂症状；既有药物和手术的治疗作用，又有药物不良反应和手术并发症；既有自然科学发展水平对医学的制约，又有医师的临床经验、医院的设备条件和医疗管理体制等因素的限制。因此，医疗科学技术的发展越来越有利于疾病的治疗、预防和新药研发，但却永远也承担不了完全治愈疾病的责任。并且人的疾病是多样的、复杂的、发展的，即便使用非常成熟的医疗技术，也可能会出现料想不到的医疗意外。

二、诊疗风险的主要表现

（一）并发症风险

心脏病本身已属严重而常可致命的疾病，如果发生了并发症，更会使病情加重，加速患者的死亡。因此，在诊治心脏病患者的过程中，除需对心脏病本身予以积极的治疗外，预防、早期发现和治疗其并发症，对能否挽救患者的生命会产生重要的影响。应充分认识心脏病的临床并发症特点，积极防治在诊疗过程中发生的并发症，并将其危害降低到最小限度，改善心脏病患者的预后。

（二）误诊风险

临床诊断是医疗工作的第一步，正确的诊断是避免诊疗风险的关键环节，甚至可以说是第一步。如果一个患者被误诊，而使诊断时间延迟，极有可能使某些风险因素增加。虽然误诊现象是普遍存在的，是医师期望确诊而由于疾病的复杂性和医师认识能力的局限性造成的，并非本人主观意愿，但是误诊的发生也有其固有规律可循。掌握其规律，便可使误诊的发生率下降。

（三）介入手术相关风险

在心血管疾病的诊疗中，一些诊疗技术及其方法的应用过程也可发生并发症，其中最常见的是手术（包括介入疗法）并发症。在应用手术治疗某一种原发病即基础病的过程中，由于手术创伤后的应激，机体抵御疾病能力减退，或手术操作失误，或其他由手术所带来的身体综合因素改变，使机体遭受新的损害，这种损害便称为手术并发症。

（四）药物性风险

药物治疗是心脏病患者主要的治疗手段，正确合理用药是确保患者康复的主要途径。确保患者用药安全，对于患者康复和减少药物不良反应的发生具有重要意义，也是医疗安全的根本保障。药物是治疗疾病的主要物质产品，既然这些产品能够医治疾病，必须就含有许多特殊的成分，治病的同时也会带来某些不良反应。因此，在治病的同时也伴随着药物性风险的存在。患有多脏器、多系统或严重疾病的患者用药，其不良反应发生率高于简单疾病的患者，就其发生的严重程度而言也是前者重于后者。特别是心血管疾病的患者，机体对药物治疗的反应可随心脏病的病因、病情严重程度不同而发生变化。

三、诊疗风险的影响因素

医务人员角色定位及技术水平不同，患者来源复杂及个体差异较大，疾病演变过程复杂，人为及社会心理因素等多因素、多层次及多环节均可影响医疗风险的发生和发展，并使其变得复杂。严重性表现可能使患者致残，其他功能损害，甚至死亡。患者个体差异性。同一种疾病在不同患者身上的表现可能不同，同一药品或同一诊疗技术运用于不同患者，或在不同时间运用于同一患者，都可能会发生完全不同的效果，这也是引发医疗风险的主要因素。

（一）医务人员水平因素

在临床诊断时，当患者就诊后，医师经过了临床询问、临床体格检查，最后确立诊断，并按照以往的经验和常规进入治疗过程。在正常情况下，就应该能够达到治疗的效果。但如果发生了诊断的失误，所得出的诊断结论与疾病的本质不符，或者仅仅是接近本质，又或者所做的诊断仅是疾病本质某一个方面的反映，而按这种确诊结论所给予的治疗方案显然就缺乏了应有的针对性。按照正常的医疗程序和医疗方案进行治疗，这个方案也可能是药物的、手术的或其他的。按照以往的经验和常规，只要方案落实，就可以达到药到病除的效果。但是，使医师和患者没有想到的是，在用药过程中发生了过敏反应和药物不良反应。医师不得不采取原方案之外的医疗措施。这种意外风险事件的发生，多是由于医务人员思虑不周，临床经验欠缺造成的。

不少医务人员对疾病的诊断情况，治疗方案的选择，重要检查目的、结果及可能出现的不良预后未能及时准确告知患方，导致患方对医疗意外、并发症和不良后果，甚至死亡结果难以承受和理解，发生了本可以避免医疗纠纷。因为患者病情较为复杂，影响预后的不确定因素较多，一旦出现意外，难以得到患者和家属的理解。

从临床误诊、误治的情况看，误诊率的变化既反映了疾病本身的复杂性，也反映了医务人员医疗水平的差异性。同时，高新医疗技术的大量应用一方面提高医学挽救生命、恢复健康的能力，另一方面也由于其本身的复杂性和人类控制能力的限制，在一定程度上增加医疗风险。

（二）疾病因素

疾病本身是发展变化的，复杂的。在临床上，经常会看到相同的疾病会出现不同的症状，而不同的疾病却会有相同的症状；疾病的发生、发展和转归也一样呈现出多样性和复杂性，给临床的诊断和治疗造成了困难，大量的误诊、误治由此引起。

由此可见，医疗风险在很大程度上是由患者个体的不确定性所决定的。至今，医学研究仍然不能全面地阐述疾病性质与个体症状之间的关系。因此，同一药品或同一诊疗技术运用的对象、时间不同，取得的效果也可能完全不同。在临床上，一般的治疗可能适用于大多数患者，但个别患者所表现的体质与心理状况不一样，尤其是对特异体质患者，诊治反映亦会不同，需要特殊地观察和处理。若被忽视，容易造成医疗事故，从而加大医疗风险。

第三节 心脏病诊疗风险的防范对策

医疗风险是近年来各国医学管理学界普遍关注的问题，也是临床医学面临的一个挑战，医疗风险的增加让临床工作者和医院管理者都面临着严峻的考验，因其发生的原因极其复杂，预防和处理涉及许多相关学科的理论和方法。首先，要减少风险的发生必须从临床医学的角度来研究风险发生的规律性，并进行系统的归纳和整理，然后再寻觅预防和避免的方法。

一、提高对诊疗风险的认识

心血管疾病的诊疗风险很大，且贯穿于诊断、治疗、康复的全过程。心血管疾病诊疗风险虽然十分复杂，但是如果仅从医院角度讲，主要见于误诊、并发症、医疗意外、药物的不良反应、院内感染、医疗差错失误等因素。只要对这些因素做到心中有数，再制订出切实可行的防范措施，最大限度地减少诊疗风险的发生也是完全可能的。心脏病的误诊风险、并发症风险、药物性风险是患者安全的主要危险因素，对患者预后有很大影响。国内外已有许多关于心脏病临床诊疗中的误诊风险，并发症风险，药物性风险的发生，预防、预后的文献报道，所以，我们要提高防范诊疗风险的意识和敏感性，认真细致地发现风险、识别风险。而诊疗风险的识别就是对潜在的和客观存在的各种诊疗风险进行系统与连续的识别和归类，并分析产生诊疗风险的原因和过程，这是防范和化解诊疗风险的第一步。如果对风险的参与因素进行分析，发现高风险环节，就可以制订出相应的防范措施。

（一）强化风险意识

临床要认识到医疗风险存在于诊疗工作的各个环节随时都有可能发生，且一旦发生，后果可能很严重。因此，需要通过宣传手段，使社会正确认识医学技术的有效性和风险性。要充分尊重患者及其家属的知情同意权，即在医疗活动中应该做到向患者及家属说明存在的风险及其发生率和相关的防范措施和手段，以取得患者及家属的理解。医师履行告知义务，须反映在整个医疗活动过程中，同时应注意体现在病因中并保持资料完整。

就医务人员而言，重要的是提高防范风险的意识和敏感性，只有保持高度的敏感才能认真细致、见微知著地去发现风险、识别风险。只有及时发现才能制订出切实可行的防范措施。只有这样，才能够真正地预防和避免风险。当然，从防范的技术层面讲，提高临床综合素质，在医疗过程中按照常规制度办事，这是防范风险的具体措施。预防得好，就能避免风险发生，就会保证达到医疗安全的最终目标，更可以避免危机的发生。因此，把医疗风险这一普遍存在的现象从临床规律、医患双方的利益及法学的角度进行系统的研究，让人们充分掌握它所涉及的理论和方法，并变成防范风险的实际能力，既是当今和未来医学发展的需要，也是医师、医院管理者新形势下必须具备的能力。

医疗风险虽然早已客观存在，但由于其理论研究起步较晚，目前人们对其特点的认识也比较肤浅。医疗风险的特点是多方面的、复杂的，各种风险事件并没有统一的评判标准，且具有不可预见性。要真正避免风险的发生是一个系统工程，需要长期艰苦的努力。特别是要进行理论思维，要总结其规律，提高防范的能力。这种能力不是纯技术性的，而是一种全面、系统的综合能力。

（二）医疗风险的识别

医疗风险的识别是医疗风险管理的第一步，是整个医疗风险管理工作的基础。医疗风险的识别是指对医疗服务过程中可能出现和客观存在的各种医疗风险进行系统地识别和归类，并分析其产生原因的动态监测过程。通过对医疗风险的识别和分析，明确医疗风险事件的性质、易发部位、易发环节、易发人员等，掌握医疗工作流程中医疗风险的分布情况，为医疗风险的评价和处理提供有关信息。80%以上的医患纠纷和医疗危机来自于对早期医疗风险预兆或小风险的忽视和延误，因此只要做到早期识别、早期处理，许多医疗风险完全可以避免。

医疗风险是可防可控的。在医疗风险防控问题上，一方面，要逐渐提高认识能力、发展医疗技术，不断追求以实现客观医疗风险的降低：随着人类认识不断深入，医疗技术水平不断发展，通过提高医疗技术、发展医疗事业，能够实现从根本上降低医疗风险；另一方面，提高医疗机构和医务人员谨慎执业的义务，加强医疗告知义务的履行，增进患方对医方的信任度和认可度，降低主观原因引起的医疗风险。医务人员在诊疗活动中应当向患者说明病情和医疗措施。需要实施手术、特殊检查、特殊治疗的，医务人员应当及时向患者说明医疗风险、替代医疗方案等情况，并取得其书面同意；不宜向患者说明的，应当向患者家属说明，并取得其书面同意。

二、提高专业技术水平与沟通能力

（一）提高专业技术水平

临床诊疗过程中，要刻苦学习，钻研技术，提高专业技术水平和医疗质量。因为医疗风险与医疗专业技术水平及医疗质量息息相关，通过引导、激励医务人员刻苦学习专业知识，熟练掌握专业技术，持续提高诊疗水平，改进医疗服务质量等医疗风险管理措施，可以避免40%～60%的失误。医疗科学技术的发展和进步总要让医疗行为更加安全和有效，医师就必须研究医疗意外，减少和避免医疗风险，让更多的患者恢复健康、延长生命。

（二）解决好医患沟通问题

医务人员与患者保持有效的沟通是医疗程序中极其重要的一环。个体的背景差异、治疗程序的复杂性和医务人员沟通技巧的优劣均会因沟通问题导致医疗风险的发生。医师必须把可能发生的医疗风险向患者讲清楚。医师接受对患者的治疗，是医师和患者共同承担起了医疗的利益和风险，医疗风险是否发生、何时发生和发生的后果是不确定的，医师必须告之患者，共同去面对。

三、加强对诊疗风险的防范

对待心血管疾病诊疗风险，要有正确的认识、积极的态度，对医务人员来讲主要是强调预防，因为许多风险经过努力是可防的，认真研究和牢牢掌握医疗风险发生的原因与规律，自然就容易找到防范风险的方法。诊疗风险预防是指在诊疗风险发生前，为了消除或减少可能引发损失的各种因素而采取的处理诊疗风险的具体措施，其目的在于通过消除或减少诊疗风险因素而达到降低损失频率。医务工作者应具有防范诊疗风险的责任，掌握预防可能出现诊疗风险的应急手段和措施。因此，必须从临床医学的角度来研究掌握诊疗风险发生的规律性，并进行系统的归纳整理，从而找到预防和避免的方法。临床要从心血管疾病常见的误诊风险、并发症风险、药物性风险等方面的患者安全危险因素进行研究，充分认识在实施心血管疾病诊疗过程中存在的风险及其规律，以便临床采取有效防范措施，避免或减少医疗风险的发生，保障患者安全。

第2章 心脏病诊疗的技术与方法

第一节 心脏病的临床表现特点

一、常见临床表现

（一）心悸

1. **心脏搏动增强** 由于每搏排血量增加，心肌收缩力增强，可使患者有心悸感。心脏性原因如二尖瓣或主动脉瓣关闭不全、各种原因导致的心室肥大。

2. **期前收缩** 是心悸最常见的原因，以室性期前收缩常见，其次为房性期前收缩。由于期前收缩之后较长的代偿间期，患者误以为心脏短时间停止跳动。频发的期前收缩在临床听诊有时难与心房颤动进行区分，但常规心电图却能够轻易将两者区别开来。没有严重的器质性心脏病或心功能大致正常者，在进行体力活动时可加快窦性心率，从而减少或消除室性期前收缩。

3. **心动过速和心动过缓**

（1）心动过速：精神紧张、发热或体力活动时可出现窦性心动过速，其心悸特点为起始和终止都是逐渐发生的。而阵发性室上性心动过速时，心悸的特点为十分明确的突发突止，心律规律，常超过160次/分，持续数分钟至数小时不等。阵发性心房颤动伴心率快时，心悸较严重，心跳快而极不规则，伴有脉搏短绌。通常器质性心脏病引起的室性心动过速可伴有其他严重症状或疾病，如呼吸困难、休克、心功能不全等。

（2）心动过缓：由于心率缓慢，心室舒张期延长使充盈增加，每搏排血量增多，心搏增强，患者感到心悸，尤其在心率突然变慢时症状更突出。常见的病因如二度、三度房室传导阻滞、病态窦房结综合征、交界性心律、迷走神经兴奋性增高等。

（二）胸痛

胸痛或胸部不适是心脏急症患者常见的就诊原因。必须强调胸痛并非心血管疾病特有的症状，相反，大多数胸痛是由心脏以外疾病，如肺、胸膜及纵隔、胸壁、神经疾病、腹部及消化系统等引起。此外，胸痛的严重程度与病情并不一定成比例。

1．**疼痛部位**　心绞痛多位于胸骨后或心前区，可向左肩、左臂内侧或背部放射。如果患者能够指出胸痛或胸部不适的具体位置，且范围小于 3cm，通常可排除心绞痛。

2．**疼痛性质**　冠心病心绞痛多为胸部发闷感、紧缩感、压迫样或压榨样，而并非真正的疼痛。主动脉夹层多呈非常痛苦的撕裂样。

3．**程度**　主动脉夹层、急性心肌梗死引起的胸痛通常很剧烈，难以忍受，患者可有窒息或濒死感。而冠心病心绞痛，患者多数能够耐受，往往停下原进行的活动，静下来休息，胸痛便得到缓解或消失。

4．**持续时间**　心绞痛持续时间多数在 15 分钟以内，一般为 2 ~ 10 分钟，如果持续时间短于 15 秒通常可以排除心绞痛。急性心肌梗死、主动脉夹层及急性心包炎等引起的胸痛多在 30 分钟以上。心脏神经官能症可持续数小时甚至数天。

5．**诱发及影响因素**　心绞痛常在体力负荷加重、饱食、排便、遇冷或精神紧张时诱发，休息、舌下含服硝酸甘油可缓解。

6．**伴随症状**　严重的胸痛伴随恶心、呕吐及出汗等症状，要高度警惕是否为急性心肌梗死。如是肺动脉栓塞可伴有咳嗽、气短及咯血等。

（三）呼吸困难

1．**劳力性呼吸困难**　其特点是呼吸困难的出现及程度与体力负荷的强度有关。劳动或活动时呼吸困难加重，休息时减轻，是左心力衰竭或二尖瓣病变的最早和最常见症状。随着病情的发展及加重，心力衰竭加剧可逐渐演变为持续性呼吸困难，即休息时也有呼吸困难，劳动时更重。

2．**端坐呼吸**　平卧时即有呼吸困难，为避免或减轻呼吸困难而自发采取坐位或高枕卧位。这种体位可减少静脉回流，使肺淤血减轻。端坐呼吸可同时伴有咳嗽，主要见于明显的左心力衰竭或严重的二尖瓣狭窄。劳力性呼吸困难如病情未得到良好的控制，可发展为端坐呼吸。

3．**阵发性呼吸困难**　为急性左心力衰竭及急性肺淤血常见的临床表现，多在夜间发作，故称为夜间阵发性呼吸困难。一般在入睡后 2 ~ 14 小时发作，表现为突然憋醒或惊醒，可伴恐惧感、咳嗽及出汗等。常被迫坐起或走到窗口以便吸入更多的新鲜空气，通常持续 15 ~ 30 分钟缓解。重者可发展为急性肺水肿。

4．**急性肺水肿**　表现为严重呼吸困难，往往采取端坐位，患者极度痛苦状，烦躁不安，面色苍白或发绀，皮肤湿冷，伴有咳嗽及白色或粉红色泡沫样痰。听诊双肺布满水泡音，心率增快，可有奔马律等。常见于急性大面积前壁心肌梗死、二尖瓣腱索断裂、高血压危象、重度二尖瓣狭窄在劳力负荷过重时、过快心室率的心房颤动等情况。

5．**周期性呼吸（潮式呼吸）**　也称为 Cheyne-Stokes 呼吸。其特点是开始时呼吸浅，之后呼吸逐渐加深加快，继之呼吸变慢变浅，然后呼吸暂停，可持续 15 秒或更长时间。如此周期性地出现。这种呼吸形式见于严重充血性心力衰竭患者。

（四）咳嗽及咯血

1. **咳嗽**　咳嗽是较为常见的循环系统症状之一。心血管系统疾病引起的咳嗽主要原因为肺静脉高压、肺间质及肺泡性肺水肿、肺梗死、主动脉瘤压迫气管及支气管等。由左心力衰竭及二尖瓣狭窄导致肺静脉高压引起的咳嗽多为干咳、刺激性咳嗽及阵发性夜间性咳嗽。咳嗽伴粉红色泡沫样痰提示急性肺水肿。痰中带血可由肺梗死等病因引起。

2. **咯血**　喉部以下的呼吸系统出血，经口腔咳出，称为咯血。咯血可以是痰中带血或咳出大量粉红色泡沫样痰，少数可咳出大量全血。心血管系统疾病引起的咯血，最常见于急性肺水肿、二尖瓣狭窄及急性肺梗死等。如反复出现少量血痰可见二尖瓣狭窄。大量咯血主要见于严重二尖瓣狭窄及急性肺梗死，此外，也见于主动脉瘤破裂及肺动静脉瘘等。

（1）急性肺水肿：左心力衰竭及严重二尖瓣狭窄发生急性肺水肿，由于肺静脉压力突然升高，肺毛细血管破裂，血细胞进入肺泡所致。表现为咳出大量粉红色泡沫样痰，同时伴有明显的呼吸困难。

（2）二尖瓣狭窄：多发生于较严重的瓣膜狭窄患者。由于左心房压力升高，肺毛细血管及肺静脉压升高，肺血管扩张及充血。可自发或由炎症诱发。咯血有3种情况：一是淤血性咯血，为痰中带血丝。二是大量咯血，多见于慢性肺淤血期支气管黏膜下层曲张的静脉破裂而产生，一般可在几小时内自动停止；也见于晚期患者出现肺梗死时，咯血量可能很大，呈暗红色。三是咳粉红色泡沫样痰，见于急性肺水肿。

（3）肺梗死：咯血伴有典型胸膜性胸痛及呼吸困难时，提示肺动脉栓塞导致肺梗死。肺梗死常见于中老年患者。大多数栓子来源于下肢深静脉，少数来源于盆腔静脉及右心。深部静脉血栓形成主要是由于血流淤滞、静脉内膜损伤及高凝状态引起。

（4）肺动脉高压：原发性肺动脉高压患者可出现咯血，是由于肺动脉病变，肺小动脉硬化及纤维化导致血管阻塞以及侧支小血管破裂等因素引起。其咯血与肺静脉高压咯血产生的机制不同，通常咯血量常较少，但也可大量咯血致死。任何原因引起的继发性肺动脉高压，如房间隔缺损、室间隔缺损、艾森门格综合征等都可出现咯血。

（五）水肿

1. **水肿产生的机制**

（1）血流动力学因素：①血浆胶体渗透压降低，常见于血浆蛋白水平降低；②毛细血管静水压升高，常见于静脉压升高及静脉回流受阻；③淋巴管梗阻；④毛细血管内皮通透性增加。

（2）内分泌因素：①肾素－血管紧张素激活，醛固酮分泌增加，导致水钠潴留；②抗利尿激素分泌增加，促进水钠潴留；③心钠素分泌不足，内皮素分泌和释放增加均可能增加内皮的通透性。

2. **心脏疾病常见于右心力衰竭**　由于右心排血功能下降，静脉回流受阻导致静脉压升高，毛细血管内静水压升高，内皮通透性增加。表现为全身皮下水肿，胃肠道及肝淤血。水肿可为凹陷性，且与体位有关。严重者可出现胸水及腹水。

3. **心源性水肿的特点**

（1）水肿部位与重力有关：下垂部位首先发生且较严重。非卧床患者踝部和下肢首先出现，卧床患者腰骶部首先出现。

（2）活动后出现或加重：表现为早晨无，傍晚出现，早晨轻，傍晚重。

（3）全身性表现为双侧对称性：除非患者长时间保持侧位体位。严重患者出现腹水、胸腔积液及心包积液等。

（4）伴有静脉压升高：表现为颈静脉怒张、搏动增强。

（5）多伴有呼吸困难：多数右心力衰竭的病因为二尖瓣病变及肺源性心脏病，故在心源性水肿出现以前，一般先有呼吸困难。少数情况下，如心肌病、缩窄性心包炎等首先影响右心的心脏病，出现水肿前可无呼吸困难症状。但大多数全心疾病常同时波及左、右心，所以呼吸困难和水肿常同时出现。

（六）发绀

1. 病因及分类

（1）中心性发绀：该类发绀是由于心、肺疾病导致动脉血氧饱和度降低引起。发绀的特点是全身性的，除四肢及面颊外，也见于黏膜（包括舌及口腔黏膜）与躯干的皮肤，但皮肤温暖。心源性混血性发绀常见于一些先天性心脏病，如法洛四联症、房间隔或室间隔缺损合并重度肺动脉高压。由于体循环静脉血分流入动脉，部分未经肺氧合的静脉血与动脉血混合，如分流量超过心排血量的 1/3 时，即可引起发绀。

（2）周围性发绀：此类发绀是由于周围循环血流障碍所致，发绀的特点是常见于肢体的末梢与下垂部分，如肢端、耳垂与鼻尖，这些部位的皮肤发凉，若按摩或加温耳垂或肢端，使之温暖，发绀即可消失。此型发绀又可分为：①淤血性周围性发绀，如右心力衰竭、缩窄性心包炎、局部静脉病变（血栓性静脉炎、上腔静脉综合征、下肢静脉曲张）等，其发生机制是因体循环淤血，周围血流缓慢，氧在组织中被过多摄取所致；②缺血性周围性发绀，常见于严重休克，由于周围血管收缩，心排血量减少，循环血容量不足，周围组织血流灌注不足、缺氧，致皮肤黏膜呈青紫色；③混合性发绀，心功能不全的患者同时合并肺淤血、肺水肿及全身血液循环障碍，中心性发绀与周围性发绀并存，称为混合性发绀。

2. 伴随症状　①发绀伴呼吸困难：常见于重症心脏病等；②发绀伴杵状指（趾）：病程较长，主要见于发绀型先天性心脏病等；③急性发绀伴意识障碍和衰竭表现：见于休克等。

3. 诊断及常见疾病

（1）病史：自幼发绀多见于发绀型先天性心血管疾病，如法洛四联症、肺静脉畸形引流及大血管错位等。中年以上开始出现发绀，应注意严重慢性肺部疾病、心脏病合并心力衰竭等。

（2）临床征象：唇、颊部轻度发绀常见于二尖瓣狭窄。肢端发绀一般系局部循环障碍，如血栓闭塞性脉管炎和雷诺病等。发绀伴杵状指主要见于发绀型先天性心脏病。发绀迅速出现、烦躁不安、意识障碍、呼吸急促、血压下降者，应注意休克、急性心力衰竭等。

（3）实验室检查：X 线、心电图、超声心动图及心导管检查有助于各种心脏病诊断。另外，尚需及时测定动脉血氧分压及饱和度。

二、主要辅助检查

（一）心电图

1. 心律失常　正常人的心脏起搏点位于窦房结，并按正常传导系统顺序激动心房和心室。如果心脏激动的起源异常和（或）传导异常，称为心律失常。由以下 3 种原因引起。

（1）激动起源异常：可分为两类，一类为窦房结起搏点本身激动的程序与规律异常；另一类为心脏激动全部或部分起源于窦房结以外的部位，称为异位节律，异位节律又分为主动性和被动性。

（2）激动的传导异常：最多见的一类为传导阻滞，包括传导延缓或传导中断；另一类为激动传导通过房室之间的附加异常旁路，使心肌某一部分提前激动，属传导途径异常。

（3）激动起源异常和激动传导异常同时存在，相互作用，可引起复杂的心律失常表现。

2. 心肌缺血　冠状动脉供血不足主要发生在冠状动脉粥样硬化的基础上。当心肌某一部分缺血时，将影响到心室复极正常进行，并可在与缺血区相关的导联上发生 ST-T 异常改变。心肌缺血的心电图改变类型取决于缺血的严重程度、持续时间和缺血发生部位。动态心电图可用于心绞痛、心肌缺血的诊断、评价，明确各种状态下心肌缺血的诊断及无痛性心肌缺血的发生规律等。

3. 心肌梗死　绝大多数心肌梗死系由冠状动脉粥样硬化所引起，是冠心病的严重类型。除临床表现外，心电图的特征性改变及其演变规律是确定心肌梗死诊断和判断病情的主要依据，是诊断可靠而实用的方法。

4. 电解质紊乱　电解质紊乱是指血清电解质浓度的增高与降低。无论增高或降低都会影响心肌的除极与复极及激动的传导，并可反映在心电图上。需要强调，心电图虽有助于电解质紊乱的诊断，但由于受其他因素的影响，心电图改变与血清中电解质水平并不完全一致。如同时存在各种电解质紊乱又可互相影响，加重或抵消心电图改变。

5. 药物疗效评价　例如抗心律失常药与抗心绞痛治疗药物的作用效果及评价等。

（二）超声心动图

1. 心功能　临床上，在处理急症患者时，评价左心室功能具有重要意义。M 型和切面超声心动图可反映心脏形态结构，血流通路腔径，心肌运动幅度、方向及速度。超声多普勒检查可显示心血管内血流方向、性质及速度。利用上述方法所获得的资料可以较全面地定量评估心脏的收缩功能、舒张功能和心排血量。

2. 急性心包炎　超声心动图是诊断心包积液简便、安全、灵敏和可靠的无创性方法，其表现如前所述。超声心动图还可提示心包增厚，反射增强，有无心包粘连，可确定穿刺部位，指导心包穿刺，并可在床边进行检查。

3. 感染性心内膜炎　超声心动图检查通过探测感染性心内膜炎的特征性病变——赘生物、瓣膜形态和功能改变、脓肿形成以及心血管血流动力学异常，有助于感染性心内膜炎的早期诊断和治疗。临床上怀疑为感染性心内膜炎的患者，超声心动图检查通过探及瓣膜赘生物，常可从形态学上证实感染的存在，有助于诊断和确定治疗方案。

4. 冠心病及其并发症　超声心动图在冠心病的诊断及治疗效果的评估上日益显得重要。超声心动图主要通过观察室壁运动来判断心肌有无缺血以诊断冠心病。二维超声心动图结合运动或药物负荷试验可以及时有效地评价节段性心肌缺血。近年来，超声心动图在心肌梗死研究中的应用越来越广泛，尤其是二维超声心动图对心肌梗死并发症的诊断具有非常重要的价值，在有些方面甚至优于左心室造影这一创伤性检查方法。

5. 主动脉夹层　超声心动图为诊断主动脉夹层提供了一种无创性方法。二维超声心动图胸骨左缘、胸骨上窝、胸骨下缘及剑突下等多部位探查的应用，可观察主动脉根部、主动脉弓、降主动脉和腹主动脉等不同部位的二维形态结构，提高了诊断的准确性。

（三）影像检查

1. **X 线透视与平片** 透视是 X 线检查中较传统且较常用的方法之一，在心脏急症诊断中占有十分重要的地位。尤其采用影像增强电视系统后，影像亮度明显增强，显示解剖与病变效果更好。透视简便，可及时了解心、肺（包括肺血管）概况，与摄影比较更有利于观察心脏、大血管的搏动，并可转动体位从不同角度观察房、室情况及进行心脏和心外结构的鉴别。由于胸部具有良好的天然对比，一些心脏急症可使局部组织产生密度上的差异，所以透视在心脏急症中应用较为普遍。包括急性肺水肿、心脏增大、心包积液、主动脉形态异常等。尤其对心血管疾病中心脏运动和血管搏动异常的病变诊断更有价值，如心影普遍增大，若为中到大量心包积液，则心脏活动减弱或不明显。若搏动明显可除外心包积液。

X 线平片在心脏急症中的应用基本上与透视相同，但其适应证更为广泛。主要包括急性心包炎、急性心肌炎、急性主动脉夹层以及急性肺栓塞等。一些心脏急症在 X 线平片上只能显示其间接征象，定性诊断有一定限度，应根据不同的病情合理进行其他检查，如 CT 或 MRI 检查。

2. **造影检查** 心血管造影是借助于导管技术选择性地向心腔和血管内快速注入造影剂以显示其内部结构的解剖、运动以及血流情况的影像学检查方法，是一种有创的特殊 X 线检查，为心脏、大血管疾病的诊断和手术治疗提供有价值的资料，一直被认为是心血管疾病诊断的"金标准"。心血管造影检查可分为常规造影和选择性造影。前者如右心造影、左心造影、主动脉造影，后者如冠状动脉造影。冠状动脉造影目前仍然是临床诊断冠心病的"金标准"技术。冠状动脉造影不但可以明确病变的性质而且可以明确病变的范围、侧支循环情况，从而对病情做出全面准确判断，对于心肌梗死治疗方案的制订起着重要的指导作用。

（四）心肌标志物测定

1. **肌酸激酶（CK）** CK 以骨骼肌、心肌含量最多，其次是脑组织和平滑肌。

（1）CK 增高：急性心肌梗死，CK 在发病 3 ~ 8 小时即明显增高，其峰值在 10 ~ 36 小时，3 ~ 4 日后恢复正常。CK 为早期诊断急性心肌梗死的灵敏指标之一。

（2）其他损伤：心肌炎、溶栓治疗、心脏手术或非心脏手术后均可导致 CK 增高，其增高的程度与肌肉损伤的程度、手术范围、手术时间均有密切关系。

2. **肌酸激酶同工酶（CK-MB）** CK-MB 主要存在于心肌中。增高见于以下疾病。

（1）急性心肌梗死：CK-MB 对急性心肌梗死早期诊断的灵敏度明显高于 CK，其阳性检出率达 100%，且具有高度的特异性。CK-MB 一般在发病后 3 ~ 8 小时增高，9 ~ 30 小时达高峰，48 ~ 72 小时恢复正常水平。

（2）其他心肌损伤：心绞痛、心包炎、慢性心房颤动、置入人工心脏起搏器等，CK-MB 也可增高。

3. **心肌肌钙蛋白 T（cTnT）**

（1）诊断急性心肌梗死：cTnT 是诊断急性心肌梗死的确定性标志物。急性心肌梗死发病后 3 ~ 6 小时的 cTnT 即升高，10 ~ 24 小时达峰值，其峰值可为参考值的 30 ~ 40 倍，恢复正常需要 10 ~ 15 日，其特异性明显优于 CK-MB 和 CK。

（2）判断微小心肌损伤：不稳定型心绞痛患者常发生微小心肌损伤，这种心肌损伤只有检测 cTnT 才能确诊。

（3）预测血液透析患者心血管事件：肾衰竭患者反复血液透析可引起血流动力学和血脂异常，及时检测血清 cTnT 浓度变化，可预测其心血管事件发生。

（4）其他：PCI 后、钝性心肌外伤、甲状腺功能减退症患者的心肌损伤、药物损伤、严重脓毒血症所致的左心力衰竭时 TnT 也可升高。

4．心肌肌钙蛋白 I（cTnI）

（1）诊断急性心肌梗死：与 TnT 比较，cTnI 具有较低的初始灵敏度和较高的特异性。急性心肌梗死发病后 3 ~ 6 小时，cTnI 即升高，14 ~ 20 小时达到峰值，5 ~ 7 日恢复正常。

（2）其他：急性心肌炎患者 cTnI 水平增高，其阳性率达 88%，但多为低水平增高。

5．肌红蛋白　存在于骨骼肌和心肌中，当心肌或骨骼肌损伤时，血液中肌红蛋白的水平升高，对诊断急性心肌梗死和骨骼肌损害有一定价值。由于肌红蛋白分子质量小，心肌细胞损伤后即可从受损的心肌细胞中释放，故在急性心肌梗死发病后 30 分钟 ~ 2 小时即可升高，5 ~ 12 小时达到高峰，18 ~ 30 小时恢复正常，所以肌红蛋白可作为早期诊断急性心肌梗死的指标，明显优于 CK-MB。

第二节　心血管药物的药理特点及其应用

一、硝酸酯类药物

（一）药物作用

目前，临床上应用的硝酸盐根据是否含有酯键分为两类：一类是不含酯键的无机硝酸盐（如硝普钠）；另一类是含有酯键的有机硝酸盐，即硝酸酯类。硝酸酯类药物目前广泛应用于心肌缺血综合征、充血性心力衰竭、高血压病等心血管急、危、重症和这些病症的慢性阶段，是心血管疾病治疗中应用最广泛、疗效最可靠的一线药物。研究表明，其扩张静脉系统较为明显，使回心血量减少，肺血管床扩张，肺动脉压降低，心脏前负荷减轻。同时，使舒张期充盈量降低，心室容量缩小，射血时间缩短，室壁张力减低，心肌耗氧量减少。通过扩张动脉系统降低后负荷，减轻左心室射血阻力，使左心室内压降低，室壁张力下降，心肌耗氧量减少，从而改善心功能和心肌缺血。硝酸酯类药通过选择性扩张心外膜粗大的冠状动脉及其侧支血管，使血液从外膜下传输到心内膜下的穿透性传导动脉，使心内膜下血流增加，心肌缺氧改善。

（二）临床应用

1．心血管疾病

（1）心绞痛与急性心肌梗死。

（2）心力衰竭。

（3）瓣膜疾病：二尖瓣关闭不全。

（4）高血压病。

2．其他

（1）治疗肺动脉高压。

（2）呼吸窘迫综合征。

二、β 受体拮抗药

（一）药物作用

1．**心血管系统**　阻滞心脏 β1 受体而表现为负性变时、负性变力、负性传导作用而使心率减慢，心肌收缩力减弱，心排血量下降，血压略降而导致心肌耗氧量降低，延缓窦房结和房室结的传导，抑制心肌细胞的自律性，使有效不应期相对延长而消除因自律性增高和折返激动所致的室上性和室性快速性心律失常，由于可以延长房室结传导时间而可以表现为心电图的 PR 间期延长。

2．**支气管平滑肌**　β2 受体阻滞可使支气管平滑肌收缩而增加呼吸道阻力，故在支气管哮喘或慢性阻塞性肺疾病患者中，有时可加重或诱发哮喘的急性发作。但这种作用对正常人影响较少，选择性 β1 受体拮抗药此作用较弱。然而 β2 受体阻滞引起的血管平滑肌收缩可阻止和治疗偏头痛的发作。

3．**代谢**　β1 受体阻滞可抑制交感神经所引起的脂肪分解，β2 受体阻滞则可拮抗肝糖原的分解。β 受体拮抗药与 α 受体拮抗药合用可拮抗肾上腺素的升高血糖作用。

4．**肾素**　通过阻断肾小球旁细胞 β1 受体，抑制肾素释放和血管紧张素 Ⅱ、醛固酮的产生，亦即对肾素 – 血管紧张素 – 醛固酮系统（RAAS）也有一定的阻断作用。

5．**内在拟交感活性**　某些 β 受体拮抗药对 β1 受体或 β2 受体或两者均具有部分激动作用而称之为内在拟交感活性（ISA）。具有 ISA 较不具有 ISA 的 β 受体拮抗药对心脏的负性肌力作用、负性频率作用和收缩支气管平滑肌的作用均较弱。

（二）临床应用

（1）心绞痛。

（2）急性心肌梗死（AMI）。

（3）高血压病。

（4）心律失常。

（5）慢性充血性心力衰竭（CHF）。

（6）某些其他心血管疾病：①肥厚型心肌病；②二尖瓣狭窄；③二尖瓣脱垂；④主动脉夹层；⑤马方综合征；⑥血管迷走性晕厥；⑦法洛四联症；⑧先天性长 QT 间期综合征；⑨ β 受体功能亢进症；⑩扩张型心肌病。

（7）非心脏疾病：①外科手术；②甲状腺功能亢进症；③特发性震颤；④中枢神经系统的某些其他指征；⑤食管静脉曲张破裂出血；⑥青光眼的治疗。

三、α 受体拮抗药

（一）药物作用

1．**主要作用**

（1）α 受体拮抗药通过拮抗血液循环中肾上腺素和去甲肾上腺素的作用，减少总外周血管阻力从而使血压降低。α受体拮抗药的血管舒张、血压降低作用似乎主要是由α1肾上腺素能受体阻断所引起的。

（2）突触前α2阻滞作用，阻断儿茶酚胺的收缩血管作用。使血管扩张显著降低外周阻力。作用中枢神经系统激动5羟色胺-1α（5-HT1α）受体，降低延髓心血管中枢的交感反馈调节而起到降压作用，如乌拉地尔，在心功能不全的患者中应用乌拉地尔可降低心肌耗氧量、降低肺楔嵌压及外周阻力，改善左心室功能，增加心排血量。

（3）选择性突触后α1受体拮抗药，可松弛血管平滑肌，扩张周围血管，降低周围血管阻力，降低血压。扩张动脉和静脉，降低心脏前负荷与后负荷，使左心室舒张末压下降。

（4）α受体拮抗药可通过阻滞膀胱颈、前列腺包膜和腺体、尿道的α1受体，使前列腺平滑肌松弛，从而减少排尿阻力，迅速缓解排尿困难，改善排尿受阻症状。在膀胱体中有相对少的α1肾上腺素能受体，因此α受体拮抗药能够减轻膀胱出口的阻塞而不影响膀胱的收缩。

2. 分类　α受体拮抗药有各种不同的药理作用，根据此类药物对α受体家族中的亚型α1、α2选择不同，将它们分为非选择性α受体拮抗药（如酚妥拉明）、选择性α1受体拮抗药（如哌唑嗪等）、选择性α2受体拮抗药（如育亨宾）三大类。

（二）临床应用

（1）高血压病。

（2）心力衰竭。

（3）前列腺增生。

（4）其他：休克、血管痉挛性疾病、雷诺病及手足发绀等病症。去甲肾上腺素静脉给药外溢时，用于防止皮肤坏死。诊断嗜铬细胞瘤及治疗其所致的高血压发作，包括手术切除时出现的高血压治疗。

四、钙通道阻断药

（一）药物作用

1. 对心脏的作用　钙通道阻断药抑制细胞外钙经电压依赖性通道进入细胞而降低细胞内游离 Ca^{2+} 浓度，呈现负性肌力作用。它可在不影响兴奋除极的情况下，明显降低心肌收缩性。使心肌的兴奋收缩脱耦联，也因此降低心肌耗氧量。钙通道阻断药还能舒张血管、降低血压，继而使交感神经活性反射性增高抵消部分负性肌力作用。

2. 对平滑肌的作用

（1）血管平滑肌：钙通道阻断药能明显舒张血管，主要舒张动脉，对静脉影响较小。动脉中又以冠状血管较为敏感，能舒张大的输送血管和小的阻力血管，增加冠状动脉流量及侧支循环量。脑血管对钙通道阻断药也较敏感，尼莫地平舒张脑血管作用较强，能增加脑血流量。钙通道阻断药也舒张外周血管，解除痉挛。

（2）其他平滑肌：钙通道阻断药对气管平滑肌的松弛作用较为明显，较大剂量也能松弛胃肠道、输尿管及子宫平滑肌。

3. 抗动脉粥样硬化作用　钙参与动脉粥样硬化的病理过程，如平滑肌增生、脂质沉积和纤维化，钙通道阻断药可干扰这些过程。

4．对红细胞、血小板结构与功能的影响

（1）对红细胞影响：钙通道阻断药抑制 Ca^{2+} 经电压依赖性钙通道内流，降低细胞内钙浓度并保护钙、钠泵的活性，减轻 Ca^{2+} 超负荷对红细胞的损伤。

（2）对血小板活化的抑制作用：抑制 Ca^{2+} 内流，抑制血小板活化，促进膜磷脂的合成、稳定血小板膜。

5．对肾功能的影响　钙通道阻断药舒张血管、降低血压，不伴有水、钠潴留。在高血压病患者中，二氢吡啶类药物，如尼卡地平和非洛地平在降低血压的同时，能明显增加肾血流，但对肾小球滤过作用影响较小。钙通道阻断药有排钠利尿作用，这种作用与影响肾小管对电解质的转运有关。

（二）临床应用

（1）心绞痛。

（2）心律失常。

（3）高血压病。

（4）肥厚型心肌病。

（5）脑血管疾病。

（6）其他：雷诺病、支气管哮喘、食管贲门失弛缓症、急性胃肠痉挛性腹痛、早产、痛经等。

五、利尿药

（一）药物作用

1．襻利尿药　主要作用于髓襻升支髓质部，主要通过阻断髓襻升支髓质部对 Cl^- 的重吸收而起作用。由于 Cl^- 的重吸收被阻断，Na^+ 的重吸收随之受到抑制，肾小管腔内溶质浓度增高。肾的稀释机制受到干扰，尿中 Na^+ 和 Cl^- 的排泄量增加。由于从髓襻升支重吸收到髓质间液的 NaCl 减少，肾髓间质的渗透浓度减低，肾的浓缩功能受到破坏，以至集合管的水分不能充分吸收，结果大量水和电解质排出体外。该类药物对髓襻皮质部也有影响。

2．噻嗪类利尿药　主要作用于髓襻升支粗段的皮质部和远曲小管的近段，通过抑制肾小管对 Na^+ 的重吸收而起作用。由于 Na^+ 的重吸收减少，Cl^- 的重吸收也减少，肾小管腔内渗透浓度增高，大量的 NaCl 带着水分排出体外。

3．作用于远曲小管的保钾利尿药　其作用机制有两种形式：①通过抑制远端肾小管对 Na^+ 的重吸收和 K^+ 的分泌而起作用，故有保钾排钠的功能，如氨苯蝶啶；②作为醛固酮拮抗药，在远端肾小管和集合管部位与醛固酮受体发生竞争性拮抗，从而起到排钠保钾的利尿效果，如螺内酯。

4．作用于近曲小管的利尿药　主要是碳酸酐酶抑制药，如乙酰唑胺，它可抑制近曲小管碳酸酐酶的活性，使 H^+ 分泌减少，H^+-Na^+ 交换不完全，Na^+ 排出增加，随 Na^+ 的排泄 HCO_3^- 的排泄也增多，从而发挥利尿作用。

（二）临床应用

（1）心力衰竭。

（2）高血压病。

（3）肝性水肿。

（4）肾性水肿。

（5）降低颅压。

六、血管紧张素转换酶抑制药

（一）药物作用

血管紧张素转换酶抑制药（ACEI）主要通过神经、体液调节，尤其是体液调节来发挥其药理作用。ACEI与ACE的活性部位有很强的亲和力，与ACE结合后能抑制ACE的活性，从而阻断血管紧张素Ⅰ（Ang Ⅰ）转变为有高活性的血管紧张素Ⅱ（Ang Ⅱ），从而降低循环和组织的Ang Ⅱ水平，从而减轻Ang Ⅱ对靶器官的作用。还能阻断Ang1~7的降解，使其水平增加，进一步起到扩张血管及抗增生作用，组织肾素–血管紧张素系统（RAS）在心肌重构中起关键作用。还作用于激肽酶Ⅱ，抑制缓激肽的降解，提高缓激肽水平，增加一氧化氮（NO）和有血管活性的前列腺素（前列环素和前列腺素E）的释放。另外，减少肾上腺素能神经末梢释放去甲肾上腺素，减少醛固酮的分泌而使水钠潴留下降，并增加肾血流量。

（二）临床应用

（1）心血管疾病：慢性心力衰竭、无症状的左心室功能异常、急性心肌梗死、高血压病和心血管疾病事件的高危患者。

（2）糖尿病伴高血压病。

（3）肾疾病。

七、血管紧张素Ⅱ受体拮抗药

（一）药物作用

血管紧张素Ⅱ受体拮抗药（ARB）具有ACEI全部药理作用，且又可避免产生的醛固酮逃逸现象，故适用于任何具有ACEI适应证的患者。肾素–血管紧张素–醛固酮系统（RAAS）的活性激素是血管紧张素Ⅱ（Ang Ⅱ），Ang Ⅱ可与各种组织细胞膜上的特异性受体结合，具有很广泛的生理作用。在受体水平阻断RAAS，既能完全阻断所有经典和非经典途径Ang Ⅱ产生，还能阻断Ang Ⅱ在受体水平的最终共同通路，从而全面对抗Ang Ⅱ的所有重要作用。研究证明Ang Ⅱ受体分为AT1、AT2两种，该两种受体都属于7–跨膜G蛋白–耦联的受体族系，人体如脑、心血管、肾、肝等一些部位，存在丰富的AT1受体，AT2受体则主要分布在脑、肾上腺髓质、子宫等部位，在成熟组织中仅呈低水平，大多数成年血管组织（除非损伤后）缺乏AT2受体。Ang Ⅱ主要作用于AT1受体（选择性较AT2受体高30 000倍），Ang Ⅱ与AT1结合后产生血管收缩、醛固酮释放、促进血小板聚集、抑制纤维蛋白溶解、促进平滑肌细胞迁移和增值以及使交感神经兴奋性升高等不利的生理作用。

（二）临床应用

（1）高血压病。

（2）心力衰竭。

（3）延缓肾疾病的进展。

（4）延缓或阻滞心房颤动进程。

（5）逆转左心室肥厚和血管重塑等效应。

八、血管扩张药

常用抗高血压的血管扩张药包括噻嗪类利尿药、血管紧张素转换酶（ACE）抑制药、血管紧张素受体拮抗药（ARBs）、β受体拮抗药、钙离子通道阻断药和α受体拮抗药等。本节主要介绍其他血管扩张药。

（一）药物作用

1. 中枢性降压药　正常情况下，延髓心血管运动中枢存在控制交感神经系统功能的兴奋性和抑制性的肾上腺素能神经元，两者互相依赖，互相制约，调节血压。中枢性降压药作用于中枢神经系统，激活延脑中枢α2受体，抑制中枢神经系统发放交感神经冲动，致使心率减慢，心排血量减少，外周血管阻力降低，并能抑制肾素的释放。但长期应用也可因水钠潴留而影响降压作用。

2. 交感神经末梢抑制药　主要通过抑制交感神经末梢中去甲肾上腺素被摄入囊泡，致使其被单胺氧化酶降解，耗尽去甲肾上腺素的贮存，妨碍交感神经冲动的传递，因而使血管舒张、血压下降、心率减慢。中枢神经的镇静和抑制作用可能是药物进入脑内，耗竭中枢儿茶酚胺贮存的结果。

3. 直接血管扩张药　血管扩张药直接作用于血管平滑肌引起血管舒张，作用机制不清。这是区别于其他途径，如抑制血管收缩机制的药物（如ACEI）、防止钙进入细胞而引起血管收缩的药物（如钙通道阻断药）或阻断α受体调节的血管收缩（如α阻断药）。这些血管扩张药对动脉和静脉作用方式和相对活性有很大不同。长期应用可使左心室重量增加。

（二）临床应用

（1）高血压及高血压急症。

（2）心力衰竭。

九、抗心力衰竭药

（一）药物作用

传统的抗心力衰竭药，主要包括强心苷类、非苷类正性肌力药及拟交感胺类药。强心苷类洋地黄类药主要通过增强心肌收缩力发挥抗心力衰竭作用，其机制为抑制心肌细胞膜上的钠钾ATP酶，使钠泵功能下降，胞内钠离子增多，降低细胞膜上钠钙交换系统排钙作用，促使胞内钙积聚。其次，通过促进心肌细胞动作电位平台期钙通道开放，使钙离子更多进入细胞。此外，洋地黄类药可使细胞内的肌浆网终末池中贮存的钙离子加速释放到肌浆中。肌细胞质中增多的钙离子使肌纤蛋白和肌凝蛋白肌丝间滑行加强，促进兴奋收缩耦联的过程。

非苷类正性肌力药主要为双吡啶化合物，如氨力农、米力龙等，主要机制为抑制磷酸二酯酶Ⅱ对cAMP的降解作用，增加了心肌和小动脉内cAMP的含量，从而更大地发挥第二信使的作用，因而其既不同于强心苷又不同于去甲肾上腺素。它们既增强心肌收缩力又扩张小动脉，降低周围阻力。用药后可提高心排血量并降低肺小动脉楔压，还可增加钙内流，作用于心肌收缩蛋白。

拟交感胺类药通过激动 β1 受体增加心肌收缩，但是持续的 β1 受体兴奋将使其数量减少，而降低对激动药的反应，即使去甲肾上腺素也不能增强收缩。

（二）临床应用

1. 强心苷（强心武）类药　适用于急慢性收缩性心力衰竭伴心房颤动患者，也可用于窦性心律 NYHA Ⅱ～Ⅲ级患者。

2. 非苷类正性肌力药及拟交感胺类药　对心脏移植前的终末期心力衰竭、心脏手术后心肌抑制所致的急性心力衰竭以及难治性心力衰竭可考虑短期支持应用 3～5 日。

3. 其他　急慢性心力衰竭经用利尿药、洋地黄类药不能得到满意疗效时。

十、抗心律失常药

（一）药物作用

抗心律失常药物可分为抗快速心律失常药及抗缓慢心律失常药两大类。一般讨论的抗心律失常药物分类均是指抗快速心律失常药而言。根据常用的改良的 Vaugham Williams 分类法，将抗快速心律失常药分为 4 类：Ⅰ类是钠通道阻断药；Ⅱ类是 β 受体阻断药；Ⅲ类是钾通道阻断药；Ⅳ类是钙通道阻断药。抗心律失常药的基本电生理作用包括：①降低自律性；②抑制后除极与触发活动；③改变传导性；④对动作电位的影响。

Ⅰ类抗心律失常药的主要作用是阻滞快钠通道，减慢 0 相除极速度和降低动作电位上升幅度，并且使阈电位水平升高。故可减慢冲动的传导速度，并使心房肌、浦肯野纤维和心室肌的兴奋性和自律性降低。Ⅰ A 类药物可明显降低 0 相动作电位上升速率，延长 APD 和 ERP，使冲动在心肌内的传导速度减慢，降低自律性。Ⅰ B 类药物能轻度降低 0 相上升最大速度，可使冲动传导速度减慢，特定条件下能促进传导，也能抑制 4 相钠内流，降低自律性。可促进钾外流，从而缩短 QT 间期。Ⅰ C 类药物明显阻滞钠通道，较强降低 0 相上升最大速度而减慢传导速度，但对复极无影响。

Ⅱ类抗心律失常药主要阻滞 β 肾上腺素能受体而对心脏产生影响，有的兼顾阻滞钠通道，促进钾通道作用。其抗心律失常作用的主要机制是拮抗儿茶酚胺的致心律失常作用，以及拮抗心肌自律性增高，传导速度增快、不应期缩短等异常。

Ⅲ类抗心律失常药主要通过抑制 2 相的钾外流而延长复极，选择性延长 APD，故也称复极抑制药。可延长心房肌、心室肌及浦肯野纤维细胞的 APD 和 ERP，对自律性细胞的影响性极小，不减慢激动的传导。

Ⅳ类抗心律失常药即为钙通道阻断药，通过阻滞通道的闸门，使通道变形而发挥其阻滞钙通道的作用，减慢窦房结和房室结的传导。同时还可以作用细胞内的肌膜、肌浆网、线粒体等，抑制兴奋收缩耦联中钙的作用。

（二）临床应用

1. 室性心律失常　①室性期前收缩；②室性心动过速。

2. 室上性心律失常　①心房颤动；②心房扑动；③室上性心动过速。

3. 心动过缓性心律失常　①病态窦房结综合征；②房室传导阻滞。

十一、抗休克药

（一）药物作用

1. **拟肾上腺素药** 此类药物是一类化学结构及药理作用和肾上腺素、去甲肾上腺素相似的药物，与肾上腺素受体结合并激动受体，产生肾上腺素样作用，它们都是胺类，作用与兴奋交感神经的效应相似，故又可以称之为拟交感胺类。

该类药物都是通过激动 α 受体或 β 受体或同时激动 α、β 受体来发挥作用的。如肾上腺素和多巴胺都能同时激动 α 受体和 β 受体。当其激动 β1 受体的时候，它可以加强心肌收缩力，加速传导，加快心率，提高心肌的兴奋性，心排血量增多，血压升高。当激动 α 受体时，可使皮肤、黏膜、肾、胃肠道等内脏血管收缩，升高血压。肾上腺素还能激动支气管黏膜血管的 α 受体，使其收缩，降低毛细血管的通透性，可以消除支气管黏膜水肿，减少渗出，改善呼吸。肾上腺素还能激动 β2 受体，使支气管平滑肌舒张，冠状动脉、骨骼肌血管扩张。多巴胺在低浓度时作用 α1 受体可以舒张肾血管，使肾血流量增加。去甲肾上腺素、间羟胺、去氧肾上腺素等药物为 α 受体激动药，其中去甲肾上腺素、间羟胺可同时激动 α1 和 α2 受体，而去氧肾上腺素则选择性激动 α1 受体，该类药物均能通过激动 α 受体，收缩血管，升高血压。异丙肾上腺素、多巴酚丁胺等药物是 β 受体激动药，其中异丙肾上腺素能同时激动 β1 和 β2 受体，而多巴酚丁胺选择性激动 β1 受体。该类药物均能通过作用于心脏的 β1 受体，使心收缩力增强，心率加快，传导加速，心排血量和心肌耗氧量增加。异丙肾上腺素还能作用于血管平滑肌的 β2 受体，使骨骼肌血管明显舒张，肾、肠系膜血管及冠状动脉亦不同程度舒张，血管总外周压力降低。作用于支气管平滑肌的 β2 受体，使支气管平滑肌松弛。

2. **抗胆碱药** M 胆碱受体阻断药能与胆碱受体结合但不产生或极少产生拟胆碱作用，却能阻碍乙酰胆碱或胆碱受体激动药与平滑肌、心肌、腺体细胞、外周神经节和中枢神经系统的 M 胆碱受体结合，从而拮抗其拟胆碱作用，但通常对乙酰胆碱引起的 N 胆碱受体兴奋作用影响较小。本类药物包括阿托品、东莨菪碱、山莨菪碱等。

（1）改善心血管功能，低剂量阻断 M 受体：小剂量能阻断迷走神经对心脏的抑制作用，使心率加快，加速房室传导，而对正常血压影响不明显。大剂量时对 α 受体也有一定的阻断作用，扩张血管，解除休克时血管痉挛，降低心脏前、后负荷，使心排血量、冠状动脉流量增加，耗氧量下降，增加组织血流灌注量，改善微循环。故感染性休克应用本类药物效果较好，尤其是休克的早期应用更为有效，临床可见眼底血管痉挛解除、皮肤血管扩张、甲襞微循环改善。

（2）防止 DIC 和血栓形成：降低全血黏度、使聚集的血细胞解聚，增强纤维蛋白溶解酶活力，抑制 TXA2 的生成，减少血小板、粒细胞的破坏，从而使血液流态均匀，血流速度加快，阻止了血栓形成。

（3）维持细胞内 cAMP/cGMP 的比值：兴奋呼吸中枢，解除支气管痉挛。抗蛋白分解，防止心肌抑制因子产生，增强单核 - 吞噬细胞系统的吞噬功能，有利于机体消除各种休克因子和微生物内毒素。维持膜蛋白的正常功能，增加红细胞变形能力。保持线粒体功能，降低 Mg^{2+} 从线粒体逸出量。

（二）临床应用

1. **拟肾上腺素药** 各种休克的治疗，心搏骤停的抢救。

2. 抗胆碱药　感染中毒性休克。

十二、调血脂药

（一）药物作用

1. 苯氧乙酸衍生物　本类药物作用：①能增强肌肉、脂肪、肝的 LPL 活性，加速极低密度脂蛋白（VLDL）中三酰甘油（TG）的分解代谢，使 VLDL 形成减少，降低血浆 TG 浓度；②降低脂肪组织释放游离脂肪酸数量，并抑制 HMG-CoA 还原酶，减少细胞内胆固醇合成；③增加肝细胞膜上低密度脂蛋白（LDL）受体数量，加速 LDL 由血液中转移到肝细胞内，从而促进血液中胆固醇的清除；④改善葡萄糖的耐量；⑤诱导高密度脂蛋白（HDL-C）产生，使胆固醇进入 HDL-C；⑥降低血浆纤维蛋白原含量和血小板的黏附性。

本类药物对降低血中三酰甘油的含量疗效确切，但它对降低血中胆固醇含量的作用则明显弱于他汀类。故该类药物是治疗以三酰甘油增高为主的高脂血症的首选药物。

2. HMG 辅酶 A 还原酶抑制药　一般的他汀类药物适用于治疗除纯合子家族性（遗传性）高胆固醇血症以外的任何类型的高胆固醇血症（在他汀类药物中唯有辛伐他汀对于纯合子家族性的高胆固醇血症有一定的疗效）。短期内服用他汀类药物较为安全，长期服用此药则容易产生不良反应。

本类药物竞争性抑制胆固醇合成过程中的限速酶 HMG-CoA 还原酶，有效抑制胆固醇合成。增加肝细胞膜上 LDL 受体的活性及数目表达，增加 VLDL、IDL 及 LDL 颗粒的分解代谢。增加肝细胞内 apoB 的降解，导致 apoB 的利用减少和含 apoC 的脂蛋白颗粒减少，VLDL 产生减少，VLDL 转化为 LDL 也减少，使血清总胆固醇、LDL-C、VLDL-C 降低，三酰甘油水平也一定程度的降低。轻度升高 HDL-C 水平。非调脂作用主要是对血管壁的直接作用如改善受损的动脉内皮功能，能抑制炎症反应，稳定粥样硬化斑块，以及改善凝血纤溶指标等是他汀类抗动脉粥样硬化的机制。

他汀类药物是治疗高胆固醇血症的首选药物。它具有抑制人体合成胆固醇、降低血中三酰甘油浓度的作用。

3. 胆汁酸螯合药　胆酸螯合药具有降血脂作用，它可以阻止肠道对胆酸及胆固醇的吸收。同时，它还有促进胆酸和胆固醇随粪便排出、促进胆固醇降解的作用。胆酸螯合药只有降低血中胆固醇的作用。

胆酸螯合药只适用于对他汀类药物治疗无效的高胆固醇血症的患者。

4. 其他　烟酸类及其衍生物具有降脂作用。此类药物一方面可使脂肪组织的脂解作用减慢，另一方面还能在辅酶 A 的作用下与甘氨酸合成烟酸，从而干扰胆固醇的合成。

烟酸类及其衍生物适用于治疗高三酰甘油血症及以三酰甘油升高为主的混合性高脂血症。

（二）临床应用

（1）高脂血症。

（2）冠心病。

（3）动脉硬化症。

（4）糖尿病。

十三、抗血小板药

（一）药物作用

1. 抑制血小板花生四烯酸代谢的药物

（1）环氧酶抑制药：环氧酶抑制药抑制 AA 转化为 PGG2 和 PGH2，从而使血小板 TXA2 合成减少，阿司匹林为其代表药。其他药物还有磺吡酮、吲哚美辛、保泰松、布洛芬等。这些药物抗血小板作用机制相似，作用效力和持续时间有所区别。阿司匹林对环氧化酶的抑制是不可逆的，对血小板功能有持久抑制作用，其他药物对环氧化酶的抑制是可逆的，作用较短暂。

（2）TXA2 合成酶抑制药和 TXA2/PGH2 受体拮抗药：TXA2 合成酶受抑制后，一方面可选择性地阻断 PG 内过氧化物转化为 TXA2，另一方面由于底物 PG 内过氧化物的相对增多，在血管内皮细胞 PGI2 合成酶的催化下生成 PGI2。

2. 增加血小板内 cAMP 的药物　血小板聚集功能受血小板内 cAMP 的调节。凡能增加血小板内 cAMP 含量的物质则可抑制血小板聚集。血小板 cAMP 由 ATP 经腺苷酸环化酶催化生成，经磷酸二酯酶作用降解为 5- 磷酸腺苷。增加血小板 cAMP 的药物或通过激活腺苷酸环化酶活性(如 PGE1、PGI2)，促进 cAMP 合成。或通过抑制磷酸二酯酶活性(如双嘧达莫)，减少 cAMP 降解。

3. 抑制 ADP 活化血小板的药物　抑制 ADP 活化血小板的药物有噻氯匹定、氯吡格雷、普拉格雷以及替格瑞洛等，均为噻蒽吡啶类化合物，能抑制 ADP 与其血小板上受体结合，从而阻止糖蛋白 Ⅱ b/ Ⅲ a 受体活化。

4. 血小板膜糖蛋白 Ⅱ b/ Ⅲ a 受体抑制药　血小板膜表面的糖蛋白受体分为两类，即整合素类和非整合素类。整合素类糖蛋白受体由 α 和 β 两个亚单位组成，每个亚单位有其独立的基因编码，两者在巨核细胞内组合成一个功能单位，参与血小板的黏附与聚集。

（二）临床应用

用于预防及治疗冠心病（各型心绞痛、急性及陈旧性心肌梗死、冠心病介入治疗后）及各种动脉血栓栓塞性疾病。

十四、抗凝血药

（一）药物作用

血栓是由纤维蛋白和血细胞组成，可发生于循环系统的各个部位。血小板活化与凝血系统的激活在血栓形成过程中均具有重要作用。凝血系统激活后产生的凝血酶是一个强有力的血小板活化因子，血小板活化后又将促进凝血过程。抗血栓治疗是针对凝血系统和血小板两个环节，分别称为抗凝治疗和抗血小板治疗。抗凝药主要是通过抑制体内的凝血系统达到抑制血栓形成的目的，使用抗凝血药物后，体内处于低凝状态。抗凝药主要包括静脉或皮下注射应用的肝素或低分子肝素和口服制剂华法林。

（二）临床应用

用于防治血栓形成或栓塞性疾病（如心肌梗死、血栓性静脉炎、肺栓塞等），各种原因引起的弥散性血管内凝血（DIC），也用于血液透析、体外循环、导管术、微血管手术等操作中及某些血液标本或器械的抗凝处理。

十五、溶栓药

（一）药物作用

溶栓药是常用的抗血栓药物。它能促进血栓溶解，重建血流和回复脑功能等，对于急性心肌梗死，脑梗死等血栓性疾病治疗具有重要意义。当机体的生理性止血或病理因素引起小血管内形成血凝块时，需要纤维蛋白溶解系统使之溶解，以防止血栓形成，保证血流畅通。当某些病理因素导致机体形成血栓时，则需要给予溶栓药直接或间接激活纤溶酶原，溶解纤维蛋白，使已形成的血栓溶解，治疗血栓性疾病。溶栓药主要通过纤溶酶原激活药，激活纤维蛋白溶解酶原转化成纤维蛋白溶解酶，纤维蛋白溶解酶催化血栓的主要基质纤维蛋白水解。还有一些直接作用于纤维蛋白，使其水解，最终达到使血管再通的目的。

（二）临床应用

主要应用于：①急性心肌梗死；②脑梗死；③其他血栓病，如急性肺栓塞、急性下肢动静脉血栓形成、门静脉和肝静脉血栓形成等均可使用溶栓剂治疗。

第三节　心脏介入诊疗的技术特点及其应用

一、冠状动脉介入治疗

（一）经皮冠状动脉球囊成形术

1. 治疗作用　经过大量实验及临床观察证明，经皮冠状动脉腔内血管形成术（以下简称PTCA），使冠状动脉血管扩张并非是单纯斑块被挤压变形，而主要为斑块受压后形成断裂，伴动脉内膜层纵向撕裂，并可延伸至动脉中层，使中层断裂、暴露，导致中层纵向永久性延长，使血管管腔的横断面扩大。斑块断裂常发生在它的最薄弱处，这种撕裂在扩大管腔的作用上占80%～90%，而斑块本身被压缩只占1%～1.5%，粥样物质被挤压流失占6%～12%。临床及病理学检查亦证实凡PTCA成功病例，几乎100%都有内膜撕裂，其中1/2撕裂范围可占管腔周径的25%以上，中层断裂可占65%以上。在血管造影时可见到类似血管夹层形成的征象。

对部分偏心性血管病变，即粥样硬化斑块局限于血管的一侧，当气囊压迫后，可出现病变血管对侧游离壁的膨胀、延伸，使血管管腔扩张也可能是PTCA成功的机制之一。

2. 病例选择

（1）适应证：冠心病患者采用PTCA治疗的最佳适应证为有心绞痛发作或临床有客观存在心肌缺血现象，使用药物治疗不满意，冠状动脉造影证实为单支血管病变，病变位于血管近端或处于冠状动脉较直的水平段，无分支开口，长度小于1cm，呈孤立性、向心性的不完全狭窄，不伴明显钙化，左心功能正常，年龄小于 65 岁等。且成功率均可达 95% 以上。

（2）禁忌证：PTCA 禁忌的患者条件为：左冠状动脉主干病变而旁路移植术后效果较差者、慢性完全性阻塞病变伴有严重钙化者、严重左心功能不全（LVEF < 25%）、肝肾功能不全、严重阻塞性肺疾病、全身性出血性疾病、因各种原因不能耐受导管术者等。此外，冠状动脉狭窄病变较轻（血管直径狭窄 < 50%）者亦不宜行 PTCA。

（二）冠状动脉内支架术

1. 技术作用　随着 PTCA 迅速广泛的开展，急性血管再闭塞和晚期再狭窄问题越来越受到人们的关注，冠状动脉支架张开后可起到支撑血管壁、防止 PTCA 术后血管急性闭塞、夹层形成和慢性再狭窄的作用。支架置入后满意的结果是所有支架的网状管壁完全紧贴血管壁，支架管腔均匀地扩张，血流畅通。此时支架逐渐被包埋在增厚的动脉内膜之中，内膜在 1 ~ 8 周内被新的内皮细胞覆盖。支架管壁下的中膜变薄和纤维化。

2. 病例选择

（1）适应证：①冠状动脉介入治疗术中急性血管闭塞及濒临血管闭塞；②参考血管直径 3.0mm 以上的局限性狭窄病变以降低再狭窄为目的的原发性支架置入；③明显的血管夹层和（或）撕裂；④单纯球囊扩张术后的再狭窄病变；⑤单纯球囊扩张后仍有显著残余狭窄（大于 30%）；⑥静脉桥病变；⑦急性冠状动脉综合征相关病变；⑧部分左主干病变；⑨慢性完全闭塞病变；⑩起始部病变等。

（2）禁忌证：①左冠状动脉主干病变严重不宜行支架置入者；②慢性完全性阻塞病变伴有严重钙化者；③严重左心功能不全（LVEF < 25%）；④肝肾功能不全、严重阻塞性肺疾病、全身出血性疾病、因各种原因不能耐受导管术者等；⑤动脉狭窄病变较轻（血管直径狭窄 < 50%）者。

二、经皮瓣膜球囊成形术

（一）经皮二尖瓣球囊成形术

1. 治疗作用　本法首先做股静脉穿刺，通过股静脉将房间隔穿刺针送入右心房并做房间隔穿刺，扩张股静脉穿刺点和房间隔穿刺处后将球囊导管置入左心房，跨过二尖瓣后进入左心室，快速注射造影剂使球囊在狭窄的二尖瓣处充盈行二尖瓣扩张。本法使二尖瓣口面积增大的机制是在球囊张力作用下，使粘连融合的二尖瓣在交联处分离。

2. 病例选择　主要考虑下述 7 个方面：①二尖瓣狭窄的程度和瓣膜的弹性；②是否合并存在二尖瓣关闭不全及其程度；③是否合并存在其他瓣膜及冠状动脉的异常；④心功能 Ⅱ ~ Ⅲ级，Ⅵ级心功能待病情稳定，患者平卧时也可行二尖瓣球囊扩张；⑤任何其他可能影响 PBMV 操作过程的因素；⑥患者本人对心脏介入与外科治疗之间的倾向性；⑦操作人员的熟练程度和外科支持的能力及程度。

（1）适应证：①超声心动图积分 < 8 分钟；②二尖瓣瓣口面积 ≤ 1.5cm²；③无或仅轻度二尖瓣关闭不全；④无或轻度主动脉瓣病变；⑤左心室舒张末期内径 > 35mm；⑥抗凝治疗后血栓溶解消失或血栓局限于左心耳。

（2）禁忌证：①超声心动图积分 > 12 分钟；②中度二尖瓣反流瓣膜条件较差或重度二尖瓣反流；③中、重度主动脉瓣狭窄或关闭不全；④左心房体部血栓经抗凝治疗未溶解者；

⑤左心室舒张末期内径＜32mm；⑥妊娠，预测二尖瓣狭窄不影响分娩；⑦风湿活动；⑧严重室性心律失常、急性心力衰竭、急性感染性心内膜炎后未及3个月者、对房间隔穿刺禁忌者（如巨大右心房、主动脉根部瘤、新近左心房血栓形成、心脏和大血管转位、脊柱及胸廓畸形、房间隔缺损修补术后等）。

（二）经皮肺动脉瓣球囊成形术

1．**治疗作用**　采用球囊扩张管进行静态的扩张技术，将球囊扩张管推送至肺动脉瓣狭窄处，利用向球囊内加压所产生的张力而引起狭窄肺动脉瓣膜撕裂，最常见于瓣叶交界融合处撕裂，从而解除肺动脉瓣狭窄。

2．**病例选择**

（1）适应证：①单纯性肺动脉瓣狭窄或同时合并有继发性流出道狭窄者；②右心室与肺动脉之间收缩期跨瓣压力阶差（△P）≥30mmHg，心电图、超声心动图或X线显示右心室肥大，如行右心室造影可见瓣膜狭窄射流征；③发育不良型肺动脉瓣狭窄，一般首先选择球囊成形术，如无效再考虑进行其他外科治疗；④严重肺动脉瓣狭窄伴心房水平右向左分流；⑤婴幼儿复杂先天性心脏病伴肺动脉瓣狭窄暂不能承受根治术者，采用PBPV达到姑息疗效，为以后根治术创造条件；⑥外科手术后再狭窄。

（2）禁忌证：①单纯肺动脉瓣狭窄依据以上分型属Ⅲ型即"沙漏样"畸形者；②肺动脉瓣发育不良尤其是心血管造影显示瓣膜明显增厚，活动度差，无瓣膜窦，合并有瓣上狭窄，无肺动脉干的狭窄后扩张；③肺动脉瓣狭窄，肺动脉瓣二叶畸形；④婴幼儿期极严重的肺动脉瓣狭窄合并重度心力衰竭，由于瓣口过小插入导管可使瓣口循环阻断而加重心力衰竭甚至导致猝死，这类患儿经超声心动图证实后，应立即进行外科手术治疗。

（三）经皮球囊主动脉瓣成形术

1．**治疗作用**　根据球囊瓣膜扩张术后手术及解剖时发现表明球囊瓣膜扩张术后引起跨瓣压差下降的机制是主动脉瓣狭窄交界融合，扩张后沿交界融合处发生撕裂。老年患者主动脉瓣狭窄球囊扩张术的机制，主要由于瓣叶钙化沉积处破碎，从而改善瓣叶的活动性。应用三叶球囊作瓣膜球囊扩张术，对于具有三瓣叶的主动脉瓣狭窄患者经球囊扩张术后，三叶球囊可能嵌入瓣叶交界融合处，使得瓣叶交界处撕裂较单球囊扩张更完全。对于先天性主动脉瓣狭窄二叶瓣畸形者，采用双球囊扩张术可能获得同样的结果。球囊扩张时瓣环也扩张，同时使僵硬瓣尖获得伸展。不过一旦中止球囊扩张，扩张的瓣环又会回复到原来的大小。

2．**病例选择**

（1）适应证：①先天性主动脉瓣膜型狭窄，有症状者；②X线平片或心电图显示左心室扩大、肥厚或心肌劳损；③超声心动图或左心导管检查结果显示左心室与主动脉压力阶差＞50mmHg；④新生儿或婴幼儿严重瓣膜狭窄，伴充血性心力衰竭，药物不能控制；⑤主动脉瓣上或瓣下隔膜狭窄造成左心室流出道梗阻者；⑥外科瓣膜切开术后再狭窄。

（2）禁忌证：①中度以上主动脉瓣关闭不全；②先天性主动脉瓣狭窄，瓣膜发育不全。

（四）经导管主动脉瓣置换术

1．**治疗作用**　经导管主动脉瓣置换术（TAVR）自2002年诞生以来，改变了传统主动脉瓣疾病的治疗方法。其最初的应用仅限于无法手术的外科及高危的主动脉瓣狭窄（AS）的患者。后随着技术水平的不断提高及器械的不断升级更新，适应证范围逐步扩大，目前主要应用于低危及中危主动脉瓣狭窄患者，并取得了不劣于常规外科手术的效果。而且 TAVR 治疗主动脉瓣狭窄已成为指南推荐的主动脉瓣狭窄治疗的一线治疗方案。主动脉瓣关闭不全（AR）是常见的主动脉瓣疾病，在临床应用中，有很多不能耐受常规外科手术及高危的患者。从理论上讲，由于主动脉瓣关闭不全患者特殊的解剖结构，进行经股动脉 TAVR 手术有较大难度及较高风险，治疗的研究进展远落后于主动脉瓣狭窄。但临床却已经证实了经股动脉 TAVR 治疗单纯关闭不全患者的有效性。

2. 病例选择

（1）适应证：患者纳入标准。①中危以上主动脉瓣疾病患者 STS 评分＞4；②年龄≥65岁，术前应重点评估瓣环平面直径、流出道直径以及流出道的形态；③超声心动图测量标准：a. 主动脉瓣关闭不全：超声心动图测量主动脉瓣口反流束的宽度，符合重度主动瓣关闭不全程度标准，患者症状有气促、胸痛、晕厥，心功能分级（NYHA）Ⅱ级以上，且该症状明确为主动脉瓣关闭不全所致，或超声心动图结果符合以下 1 项：左室射血分数（LVEF）≤50%，或左室收缩期末内径（LVESD）＞50mm 或左室舒张期末内径（LVEDD）＞70mm；b. 主动脉瓣狭窄：超声心动图示跨主动脉瓣血流速度≥4.0m/s，或跨主动脉瓣平均压力差≥40mmHg，或主动脉瓣口面积＜1.0cm^2，或有效主动脉瓣口面积指数＜0.5cm^2/m^2，患者症状有气促、胸痛、晕厥，心功能分级（NYHA）Ⅱ级以上，且该症状明确为主动脉瓣狭窄所致。

（2）排除标准：①存在抗凝禁忌患者；②脑血管事件急性期；③合并需同期再血管化的冠心病。

三、先天性心脏病介入治疗

（一）经皮球囊肺动脉瓣成形术（PBPV）

1. 治疗作用　经皮球囊肺动脉瓣成形术（PBPV）的治疗原理为：经股静脉传送球囊扩张导管到肺动脉瓣狭窄处，利用向球囊内加压所产生的张力引起狭窄瓣膜撕裂，从而解除肺动脉瓣狭窄。

2. 病例选择

（1）适应证：① Milo 分型为Ⅰ型的单纯性肺动脉瓣狭窄或同时合并有继发性流出道狭窄，右心室与肺动脉之间收缩期跨瓣压力阶差≥30mmHg；②发育不良型肺动脉瓣狭窄，此型近年采用超大球囊行 PBPV 获得较满意的效果，目前认为一般先采用 PBPV，无效再行其他外科手术治疗；③严重肺动脉瓣狭窄伴心房水平右向左分流；④婴幼儿法洛四联症有频繁缺氧发生，药物不能控制或病情严重者，或其他复杂先天性心脏病伴有肺动脉瓣狭窄暂时不能承受根治术者，采用 PBPV 行姑息治疗，其目的是延长患者生存时间，使患者生存至可以承受根治手术时；⑤肺动脉瓣狭窄外科手术后再狭窄。

（2）禁忌证：①单纯肺动脉瓣狭窄但分型为 Milo Ⅲ型；②肺动脉瓣发育不良，心血管造影显示瓣膜明显增厚，活动度差，无瓣膜窦，合并有瓣上狭窄，无肺动脉干的狭窄后扩张；③肺动脉瓣二叶畸形的肺动脉瓣狭窄；④极严重的肺动脉瓣狭窄合并重度心力衰竭，应立即行外科手术；⑤其他全身性原因不宜行心导管介入治疗者，如血小板减少等。

（二）动脉导管未闭堵闭术

1. 治疗作用　Amplatzer 蘑菇伞封堵器是由镍钛合金金属网丝制成的自行膨胀蘑菇状装置。一个 2mm 保留边缘确保将其稳定地安置在动脉导管未闭的主动脉端开口处，并通过将聚酯纤维补片稳固地缝补在装置内，实现堵闭器内部的快速血栓形成及堵闭器表面的快速内皮化，进而完全关闭分流。

2. 病例选择

（1）适应证：①确诊为动脉导管未闭的患者，PDA 内径＜ 1.2cm；②体重≥ 5kg。

（2）禁忌证：①体重＜ 5kg；②肺动脉压力明显增高；③合并需要进行心外科手术的先天性心脏病；④ PDA 是某些复杂先天性心脏病的生命通道时，如主动脉瓣狭窄合并的 PDA 则是关闭未闭动脉导管的绝对禁忌证。

（三）房间隔缺损堵闭术

1. 治疗作用　Amplatzer 双面伞堵闭继发孔房间隔缺损原理。房间隔缺损的介入治疗原理是经导管在房间隔缺损的部位送入一个双盘结构的堵闭器，双盘中的一个盘在左心房而另一个在右心房，两个盘由一腰相连，而该腰正好通过房间隔缺损口，双盘夹住房间隔，一方面关闭房间隔缺损，另一方面固定住堵闭器。

2. 病例选择

（1）适应证：①年龄大于 3 岁，小于 60 岁，体重＞ 5kg；②继发孔房间隔缺损。其局部解剖结构必须满足以下条件：①最大伸展直径＜ 40mm；②继发孔房间隔缺损边缘至少 4mm，特别是离上腔静脉、下腔静脉、冠状静脉窦口和肺静脉开口；③房间隔直径大于房间隔缺损 14 ～ 16mm；④复杂先天性心脏病功能矫治术后遗留的房间隔缺损，如 Fontan 手术后；⑤继发孔房间隔缺损经外科手术修补后残余分流或再通；⑥二尖瓣球囊扩张术后的明显心房水平左向右分流。

（2）禁忌证：继发孔房间隔缺损伴有以下情况，①继发孔房间隔缺损的解剖特点不符合适应证要求；②有明显发绀并右向左分流，肺动脉高压；③部分或完全肺静脉畸形引流；④筛网状型、冠状窦型及多发性房间隔缺损；⑤左心房发育不良；⑥左心房隔膜或超声提示心脏内有明显血栓，特别是左、右心耳内；⑦复杂先天性心脏病伴房间隔缺损。

（四）室间隔缺损堵闭术

1. 治疗作用　室间隔缺损介入治疗的基本原理是采用双盘结构的堵闭器，其中一个盘在左心室面，另一个盘在右心室面，连接两盘的腰正好在缺损的室间隔处。室间隔缺损靠两侧、腰缝在堵闭器内的高分子化合物，放置堵闭器后在堵闭器内形成的血栓以及 3 个月左右的心内膜完全覆盖堵闭器表面等机制来关闭。

2. 病例选择

（1）适应证：①年龄大于 3 岁，小于 60 岁，体重大于 5kg；②有外科手术适应证的膜部室间隔缺损；③膜部室间隔缺损的上缘离主动脉瓣至少 1mm，离三尖瓣隔瓣至少 3mm，室间隔缺损的最窄直径小于 14mm；④伴膜部室间隔瘤形成时，瘤体未影响右心室流出道；⑤轻到中度肺动脉高压而无右向左分流；⑥外科手术关闭膜部室间隔缺损后遗留的室间隔缺损，且对心脏的血流动力学有影响；⑦合并其他能进行介入治疗的心血管畸形。

（2）禁忌证：①膜部室间隔缺损有自然闭合趋势者；②膜部室间隔缺损合并严重的肺动脉高压和右向左分流而有发绀者；③膜部室间隔缺损局部解剖结构不适合进行介入治疗或缺损过大（＞16mm）；④膜部室间隔缺损合并其他先天性心脏畸形不能进行介入治疗者。

四、人工心脏起搏术

（一）治疗作用

心脏起搏器是一种医用电子仪器，由脉冲发生器、电极及其导线、电源3个部分组成。电源供应电能，使脉冲发生器得以发放电脉冲称为起搏脉冲，经导线传到电极，电极与心肌接触而使起搏脉冲得以刺激心肌，使之激动和收缩，即模拟正常心脏的冲动形成和传导，以治疗某些心律失常所致的心功能障碍。

有起搏或传导系统功能障碍的心脏，心率极为缓慢，甚至停搏。如果此时心脏仍保持兴奋、收缩以及心肌纤维间传导功能，则以人工心脏起搏器发出一定形式微弱的脉冲电流，通过导线和电极的传导，刺激电极所接触的心肌而使之兴奋，继而兴奋沿着心肌向四周传导扩散，可使心房或心室兴奋和收缩。人工心脏起搏器的作用实际是提供人造的异位兴奋灶，以代替正常的起搏点来激动心脏。对于因心肌的兴奋和收缩功能丧失所致的心搏骤停，人工心脏起搏则不起作用。

（二）病例选择

1. **成人获得性房室传导阻滞永久性起搏建议**

（1）绝对适应证：二度房室传导阻滞，不论其类型与阻滞位置，有心动过缓的症状。三度和高二度房室传导阻滞，伴有以下任一项者：①症状性心动过缓（包括心力衰竭）；②由于心律失常及其他情况需用药物治疗，而这些药物可导致症状性心动过缓；③证明心搏停顿≥3秒，或清醒时逸搏心率＜40次/分，无症状者；④房室结经导管消融后；⑤心脏手术后房室传导阻滞已无恢复希望；⑥神经肌肉疾病伴有房室传导阻滞。

（2）相对适应证：①有症状的一度房室传导阻滞（＞0.30秒）；②无症状的二度Ⅰ型房室传导阻滞，位于希氏束内或希氏束下；③无症状的二度Ⅱ型房室传导阻滞（窄QRS波）；④无症状的三度房室传导阻滞（清醒时心室率≥40次/分）。

（3）不适应证：①无症状的一度房室传导阻滞；②无症状的二度Ⅰ型房室传导阻滞，位于希氏束以上（房室结）或已知不在希氏束以内或以下；③房室传导阻滞可望恢复或不大可能复发。

2. **窦房结功能障碍永久性起搏治疗的建议**

（1）绝对适应证：①窦房结功能障碍导致有症状的心动过缓，包括频繁的有症状的窦性停搏；②必须使用某种类型和剂量的药物进行治疗，这些药物引起或加重心动过缓并产生症状；③窦房结变时功能不佳而引起症状。

（2）相对适应证：①自发或药物诱发的窦房结功能低下，心率＜40次/分，虽有心动过缓的症状，但未证实症状与心动过缓有关；②无法解释原因的晕厥，存在窦房结功能异常或电生理检查诱发；③清醒状态下长期心率＜40次/分，但症状轻微。

（3）不适应证：①无症状的患者，包括长期应用药物所致的窦性心动过缓（心率＜40次/分）；②虽有类似心动过缓的症状，但证实该症状并非窦性心动过缓引起。

五、心脏射频消融术

（一）治疗作用

射频是 种频率范围在 30 ～ 300MHz 的正弦电磁波。当放电时，能在很短的时间内和很小的范围内产生高的电流密度、离子加速，并产生热量。这种局部很小范围作用主要发生于组织与电极的界面上，随后热量传导至电极周围的心肌组织。当局部的组织温度达到 46℃以上时，其局部或传导的热量对心肌组织发生作用，可引起局部组织的干燥、蛋白质变性、血液凝固和心肌细胞的凝固性坏死。

（二）病例选择

1. 明确适应证

（1）预激综合征合并阵发性心房颤动并快速心室率引起血流动力学障碍者或已有充血性心力衰竭（CHF）者。

（2）房室折返性心动过速（AVRT）、房室结折返性动过速（AVNRT）、房性心动过速、典型心房扑动和特发性室性心动过速（包括反复性单形性室性心动过速）反复发作者，或合并有 CHF 者，或有血流动力学障碍者。

（3）非典型心房扑动，发作频繁、心室率不易控制者（仅限有经验和必要设备的医疗中心）。

（4）不适当的窦性心动过速合并心动过速心肌病。

（5）慢性心房颤动合并快速心室率且药物控制效果不好、合并心动过速心肌病者进行房室交界区消融。

（6）手术切口折返性房性心动过速反复发作者（仅限有经验和必要的医疗设备的医疗中心）。

2. 非适应证

（1）显性预激无心动过速、无症状者。

（2）不适当窦性心动过速药物治疗效果好者。

（3）阵发性心房颤动药物治疗效果好或发作症状轻者。

（4）频发性室性期前收缩，症状不严重，不影响生活、工作或学习者。

（5）心肌梗死后室性心动过速，发作时心率不快并且药物可预防发作者。

六、心内膜心肌活检术

（一）诊断作用

对获得的心内膜心肌标本可进行多方面的观察和测定，如形态学观察、组织生化学测定、免疫学研究等。但直接用于临床的仍然是用显微镜（光镜、电镜）所进行的组织学研究。多数学者认为对于大部分心脏疾病，右心室活检足以反映心脏病变，仅在右心室活检失败或在某些病变时左心室活检可能优于右心室活检，例如肥厚型心肌病，左心室放疗受累，左心型心内膜心肌纤维化、心内膜弹力纤维增生症，心脏小血管病和左心瓣膜病的纤维化等才行左心室活检。

（二）病例选择

1. **适应证**　①心脏移植前检查及移植后排斥反应的监测和分级；②抗肿瘤药物应用后引起心肌毒性反应的观察；③寻找不明原因心脏扩大和心力衰竭的病因；④对原因不明的胸痛和心律失常患者，其冠状动脉造影排除了冠状动脉病变（心肌硬化型冠心病），需除外原发性扩张型心肌病与慢性病毒性心肌炎者；⑤鉴别限制型心肌病和缩窄性心包炎；⑥心内膜弹力纤维增生症；⑦明确继发性心肌病的病因（如淀粉样变、糖原积累症、类癌、血色病、放射及肿瘤化疗损伤等）；⑧放射性心肌损伤；⑨心脏小血管病；⑩右心室发育不良致室性心动过速。

2. **禁忌证**　①有出血性疾病如严重的血小板减少，抗凝血系统疾病等；②正在接受抗凝治疗者（如心瓣膜病置换机械性人工瓣膜术后）；③心腔内或心壁有附壁血栓者；④心肌梗死后（尤其是 6 个月内）；⑤先天性解剖异常，如心室间有分流不宜行右心室活检；⑥心脏极度扩大，患者极度衰弱或重要脏器（如肝、肾、脑、肺等）有严重病变者；⑦某些原因致使患者不能平卧或不能与操作者相配合者。

七、心包穿刺术

（一）诊疗作用

心包的压力－容积关系曲线呈指数形式，当各种原因所致的心包积液使心包容积增加超过心包舒张的弹性范围时，心脏便工作在心包内压力－容积曲线的陡直部分，导致心包内压和心腔内压显著上升，临床上出现心脏压塞。此时任何使心包积液减少的措施都将有效改善患者的血流动力学状态。由于心包的上述解剖特点，在这种情况下用穿刺针或导管引流心包积液被证实是一种安全有效、简便快速的抢救措施。

（二）病例选择

1. **适应证**

（1）心脏压塞的急诊减压：心脏压塞分为急性和慢性两种情况。慢性心包积液由于心脏的缓慢代偿，患者心包积液量可达 1 000mL 而无压塞症状，但发生急性压塞时，200mL 的积液即可引起极为严重的情况，如抢救不及时，这种少量的积液也足以使心搏骤停。无论急性或慢性心脏压塞，唯一有效的治疗方法是通过心包穿刺进行急诊减压，以缓解对心脏的压迫。

（2）心包疾病的诊断：目前临床上大部分心包穿刺属于诊断性。患者发现有心包积液但其性质不明时，往往需要通过心包穿刺取样来确定积液性质，随着医疗技术的发展和临床经验的积累，临床医师对诊断性心包穿刺的要求已越来越少，大部分造成心包积液的病因都可以通过 B 超、CT、MRI 等非创伤性检查而获得确诊。根据大样本的临床统计结果来看，心包诊断性穿刺的意义似乎并不大。因此近年来已有很多学者对心包穿刺的诊断作用提出了质疑，认为只有心包活检才具有一定的诊断学价值。

（3）心包引流：心包积液反复发生或迁延不愈时，往往需要反复多次心包穿刺，心包穿刺后置入导管予以长期引流可以避免反复多次的创伤性操作。慢性化脓性感染、肿瘤等情况下经常需要这种治疗。

（4）心包腔内药物注射治疗：①反复大量渗出性心包积液，多与患者对病原体的高敏性有关，可在积极应用抗生素的同时在心包内使用少量激素，效果常较明显，可避免全身激素治疗的不良反应；②心包原发或继发性肿瘤，由于全身用药的局限性，可采用心包内灌注化疗药物或硬化剂。

2. 禁忌证

（1）在患者全身情况严重、操作者经验不足、无上级医师指导、患者家属不在场以及医疗设备不全（特别是暂不具备除颤仪、监护仪时）等情况下，不宜进行诊断性或非急诊性心包穿刺。

（2）患者因其他原因焦虑、烦躁或恐惧，不能安静配合医师的操作时不宜进行穿刺，否则可能损伤周围其他组织，患者也容易在术中或术后发生迷走神经反射。

（3）患者剧烈咳嗽不能控制、正在进行抗凝治疗且剂量已达到肝素化水平、正在进行溶栓治疗或患者原有出血性疾病时，心包穿刺容易导致心包内出血，除非不得已的情况，一般都应避免心包穿刺。

八、肾动脉交感神经射频消融术

（一）治疗作用

抑制交感神经的过度激活被认为是治疗顽固性高血压及其相关并发症的一个重要靶点。经导管去肾脏交感神经术是通过射频消融的方式，选择性地同时破坏双侧肾脏的部分传出和传入神经，减少肾脏传入神经在各种病理因素下向交感中枢发放神经冲动的同时，阻断肾脏传出神经对肾脏的调控作用，从而达到较少肾素分泌，降低整个交感系统活性和去甲肾上腺素溢出的作用。肾交感神经纤维呈网状缠绕于肾动脉外膜，RDN 是应用射频消融导管释放能量，选择性地破坏分布于外膜的肾交感神经的传入和传出纤维，从而降低肾交感神经的活性，发挥降低血压的作用。研究表明，经皮导管射频消融去肾交感神经术有助于治疗顽固性高血压。具有手术创伤小、术中及术后并发症少、手术过程短和术后恢复时间短等优点，患者接受度及依从性较高。并且，经导管去肾脏交感神经术用于治疗顽固性高血压安全有效，且对心脏的室间隔厚度、左心室质量指数、左室射血分数有一定程度的改善。这些益处除可能继发于血压改善之外，还可能与去肾脏交感神经术改善高血压患者的糖代谢和胰岛素抵抗有关。患者行 RDN 后，随着血压的降低以及降压药服用的减少，不适症状改善明显，生活质量明显提高。抑制交感神经的过度激活，可能成为治疗顽固性高血压及其相关并发症的一种重要方法。RSD 是一个相对安全的、治疗顽固性高血压的选择。与传统的高血压药物相比，RDN 对顽固性高血压患者具有更显著的降压效果。随访发现，大部分患者的血压在持续下降，且下降幅度稳定。这足以证明，经导管去肾脏交感神经术是一种简单、安全、有效的治疗顽固性高血压的新方法。

（二）病例选择

近年来，我国在接受降压治疗的高血压患者中，约有 75% 的人血压未达到控制目标。顽固性高血压患者的肾交感神经系统活性增加，提高了全身交感神经系统活性，进而导致高血压的恶化并难以治疗。顽固性高血压患者治疗棘手，血压控制不佳，并发症多，经济负担重，预后差。

1. 明确适应证　应用于顽固性高血压。顽固性高血压（难治性高血压）是指经改善生活方式和同时足量应用最大剂量的 3 种或者 3 种以上不同类别降压药（其中包括利尿剂）治疗后，血压水平仍持续性高于控制目标——收缩压 ≥ 160mmHg 和（或）舒张压 ≥ 100mmHg；肾小球滤过率 ≥ 45mL/min。

2. 非适应证　任何一侧肾动脉解剖上明显的狭窄（≥ 50%）；任何一侧肾动脉存在多支肾动脉；心血管不稳定状态包括 6 个月以内的急性冠脉综合征、血液动力学不稳定的心脏瓣膜病、有妊娠或者哺乳、植入埋藏式心律转复除颤器（ICD）或者起搏器者。

九、肥厚型心肌病消融术

梗阻性肥厚型心肌病（HOCM）的主要病理特征是室间隔增厚引起的左心室流出道狭窄，进而导致左心室流出道（LVOT）压力阶差显著性增加，可引起胸痛、胸闷、晕厥和呼吸困难等症状。LVOT 梗阻越严重，临床症状越明显，预后也越差。

（一）治疗作用

1. 经皮室间隔化学消融术　主要是将无水酒精注入由心脏冠状动脉前降支发出的间隔支，人为地造成间隔心肌梗死。如若消融成功，则可消除肥厚型梗阻性心肌病患者左室流出道的压力阶差，明显改善患者的临床症状。目前病理学以及新型影像学检查显示，肥厚型心肌病的患者常存在心肌纤维化，心肌微血管缺血。经皮室间隔化学消融特别适用于老年或者合并有其他脏器功能不全无法耐受外科手术的患者。

2011 年 ACC/AHA 提出的肥厚型心肌病治疗指南中，对于有左室流出道梗阻的患者，化学消融被列为 Ⅱ b 类推荐治疗方法。2014 年欧洲心脏病学会提出的肥厚型心肌病诊疗指南也将化学消融列为一项重要的治疗手段。

2. 经皮室间隔射频消融术　近年来射频消融术开始应用于肥厚型梗阻性心肌病患者，可以有效地减少左室流出道压力阶差，并且可用于不适合进行化学消融及不适合行外科手术的患者。最近的一项短期随访研究显示，室间隔射频消融术可以使得肥厚型梗阻性心肌病患者左室流出道压力阶差在静息时平均降低 62% 左右，运动后的压力阶差平均降低 60% 左右，心功能显著提升。同时，该方法具有创伤小、术后恢复快等特点，易被患者及医生所接受。间隔心肌消融术创伤较小，可通过闭塞冠状动脉间隔支，使其支配的肥厚室间隔缺血、坏死，从而持续降低左心室流出道压力阶差，改善左心室流出道梗阻症状，同时具有改善耐药症状的效果，在临床中应用愈加广泛，是近年来应用较多的治疗梗阻性肥厚型心肌病的方法。且手术安全有效，除了可以显著降低患者 LVOT-PG 和二尖瓣反流、改善 NYHA 心功能分级和生活质量之外，术后 6 个月患者左心室舒张功能明显改善，收缩功能亦无明显损害，且左心室心肌 Twist 减低，恢复至接近正常水平。

（二）病例选择

临床上诊断肥厚型心肌病需要影像学检查的协助，即无法解释的左心室壁厚度 > 15mm，同时不伴有左心腔的扩大。心脏超声已经成为影像诊断肥厚型心肌病最主要的方式。虽然绝大部分的肥厚型心肌病患者可以通过心脏超声获得诊断，但某些病变较为局限，如心尖肥厚型心肌病，或病变程度较轻的患者则较难获得准确的诊断。近年来心脏磁共振（CMR）得到广泛的应用及越来越多的关注。心脏磁共振的优势首先表现在它能更精确地显示左室肥厚的存在、分布及其程度。

1．明确适应证纳入标准

（1）符合梗阻性肥厚型心肌病诊断标准并经超声心动图及心脏磁共振确诊为 HOCM，室间隔厚度 ≥ 15mm 且 ≤ 25mm。

（2）未合并其他瓣膜明显器质性病变。

（3）药物治疗后患者仍有明显心绞痛、乏力、心功能不全、劳累性气短等临床症状。

（4）患者术前静息或激发状态下左心室流出道峰值压力阶差（LVOTPG）≥ 50mmHg。

2．非适应证排除标准

（1）高风险不稳定心绞痛、急性心肌梗死，冠状动脉 CT 血管成像诊断的冠心病患者。

（2）有明确运动诱发恶性心律失常病史。

（3）血压超过 180mmHg/100mmHg（1mmHg=0.133kPa），且药物控制不佳。

（4）二尖瓣病变等严重器质性疾病且必须进行心脏外科手术的患者。

（5）强化治疗后在静息状态下有症状且左心室射血分数 < 40% 的心力衰竭患者。

十、左心耳封堵术

（一）治疗作用

左心耳封堵术和闭合术对于有血栓栓塞高危因素而又不能应用华法林进行长期抗凝治疗的患者，左心耳闭合或封堵术（PLAATO）可能是一项有效预防血栓栓塞事件的治疗方法。经食管超声心动图发现，约90%的左心房血栓发生在左心耳内。近来的多项研究显示，左心耳封堵术预防房颤患者血栓栓塞事件的有效性与华法林相近，但围术期并发症较多，该项技术还在不断完善和优化过程中。

随着手术标准规范化、手术器械的改进和淘汰原则的严格执行，手术安全性不断提高，植入成功率不断提高。随着术者进一步成熟，安全性更高。

（二）病例选择

2019 年，中华医学会心血管病分会组织结构性心脏病和心脏电生理等不同领域的专家，制定了《中国左心耳封堵预防心房颤动卒中专家共识》。该共识根据 LAAC 及其相关技术应用的合理性、是否有更多临床获益或更少操作相关并发症等，分别给予"适合"（合理，有更多获益或更少并发症）、"不确定"（有一定合理性，但尚需更多证据）和"不适合"（不一定合理，不太可能获益或有更多并发症）等 3 种不同等级的推荐，以指导 LAAC 及相关技术的临床应用。

共识推荐以下患者适合进行 LAAC 预防血栓事件：具有较高卒中风险（CHA_2DS_2-VASc 评分：男性 ≥ 2 分，女性 ≥ 3 分），对长期服用抗凝药有禁忌证，但能耐受短期（2 ~ 4 周）单药抗凝或双联抗血小板药物治疗者；具有较高卒中风险，口服抗凝药期间曾发生致命性或无法/难以止血的出血事件者（如脑出血/脊髓出血，严重胃肠道/呼吸道/泌尿道出血等）。

在抗凝药物之外，LAAC 为非瓣膜性房颤患者卒中的预防提供了一个重要的补充，正日益得到广泛应用，其在房颤患者卒中预防中的循证医学证据会更加丰富，并可能改变 LAAC 的推荐等级。

十一、肺动脉血栓导管介入治疗

（一）治疗作用

介入治疗是通过导管介导的治疗方式，对肺动脉血栓进行清除治疗，其目的是清除肺主动脉的血栓，以恢复急性肺栓塞（APE）患者右心室功能，改善患者胸痛、气促等症状，提高存活率。

系统溶栓治疗最重要的限制是增加了出血的风险，包括颅内出血。由于导管介导的介入治疗使用较低剂量的溶栓药物（溶栓药物用量约为系统溶栓药物用量的 1/3），因此偏远部位（如颅内、胃肠道）出血风险较低。急性高危 PE 或伴临床恶化的中危 PE 患者，若有肺动脉主干或主要分支血栓，并存在高出血风险或溶栓禁忌，或经溶栓或积极的内科治疗无效，在具备专业的条件或技术下，可给予导管介入治疗。

介入置管溶栓治疗 APE 可彻底清除大部分肺动脉主干内血栓，较快缓解肺动脉高压及右心功能失代偿，改善患者症状，提高患者远期疗效。经皮导管介入治疗通过导管介入的方法清除肺动脉中的血栓，改善患者的右心功能，提高患者的存活率，比抗凝和溶栓更加直接有效，且对全身各组织器官影响较小。研究表明，介入治疗具有较高的临床成功率以及较低的不良事件发生率，并可以显著改善右心室功能，降低肺动脉压力及血栓复发率，使 PE 患者明显获益。对于有绝对溶栓治疗禁忌证的 APE 患者来说，介入治疗的方式包括：①猪尾导管或球囊导管碎栓术；②应用流体力学装置进行的血栓消融术；③血栓抽吸术；④血栓旋切术。而对于无绝对溶栓治疗禁忌证的 APE 患者，导管介导的溶栓治疗或机械联合药物溶栓治疗可作为选择。研究显示，低剂量导管介导的溶栓治疗后早期 APE 患者右心室功能恢复的程度与标准剂量全身溶栓治疗后相似。

溶栓治疗中危 PE 患者是否能够明显获益，还有待进一步观察，而随着技术改进，导管介入已逐渐成为比较有前景的选择，脓毒性肺栓塞（SPE）也越来越引起人们的关注。

近年来，血管腔内技术和设备的发展，通过腔内介入技术实现肺动脉血栓清除，恢复肺灌注，改善患者预后，成为新的趋势。方法主要包括经皮导管碎栓术、溶栓术、血栓抽吸术和血栓旋切术等。经过导管将药物直接注入病变部位可以降低剂量和潜在的全身出血效应。血栓的机械性清除装置的使用可能减少总体治疗时间和药物剂量，降低出血风险。即使存在溶栓禁忌，仍然可以选择机械性的吸栓碎栓技术，快速清除肺动脉内血栓，恢复右心功能，改善循环障碍。介入治疗的方法主要包括：

1. **经皮导管直接溶栓**　急性中高危肺血栓栓塞症（PTE）患者可能因出血风险高、有静脉溶栓禁忌证而不能进行静脉溶栓治疗。近年来，随着经皮导管介入溶栓技术的深入开展，可以将小剂量溶栓药物精准送到局部，快速溶解血栓，解除肺血管阻塞，从而减少出血事件发生，因此比静脉溶栓更为有效和安全。

2. **导管血栓捣碎术**　导管血栓捣碎术指通过导丝将造影导管送至肺动脉血栓所在处，将大块血栓捣碎，从而改善肺循环。其相对于溶栓治疗有一定的优势，可快速清除血栓，降低出血的风险。导管血栓捣碎术的适应证为手术、创伤或卒中后出现急性 PTE，而不能耐受溶栓治疗的高危患者。

3. **血栓抽吸术**　血栓抽吸术常用的仪器包括 AngioJet 导管、Aspirex S 导管、Flowtriever 系统和 Indigo 血栓切除系统等。这些装置主要通过导丝将造影导管送到肺动脉血栓所在处，在碎解血栓的同时，负压抽吸血栓或通过喷洒溶栓药物后再抽吸血栓，从而达到改善肺循环的目的。急性 PTE 患者的栓塞血栓往往为新鲜血栓，相对容易被吸出。对于肺动脉主要分支或主干栓塞的病例，导管能相对轻易地进入目标区域，救治急性 PTE 患者更加快捷、准确、有效。

（二）病例选择

1. 明确适应证　介入治疗适用于同时具备下述情况的伴有低血压的 APE 患者：①出血风险高；②系统溶栓治疗失败；③在系统溶栓治疗起效前（如在数小时内）发生可能导致死亡的休克。APE 的介入治疗包括在出血风险不高的情况下给予导管介导的溶栓治疗，或在出血风险高的情况下给予不溶栓的导管介入治疗。

2. 非适应证　介入治疗较系统溶栓治疗 APE 患者更有效的原因可能为：①将药物直接注入肺动脉使局部溶栓药物的浓度较高；②血栓捣碎后局部导管注入的药物增加，渗透率增加，由此增强内源性或药物溶栓的力度。

第四节　心脏病急救的技术特点及其应用

一、胸外心脏按压术

（一）治疗作用

为现场急救中最常用的方法，也是现场救治的常规手段。心搏骤停后 4 ~ 5 分钟内应立即实施胸外心脏按压，建立有效人工循环。遇到呼吸心搏骤停的患者，先使患者仰卧于硬板床上或地上，抢救者跪或立于患者一侧，一只手掌根部置于胸骨中下 1/3 交界处，另一只手放在手背上伸展或双手指相互扣锁，垂直向下用力按压胸部（靠肩或背部力量），使胸骨下陷 4 ~ 5cm，随后使胸部自行回弹，按压频率 80 ~ 100 次 / 分。按压有效的表现为：①可触及大动脉搏动，颜面、口唇皮肤发绀变红润；②可测及血压（收缩压可达 60mmHg 以上）；③肌肉张力增强，有吞咽动作、挣扎表现；④迅速恢复自主呼吸、瞳孔缩小；⑤心电图提示心室颤动波由细小波转为粗波。有效的胸外心脏按压时，血流的产生主要有"胸泵"与"心泵"2 种机制作用，以推动血液循环并藉其机械的刺激促使心脏尽快复跳。

（二）病例选择

心脏骤停的特征是由于脑血流不足而致的意识突然丧失、呼吸停止和脉搏消失。心脏骤停的心电机制是心室颤动、持续性室速、缓慢性心律失常或心脏停搏。心脏骤停时的临床表现：

1. 心音消失，脉搏摸不到，血压测不出

2. 突然晕厥，意识丧失，四肢抽搐　心脏骤停 5 ~ 10 秒，由于急性脑缺氧而引起晕厥；停搏 15 ~ 20 秒，突然意识丧失，或在一短暂抽搐后出现意识丧失，抽搐可为全身性，持续时间长短不等，长者可达数分钟。有时伴眼球偏斜。停搏 30 秒则陷于昏迷状态。由于心室搏动显著减慢，心室暂停或阵发、短暂的心室颤动而引起全身血液循环突然中断，脑缺血缺氧而导致昏厥和抽搐发作，临床上称为阿 - 斯综合征（即心源性脑缺氧综合征）。此种发作大多有自限性，在几秒或 1 ~ 2 分钟内可恢复。若持续发作超过 4 ~ 6 分钟，则可导致严重的大脑缺氧性损害或死亡。

3. **呼吸断续停止**　心脏骤停时由于中脑尚存在含氧血液，可短暂刺激呼吸中枢而出现呼吸断续，呈叹息样，或几次短促痉挛性呼吸后消失，呼吸停止。多发生在心脏停搏后20～30秒内。

4. **瞳孔散大，皮肤苍白或紫绀**　心脏停搏30～60秒出现瞳孔散大，1～2分钟后瞳孔固定，随之深浅反射消失。心搏和呼吸停止后出现静脉淤滞症状，皮肤苍白或紫绀，继之尿道括约肌、肛门括约肌松弛，二便失禁，处于临床死亡状态。

二、心脏复律与除颤

（一）治疗作用

心脏复律分同步和非同步心脏复律。同步心脏复律通过同步触发装置，利用患者心电图R波触发放电，使电流落在R波降支。非同步心脏复律在心动周期中任何时间放电，从而脱离心室易损期。心脏复律的原理是用除颤器在瞬间释放高压电流，使心肌包括所有自律细胞同时除极，以清除折返而终止异位心律，用以使房性和室性心律失常转变为窦性心律的方法。此方法最早用于消除心室颤动故称电除颤。后来进一步用于纠正心房颤动和心房扑动、阵发性室上心动过速和室性心动过速，称为心脏复律。

对于心室颤动电击可使颤动的心肌同步除极，完全或部分地减少子波，使之低于持续心室颤动的阈值。心脏复律的研究证明，电击后心室的有效不应期延长，波长增长，使折返不能持续。直流电心脏复律至今仍是心房颤动复律的主要手段之一。如同心室颤动一样，心房颤动除颤的绝对阈值还不清楚。对慢性心房颤动模型进行的研究发现，成功除颤的电能量与心房颤动波周期的长度及心房有效不应期均呈反比，这可说明为何心房扑动转复能量较心房颤动能量低的原因，也可用以解释为何同样的能量对不同患者产生不同的效果。心房颤动存在传出裂隙，因而快速起搏心房常可呈现拖带现象，暂时或持久地部分夺获心房。

（二）病例选择

1. **适应证**

（1）非同步心脏复律：①心室颤动是非同步心脏复律的绝对适应证；②心室扑动。

（2）同步心脏复律：①心房颤动：风湿性心瓣膜病二尖瓣狭窄并心房颤动或经手术治疗仍有心房颤动者（一般术后4周即可转复）、冠心病、甲状腺功能亢进或其他诱因经治疗控制后房颤继续存在者。经足量洋地黄或其他药物治疗心室律无法控制者。复律后3～6个月以上的复发病例；②心房扑动经药物治疗无效者；③室上性心动过速或室性心动过速：经兴奋迷走神经方法和药物治疗无效或紧急情况下采用此方法。

2. **禁忌证**　①洋地黄中毒所致心律失常；②电解质紊乱，尤其是低血钾者；③风湿性心瓣膜病风湿活动者；④病态窦房结综合征合并快速性心律失常者；⑤心房扑动、心房颤动或室上性心律失常伴高度和完全性房室传导阻滞者；⑥心脏明显扩大和心功能不全者，感染性心内膜炎者；⑦高龄心房颤动者、高血压性心脏病或冠心病长期持续心房颤动心室率特别缓慢者；⑧慢性心脏瓣膜病，心房颤动持续1年以上，心脏明显扩大（巨大左心房）与心力衰竭者；⑨风湿性心瓣膜病术后1个月以内的心房颤动和甲状腺功能亢进症状未控制的心房颤动；⑩新近发生过栓塞者；⑪妊娠期妇女。

三、临时性心脏起搏

（一）治疗作用

临时性心脏起搏的持续时间多在 4 周内，其应用范围较永久性心脏起搏更为广泛。凡符合永久性心脏起搏治疗的适应证，但病情尚未稳定，心律失常可能被治愈，以后也不一定复发者，可实施临时性心脏起搏作为急救措施；心脏骤停所致的心源性晕厥发作，应实施紧急临时起搏；临时性心脏起搏亦可作为外科手术、永久性起搏安置术或心律失常治疗的保护性和预防性措施；此外，还可协助心律失常的诊治。

（二）病例选择

1. **治疗性起搏** 一般采用经皮静脉插管心内膜起搏，常用于以下情况。

（1）暂时症状性Ⅱ度或Ⅲ度房室传导阻滞，特别是急性心肌梗死。心肌炎、药物中毒或电解质紊乱引起者，采用临床起搏使患者渡过威胁生命的严重阶段，待原发病好转，心律失常消失，传导功能恢复，即可撤除临时起搏。若心律失常变为持久性者，可改为永久起搏器。

（2）病情危重或全身情况太差，暂不能接受永久起搏手术的患者，可先行临时起搏作为过渡治疗，待条件成熟后改植永久起搏。

（3）各种原因所致阿 – 斯综合征发作，采用临时起搏作为紧急抢救措施，争取时间，以便积极处理原发病。

（4）某些快速型心律失常通过临时起搏行程序刺激或超速抑制。

2. **预防性临时起搏** 对心率高度不稳定的患者行冠脉造影、外科手术或安置永久起搏时，为保障其安全，可行预防性临时起搏，待手术完成后即可撤除临时起搏。对疑有窦房结功能不全的心房颤动患者进行复律治疗时，亦可先行预防性临时起搏，避免除颤后发生心脏骤停的危险。

3. **诊断性临时起搏** 临时起搏是心脏电生理检查的重要手段之一，通过脉冲刺激了解窦房结功能，房室结不应期，双通道，旁道以及缺血性心脏的激发试验。还可以通过诱发试验进行药物电生理研究。

四、气管插管

（一）治疗作用

气管插管是解除上呼吸道梗阻，保证呼吸道通畅，抽吸下呼吸道分泌物和进行辅助呼吸的有效方法。气管插管广泛地应用于临床各科的抢救和治疗工作，且有代替气管切开术之趋势。

（二）病例选择

1. **心搏骤停** 各种原因引起的心脏停搏。

2. **呼吸衰竭** 任何原因所致的低氧血症及二氧化碳潴留，如肺炎、肺水肿、脓胸、气胸等，当吸入 50% 氧后（$FiO_2=0.5$）$PaO_2 < 6.7kPa$（50mmHg）或 $PaCO_2 > 8kPa$（60mmHg）时。

3. **通气障碍** 各种原因引起的通气障碍，如昏迷、药物中毒、脑部疾病、气管内肿瘤、重症肌无力、多发性肋骨骨折等。

4. **外科手术** 需长时间全身麻醉或应用肌松药的外科手术。

第3章 心脏病并发症风险的表现与防范

第一节 概 述

心血管疾病是严重威胁人类健康和生命的常见疾病。虽然心脏病治疗新药物的开发、介入疗法和外科手术新技术及方法的应用都取得了重大进展，但在临床中仍然有一些心脏病及其并发症得不到相应的有效诊断与防范。因此，如何充分认识心脏病的临床并发症特点，积极防治在诊疗过程中发生的并发症，并将其危害降低到最小限度，改善心脏病患者的预后，是临床医师应当重视并努力解决好的重要问题。

一、临床特点

心血管系统与全身各系统和器官有着密切的联系，对全身各系统和器官有重要的调节作用。同时，来自全身各系统和器官的信息对心血管系统的功能也进行着反馈调节。这样可使整个机体维持一种正常的生理功能状态，这也是整体与局部的对立统一。当心血管系统发生病变时，可影响全身各系统和各器官发生功能性或器质性改变，而当发生全身性疾病时，同样也会产生心血管系统功能性或器质性病变。

心脏病并发症的病因及发病机制甚为复杂。心脏病并发症表现不仅涉及循环系统，还影响到神经、呼吸、消化、泌尿、血液及内分泌等系统。临床上有许多全身性疾病特别是危重病患者常常发生心血管并发症，严重危及患者的生命。大多数心脏病患者都有可能发生1种或多种并发症，各种并发症的病因及发病机制往往也不相同。因此，应该重视开展对心脏病并发症包括其影响因素、临床表现、防治措施等方面的深入研究，以提高对心脏病并发症的诊断与防范水平。

二、发生因素

临床心血管并发症的影响因素一般可以分为医疗方面与患者方面。患者体质的差别，医疗条件的好坏，医师技术水平的高低，以及就医自然人文环境的优劣，都是可能导致并发症发生的因素。医疗方面的主要因素有：医疗技术不精，误诊导致误用药物、手术治疗，违反操作规程，器材质量低劣等。患者方面的主要因素有：患者病情严重程度，机体生理解剖变异，个体敏感差异，心理情感脆弱等。

心血管原发疾病的病因及发病机制与并发症有所不同，但对并发症的发生确有一定影响。心血管疾病可分为先天性和后天性两大类。先天性心血管疾病是胎儿在母体内所患，出生即有的心血管疾病。其发生与妊娠期病毒感染、服用某些药物或接触化学物品、缺氧、营养不良和遗传因素有关。后天性心血管疾病为出生后受到外界因素影响或机体内在因素变化而患病，常见的包括以下疾病：①冠心病（心绞痛、心肌梗死）；②高血压病；③感染性心脏病，常见有感染性心内膜炎、病毒性心肌炎、心包炎等；④风湿性心瓣膜病；⑤肺源性心脏病；⑥心肌病包括扩张型、肥厚型、限制型心肌病；⑦主动脉夹层；⑧其他心脏黏液瘤及老年退行性心瓣膜病等。

心脏病常见并发症有循环系统并发症（如心力衰竭、心源性休克、心律失常、心脏性猝死等），神经系统并发症（如心源性脑梗死、晕厥等），呼吸系统并发症（如心源性肺水肿、胸腔积液等），消化系统并发症（如心源性肝病、消化道出血等），泌尿系统并发症（如心脏病所致淤血性肾损害、肾动脉栓塞等），血液系统并发症（如心源性贫血、红细胞增多症等），以及其他系统并发症（如高血糖症和电解质紊乱等方面的表现），严重患者可发生多器官功能衰竭。全身性疾病的心血管并发症常可影响到心脏瓣膜、心肌、冠状动脉、心包等部位，发生感染性心内膜炎、心肌病、冠状动脉病变、心包炎及血管病变等，严重患者可发生心力衰竭、心源性休克、心律失常、心脏性猝死等。

并发症对心血管疾病预后有明显影响，心血管疾病并发症的程度越严重，其预后越差，损害的器官越多，则病死率越高。许多心脏病死亡的主要原因与心脏病并发症有关。临床上心血管疾病的死亡原因常见：①严重心力衰竭；②恶性心律失常，如室性心动过速、心室颤动等；③休克：主要为心源性休克，少见为感染性休克或出血性休克；④脑血管意外；⑤动脉栓塞，如肺栓塞；⑥严重感染：包括感染性心内膜炎、肺部感染，甚至败血症；⑦心脏性猝死；⑧其他系统脏器严重损害或衰竭，如肾功能不全（急性或慢性肾衰竭）、呼吸衰竭、上消化道出血，甚至多器官功能衰竭。

三、防范对策

心血管疾病并发症的治疗，首先应着重病因的治疗。有许多心脏病，其病因和发病机制已阐明，如针对其病因是可以预防或治愈的。但有些疾病及其并发症病因和发病机制还未完全了解，防治存在困难，目前对这些疾病的防治主要在于针对其易患因素和可能的发病因素。同时，针对疾病并发症的不同表现进行积极治疗，治疗方法包括药物治疗、介入疗法及外科手术等，治疗效果的提高使许多心血管疾病及并发症患者的预后得到改善。

临床医师应当注意观察全身各系统疾病所出现的心血管系统症状和体征，了解其病因及发病机制，正确诊断和鉴别诊断，以及有效治疗和预防。全身性疾病以及血管并发症的治疗，主要是全身性疾病的病因治疗与心血管损害的治疗。对出现心血管损害的应尽早治疗，以利于早期恢复。治疗的措施要重视整体综合治疗和个体化相结合，根据不同病因、不同病情采取针对性治疗方法。

心血管疾病并发症的预防应包括两个方面：心血管疾病的预防和对心血管疾病的有效治疗。心血管疾病的预防主要分有两级：一级预防是指针对高危人群或普通人群，是在存在危险因素、尚未发生心血管疾病时采取预防措施；二级预防是针对已确诊为某种心血管疾病患者进行全面系统地、有计划地治疗，以防止疾病复发或发生并发症。显然，无论一级或二级预防对尚未发生或已发生的心血管疾病及并发症患者的预后改善，均有积极的意义。有效地治疗原发疾病对于预防、减少并发症很有帮助。

由于目前生命科学的水平限制，对个别机体的生理特异性、免疫缺陷、代谢异常尚无特殊手段去认识一些疾病发生发展的隐匿，其典型症状的出现也需要一个过程，而患者的这些特异性和疾病的过程无法展现在医师面前，这常为杜绝或减少并发症增加了不少困难。因此，应当引起临床的重视并密切观察，以便明确诊断与防范。

第二节　心血管系统并发症的诊断与防范

一、心力衰竭

（一）发生机制

1. **病因**　心力衰竭多发生在器质性心脏病的基础上。从病理生理角度一般将病因分为以下 3 类：①心肌舒缩功能障碍，包括原发性舒缩功能障碍和继发性舒缩功能障碍；②心脏负荷过重，包括压力负荷过重、容量负荷过重；③心室充盈受限。

2. **诱发因素**　①感染；②过重的体力劳动或情绪激动；③心律失常；④妊娠分娩；⑤输液（或输血过快或过量）；⑥严重贫血或大出血。

3. **病理生理**　心功能不全时，不仅有血流动力学紊乱，而且存在着血管神经内分泌系统的激活。心力衰竭通过激活内源性神经体液系统，进而改变血流动力学并直接作用于心肌，从而加剧心室重塑和促进心力衰竭恶化。因而，心力衰竭的任何治疗措施不应仅仅纠正血流动力学紊乱，还应有干预神经内分泌的作用，从而减轻心肌损害，延缓心力衰竭的进展。心室重塑是导致心力衰竭不断进展的病理生理基础，临床上表现为心室腔扩大、室壁肥厚和心室腔几何形状的改变（接近球形）。心室扩张是重塑的一个总的指标。

（二）诊断依据

1. **临床表现**

（1）左心力衰竭：呼吸困难，依次表现为劳力性呼吸困难，高枕卧位。夜间阵发性呼吸困难，心源性哮喘。咳嗽、咳痰和咯血。低心排血量的症状：表现为乏力、疲倦、头晕、心悸、肾功能不全、少尿等。心脏扩大、心脏杂音、舒张期奔马律、肺部啰音、交替脉等。

（2）右心力衰竭：恶心、呕吐、腹胀等胃肠道淤血症状。颈静脉充盈怒张、肝大、重力性水肿。

2. **辅助检查**

（1）超声心动图及多普勒检查：是心力衰竭诊断中最有价值的检查。可以了解房室内径、心脏几何形状、室壁运动及心包、心肌或心脏瓣膜等结构。测量 LVEF、左心室舒张末容量

（LVEDV）、收缩末容量（LVESV）。左心室 LVEF 及 LVESV 是判断左心室收缩功能和预后的最有价值的指标。

（2）放射性核素心室显影：可准确测量左心室容量、LVEF 及局部室壁运动。

（3）心脏 X 线：可以显示心脏增大、肺淤血、肺水肿及原有的肺部疾病。

（4）实验室检查：血浆脑钠素（BNP）的主要来源是心室。研究认为，该种循环肽对于充血性心力衰竭的诊断和病情的评估极有帮助。

3．心力衰竭的临床分类

（1）按心力衰竭的发生速度分类：①急性心力衰竭：发病急骤，病程进展迅速，心排血量在短时间内急剧下降。临床表现为急性肺水肿和心源性休克等；②慢性心力衰竭：发病缓慢，患者有一定的耐受性。见于慢性心肌疾病基础上，机体经过一段时间的代偿后心排血量再不能满足机体的需要（即失代偿）致出现一系列的临床表现。

（2）按心力衰竭发生的部位分类：①左心力衰竭，一般将其再分为左心房衰竭和左心室衰竭；②右心力衰竭，多见于肺源性心脏病或继发于左心力衰竭。临床表现为体循环淤血；③全心力衰竭，临床上同时有左、右心力衰竭表现，可同时发生，亦可先后发生。

（3）按心力衰竭时心排血量高低分类：①低排血量性心力衰竭，见于心肌舒缩功能受损，或心脏整合不全等导致心排血量减少；②高排血量性心力衰竭，患者休息时心排血量高于正常，但比出现心力衰竭前减少。见于甲状腺功能亢进性心脏病、贫血。

（4）按发生心力衰竭时血流动力学变化的方向分类：①前向性心力衰竭，指心排血量减少，动脉系统灌注不足性心力衰竭。表现为心室舒张末期压力升高和心排血指数降低，多与心肌收缩功能障碍及心脏后负荷增加有关；②后向性心力衰竭，按心室不能将静脉回流的血液排空，致肺循环和（或）体循环淤血。表现为心室舒张末期压、肺毛细血管楔嵌压、中心静脉压升高，多与心肌舒缩功能障碍及心脏前负荷增加有关。

（5）按临床症状的有无分类：①临床型心力衰竭指临床上有明显心力衰竭的症状和体征；②亚临床型心力衰竭（无症状型）指在基础心脏病的基础上，虽无明显心力衰竭的症状和体征，但心排血指数或射血分数低于正常。

（6）按心力衰竭时收缩与舒张功能改变分类：①收缩功能不全性心力衰竭（收缩性心力衰竭），约占心力衰竭患者的 2/3，其特征为心肌收缩的速度和力量减少，射血分数降低；②舒张功能不全性心力衰竭（舒张性心力衰竭），主要为心室肌弛缓障碍，心室的顺应性降低。此类患者舒张功能指标异常，但射血分数正常，如早期冠心病等。

4．心功能评定 心力衰竭患者的心功能判定，传统应用美国纽约心脏病学会（NYHA）的分级法。主要以日常活动时是否出现呼吸困难和乏力作为分级依据。Ⅰ级：是日常活动时无任何症状；Ⅱ级：日常活动时出现呼吸困难和无力；Ⅲ级：轻度日常活动即有上述症状；Ⅳ级：休息时有呼吸困难和无力。这一分级方法实际上反映了心力衰竭时血流动力学变化的两大特征：心排血量减少和左心室舒张末期压力升高。因心排血量减少致组织灌注不足而引起无力，因左心室舒张末期压力升高致肺淤血而引起呼吸困难。

美国心脏病学会标准委员会对分级法作了修订：由于美国以缺血性心肌病占首位，在症状中增加了"心绞痛"，另外，又增加了客观评定 1 项，即根据心电图、运动试验、超声心动图、X 线胸片、心血管造影等各项客观检查分为 A、B、C、D 4 级。A 级：无心血管疾病的客观证据；B 级：轻度心血管疾病的客观证据；C 级：中度心血管疾病的客观证据；D 级：重度心血管疾病的客观证据。

临床心功能的评定包括有创性检查方法。心导管检查和选择性定量心血管造影的结果对心功能评定很有价值，血流动力学监测仍是评价心力衰竭患者心功能的金标准，但不适于反复检查。无创性检查包括超声心动图、核素心血管造影、计算机断层扫描（CT）和磁共振成像等方法，可以检测射血分数、平均左心室周边缩短率、收缩末期室壁应力与收缩末期容量指数比等，已能对心功能做出较为精确而全面的评价。

5. 舒张性心力衰竭　是由于心室舒张期主动松弛能力受损和心肌僵硬度增加致心室在舒张期的充盈受损而使心排血量减少，心室舒张末期压增高而发生心力衰竭。舒张性心力衰竭的临床特点是心肌显著肥厚，左心室内径正常而左心房增大，代表收缩功能的 EF 正常，左心室舒张期充盈减低。舒张性心力衰竭的诊断目前仍须依靠临床表现并排除收缩性心力衰竭，下列标准可供参考：①临床存在已知病因；②患者有静息或劳累性呼吸困难；③体格检查和 X 线胸片示肺淤血；④超声心动图检查左心房扩大但左心室无扩大，LVEF > 50%。应用这一标准时，应排除其他可导致呼吸困难（如慢性肺部病变）和 LVEF 假性升高（如合并二尖瓣反流）的病变。

（三）处理方法

1. 心力衰竭的治疗原则

（1）治疗心力衰竭的基本目标：①改善血流动力学状况，缓解症状；②提高运动耐量，改善生活质量；③保护心肌，减轻心肌损伤；④干预神经内分泌激素的改变，改正和逆转心室重塑；⑤延缓病程，降低病死率，提高生存期。

（2）治疗心力衰竭的基本原则：①减轻心脏负担，适当休息使精神和体力均得到休息，并适当应用镇静药；②排出体内多余的液体，应用利尿药和限制钠盐摄入量；③增强心肌收缩力，适当应用正性肌力药物；④减轻心脏的前负荷和后负荷药，应用扩张血管的药物；⑤改善心室舒张功能,减轻前负荷(利尿药和硝酸酯类)。减慢心率延长舒张期(β 受体拮抗药)，逆转左心室肥厚（ACE 抑制药）。⑥消除心力衰竭的病因和诱因。

2. 收缩性心力衰竭的治疗方法　改善衰竭心脏做功的治疗手段有 3 种方式：①药物直接刺激心肌收缩而增加 LVEF。这种方法例如应用正性肌力药多巴酚丁胺和米力农，虽在短期内可产生即刻的血流动力学效益，但长期治疗时可增加患病率和病死率；②通过降低左心室射血阻抗而增加 LVEF，即血管扩张药的应用，虽然可在短期内缓解症状，但长期治疗不一定有益；③通过影响心室重塑而增加 LVEF，即神经内分泌拮抗药的应用，例如 ACE 抑制药、β 受体拮抗药和醛固酮受体拮抗药，虽然不一定有即刻的效益，但长期治疗可降低病死率和心血管事件的危险性。

3. 舒张性心力衰竭的治疗方法　针对舒张性心力衰竭的治疗包括：①为缓解肺淤血，可应用静脉扩张药和利尿药，但治疗宜从小剂量开始，以免过度减少心排血量而发生低血压；②调整心率和心律失常非常重要，心动过速时，舒张期充盈时间缩短，心排血量降低。窦性心律对维持房室同步、增加心室充盈十分重要，心房颤动常致心功能明显恶化、宜迅速转复、并维持窦性心律；③逆转左心室肥厚可改善舒张功能，以 ACE 抑制药最佳，钙通道阻断药、β 受体拮抗药亦可应用；④祛除引起心力衰竭的因素：如积极控制血压、改善心肌缺血等。β 受体拮抗药适用于冠心病伴活动性心肌缺血患者，可改善舒张功能。此外，β 受体拮抗药减慢心率，亦有助于增加舒张期充盈；⑤正性肌力药物和动脉扩张药不适用于舒张性心力衰竭，如地高辛并无正性松弛作用；⑥如同时有收缩性心力衰竭，则以治疗后者为主。

4．药物治疗

（1）利尿药：①襻利尿药或噻嗪类，通常与血管紧张素转换酶抑制药联合应用；②当肾小球滤过率≤30mL/min，不能使用噻嗪类，除非与襻利尿药合用，发挥其协同作用时；③反应欠佳时联合使用襻利尿药和噻嗪类；④增加利尿药的剂量；⑤持续性水钠潴留时，使用襻利尿药2次/日；⑥严重心力衰竭时密切监视肌酐和电解质的情况下加用美托拉宗或小剂量螺内酯（25～50mg）。

（2）血管紧张素转换酶抑制药：无论是否存在容量负荷过重，因心脏收缩功能异常导致的症状性心力衰竭的任一阶段，ACEI都是绝对适应证，对于服利尿药的所有心力衰竭患者都应考虑同时接受ACEI的治疗。因左心室射血分数降低出现疲劳或轻度的劳力性呼吸困难而不是容量负荷过重的症状和体征者，也应考虑将ACEI作为一线药物应用。

（3）洋地黄心脏糖苷类：收缩功能异常引致心力衰竭者，无论其心力衰竭程度如何，出现快速室率心房颤动是洋地黄心脏糖苷类药物的特别适应证。洋地黄心脏糖苷类药物可以用以无症状心功能异常伴心房颤动患者的心室率控制，但在这些情况下，洋地黄心脏糖苷类药物的效果是否优于钙通道阻断药（维拉帕米或地尔硫草）或β受体拮抗药尚不肯定。伴随应用利尿药和ACEI，洋地黄心脏糖苷类药物可以改善窦性心律下因收缩功能异常所致心力衰竭和心功能NYHA Ⅲ级患者的症状，当患者心力衰竭减轻时应继续用药。DIG试验的初步资料揭示：洋地黄心脏糖苷类药物可以减少窦性心律下未经选择的轻-中度心力衰竭患者由于心力衰竭恶化引起的住院率和病死率。但是洋地黄心脏糖苷类药物可能会增加由心律失常导致的死亡。

（4）β受体拮抗药：β受体拮抗药的有益效应的机制包括降低了心脏交感张力，减慢心率，延长舒张期以及可能使β受体系统上调。具有血管扩张作用的β受体拮抗药对缺血性心力衰竭以及扩张型心肌病的影响正在研究之中，最近公布的有关卡维地洛资料显示，作为非选择性β受体拮抗药和α受体拮抗药，同时具有抗氧化特性的卡维地洛对轻、中、重度心力衰竭有良好的治疗效果，而且很少恶化心力衰竭。此外，也已有报道证实它对轻-中度缺血或非缺血性心力衰竭患者的生存率也有有益的效应。

（5）醛固酮拮抗药：对近期或目前为NYHA Ⅳ级心力衰竭患者，可考虑应用小剂量的螺内酯20mg/d。至于醛固酮拮抗药在轻、中度心力衰竭的有效性和安全性尚有待确定。如果出现了疼痛性男性乳腺发育症（在RALES研究中占10%），应当停用螺内酯。

（6）血管紧张素受体拮抗药（ARB）：ARB治疗心力衰竭有效，但其效应是否相当于或是胜于ACE抑制药尚未定论，当前仍不宜以ARB取代ACE抑制药广泛应用于心力衰竭治疗。未应用过ACE抑制药和能耐受ACE抑制药的心力衰竭患者，仍以ACE抑制药为首选。ARB可用于不能耐受ACE抑制药不良反应的心力衰竭患者，如有咳嗽，血管性水肿时。ARB和ACE抑制药相同，亦能引起低血压，高血钾及肾功能恶化，应用时仍需小心。心力衰竭患者对β受体拮抗药有禁忌证时，可以缬沙坦和ACE抑制药合用。

（7）血管扩张药：血管扩张药应作为心力衰竭治疗中的辅助手段加以应用。肼屈嗪与硝酸异山梨酯的联合用药：当ACEI治疗禁忌或不能耐受时，上述药物的联合应用是治疗心力衰竭的另一选择，在应用洋地黄心脏糖苷类药和利尿药的情况下，300mg肼苯哒嗪联用

160mg 硝酸异山梨酯对降低慢性心力衰竭患者的病死率可能有一定的作用，但对因心力衰竭的住院率无影响。这个剂量的联合应用对运动能力的改善优于依那普利。

（8）钙通道阻断药：钙通道阻断药不能用于因由于收缩功能异常导致的心力衰竭。第2代的双氢吡啶类钙通道阻断药如氨氯地平可考虑用于伴随的高血压或心绞痛，对慢性心力衰竭患者在应用含 ACEI 基本方法基础上加用第2代双氢吡啶类钙通道阻断药，对病死率的长期影响仍在研究之中，初步结果显示无影响，但对特殊选择人群如特发性扩张型心肌病可能具有有益的作用。

（9）正性肌力药物：除了强心苷类药物以外，所有的正性肌力药物均可用于终末期心力衰竭患者，作为心脏移植或心力衰竭急性加重时的过渡手段。临床上可以应用的口服多巴胺类制剂为异布帕明，在轻 - 中度心力衰竭，异布帕明并未证实比地高辛有效。

（10）磷酸二酯酶抑制药：具有明显磷酸二酯酶抑制特性的药物可以加强心肌收缩力（心内 cAMP）、诱发血管扩张作用（血管内 cAMP），因此可能被认为是强心扩管药物。现有的磷酸二酯酶抑制药无口服药物，均需静脉内应用，呈现初期的血流动力学改善作用，因此用于心力衰竭的急性加重期具有一定的价值。

5. 非药物治疗

（1）氧疗：目前，氧疗可用于急性心力衰竭的治疗，一般不在慢性心力衰竭患者中使用。而肺源性心脏病患者长期的氧气治疗可以降低病死率。

（2）心脏起搏治疗：临床所见心力衰竭绝大多数是低心排血量的心力衰竭。治疗目标是增加心排血量。心脏起搏主要应用于心率缓慢型心律失常，保持某种合理的心搏速率。对严重心力衰竭患者，置入左心房、室顺序起搏的双腔起搏后，通过缩短房室传导时间，调节心室充盈状态，减少二尖瓣反流，可达到增加心排血量，改善心功能的目的，可能是一种很有希望的治疗方法。

（3）血液滤过治疗：血液滤过是治疗难治性心力衰竭的有效方法。一般每次可脱水1.5 ~ 2kg。在常规抗心力衰竭治疗无效的情况下，使用这种方法后患者血流动力学异常得到纠正，血管活性物质如肾素、Ang Ⅱ、ALD 明显下降，心功能改善。

（4）机械辅助循环：如主动脉内气囊反搏术或体外反搏，既可减轻心脏负荷，又可增加冠状动脉血液，适用于心肌梗死泵衰竭和心内直视术后休克。该法可减轻心室射血阻抗，心排血量、心排血指数增加，临床生命体征好转。

（5）外科治疗：①心肌成形术：现在国内外均在进行心肌成形术实验研究。结果显示了动力性心肌成形术对扩张型心肌病心力衰竭的心脏收缩功能、舒张功能、心肌僵硬度等明显有多种有利作用，远期仍能保持，已成为一种治疗终末期心力衰竭的新方法。②心脏移植术：心脏移植已成为治疗晚期心脏病患者的唯一有效方法。已有报道成功地实施终末期心脏疾病患者原位心脏移植术后心功能明显改善，有较长的存活期，远期疗效较好。

（6）基因治疗：基因治疗是应用基因工程和细胞生物技术治疗疾病的一种方法。主要通过载体构建、基因导入的方法及基因转染的方式进行。有学者尝试将心肌源决定基因导入成纤维细胞使其肌源化而成为有收缩功能的心肌细胞，并试图向移植的骨骼肌内导入 β 肌球蛋白重链及一些线体基因使不耐疲劳的骨骼肌变为耐疲劳的肌肉而达到治疗心功能不全的目的。

（四）预防要点

1. 预防目标

（1）防止初始的心肌损伤：冠状动脉疾病和高血压已逐渐上升为慢性心力衰竭的主要病因，积极控制血压、血糖、调脂治疗和戒烟等，可减少发生慢性心力衰竭的危险性。除了积极控制上述心血管危险因素外，在国内控制 A 组 β 溶血性链球菌感染，预防风湿热和瓣膜性心脏病，戒除酗酒以防止酒精中毒性心肌病亦是重要的措施。

（2）防止心肌进一步损伤：急性心肌梗死期间，溶栓治疗或冠状动脉血管成形术，使有效再灌注的心肌节段得以防止缺血性损伤。对近期从心肌梗死恢复的患者，应用神经内分泌拮抗药（ACE 抑制药或 β 受体拮抗药），可降低再梗死或死亡的危险性，特别是心肌梗死时伴有慢性心力衰竭的患者。ACE 抑制药和 β 受体拮抗药合并应用可有互补效益。急性心肌梗死无慢性心力衰竭的患者，应用阿司匹林可降低再梗死的危险而有利于防止慢性心力衰竭。

（3）防止心肌损伤后的恶化：已有左心室功能不全，不论是否伴有症状，应用 ACE 抑制药均可防止发展成严重慢性心力衰竭的危险性。

2. 预防方法

（1）祛除诱发因素：①及时控制或祛除心内外感染病灶：控制由溶血性链球菌所致的扁桃体炎、咽峡炎等感染灶，预防和控制风湿活动，积极预防和控制感染性心内膜炎、呼吸道感染及其他部位的感染；②迅速纠正心律失常：当心脏病患者发生心律失常时，应迅速给予纠正，使异位心律恢复至正常窦性心律，或使过速、过缓的心室率控制在安全范围内，以防止心力衰竭的发生。妥善处理好心脏病患者的妊娠与分娩；③纠正水、电解质和酸碱平衡紊乱；④治疗贫血并消除出血原因；⑤避免输液过多、过快；⑥停用或慎用某些抑制心肌收缩力的药物。

（2）改善生活方式，降低新的心脏损害的危险性：如戒烟、戒酒，肥胖患者应减轻体重。控制高血压、高血脂、糖尿病。饮食宜低脂、低盐，重度慢性心力衰竭患者应限制水摄入量，应每日称体重以早期发现液体潴留。应鼓励慢性心力衰竭患者做动态运动。

二、心源性休克

（一）发生机制

1. 病因 心源性休克的病因大致可分为以下 5 类：①心肌收缩力极度降低；②心室射血障碍；③心室充盈障碍；④混合型，即同一患者可同时存在两种或两种以上的原因；⑤心脏直视手术后低排血综合征。

2. 发病机制 ①心肌收缩力和顺应性下降，心排血量降低；②微循环障碍的发生和发展：血流动力学和血管阻力改变、血液重新分配、血流动力学改变、DIC；③细胞功能障碍、代谢改变和酸碱失衡；④血容量减少。

（二）诊断依据

1. 一般表现 临床表现由于心源性休克病因不同。心源性休克是心脏泵功能衰竭的极期表现。由于心脏排血功能严重衰竭，不能维持最低限度的心排血量，心排血指数 < 2.0L/（min·m²），有效循环血量不足，血压下降，组织与脏器血流灌注严重不足，引起组织缺血、缺氧，微循环功能不全，代谢紊乱和脏器功能障碍等一系列特征性病理生理改变。心源性休

克除有心力衰竭征象外，还有低血压及休克表现，心率增快，脉搏细弱，全身无力，皮肤苍白，肢端发绀，皮肤湿冷，尿少或尿闭，烦躁不安，反应迟钝，神志模糊，昏迷等。

2. **临床分型**　临床分期根据心源性休克发生发展过程，大致可分为早、中、晚 3 期。

（1）休克早期：由于机体处于应激状态，儿茶酚胺大量分泌入血，交感神经兴奋性增高，患者常表现为烦躁不安、恐惧和精神紧张，但神志清醒，面色或皮肤稍苍白或轻度发绀，肢端湿冷，大汗，心率增快，可有恶心、呕吐，血压尚正常甚至可轻度增高或稍低，但脉压变小，尿量稍减。

（2）休克中期：休克早期若不能及时纠正，则休克症状进一步加重，患者表情淡漠，反应迟钝，意识模糊或欠清，全身软弱无力，脉搏细速无力或未能扪及，心率常超过 120 次 / 分，收缩压 < 80mmHg，甚至测不出，平均动脉压 ≤ 20mmHg，面色苍白、皮肤湿冷、发绀或出现大理石样改变，尿量更少（< 17mL/h）或无尿。

（3）休克晚期：可出现 DIC 和多器官功能衰竭的症状。前者可引起皮肤、黏膜和内脏广泛出血。后者可表现为急性肾、肝和脑等重要脏器功能障碍或衰竭的相应症状。如急性肾衰竭可表现为少尿或尿闭，血中尿素氮、肌酐进行性增高，产生尿毒症、代谢性酸中毒等症状，尿比重固定，可出现蛋白尿和管型尿等。肺功能衰竭可表现为进行性呼吸困难和发绀，吸氧不能缓解症状，呼吸浅速而不规则，双肺底部可闻及细罗音和呼吸音降低，产生急性呼吸窘迫综合征之征象。脑功能障碍和衰竭可引起昏迷、抽搐、肢体瘫痪、病理性神经反射、瞳孔大小不等、脑水肿和呼吸抑制等征象。肝功能衰竭可引起黄疸、肝功能损害和出血倾向，甚至昏迷。

3. **辅助检查**

（1）血流动力学监测：①肺毛细血管楔压（PCWP）：左心室舒张末压（LVEDP）对判断心泵功能十分重要，在无肺血管病变（如肺动脉高压）和二尖瓣病变（如二尖瓣狭窄）情况下，PCWP 能较好地反映左心室的功能状态。测定 PCWP 的目的在于为左心室选择最适宜的前负荷，以便充分发挥 Frank-Smiling 定律，增加心排血量；②测定心排血量，利用 Swan-Ganz 导管中的热敏电阻，应用温度稀释法是目前最广泛采用的床旁测定心排血量的方法；③动脉插管直接测压：当机体处于休克状态时，尤其是低排高阻型休克患者，由于外周小血管剧烈收缩，常用的袖套血压计往往测量极不准确，多数测值偏低，可造成盲目加大升压药剂量，使原已处于极度收缩状态的小动脉进一步收缩，导致微循环严重障碍，无疑将对患者造成危险。在这种情况下，直接桡动脉穿刺测压是十分必要的；④中心静脉压测定，中心静脉压（CVP）只是反映右心室泵血功能。右心室梗死及下壁梗死时，CVP 可作为输液的参考。

（2）血清电解质、酸碱平衡及血气分析：血清钠可偏低，血清钾高低不一，少尿时血清钾可明显增高。休克早期可有代谢性酸中毒和呼吸性碱中毒之改变。休克中、晚期常为代谢性酸中毒并呼吸性酸中毒，血 pH 降低，氧分压和血氧饱和度降低，二氧化碳分压和二氧化碳含量增加。

（3）X 线检查：紧急冠状动脉造影不仅对确定心肌梗死相关冠状动脉病变有重要价值，也为溶血栓疗法、经皮冠状动脉腔内成形术和冠状动脉旁路移植术提供资料。

（4）微循环灌注情况的检查：①皮肤和肛门的温差；②眼底及甲襞微循环检查；③红细胞压积检查。

（5）血常规与尿常规：①血常规。血红蛋白、红细胞计数及血细胞压积可反映血液稀释及浓缩程度。休克晚期，有出血倾向的 DIC 患者，血小板进行性减少，出、凝血时间延长；②尿常规。尿蛋白可呈阳性，也可检出红细胞及管型等。肾的血流灌注情况可从尿量反映，如尿量＜ 20 ～ 30mL/h，表明肾灌注不足，应连续观察尿量情况。

4. 按心源性休克严重程度分型

（1）轻度休克：神志清楚，但烦躁不安，面色苍白，多汗，口干，心率＞ 100 次 / 分，四肢发凉，肢端发绀，收缩压≤ 80mmHg，尿量略减，平均动脉压为 30mmHg。

（2）中度休克：面色苍白，表情淡漠，四肢发冷，肢端发绀，收缩压为 60 ～ 80mmHg，平均动脉压低于 20mmHg，尿量＜ 17mL/h。

（3）重度休克：神志欠清，意识模糊，反应迟钝，面色苍白，四肢冰凉，发绀，皮肤出现大理石样改变，心率＞ 120 次 / 分，心音低钝，脉细弱无力，收缩压降至 40 ～ 60mmHg，尿量明显减少或尿闭。

（4）极重度休克：神志不清，昏迷，呼吸浅而不规则，口唇和皮肤发绀，四肢厥冷，心音低钝或单音律，收缩压＜ 40mmHg，无尿，可有广泛皮下、黏膜及内脏出血，有多脏器衰竭征象。

（三）处理方法

1. 治疗原则

（1）绝对卧床休息，立即吸氧，有效镇痛，尽快建立静脉给药通道，尽可能迅速地进行心电监护和建立必要的血流动力学监测，留置尿管以观察尿量，积极对症治疗和加强支持疗法。

（2）如有低血容量状态，先扩充血容量。若合并代谢性酸中毒，应及时给予 5% 碳酸氢钠 150 ～ 300mL，纠正水、电解质和酸碱平衡紊乱。根据心功能状态和血流动力学监测资料，估计输液量和输液速度，一般情况下，每日补液总量宜控制在 1 500 ～ 2 000mL。

（3）补足血容量后，若休克仍未解除，应考虑应用血管活性药物，常用的如多巴胺、多巴酚丁胺、间羟胺、去甲肾上腺素、硝酸甘油和硝普钠等。

（4）药物治疗同时或治疗无效情况下，有条件单位可采用机械性辅助循环，如主动脉内气囊反搏术、左心室辅助泵或双室辅助泵，甚至施行心脏移植手术等。

2. 病因治疗 病因治疗是心源性休克能否逆转的关键措施，例如急性心肌梗死施行紧急经皮冠状动脉腔内成形术（PTCA）和冠状动脉旁路移植术（CABG）。急性心脏压塞所致心源性休克应立即心包穿刺放液。持续性严重心律失常所致心源性休克，若为室性心律失常可先给予利多卡因 50 ～ 100mg 加于 5% 葡萄糖溶液 20mL 内静脉滴注。若利多卡因无效，可改用胺碘酮 150 ～ 250mg、普罗帕酮 35 ～ 70mg 或溴苄胺 250mg 静脉滴注。如药物治疗无效，应立即以同步直流电心脏复律，常用电能为 100 ～ 150J。极度心动过缓所致心源性休克，药物治疗无效者，宜置入工心脏起搏器。至于各种心脏病所致心源性休克，应在抗休克治疗同时分别采用相应处理。

3. 一般治疗措施

（1）供氧：急性心肌梗死患者均应常规吸氧和保持呼吸道通畅，以纠正低氧血症，改善微循环和保护重要脏器的功能。

（2）扩容疗法：休克患者均有血容量不足（包括绝对或相对不足），约20% 急性心肌梗死患者由于呕吐、出汗、发热，应用利尿药和食欲缺乏等原因，可导致血容量绝对不足。迅速补充有效血容量，以保证心排血量。一般可首选 6% 低分子右旋糖酐 250 ~ 500mL 静脉滴注。若无此药也可用 5% 葡萄糖氯化钠溶液或平衡盐液 500mL 静脉滴注。

4. 血管活性药物

（1）应用原则：血管活性药物只有在补充有效血容量基础上，血压仍不能提升或休克症状未见缓解时使用。对于血压急剧下降或极度降低的严重休克，一时又难以马上补充足够血容量，可先应用收缩血管药物暂时提升血压，以保证重要脏器供血，一旦症状改善迅速减量至停用。应用血管活性药物同时，必须配合病因治疗和其他治疗措施。

（2）药物选择：心源性休克一般可先选用多巴胺加间羟胺，剂量各为 10 ~ 30mg 加于 5% 葡萄糖溶液 250mL 内静脉滴注。根据血流动力学及临床特点，心源性休克大致分为 3 个亚型，各亚型血管活性药物的应用也有区别。

5. 正性肌力药物的应用

（1）β 受体兴奋药：常用的制剂有多巴胺和多巴酚丁胺，前者尤适用于心排血量低、左心室充盈压不高、体循环阻力正常或低下的患者，特别是合并低血压者。后者适用于心排血量低、左心室充盈压不高、体循环血管阻力和动脉压在正常范围的患者。两者均需静脉内给药。

（2）双异吡啶类：临床应用较广的是氨力农和米力农。

6. 糖皮质激素的应用　心源性休克时是否应用糖皮质激素，目前尚无统一的意见。多数学者认为急性心肌梗死合并心源性休克应服用糖皮质激素，且主张早期使用（休克 4 ~ 6 小时内），若休克已超过 9 小时，糖皮质激素往往无效。

7. 纳洛酮　纳洛酮对正常人体并无加压作用，仅在休克状态下才有升压作用。纳洛酮一般剂量为首剂 0.4 ~ 0.8mg 静脉滴注，必要时隔 2 ~ 4 小时再静脉滴注 0.4mg，继以 1.2mg 置于 500mL 输液内静脉滴注。本药不良反应少，偶尔可出现躁动不安、心律失常和血糖降低等。

8. 机械性辅助循环　目前国内应用较广泛的是主动脉内气囊反搏术（IABP）。其作用原理是将附有可充气的气囊导管插至胸主动脉，用患者心电图的 QRS 波触发反搏，使气囊在收缩期排气，以降低主动脉的收缩压和心脏的后负荷。舒张期气囊充气使主动脉舒张压明显升高，增加冠状动脉舒张期灌注，提高心肌供氧和促进侧支循环建立，以减少心肌坏死面积和改善心功能。及早进行主动脉内气囊反搏是治疗心源性休克的关键之一。目前主动脉内气囊反搏术已成为紧急 PTCA 和冠状动脉旁路移植术的术前、术中和术后维持循环的重要措施之一。

（四）预防要点

尽快诊断可引起休克的疾病并及时予以治疗，是防止发生休克的最有效措施。由于急性心肌梗死是心源性休克的最常见的病因，故及早防治冠心病的危险因素（如高脂血症、高血压、糖尿病和吸烟）对于预防心源性休克的发生具有一定的临床意义。SPRINT 研究表明，糖尿病、心绞痛、外周血管或脑血管疾病、陈旧性心肌梗死、女性等都是急性心肌梗死患者发生休克的危险因素，如果入院时同时有这 6 种因素，则发生休克的可能性是 25%。急性心肌梗死发生休克的高危患者最好早期进行 PTCA。

三、心律失常

（一）发生机制

1．兴奋产生异常　①自律性异常：窦房结的自律性异常、异位自律性异常；②触发活动：早期后除极、延迟后除极。

2．兴奋传导异常　①传导阻滞；②折近激动；③隐匿性传导。

3．兴奋产生异常和传导异常并存　①平行心律；②复极化延长和舒张期自动除极。

4．心律失常对血流动力学影响

（1）影响因素：①心率异常；②节律异常；③房室传导异常；④起搏点部位异常；⑤心脏基础病变。

（2）心律失常类型与血流动力学改变：对血流动力学影响较重的心律失常类型有 7 种。①心房颤动和心房扑动；②阵发性室上性心动过速；③室性心动过速；④窦性停搏或心房停搏；⑤房室传导阻滞；⑥室性期前收缩；⑦心室扑动、颤动和心室心搏骤停。

（二）诊断依据

1．临床表现

（1）冠状动脉供血不足的表现：各种心律失常均可引起冠状动脉血流量降低，偶发房性期前收缩可使冠状动脉血流降低 5%，偶发室性期前收缩降低 12%，频发性的室性期前收缩可降低 25%，房性心动过速时冠状动脉血流量降低 35%，快速型心房颤动则可降低 40%，室性心动过速时冠状动脉血流量降低 60%，心室颤动时冠状动脉血流量可能为 0。

冠状动脉正常者，各种心律失常虽然可以引起冠状动脉血流降低，但较少引起心肌缺血，然而，对有冠心病的患者，各种心律失常都可能诱发或加重心肌缺血。主要表现为心绞痛、气短、周围血管衰竭、急性心力衰竭、急性心肌梗死等。

（2）脑动脉供血不足的表现：不同的心律失常对脑血流量的影响也不同，频发性房性与室性期前收缩，脑血流量各自下降 8% 与 12%。室上性心动过速，下降可达 14% ～ 23%，当心室率极快时甚至达 40%。室性心动过速时可达 40% ～ 75%。

脑血管正常者，上述血流动力学的障碍不致造成严重后果。倘若脑血管发生病变时，则足以导致脑供血不足，其表现为头晕、乏力、视物模糊、暂时性全盲，甚至失语、瘫痪、抽搐、昏迷等一过性或永久性的脑损害。

（3）肾动脉供血不足的表现：心律失常发生后，肾血流量也发生不同程度地减少。频发房性期前收缩可使肾血流量降低 8%，而频发室性期前收缩使肾血流量减少 10%。房性心动过速时肾血流量降低 18%。快速型心房颤动和心房扑动可降低 20%。室性心动过速则可降低 60%。临床表现有少尿、蛋白尿、氮质血症等。

（4）肠系膜动脉供血不足的表现：快速心律失常时，血流量降低 34%，系膜动脉痉挛，可产生胃肠道缺血的临床表现，如腹胀、腹痛、腹泻，甚至发生出血、溃疡或麻痹。

（5）心功能不全的表现：主要为咳嗽、呼吸困难、倦怠、乏力等。

2．辅助检查　心律失常的诊断技术近年来有了很大发展，主要表现在两个方面：一是心电技术的发展：如在常规心电图上动态心电图的改进和完善，高频心电图、体表信号迭加心电图、食管电极心电图和食管心房调搏术、负荷心电图、标测心电图、频谱心电图、希氏束心电图、心腔内心电图、心脏程控电刺激术等。二是导管技术的发展：如射频消融术对心律失常的诊断和治疗等。有关心律失常的诊断试验有：运动试验、阿托品试验、异丙肾上腺素试验、普萘洛尔试验、心脏固有心率测定试验。

3．心律失常分类

（1）按速率分类：①快速型心律失常；②缓慢型心律失常。

（2）按临床分类：①激动发源不正常所引起的心律失常；②激动传导不正常所引起的心律失常；③自律性异常与传导异常并存。

（3）按电生理学分类：①激动形成异常；②激动传导异常；③激动的形成异常和激动传导异常并存。

（三）防治措施

1．药物治疗　目前应用的抗心律失常药物种类很多，根据作用机制 Williams 和 Harrison 将其分为 Ⅰ、Ⅱ、Ⅲ、Ⅳ类。

Ⅰ类为膜稳定剂，主要是阻滞快钠通道，抑制钠离子内流，从而降低动作电位最大上升速率，减慢传导速度，延长有效不应期。此类药物又分 3 个亚类。

Ⅰa 类主要是抑制快钠通道，延长动作电位时间，可出现 PR 和 QT 间期延长，QRS 波群增宽。主要药物有奎尼丁、普鲁卡因胺、双异丙比胺、阿义马林和安他唑啉等。

Ⅰb 类除抑制钠通道外，还可缩短动作电位时期，使 QT 间期缩短。主要药物有利多卡因、美西律、妥卡尼、苯妥英钠、莫雷西嗪等。

Ⅰc 类对钠通道阻滞作用较弱，对动作电位最大上升速度降低较明显，因此，仅使 PR 间期延长，传导速度减慢，但对 QT 间期无明显影响。主要药物有普罗帕酮、恩卡尼、氟卡尼和劳卡尼等。

Ⅱ类为 β 受体拮抗药，如普萘洛尔、美托洛尔和阿替洛尔等。

Ⅲ类主要是阻滞钾通道，为延长动作电位时期药物，可使 PR 间期延长，QRS 波群增宽，QT 间期延长。主要药物为胺碘酮、索他洛尔、溴卞胺等。

Ⅳ类为钙通道阻断药，抑制动作电位中钙离子内流，降低自动除极速度和自律性。主要药物有维拉帕米、地尔硫草等。

2．非药物治疗

（1）心理治疗：在心律失常患者中，有一部分与精神因素有关，如精神过度紧张、惊吓、受刺激等。这类患者单纯用药物治疗难以奏效，心理治疗可使心律失常减少或消失。

（2）物理方法治疗：在阵发性室上性心动过速患者中，一部分通过物理方法刺激迷走神经，可使心律失常终止。

（3）导管消融治疗：导管消融术是根治心律失常的一种介入性治疗方法，由于其创伤小、见效快、根除率高、并发症少而得到推广和普及。方法上虽有直流电消融、激光消融、微波消融、化学药物消融和射频消融，但目前基本上都是采用射频消融术。

（4）心脏复律治疗。

（5）起搏治疗：缓慢性心律失常以心搏骤停和严重传导阻滞为表现形式，药物治疗效果较差时，心脏起搏治疗是挽救生命、提高生活质量的重要措施。新近对快速型心律失常合并缓慢性心律失常，采用置入式自动起搏复律除颤器，为这类患者带来了新的福音。

（6）手术治疗：如心房颤动的迷宫手术。

四、心脏性猝死

（一）发生机制

1. **基本病因**　各种心脏病都可引起猝死。根据陈灏珠统计的全国资料表明，心脏性猝死者中经病理解剖证实其基础心脏病变为冠心病患者占 41.7% ~ 61.6%，风湿性心瓣膜病患者占 17.8% ~ 19.1%，心肌病患者占 5.9% ~ 6.2%，肺源性心脏病患者占 3.1% ~ 5.9%，先天性心脏病患者占 1.0% ~ 4.4%，梅毒性心血管疾病患者占 2.4% 以下，心肌炎占 3.1% 以下，主动脉夹层分离占 2.1% 以下，其他包括二尖瓣脱垂综合征、感染性心内膜炎、遗传性 QT 间期延长综合征占 1% ~ 3%。在其致死的直接原因中，心搏骤停在其他病种中亦均占重要地位。

2. **主要机制**

（1）心律失常性猝死：引起心脏性猝死最常见原因：①室性心动过速引起的心室颤动和自发性心室颤动。这两种致命性心律失常，通常发生在有异常结构或心电结构缺陷的患者，并由某个触发因素所触发；②引起心脏性猝死的缓慢性心律失常，主要的如窦性停搏、窦房阻滞、高度房室传导阻滞和室内阻滞及窦室传导，是死亡常见表现形式。

（2）非心律失常性猝死：①电 - 机械分离；②心室停顿；③心脏破裂；④机械性梗阻。

（二）诊断依据

1. **前驱症状**　前驱症状是新的心血管症状的出现或原有的症状加重，诸如胸痛、呼吸困难、心悸或疲乏无力，发生在终末事件发生之前的数天、数周或数月。

2. **终末事件的发生**　根据目前接受的关于心脏性猝死的意义，心血管症状的急性改变与发生心搏骤停之间的时期，自瞬间至 1 小时不等。特异的症状一般是急骤发生的心悸或心跳快速、头晕、呼吸困难、软弱无力或胸痛。比这些特异症状更为重要的是心血管状态的显著改变。在许多病例，这段时间非常短暂，患者往往不能回忆起在晕厥发生之前任何症状。

3. **心搏骤停**　心搏骤停的特征是由于脑血流不足而致的意识突然丧失、呼吸停止和脉搏消失。心搏骤停的心电机制是心室颤动、持续性室性心动过速、缓慢性心律失常或心搏骤停。心搏骤停时的临床表现有以下几种。

（1）心音消失，脉搏摸不到，血压测不出。

（2）突然晕厥，意识丧失，四肢抽搐。

（3）呼吸断续停止。

（4）瞳孔散大，皮肤苍白或发绀。

4. **进展到生物学的死亡**　如无治疗干预，持续 4 ~ 6 分钟的心室颤动引起不可逆的大脑损害，8 分钟内若缺乏生命支持治疗措施，即刻复苏和长时间存活几乎不可能。但也有延迟16 分钟以上仍能成功复苏的个案报道。心搏骤停发生后，中枢神经系统功能很快丧失，但猝死时间界定为 1 小时。

5. **心电图分类**

（1）心室颤动或心室扑动：心肌呈不规则的颤动或扑动。心室扑动心电图示连续宽大而匀齐的正弦曲状波形，P-QRS-T 波群相连无法辨认，其频率为 200 次 / 分左右。心室颤动心电图示形状不同，大小不一，呈极不均匀的颤动波，频率为 150 ~ 500 次 / 分，若振幅 < 0.5mV

为细颤；若振幅＞0.5mV为粗颤。常见的病因有急性心肌梗死、急性心肌缺血、低钾血症、药物中毒、电击伤早期。

（2）心室停止（心室停顿、心室静止）：心室完全丧失电活动，而处于静止状态，心电图示P-QRS-T波群消失，呈一直线，称全心心搏骤停，QRS波群消失，仍有窦性活动，可以出现整齐或不整齐的心房波。或如有心房颤动，只出现细小零乱的f波，称心室停顿。常见的病因为高钾血症、心室率缓慢的自搏性心律、高度或完全性房室传导阻滞、窦性心动过缓的病态窦房结综合征、电击伤晚期。

（3）心肌电－机械分离：呈慢而无效的室性自主性节律，但不产生有效的心脏机械收缩，而泵不出血液维持循环，此时听不到心音、脉搏，亦测不到血压。发生机制可能与反射性交感活动受抑制有关。心电图示宽而畸形，频率较慢（30～40次/分以下），较为完整的QRS波群。常见病因有心脏破裂，主动脉窦瘤破裂，急性心脏压塞，大面积心肌梗死，大量血容量丧失等。

（三）处理方法

对心搏骤停患者，采取一切紧急有效抢救措施，进行心肺复苏（CPR）。其目的是力求促进呼吸循环功能恢复。复苏的最终目标就是恢复脑功能，目前已将CPR扩展为心肺脑复苏术（CPCR）。心肺复苏要患者尽快恢复有效的循环和呼吸功能，维护大脑及重要器官的功能活动。心肺复苏是否及时有效，对心搏骤停患者的预后起着关键性的作用，应力求一个"早"字。复苏通用程序分为3期：基础生命维护期（BLS），高级生命维护期（ALS）及延续生命维护期（PLS）。

1. **气道畅通**　保持呼吸道通畅是人工通气的前提条件。口对口，口对鼻吹气或气管插管前，若气道阻塞应进行负压吸引或徒手清除口腔（鼻腔）内异物（如呕吐物、血块、义齿等），小儿异物阻塞时不能盲目用手挖除，以免异物被推向气道进一步阻塞，应争取见到异物取出为止。使患者头后仰抬颌（颈椎骨折患者例外），防止舌根后坠时可置口咽通气管或将舌拉出，以解除上呼吸道阻塞。食饵性突然堵塞气道时应用Heimlich手法（即胸部冲击排出气管异物法），或采用膈下腹猛压法，使异物冲出气道，确保呼吸道通畅。

2. **人工呼吸**

（1）口对口或口对鼻人工呼吸法：人工呼吸是最为简捷有效的早期现场急救人工通气供氧方法，尤其在院内外早期复苏处理患者的过程中极为关键。口对口（鼻）人工呼吸时，成人每次吹出气量为800～1 200mL，氧浓度可达16%～17%，血液循环良好时，动脉血氧分压也可达10.7kPa（80mmHg），足以满足人体需要。吹气频率14～16次/分，每次吹气要持续1.5～2秒。吹气时要捏住患者双鼻翼，吹气与呼气时间比1∶2，胸外心脏按压与口对口吹气法应同时交替进行，单人操作时按30∶2交替进行，双人操作时按15∶2交替进行，吹气以胸廓隆起为合适。

（2）呼吸囊（简易呼吸器）应用：通过面罩衔接呼吸囊对患者施行加压辅助呼吸给氧，每次可压入500～1 000mL气体。呼吸囊通气效果良好且便于携带，适用于任何现场抢救。在未能进行气管插管时，面罩呼吸囊加压通气，同样起到辅助呼吸的功效。

（3）气管内插管：气管内插管是改善通气功能最好最有效方法，能保证充分给氧，排除二氧化碳潴留，有效提高心肺复苏时患者肺泡和动脉氧分压，增强复苏效果。

3．人工循环 建立人工循环，须通过胸外心脏按压法或胸内心脏按压术，使血液在血管内有效流动，供给全身重要脏器并维持其重要功能。心脏按压操作正确与否直接影响到复苏的效果与预后，同时要注意异位心的特殊情况。胸外或胸内按压心脏时其心排血量仅为正常的 25% ~ 50%，为提高按压效果，应同时静脉注射肾上腺素 1mg 或气管内喷入（肾上腺素 2.0 ~ 2.5mg 加 0.9% 氯化钠溶液稀释至 10mL）。

（1）心前区捶击：当发现心搏骤停（1分钟内）的患者，目击（抢救）者可立即单拳捶击患者心前区 1 次，此举可达到除颤复跳的目的，若无效则不能反复捶击而应立即施行胸外心脏按压术。捶击方法，抢救者握拳用中等力量从 20 ~ 25cm 高度向心前区（胸骨中下 1/3 交界处）直接捶击或先一只手覆于心前区再用一只手捶击于手背，捶击 1 次所产生的电能为 5 ~ 10J。对频率极快的心动过速，意识不全消失的患者不应施行拳击除颤方法。

（2）胸外心脏按压术：为现场急救中最常用的方法，也是现场救治的常规手段。遇到呼吸、心搏骤停的患者，先使患者仰卧于硬板床上或地上，抢救者跪或立于患者一侧，一只手掌根部置于胸骨中下 1/3 交界处，另一只手放在手背上伸展或双手指相互扣锁，垂直向下用力按压胸部（靠肩或背部力量），使胸骨下陷 4 ~ 5cm，随后使胸部自行回弹，按压频率 80 ~ 100 次 / 分。有效的胸外心脏按压时，血流的产生主要有"胸泵"与"心泵"两种机制作用，以推动血液循环并藉其机械的刺激促使心脏尽快复跳。

心搏骤停后 4 ~ 5 分钟内应立即胸外心脏按压建立有效人工循环。按压有效的表现为：①可触及大动脉搏动，颜面、口唇皮肤发绀变红润；②可测及血压（收缩压可达 60mmHg 以上）；③肌肉张力增强，有吞咽动作、挣扎表现；④迅速恢复自主呼吸、瞳孔缩小；⑤心电图提示心室颤动波由细小波转为粗波。

胸外心脏按压的优缺点：胸外心脏按压是初期复苏 A、B、C 3 个步骤中重要的一环，应用及时、正确则能快速恢复心脏排血功能，复苏效果较好。操作失误则有可能导致不同程度、不同部位的脏器损伤，故胸外心脏按压无效时应及时排除内脏损伤及大出血因素。

（3）胸内心脏按压术：此方法多用于手术过程，少数用于胸外心脏按压持续无效患者。胸内心脏按压适应证：①有胸外心脏按压禁忌证者；②先天性心脏病导致心搏骤停者；③心脏压塞、主动脉瓣狭窄引起的心搏骤停者；④主动脉瘤破裂继发心搏骤停者；⑤胸廓挤压伤伴心搏骤停者；⑥为寻找难于复跳原因或无效者。

4．药物治疗 药物的治疗是高级生命维护中极为重要的一环。心搏骤停的患者，因致病因素较多，即使施行有效的心脏按压，有时也难达到改善缺氧维持血压，复苏也极为困难。因此，须借助某些药物提高心肌应激性，加强心肌收缩力，改善缺氧，纠正代谢性酸中毒，提高心脏按压时心脏和脑的灌注压，提高心室颤动阈值。适时合理应用各类药物配合心脏起搏、电击除颤则能恢复和建立自主循环。为保证抢救药物尽快进入循环，须尽快建立快捷有效的给药途径，应首选上肢或颈内静脉（中心静脉更佳），其次为气管内或骨髓腔内。心内注射只限内开胸心脏按压时，以免造成气胸、心脏压塞、血管损伤出血。CPR 治疗药物颇多，较为常用的药物：肾上腺素、利多卡因、溴苄胺、碳酸氢钠、多巴胺、钙剂、阿托品、糖皮质激素。

5．除颤 除颤有徒手捶击除颤、药物除颤和电击除颤。进行 CPR 时，须尽快进行心电图监测，进一步判明心律状态。早期除颤在心搏骤停复苏中有重要的作用，早期电除颤应成为心脏复苏的常规，也是复苏成功的关键因素之一。大部分（80% ~ 90%）患者突然发生非创伤性心搏骤停的最初心律失常为心室颤动，而儿童心搏骤停呈心室颤动者则低于10%。此时除颤则为最有效的治疗方法，否则随时间的推移，除颤成功率将下降，每延迟1分钟，除颤成功率下降约7%～8%。心室颤动常在数分钟内转为心搏骤停，复苏成功的希望则很小。电击除颤应在心电监测下进行。凡遇心搏骤停患者，不论心电活动类型如何，均可进行电除颤。

6. 脑复苏　在延续生命维护期（PLS）脑复苏更显重要。脑复苏是指脑受缺血、缺氧损害后，减轻中枢神经功能障碍的措施。脑保护则指在发生脑损害前采取的保护性方法。心搏骤停经复苏后，早期脑保护和复苏则最为关键的一环。目前，国内外研究的重点较集中在后期延续生命的维护。脑对缺氧极度敏感，是心搏骤停最易受损害的重要器官，而脑功能的恢复才是CPR取得成功的标志。因此，在CPR过程中应特别考虑到对脑功能的保护措施，采取积极有效的方法促进脑复苏。从复苏开始就应不失时机地加强对脑的保护并贯穿于全过程。

7. 复苏有效指标和终止复苏指标

（1）复苏有效指标：在急救中判断复苏是否有效，可以根据以下4个方面结合考虑：①瞳孔复苏有效时，可见瞳孔由大变小。如瞳孔由小变大、固定、角膜浑浊，则说明复苏无效。②面色(口唇)。复苏有效时可见面色由发绀转为红润，如患者面色变为灰白，则说明复苏无效。③颈动脉搏动按压有效时，每一次按压可以摸到1次搏动，如若停止按压，搏动亦消失，应继续进行心脏按压。如若停止按压后，脉搏仍然跳动，说明患者心搏已恢复。有条件时，按压时可测到血压约为60/40mmHg。④神志。复苏有效时可见患者有眼球活动，睫毛反射与对光反射出现，甚至手脚开始抽动，肌张力增加，自主呼吸出现。此时并不意味可以停止人工呼吸，如果自主呼吸微弱应仍然坚持口对口呼吸或其他呼吸支持。

心搏骤停恢复过程的规律大致如下：心搏恢复→呼吸恢复（30分钟左右）→瞳孔对光反应出现→睫反射出现→泪、吞咽、咳嗽反射出现→痛觉出现→角膜反射出现→转头→眼球转动→听觉（呼唤反应）→四肢活动→清醒（能讲话或能听懂）→腹壁及提睾反射出现→视觉恢复。

（2）终止复苏指标：①脑死亡。目前通用的终止复苏指标表现为深昏迷，对任何刺激无反应，无自主活动。自主呼吸停止。瞳孔固定。脑干反射消失，如瞳孔对光反射、角膜反射、吞咽反射、睫毛反射消失等；②无心跳及脉搏。有以上两点加上已做心肺复苏30分钟以上(常规)，医师如果认为患者真正死亡，可以终止复苏。

（四）预防要点

心搏骤停与心脏性猝死发生后心肺复苏的成功率很低，因而目前主要是对其积极预防。急救干预（现场急救）主要在于加强普及社区公众的心肺复苏训练，提高公众急救意识。加强急救体系的建设，扩大急救网络以缩短呼叫至到达现场时间，使患者得到及时救治，降低猝死率。心脏性猝死的预防包括加强各种导致心血管疾病的环境因素、遗传因素的监控、各种心血管疾病的早期治疗和猝死高危患者的预防性治疗。冠心病尤其是心肌梗死的病程中，心搏骤停的危险性较高，只有积极干预才能改善其预后。同时由任何其他原因所致的心脏病变的严重者以及过去有过心搏骤停者也是心脏性猝死的高危因素，是重点预防对象。

第三节　非心血管系统并发症的诊断与防范

一、神经系统并发症

（一）心源性脑梗死

1. 发生机制

（1）心脏瓣膜病和心内膜病变：病变瓣膜或心内膜上的赘生物或附壁血栓脱落后，随血流进入脑循环，造成脑栓塞。①风湿性心瓣膜病：随着风湿病防治工作的成效，风湿性心瓣膜发病率已减低，但在青年人中，风湿性心瓣膜病仍然是脑栓塞的重要原因。二尖瓣狭窄伴心房颤动者，心房肌收缩无力，血流迟缓，易发生附壁血栓，附壁血栓脱落后形成栓子；②感染性心内膜炎：约20%有脑栓塞。风湿性心瓣膜病可并发亚急性细菌性心内膜炎，造成的脑梗死有明显出血性倾向，并可导致颅内感染；③非细菌性血栓性心内膜炎：也称消耗性心内膜炎，常见于癌症及其他非传染性消耗性疾病患者。心脏瓣膜周围形成无菌性赘生物，内膜上血小板黏附、聚集，形成附壁血栓。脱落的赘生物或血栓性栓子，可导致脑栓塞；④二尖瓣脱垂：二尖瓣和腱索黏液样变、松弛、伸长，心脏收缩时伸长和松弛的二尖瓣呈囊状突入左心房，引起严重的血液反流，心房壁和囊状二尖瓣的心房侧之间血流停滞易形成血栓。因脱垂的瓣尖可出现黏液瘤样变性，并促使血小板聚集而形成血栓，常导致脑或其他部位栓塞。二尖瓣脱垂是年轻人脑栓塞的重要原因之一；⑤心肌梗死后左心室附壁血栓：急性心肌梗死累及心室壁和心内膜，病变部位形成附壁血栓，脱落后造成脑栓塞；⑥充血性心肌病：出现左心室附壁血栓，也可以是脑栓塞的栓子来源。

（2）心律失常：引起脑栓塞的心律失常主要有：①心房颤动。非风湿性心房颤动是脑栓塞的重要原因。心房颤动本身可使脑卒中危险性增加5～6倍。由于心房壁尤其是心耳壁处心肌几乎无活动，血流缓慢，易形成附壁血栓，脱落的血栓性栓子造成脑栓塞。心瓣膜病并发心房颤动者，脑栓塞发病率是无心房颤动者的14～16倍；②病态窦房结综合征。表现为窦性心率缓慢，并可间有心动过速。血流淤滞一段时期后，心耳内即产生血栓，当窦房结律恢复、心房协同收缩时，血栓则被推入体循环进入脑内。

（3）心脏手术：体外循环过程中可发生微栓子，继发微血栓栓塞。手术过程中可能发生空气栓塞或脂肪栓塞。人工心脏瓣膜置换后，机械瓣膜或生物瓣膜附近容易发生血栓形成，血栓脱落后其碎片可引起脑栓塞，多数见于瓣膜置换术后3个月内。瓣膜置换术后，一般要长期应用抗凝药，否则可发生脑栓塞。

（4）先天性心脏病：导致脑栓塞少见，但并有心房颤动或感染性心内膜炎时，可发生脑栓塞。此外，下肢或其他体循环静脉中的栓子回流到右心房后，当屏气等原因引起右心房压力高于左心房时，栓子可通过未闭的卵圆孔、缺损的房间隔或肺动静脉瘘，到达左心房，然后随体循环动脉进入脑内，导致脑栓塞，称为反常栓塞。

（5）心脏肿瘤：左心房黏液瘤的瘤体较脆，碎裂的肿瘤碎片或表面血栓脱落可成为栓子，是唯一能造成脑栓塞的心脏肿瘤。约30%的左心房黏液瘤可并发脑栓塞。

2．诊断依据

（1）由于病因不同，任何年龄均可发病。风湿性心瓣膜病仍是我国脑栓塞的主要病因，以年轻女性多见。非风湿性心房颤动所致者，多见于 65 岁以上的老年人。栓塞可在安静或体力活动时发生，约 1/3 发生于睡眠中。心房颤动时心房内的附壁血栓，常在应用强心药加强心肌收缩力，或用力屏气时脱落。颈内动脉系统栓塞占 75% ~ 80%，其中大脑中动脉占 90% 以上，15% ~ 20% 的栓子达椎 - 基底动脉系统，故脑干栓塞较少见。

（2）脑栓塞表现：往往起病急骤，是急性缺血性脑血管疾病发病最突然和进展最快的一种类型。多在白天工作期间或活动时发病，常无前驱症状，发病后症状可在很短时间内达到高峰。患者年龄与性别常随病因而异：动脉粥样硬化和心肌梗死多见于中老年人。风湿性或其他心脏病多见于青壮年和女性。约 15% 的患者有头痛，可位于病侧，多伴有呕吐。由于存在较广泛的脑动脉痉挛，起病时约 10% 患者有癫痫发作，50% ~ 60% 有意识障碍，但持续时间较短。神经功能障碍取决于栓子的数目、范围和部位，椎 - 基底动脉栓塞时可迅速昏迷，大血管栓塞也可致持久昏迷，并有广泛性脑水肿及明显颅高压表现。血管闭塞后，可引起偏瘫、偏身感觉障碍、视野缺损、失语等，部分患者脑动脉痉挛缓解后，局灶神经症状在短时内明显改善。此外，尚有与栓子来源有关的原发病症状，如风湿性心瓣膜病、心房颤动、心内膜炎、先天性心脏病、心肌梗死等。部分患者有心脏手术、动脉内介入治疗、长骨骨折病史。有的还有腹痛、便血、下肢动脉搏动消失等内脏或下肢动脉栓塞的表现。

（3）辅助检查：①血性脑脊液或脑脊液中白细胞明显增多，有助于出血性脑梗死或感染性栓塞的诊断。随着 CT 和磁共振的应用，脑脊液检查已不列为鉴别缺血与出血性脑血管疾病的必要检查手段；② CT 在诊断缺血性脑病方面是有一定限度的，并非总能检出脑梗死。若梗死灶直径小于 5mm，CT 结果往往为阴性，尤其是脑干内病变。在发病 12 小时内仅约 5% 的脑梗死呈现阳性，24 ~ 48 小时其检出率可增加至 50%。CT 平扫情况下，梗死灶呈现为低密度区，当局部脑水肿达高峰时（发病后 3 ~ 5 日）梗死灶的边界可以变得更清楚。若进行增强扫描，反倒有可能使小的梗死区密度正常化以致将病灶掩盖；③ MRI 可以比 CT 较早地（发病数小时）发现梗死灶，在 T1 加权像上表现为低信号，T2 加权像上表现为高信号，同时病灶周围还可见到水肿及占位效应。此外，MRI 可以检出 CT 不能发现的小梗死，尤其是脑干梗死。MRI 血管成像尚可直接显示梗死处血管情况；④经颅三维多普勒超声检查（TCD）可以观测局部脑血流变化，对脑缺血诊断有一定帮助；⑤脑血管造影为有创检查，虽可明确血管闭塞的部位及侧支供血情况、发现有无血管畸形等，但阳性率一般不超过 40%，且可能引起并发症，故不列为常规检查；⑥脑电图和脑电地形图可以在脑梗死发病数小时后发现病灶部的脑电慢波，可以进行病程动态观察。

（4）临床类型：①颈内动脉系统脑栓塞；②椎 - 基底动脉系统栓塞。

3．防治措施

（1）一般治疗：急性缺血性脑病应住院治疗，至少 24 小时内应绝对卧床、禁食，患者的热量及营养通过静脉或鼻饲补给，同时给予足量维生素 B 类药物。急性期患者应予吸氧，以增加动脉血氧饱和度。在综合治疗的过程中，早期开始受累肢体的被动锻炼有助于预防挛缩，恢复期的个体化强化康复治疗有利于改善步态、语言和自理日常生活的能力。

（2）抗凝治疗：抗凝疗法用于心源性脑梗死的争论未息，担心者的顾虑是可能诱发和加重出血。一般认为颈内动脉系统的大片脑梗死患者不宜使用。临床上常用的药物为肝素，宜在发病早期最迟3日内应用，通常以800～1 200U/h的剂量静脉滴注，当部分凝血活酶时间（PTT）延长至用药前的1～1.5倍后（不超过2日）改用华法林或新抗凝片口服维持。

（3）溶栓疗法：亦称纤溶疗法，目标是通过溶解纤维蛋白，使新鲜血栓崩溃、血管再通。常用制剂有尿激酶（UK）、链激酶（SK）、蛇毒链激酶及组织型纤溶酶原激活药（t-PA）等，此类药物最好经动脉局部直接应用，经外周静脉应用者虽然有效，但病死率较高。一般主张治疗在"再灌注时间窗"内即3～6小时内开始。感染性栓塞禁用溶栓或抗凝治疗，以免感染在颅内扩散，并应加强抗感染治疗

（4）抗血小板治疗：实验证明，血小板激活和花生四烯酸代谢物可加剧缺血性损伤。小剂量阿司匹林和噻氯匹定等抗血小板制剂治疗脑梗死的效果正在深入研究中。

（5）控制脑水肿：脑梗死形成后数小时即可发生局部水肿，3～7小时达到高峰。局部脑水肿压迫周围组织可加剧脑组织循环障碍，使缺血缺氧更趋严重，严重病例甚至可能导致脑移位或脑疝形成。常见的处理措施是：20%甘露醇或25%山梨醇静脉快速滴注（250～500mL，每6～8小时一次）。近年人们较多应用甘油盐水或果糖甘油，认为效果更佳。地塞米松对梗死后脑水肿效果不明显。

（6）改善脑缺氧：充分给氧可以增加动脉血氧饱和度，改善脑缺氧。

（7）减轻缺血性损伤：在缺血、缺氧情况下，脑组织内乳酸发生堆积，同时神经细胞常处于钙超载状态，这些情况都将危及脑细胞的存活。基于前者，脑梗死患者除非存在低血糖，否则不宜太多地应用葡萄糖，因为糖太多可加剧细胞内酸中毒。发热及感染亦会加剧代谢紊乱，应积极予以控制。对于神经细胞钙负荷超载，钙通道阻断药可在一定程度上予以纠正。常用药物为尼莫地平、尼群地平、盐酸氟桂利嗪等。

（8）原发疾病治疗：控制心律失常，手术治疗先天性心脏病和风湿性心瓣膜病，积极对感染性心内膜炎行抗感染治疗，可根除栓子来源，预防栓塞复发。

（二）心源性晕厥

1. 发生机制

（1）心律失常：主要是由于心搏骤停和心脏节律失常，如严重的心脏传导阻滞、阵发性心动过速、心房颤动、阵发性室性心动过速等，导致急性脑缺血所致。

病态窦房结综合征的基本生理学障碍是窦性停搏、严重窦性心动过缓、窦房传导阻滞或慢-快综合征等心律失常引起的脑缺血，可引起晕厥。临床上凡心率＜55次/分，且窦性频率不能随运动、发热、剧痛等相应增加时，应疑及病态窦房结综合征的可能性。

（2）主动脉瓣狭窄：严重主动脉瓣狭窄可由于心排血量下降以致脑缺血引起晕厥，多发生在用力时，又称用力晕厥。用力时心脏无力增加心排血量和冠状动脉的血流量，导致严重的心肌缺血，使心排血量急剧下降。约1/2病例伴发心绞痛或短暂呼吸困难。放射及心电图检查均可发现心室肥厚。这类晕厥的诊断不难。因其在第1次晕厥发作后只能短时期内存活，确诊后应迅速进行手术治疗。

（3）先天性心脏病：先天性心脏病合并右向左分流者，可以发生发绀性低氧性晕厥，其中以法洛四联症最为常见。患者在用力或运动时，由于周围血管阻力降低，使由右向左的分流增加，肺血流量和氧合作用减少导致脑缺氧，从而引起晕厥。

（4）原发性肺动脉高压症：肺动脉高压引起的晕厥较少见，仅出现于严重的肺动脉狭窄，

此类晕厥也属于用力性晕厥范围。是由于心肌缺血导致心室颤动，心排血量下降引起的。典型的临床表现为心绞痛，伴有发绀的窒息性呼吸困难，患者往往在初次发生晕厥时就出现大量肺栓塞，预后很差。

（5）急性心肌梗死：重症心肌梗死早期发生的晕厥并不少见。此类晕厥类似用力晕厥，是由于心肌缺血和发作性心律失常造成的。心律失常可能是在动脉硬化的基础上窦房结和房室结供血不足所引起的。晕厥多发生在心绞痛的高峰，持续时间较长，呈反复发作，偶有大、小便失禁，脉搏减慢或消失。通过心电图检查可以确诊。

（6）左心房黏液瘤及阻塞性二尖瓣：此两种病所引起的晕厥，常发生于体位改变时，使黏液瘤、血栓或修补术后的球形瓣膜嵌顿于二尖瓣口，造成机械性梗阻，使心排血量中断，导致晕厥或癫痫样抽搐。

2．诊断依据

（1）晕厥发作的情况：①发作起始时的体位，血管减压性及颈动脉窦或其他反射引起的晕厥，一般均发生于坐或立的位置，直立性低血压性晕厥主要从平卧位置起立时发生晕厥，颈动脉窦过敏的患者有时可因突然转动头位而产生晕厥，心脏病变，脑血供不足及脑部病变等的晕厥发作与体位无关；②主动脉瓣狭窄、先天性心脏病及直立性低血压等患者常在劳动后发生晕厥；③有否出血，创伤、排尿、吞咽疼痛，剧烈咳嗽等情况。

（2）前驱症状：血管减压性晕厥中，患者常有苍白、出汗、流涎、心动过缓等胆碱能神经兴奋的前驱症状。

（3）发作的缓急及长短：心律失常引起的晕厥最为突然，直立位低血压及颈动脉窦综合征中发作时间极短。大多数晕厥的发作仅几秒钟之久，但主动脉瓣狭窄则能引起10分钟的意识丧失。

（4）伴有症状：面色苍白、出汗、恶心、乏力等主要见于血管减压性晕厥，四肢抽搐可发生于循环骤停或心室颤动。

（5）发作后症状：晕厥发作后意识模糊、无力，头痛常在血管减压性晕厥中存在。

（6）辅助检查：①心电图：在5%左右的晕厥患者行常规心电图检查可能发现晕厥的原因，如QT间期延长、预激综合征、急性心肌梗死或急性心肌缺血、一度以上房室传导阻滞等。其他心电图改变，如陈旧性心肌梗死、心室肥厚、束支传导阻滞、室性其前收缩、右胸导联T波倒置和不完全性右束支传导阻滞（提示致心律失常性右心室心肌病）、Brugada综合征等，对病因的诊断也具有重要意义。如果常规心电图正常，大部分患者晕厥的原因不属心源性；②动态心电图：动态心电图或遥测心电记录是寻找晕厥原因的常用方法。但由于晕厥发作的偶然性和难以预测性，常规24小时或48小时的监测，通常难以肯定或否定心律失常与晕厥的关系。对发作频繁的患者，动态心电图监测对诊断和鉴别诊断具有重要的价值；③超声心电图：对体格检查和常规心电图均正常的患者来说，超声心动图通常不能提示晕厥可能的原因。对怀疑为心律失常者及体格检查或常规心电图不正常者，超声心动图可作为常规检查手段，以明确心脏病的性质及其与晕厥的关系；④心内电生理检查：根据ACC/AHA指南，对怀疑有器质性心脏病而晕厥原因不明的患者，均应考虑做心内电生理检查；对晕厥原因明确，心内电生理检查如果并不影响治疗方式者，不必做心内电生理检查；对无器质性心脏病，反复发生晕厥，直立倾斜试验阴性者，是否做心内电生理检查仍有争议。采用心内电生理检查评价窦房结功能在晕厥病因诊断中的价值十分有限；⑤直立倾斜试验：直立倾斜试验对血管迷走性晕厥可提供诊断依据；⑥其他检查：颅脑 CT、磁共振成像、脑电图、经颅多普勒超声及颈动脉超声检查在晕厥患者中所能发现的神经系统异常不到 5%。怀疑有器质性神经系统病变时，可选择这类检查。约 1/4 左右患者的病因可初步确定。

3. 处理方法

（1）药物应用和（或）起搏器：①消除原发病因。对反复心源性晕厥的治疗是应用按需或非同步心脏起搏器；②使用抗心律失常药物如胺碘酮或索他洛尔，必要时置入除颤器。如晕厥继发于心房颤动或其他室上性心动过速时，可应用毛地黄。如晕厥是由于再发性室性心动过速和（或）室性颤动引起的，可单独应用普鲁卡因胺或奎尼丁，或与 β 受体拮抗药并用，如治疗无效时，可同时并用起搏器；③窦房结功能障碍（不全）者应置入心脏起搏器。

（2）射频消融术：阵发性室上性心动过速（预激综合征）可行射频消融术治疗。

（3）外科手术治疗：①由左心或右心流出道梗阻所致的劳力性心源性晕厥患者，应避免导致晕厥的用力活动，并应考虑手术根治；②梗阻性肥厚型心肌病病人可选择室间隔部分心肌切除术，也可考虑目前正在研究的经皮室间隔消融术，但疗效及安全性不明；③由于缺血所致的威胁生命的室性心律失常（通常是多形性室性心动过速），应考虑冠状动脉旁路移植手术或经皮冠状动脉成形术。

4. 预防要点

（1）经常发作晕厥而又无明确病因的患者预后尚好，应定期随访。

（2）心源性晕厥的病死率显著高于其他原因的晕厥，因此需要密切随访。

（3）老年患者居住境况欠佳，日常生活起居上常需要帮助，还可能需要变换药物，因此需要更密切的监测。

（4）做出晕厥诊断时应详细记录患者的病因、治疗经过以及心脏起搏器或除颤器的置入情况，作为以后诊断的参考。

二、呼吸系统并发症

（一）心源性肺水肿

1. 发生机制　不同病因诱发肺水肿的临床概率尚缺乏详尽资料。虽然低蛋白血症、快速胸膜腔减压、淋巴回流障碍性疾病以及肺泡－毛细血管膜通透性增加等非心血管因素均有可能引起肺水肿，但一般认为，临床上常见的肺水肿主要是因为肺毛细血管压力增高所致或者至少是有肺毛细血管压升高的因素参与其中。

肺毛细血管压升高主要是肺静脉循环压增高的结果，见于左心疾病及左心力衰竭。临床上多见的情况是急性心肌梗死、急进性高血压、重度急性二尖瓣或主动脉反流及主动脉瓣狭窄引起的急性左心力衰竭和风湿性心瓣膜病、二尖瓣狭窄、左心房黏液瘤、左心房带蒂血栓造成的二尖瓣机械性梗阻。心源性肺水肿患者可能也存在某种心外致病因素的参与。

2. 诊断依据

（1）一般表现：心源性与非心源性肺水肿除在原发病的表现方面存在差异外，仅就肺水肿而言，其临床表现大同小异。

（2）临床分期：①发病期。此期症状不典型，表现为呼吸短促、焦虑不安。体格检查可见皮肤苍白湿冷、心率增快。X 线检查肺门附近可有蝶形阴影；②间质性肺水肿期。有呼吸困难，甚至端坐呼吸，但无泡沫痰。皮肤苍白，常有发绀。可见颈静脉怒张，肺部可闻及哮鸣音及湿性啰音；③肺泡肺水肿期。频繁咳嗽、极度呼吸困难、咯血色或粉红色泡沫样痰。双肺布满大、中水泡音，伴哮鸣音。伴有奔马律、颈静脉怒张及发绀等；④休克期。严重患者可进入此期，表现为血压下降、脉搏细速、皮肤苍白、发绀加重、冷汗淋漓、意识模糊等。此期肺部啰音可以减少，但预后更加恶劣；⑤临终期。心律及呼吸均严重紊乱，濒于死亡。

（3）临床分型：Ⅰ型，即"高排血量性肺水肿"或"心排血量增多性肺水肿"，此型多由高血压性心脏病、风湿性心瓣膜病（主动脉瓣或二尖瓣关闭不全）、梅毒性心脏病、输血输液过多或过快等引起。Ⅱ型，即"低排血量肺水肿"或"心排血量降低性肺水肿"，患者血压不变或降低，伴有心排血量减少、脉搏细弱，多见于广泛急性心肌梗死、弥漫性心肌炎、风湿性心瓣膜病高度二尖瓣狭窄或主动脉瓣狭窄等疾病。

3．防治措施

（1）纠正缺氧。

（2）减少肺血容量，降低肺循环压力：①减轻心脏后负荷。主要药物是血管扩张药，以静脉用药为主，药物有硝酸甘油、酚妥拉明、硝普钠、二氮嗪等；②减轻心脏前负荷。应用吗啡、哌替啶，以扩张静脉为主的血管扩张药；③快速利尿药。静脉注射呋塞米或丁脲胺，以减少血容量从而减轻心脏负担；④其他，可采用四肢轮流结扎止血带、静脉放血、气囊暂时阻塞下肢静脉、高渗透析等方法。

（3）增加心肌收缩力、改善心肌代谢：①快速洋地黄类药的应用。在应用利尿药后，可快速给予洋地黄负荷量，可用毛花苷 C 0.4mg 或毒毛旋花子甙 0.25mg，用葡萄糖溶液稀释后缓慢静脉注射；②氨茶碱。具有强心、利尿、平喘及降低肺动脉压等作用，是早期肺水肿患者有效的辅助性治疗药物。一般用 0.25g 加入 5% 葡萄糖溶液 20mL 内缓慢静脉注射 5 分钟以上；③非洋地黄类强心药。可选用多巴胺、多巴酚丁胺、氨力农及米力农等药物。

（4）降低肺毛细血管通透性：可选用肾上腺皮质激素、维生素 C、控制肺内感染及颈交感神经节封闭疗法，降低肺毛细血管通透性，减少渗出，有利于肺水肿的治疗。

（二）心源性胸腔积液

1．充血性心力衰竭并发胸腔积液　充血性心力衰竭发生胸腔积液的机制在于心力衰竭时往往有全心力衰竭，因此体静脉与肺静脉压同时升高。壁层胸膜毛细血管静水压增高，因而漏出的液体增加，而脏层胸膜毛细血管静水压升高造成液体回吸收减少，同时淋巴回流也受阻，造成了胸腔积液。

本病诊断包括心力衰竭的诊断与积液诊断两个方面。心力衰竭主要表现有水肿、肝大、发绀、呼吸困难、端坐呼吸、肺底啰音等方面。胸腔积液判定为漏出性胸水一般并不困难。根据胸水检查结果判定漏出液标准者。X 线检查有助于诊断。

主要针对心力衰竭进行，应强心、利尿，必要时给予抗感染。大量胸水时也需要穿刺抽吸与引流。难治性胸水可予粘连疗法治疗。

2．心肌梗死后胸腔积液　急性心肌梗死后的患者有 1% ~ 9% 可发生心肌梗死后综合征，其中 50% 以上可能有胸腔积液。原因至今不明，有学者认为与自身免疫反应有关，有学者认为与病毒感染有关，也有学者认为与抗凝剂的应用有关。临床表现为心肌梗死后数周至数月出现胸痛，吸气时加量，可有发热，积液左侧多，可为双侧，也可为单侧，多半可听到胸膜摩擦音，胸液为草黄色浆液性，也有血性渗出液者，约 50% 患者可有时有心包积液或心包摩擦音，患者红细胞沉降率快，白细胞增高。

诊断靠心肌梗死病史，胸腔及心包积液症状与体征，治疗以卧床休息为主，可用泼尼松40～60mg/d，4～6周，逐渐减量至停止。阿司匹林与吲哚美辛对胸痛有效。胸腔积液一般不需引流与穿刺，短期内便可吸收。疑有本病之后即应禁用抗凝剂。

三、消化系统并发症

（一）心源性肝病

1. 发生机制

（1）病因：心功能不全泛指心脏在有适量静脉回流的情况下，不能维持足够的排血，以致组织血流减少，肺循环和（或）体循环淤血的一种状态，又称心力衰竭。心力衰竭是临床上极为常见的危重症，是多数器质性心脏病患者的严重结局。包括心脏瓣膜病、冠状动脉粥样硬化性心脏病、左向右分流的先天性心脏病、心肌炎、扩张型心肌病、高血压病和心包病等。

（2）发病机制：充血性心力衰竭时，因心排血量减少，动脉系统充盈不足，神经体液的反应引起外周小血管收缩，故组织器官的血流量减少。机体的功能和代谢出现了一系列变化。由于各脏器血管对交感神经兴奋性及血管紧张素的反应不一，出现血液重新分布现象。在消化系统中，各种消化器官动脉血液灌注不足，尤其肝的血流和安静状态相比，运动时血流减少更突出。另外，由于肾血流量明显减少，则肾素–血管紧张素–醛固酮系统活性增强。这时，由于醛固酮不适宜的增高以及抗利尿激素的释放，致肾小管回吸收钠、水增加，体内水钠潴留使血容量增加。充血性心力衰竭时心室舒张末期容积增大和压力升高，致使静脉血液回流障碍，引起体循环静脉淤血，由此出现消化系统一系列症状和体征。

2. 诊断依据

（1）急性淤血性肝大：在右心功能不全或全心力衰竭时，由于体循环静脉压增高，致使肝淤血肿大。此时患者多感到右上腹闷胀感。肝大通常进展缓慢，但在少数病例，肝淤血肿大进展迅速，出现肝区剧痛，酷似胆绞痛或胃十二指肠溃疡急性穿孔。此时肝可迅速增大至平脐，甚至达脐下，压叩痛明显。当心力衰竭很快被纠正时，肝可很快缩小，疼痛也渐缓解。因为此种心力衰竭时间多不长，肝功能损害和黄疸均不多见。

（2）急性心力衰竭性肝病：心力衰竭是指心脏舒缩功能障碍或负荷过重引起的静脉淤血、动脉缺血的一系列临床症候群。此时的肝称为被动性淤血性肿大。若心力衰竭很快好转，则被动淤血解除，肿大的肝即可迅速缩小。但在临床上有部分患者心力衰竭反复发作或慢性心力衰竭长期不愈，患者会出现食欲缺乏、恶心、呕吐等消化系统症状，且这些症状不能单以心力衰竭或毛地黄类药物反应来解释。有的患者可迅速出现黄疸，且逐渐加深，肝细胞功能受损。此时的肝病理检查则发现除肝组织充血外，尚有肝细胞溶解坏死。这一系列的临床、生化和病理学上的特点与单纯的急性淤血性肝大不尽相同，故有学者将其称为急性心力衰竭性肝病。

（3）心源性肝硬化（CC）：心源性肝硬化可见于任何年龄，多为中年人。患者首先有心脏病基础，常见为三尖瓣关闭不全和狭窄、二尖瓣狭窄、动脉粥样硬化性心脏病，高血压病或心包疾病等。主要表现为反复发作的心力衰竭和肝硬化的临床特征：①充血性心力衰竭表现；②肝硬化特征，淤血性肝大、水肿和腹水、黄疸、门静脉高压征。

（4）其他：肝性脑病并不常见，常为恶病质、体液潴留、循环功能障碍和电解质紊乱、酸碱平衡失调所掩盖。

3. **处理方法** 对本病的早期治疗甚为重要。Kattsky 指出，心源性肝硬化中 2/3 病例有反复发作的心力衰竭病史，另 1/3 病例则呈进行性心力衰竭。由此可认为心力衰竭病例如果治疗不及时，不适当，即可能导致心源性肝硬化。Katzin 报道，心力衰竭如持续 9 个月以上者，约半数病例发生心源性肝硬化。故从预防的观点看，应积极治疗心力衰竭。洋地黄类药物迄今依然是加强心肌收缩力的最有效药物，仍在广泛应用。对慢性充血性心力衰竭的患者，一般为口服给药，以地高辛为常用。但地高辛可引起食欲缺乏、恶心、呕吐，尤其达到中毒剂量时更明显。利尿治疗可以减轻患者的代偿性水钠潴留，减少过多的血容量，即减轻心脏的前负荷、缓解肺循环和体循环淤血症状。根治原发性病变也至关重要，各种心血管疾病等相应的外科手术等均属治疗的关键。心源性肝硬化的发生，增加了控制心力衰竭的难度。由于心力衰竭多属晚期阶段，且心源性肝硬化时肝调节血容量的能力减退，对减轻心脏前负荷的自然代偿过程极为不利。保肝药物可以应用，但其疗效并不确切。

4. **预防要点** 积极治疗和控制心力衰竭，尽量减轻肝淤血和缩短肝淤血时间。加强营养，摄取高蛋白、高热量、高维生素食物，必要时可进行高营养疗法。采用多种护肝措施，尽力保护肝功能，防止肝损害。这对防止心源性肝硬化减轻和延缓肝硬化的程度和进展是有益的。戒酒和禁用损肝药物也不可忽视。

（二）心脏病所致消化道出血

1. **发生机制** 导致消化道出血的心血管疾病主要是：重症心血管疾病的患者，特别合并心力衰竭者，消化道出血并不少见。此出血曾被认为是心力衰竭时胃肠道血液循环停滞、黏膜缺血、胃黏膜屏障损害以及多种有害因子的攻击等因素所引起。心源性消化道出血多为消化道黏膜淤血和同时存在的静脉压力增高所致的血管通透性增加及黏膜抵抗力的下降。心肌梗死或心脏手术后患者之消化道出血则是由于应激性病变所致。另外，应用洋地黄、抗凝剂、溶栓剂及氯化钾、非甾体抗炎药等皆可引起药物性胃黏膜损害和出血，尤其在有心力衰竭情况下。

2. **诊断依据** 心源性消化道出血以上消化道出血较为常见。轻者只是大便潜血阳性，重者可发生呕血、黑便，甚至可发生致命性大出血。并发消化道出血往往提示心血管疾病变严重，此病的出现带来病情的复杂化，同时给原发的心血管疾病的处理也带来更大困难。当然，心源性消化道出血的表现仍旧是呕血、黑便、头晕、心悸、乏力、心动过速和血压下降等。

3. **防治措施** 心源性消化道出血者，一般主张内科治疗。先积极对原发病做出正确对策，并祛除诱因，而后才实施相应的止血措施。

四、泌尿系统并发症

（一）心脏病所致淤血性肾损害

1. 发生机制

（1）心力泵功能衰竭引起血流动力学障碍：心排血量降低导致肾血流量与肾小球滤过率降低、心力衰竭引起的肾前性氮质血症。

（2）肾小球滤过功能与蛋白尿。

（3）Ang Ⅱ 对肾的其他损害作用。

（4）心力衰竭引起的肾内分泌功能变化。

2．诊断依据

（1）临床表现尿量减少，严重时24小时尿量可低于500mL，并出现夜尿现象。

（2）辅助检查：①尿常规：心力衰竭时出现蛋白尿，还有少量透明管型和红细胞。由于蛋白尿的原因尿比重增高，若心力衰竭并发肾梗死时，可见尿红细胞明显增多；②血液生化改变：表现为血清电解质酸碱平衡紊乱，如低氯低钾性碱中毒，稀释性低钠血症，尿钠排出减少，尿钠少于10mmol/L，尿钠/钾比例倒置。这是由于在过多醛固酮的作用下，远端小管内钠交换钾和氢的结果；③肾功能改变：由于肾小球滤过率降低，血尿素氮和血清肌酐升高，一般仅超过正常的高限（高值），此时仅见于肾血流量轻度减低时，出球小动脉收缩使血清肌酐浓度仍可正常范围，直到严重心力衰竭时，GFR显著减少时，出现氮质血症，酸中毒，甚至尿毒症。

3．防治措施

（1）首先是改善心功能，随心功能改善，肾功能障碍相继好转。

（2）治疗心力衰竭水肿和低钠血症：首先是限制水分的摄入，在利尿及纠正电解质紊乱时，要注意防止发生严重的高钾血症，或出现轻度低钾血症伴有碱中毒，此时补钾的治疗，需用氯化钾，而不应使用重碳酸钾或葡萄糖酸钾。

（3）注意调整强心药和抗心律失常药物的剂量，以免发生毒性反应，同时注意血电解质紊乱时可能对强心药及抗心律失常药物作用及毒性的影响。

（4）对难治性心力衰竭伴明显的代谢紊乱时，药物治疗难以奏效，可用血液滤过或连续动静脉血液滤过（CAVH）。

（二）心脏病所致肾动脉栓塞

1．发生机制

（1）病因：肾动脉血栓栓塞可见于多种病因，其中与心脏病有关的主要发生于心律失常，心房颤动，冠心病、心肌梗死或室壁栓瘤等。肾具有丰富的血液供应，约接纳20%的心排血量的血液，因此心源性栓子非常容易栓塞肾动脉。肾动脉栓塞的栓子90%来源于心脏，其中最多发生于左心，如心房颤动、心房黏液瘤、室壁瘤等形成的栓子引起肾动脉栓塞，心肌梗死时，二尖瓣狭窄、附壁血栓、感染性心内膜炎、心脏瓣膜赘生物、心脏先天性异常、瓣膜修复术、心导管介入治疗或主动脉造影术栓子脱落，都可以致肾动脉栓塞。

（2）病理改变：肾梗死常为主要肾动脉发生急性梗死的后果，如肾动脉阻塞进行缓慢，产生侧支循环则肾梗死可不发生，较严重的肾动脉梗死发生肾梗死后肾表现颜色变黑伴灰红色，此为红细胞在肾小球与肾小管毛细血管内积聚所致，梗死区周围可见形成环状的中性粒细胞，肾小管的坏死在坏死边缘可见上皮细胞增生，并可见一部分肾小球丛坏死，有上皮细胞新月体的形成，随着病情进展，病变的肾小球呈现部分或完全坏死，小管纤维化或萎缩，形成凹陷的大瘢痕，有些情况下肾动脉的梗阻进行缓慢，产生侧支循环肾梗死可不发生。

2．诊断依据

（1）肾动脉血栓与栓塞：临床表现的变异性很大，它与下列情况有关：①是否双侧肾动脉发生梗死；②单侧梗死而另一侧的肾功能正常；③小的栓子梗死仅引起小节段局灶性的梗死；④供给孤立肾的动脉发生梗死，肾动脉的小分支堵塞临床可无症状和体征，肾动脉主干或大分支堵塞常出现典型临床表现。

（2）急性肾梗死：急性肾梗死可出现典型的临床症状，约75%患者出现剧烈的腰痛、腹痛、背痛、肋-脊角触痛，类似肾绞痛、胆囊炎等急性症状，50%患者有发热、恶心、呕吐，20%发生肉眼血尿，95%血白细胞增多，96%有镜下血尿，80%脓尿（WBC > 10个/Hp），95%有蛋白尿（尿蛋白 + ~ ++），95% ~ 100% SGOT、SGPT、CDH、碱性磷酸酶等升高。

（3）高血压：因肾动脉梗死发生肾缺血，约60%的患者立即发生高血压，待肾梗死情况改善或有侧支循环的形成，肾缺血改善，部分患者的血压可恢复正常，但亦有呈持续性高血压者。

（4）肾衰竭：一侧孤立肾或发生双侧肾动脉闭塞者，均可出现无尿或少尿肾衰竭，但无尿或明显少尿亦可由于单侧肾动脉栓塞后数日发生，此为对侧肾小动脉痉挛引起。

3．防治措施

（1）溶栓治疗：单侧肾动脉闭塞应采取非手术治疗，尤其是属于心源性肾动脉分支栓塞，包括动脉溶栓及静脉溶栓疗法，溶栓治疗在血栓、栓塞发生后3 ~ 6小时给药，最好是在1小时内给药，应用动脉导管进行动脉溶栓疗法，方法简便易行，疗效亦较满意，静脉溶栓是通过静脉内滴入尿激酶或链激酶，对双侧或孤立肾动脉闭塞患者，手术治疗效果较好，争取在起病后3小时内进行，肾功能可望恢复，若在堵塞后12 ~ 18小时进行，只有50%的肾功能恢复。对症治疗，多数主张应用ACEI控制高血压，治疗原发性心脏病如感染性心内膜炎，避免栓塞的再发生。

（2）对症治疗：①高血压：由于肾梗死后肾梗死区周围缺血，引起肾素分泌增多，RAS活性增高致高血压，用ACEI治疗有效。适用于肾梗死早期及外科手术后极高血压；②急性肾衰竭：对已发生急性肾衰竭，应即时透析，提高生存率，并可争取进一步治疗的时间。

（3）外科治疗：指外科手术取栓及再造血管。对于急性双侧血栓栓塞，均应考虑手术祛除血凝块。多数学者认为，肾动脉血栓栓塞取栓或行再造血管，应争取在起病后3小时内进行，肾功能有望恢复。在12 ~ 18小时后行再造血管，肾功能恢复机会只有50%。近年开展的肾动脉介入导管取栓正在试用中。

五、血液系统并发症

（一）心源性贫血

1．发生机制　感染性心内膜炎常有正细胞正色素性贫血。心瓣膜病或大血管畸形如主动脉瓣狭窄或关闭不全、二尖瓣狭窄、二尖瓣关闭不全、Valsalva窦瘤、创伤性动静脉瘘、心房黏液瘤、人工心脏瓣膜以及多发性大动脉炎、过敏性血管炎、巨大海绵状血管瘤等，可能使红细胞生存时间缩短，血流不规则，易使红细胞破碎而产生溶血性贫血和血红蛋白尿症。

2．诊断依据

（1）临床特点：心血管疾病并发的贫血程度轻重不一，往往与疾病的性质和严重程度有关。溶血轻者可完全被骨髓代偿，临床症状不明显，可不出现黄疸。溶血明显者则常伴有黄疸及明显的血红蛋白尿。慢性溶血患者，长期血红蛋白尿和含铁血黄素尿的存在，可使患者发生缺铁而使贫血复杂化。心排血量的变化对溶血程度可有一定影响。因白天活动多，心排血量大，故白天溶血比夜间明显。鉴于贫血反过来可使心排血量增加、血循环加速，故贫血本身也可加重溶血。感染性心内膜炎患者60% ~ 70%有贫血，多为正细胞正色素性贫血。

（2）辅助检查：①外周血血常规，贫血轻重不一，多属正细胞正色素性贫血，网织红细胞常明显增多，血涂片中可见大量三角形、头盔形或形态不规整的破碎红细胞碎片，此类细胞的多少与溶血程度成正比；缺铁性贫血时可见红细胞形态大小不一，其中以小细胞为主，中央淡染区扩大，白细胞正常或增高，血小板正常或减少；②生化检查，血浆游离血红蛋白增多，血浆结合珠蛋白浓度降低或消失，血清乳酸脱氢酶可增高，肾功能大多正常；③尿常规，尿血红蛋白阳性或阴性，80%患者含铁血黄素尿阳性；④骨髓检查，骨髓有核细胞增生活跃，尤以红细胞增生明显，缺铁性贫血者骨髓中铁染色可见细胞外铁及铁粒幼细胞明显减少或消失。

3．防治措施

（1）积极治疗原发病。

（2）心脏修复术后出现的溶血性贫血，最有效的治疗是再次手术。

（3）确认有缺铁性贫血者应补充铁剂。

（4）重度贫血者可酌情输血，是采用全血抑或浓缩红细胞应视心功能而定。输血剂量应小，速度要慢，以防加重心脏负担。

（二）心源性红细胞增多症

1．发生机制

（1）病因：可诱发红细胞增多的心血管疾病如下：①各类先天性心脏病，如肺动脉瓣狭窄伴房间隔或室间隔缺损、卵圆孔未闭、动脉导管未闭、大血管完全移位、法洛三联症、法洛四联症、艾森门格综合征等；②获得性心脏病，常见者为风湿性心瓣膜病和慢性肺源性心脏病；③其他血管疾病，肺动静脉瘘、门静脉和肺静脉血管交通等疾病。

（2）发病机制：伴有血液从右向左分流的各种先天性心血管疾病，由于血流循环发生短路，动脉血氧饱和度及氧分压的降低可刺激骨髓造血系统，同时，促红细胞生成素分泌亦有增多，结果是红细胞生成旺盛。

2．诊断依据　在原发心脏病临床表现的基础上，继发性红细胞增多可引起如下临床表现。

（1）皮肤黏膜发绀或发绀加重，部分患者可出现杵状指（趾）。

（2）易出现静脉血栓形成或部分组织器官血管栓塞，但脾大罕见。

（3）红细胞增多与心脏负荷增加形成互为因果的链条，使心力衰竭变得顽固难治。

（4）辅助检查：血常规红细胞、血红蛋白、红细胞压积明显升高，白细胞和血小板计数正常；骨髓检查可见红细胞系统增生活跃；心脏超声心动图可了解心脏病变，确诊原发病；心导管检查可测量心脏不同部位压力和血氧饱和度。

3．防治措施

（1）病因治疗：治疗原发病是治疗本病的关键。

（2）放血治疗：有学者认为红细胞压积＞60%是心脏病患者的放血指征，尤其在心脏手术前。

第4章 心脏病误诊风险的表现与防范

第一节 概 述

误诊是临床上普遍存在的现象，可以说，有诊断就会有误诊发生的可能。它影响医疗质量，妨碍患者的健康，甚至可能危及生命，是临床上造成医疗差错、医疗事故的主要原因之一。近年来，随着医学及相关学科的发展，各种先进的现代化检查设备与仪器广泛应用于临床，诊断方法和手段有了很大的提高，但临床误诊率并未随之明显下降。很长时间以来，人们一直寄希望于通过先进检查仪器的应用和实验方法的改进，减少误诊的发生，但临床上误诊的现象仍然十分严重，诊断手段的提高与误诊率的下降是不呈正比的。

临床过程是一个决策实践过程，当医师站在患者面前的时候，一边询问病史，观察着症状体征，决策也就随之开始。如拟做什么检查，疾病大致的诊断方向等，而这一切最重要的就是思维，思维的趋向、倾向性决定和影响着决策的成败。从医师对患者疾病的诊断而言，是对疾病本质的认识过程，而这个过程就是运用思维对现有资料进行分析、加工的过程。所以在临床过程中最重要的一个环节就是临床思维。从目前的医疗水平来看，许多疾病只要能取得早期、正确的诊断，就可以获得理想的治疗效果，所以，研究并解决误诊问题，可以提高治愈率，降低病死率，提高患者的生活质量。

一、误诊范围的界定及分类

临床上根据误诊性质和程度的不同，可将误诊分为以下5个类型。

（一）诊断错误

诊断错误包括完全漏诊和完全误诊。完全漏诊和完全误诊有两种情况，一种是把有病诊断为无病，这称为完全漏诊；把无病诊断为有病的，称为完全误诊。另一种是把甲病诊断为乙病，就甲病而言，甲病被完全漏诊；就乙病而言，乙病则是被完全误诊。

（二）延误诊断

延误诊断是各种原因所致的诊断时间的延长。由于时间拖延得太久，在拟诊过程中选择的治疗方法不利于疾病的康复，有时甚至导致疾病的恶化，到最后确定诊断时已丧失了有效的治疗时机，这称为延误诊断。延误诊断的时间有长有短，短则几天，长则数月，甚至数年。因此确定是否为延误诊断，不应以时间的长短为标准，而应以是否导致疾病的转归为标准。

（三）漏诊诊断

漏诊诊断是指因各种原因引起的诊断不完全。如有时患者同时患有多种疾病，临床上表现出多种症状和体征，而医师只对其中的 1 种或几种疾病做出了诊断，并给予相应的治疗，遗漏了同时存在的其他疾病，这就是漏诊诊断。有时，在诊断过程中，医师只是对次要疾病进行了诊断，而遗漏了占主导地位的疾病，这样就可能导致不良后果。另外，临床上较为常见的还有对治疗过程中新发生疾病和并发症的漏诊。患者因某一种诊断已明确的疾病住院，在观察治疗过程中又发现了新的疾病，由于医师和护士的原因未能及时发现和认识的诊断延误，也属于漏诊诊断。

（四）病因判断错误

对疾病的病变部位和性质以及疾病的名称做出了正确的诊断，但对其病因却做出了错误的判断。临床上，病因诊断对疾病的治疗和预防具有重要的意义，病因不明会严重影响疾病的治疗效果。

（五）疾病性质判断错误

对疾病的部位和病因做出了正确的诊断，但对病变局部的病理变化却做出了错误的判断。由于对病变性质判断不符合实际，选择了不恰当的治疗方法，同样会对患者造成不良的后果。诊断的目的在于确定疾病的本质，并据此选择有针对性的治疗措施，使病情向好的方向转化，因此我们不仅应把不正确的诊断看作是错误的，而且要把不及时、不全面的诊断也看成是错误的，这样才有利于临床医疗质量的提高。但以下情况不属于误诊：①疾病之初起，只显露某些表象，尚未显露该病的本质或尚未确定诊断时，而做一些对症处理；②只针对某病的一个临床表现进行治疗时；③具有类似或同一症状的疾病，对其中之一进行治疗时；④两种需在微观结构上甚至在分子水平上才能做出鉴别诊断的疾病；⑤疑难病或新病之初始。

二、误诊研究的现状

误诊是临床上普遍存在的现象，包括国内外具有现代化水平的医院，临床总体误诊率在 30% 左右，疑难病例在 40% 以上。如果掌握了发生的规律，又注意防范，误诊是可以减少和避免的。

误诊是医学内部作为学术研究与确诊相对应的一个表述方法，但是它并不能真正反映误诊的本质。诊断的正确与否，既有时间性、阶段性，又有渐进性，人们对事物的认识是逐步深化，不是一次性完成的，有时使尽了所有检查手段都无法确诊，这时只能选择观察、等待的方法，这是人们的认识规律所决定的。

多年来，许多学者对误诊的原因进行了全面的研究，分析了临床医师、患者，以及临床思维和医院管理等各方面的误诊因素；并对误诊率较高的疾病从发病特点、误诊率、误诊原因、误诊范围及如何避免和减少误诊等方面进行了全面系统的讨论，特别是对每种疾病的误诊范围和避免误诊的措施进行了重点阐述，完全改变了以往个案报道、病例总结讨论误诊的方法。从问题的提出到讨论的方法，都具有特殊的研究方法和完整系统的理论体系，因此得出的结论也是有特色、有指导价值的。

有学者将误诊文献数据库的统计结果分门别类，其中关于误诊原因的分析共 16 条，结果按比例顺序依次为：由于医师经验不足，缺乏对该病的认识而发生误诊，占误诊比例的25.5%；由于医师问诊和体格检查不细致发生误诊，占 17.3%；医师未选择或医院缺乏特异性医技检查项目而发生误诊，占 17%；医师过分依赖和相信医技检查结果而发生误诊，占14.7%；患者个体差异，缺乏疾病的特异性症状、体征而发生误诊，占 9.3%；其他原因的发生率在 5% 以下，而上述原因的分析频率均在 10% 以上。可以看出，主要误诊原因经过医师的主观努力是可以解决的。

该数据库还为临床医师提供了有价值的单病种鉴别诊断的内容，其中的报告举例演示了65 篇文献报道"急性心肌梗死"，误诊范围的统计表，报告的急性心肌梗死病例总数为 4 494 例，其中误诊病例 1 753 例，误诊疾病比例最高的为"急性胃炎"，占误诊疾病总数的 24.6%。误诊学研究从诊断学的反面收集鉴别诊断的依据，按数十万例误诊疾病比例的高低量化了单病种可能误诊的疾病范围；所提供的鉴别诊断依据对临床医师有很好的提示作用。寻找误诊发生发展的内在规律，从而指导临床工作，最大限度地降低总体误诊率，提高诊断水平。

据"中国误诊文献数据库"对几万篇误诊文献中报道的 15 万例误诊病例的统计资料显示，由于医师过分依赖和迷信辅助检查结果而导致误诊的比例占 14.7%，成为造成误诊的前 4 项主要原因之一。因此，辅助检查代替临床思维容易导致误诊。虽然各种辅助检查结果是临床诊断的重要依据，有时可以起决定性作用，然而辅助检查不能离开其他临床资料的支持，因为它反映的是局部的、某一层次的变化。因此，必须全面分析辅助检查结果。过分依赖与偏信某项辅助检查，往往容易造成误诊。

即使在医疗设备先进、诊断手段较多、医疗技术水平较高的情况下，临床误诊率仍相当高，也说明临床上有些医师过分依赖先进的设备诊断疾病。不可否认，现代医疗设备确实对提高诊疗质量有很大帮助，但任何先进的设备也有缺陷，在临床上的诊断价值也有一定的局限性，作为临床医师应综合各方面信息做出临床诊断，不可依赖某一检验结果做出诊断。

第二节　心脏病误诊及其后果

一、心脏病误诊的范围及疾病

（一）心脏病误诊的常见范围

1. 误诊为心血管系统疾病　各种心脏病之间常见误诊为冠心病心绞痛、急性冠状动脉综合征、急性心肌梗死、风湿性心瓣膜病、原发性高血压、高血压性心脏病、急性心肌炎、心肌病、急性心包炎、心包积液、缩窄性心包炎、肺栓塞、肺源性心脏病、先天性心脏病、二尖瓣脱垂综合征、左心房黏液瘤、甲状腺功能亢进性心脏病、贫血性心脏病、梅毒性心脏病、心律失常等。

2. 误诊为呼吸系统疾病　心脏病常见误诊为急性支气管炎、肺炎、支气管扩张、胸膜炎、胸腔积液、自发性气胸、原发性肺动脉高压、肺结核等。

3. 误诊为消化系统疾病　常见误诊为食管痉挛、胃食管反流病、慢性胃炎、上消化道溃疡、病毒性肝炎、肝硬化、胆道疾病、急性胃肠炎、急性胰腺炎、腹膜炎、急腹症等。

4. 误诊为神经系统疾病　常见误诊为脑血管意外、脊髓病变、神经血管性头痛、神经源性休克等。

5. 误诊为泌尿系统疾病　常见误诊为肾小球肾炎、肾病、肾结石、慢性肾功能不全等。

6. 误诊为其他系统疾病　常见误诊为急性龈炎、牙髓炎、慢性咽炎、颈肩病、嗜铬细胞瘤、不明原因发热、败血症、疟疾、肿瘤、真性红细胞增多症，心源性休克误诊为感染性休克、失血性休克、过敏性休克等。

（二）心血管疾病误诊的常见疾病

1. **冠心病误诊的疾病**

（1）急性心肌梗死常误诊为急性心肌炎、上消化道溃疡、胆道疾病、急性胰腺炎、急性胃肠炎、急性支气管炎、急性龈炎、颈肩病等。

（2）冠心病变异型心绞痛误诊为急性冠状动脉综合征，心绞痛常误诊为神经系统疾病、食管痉挛、胃食管反流病、慢性胃炎、慢性咽炎、嗜铬细胞瘤、神经血管性头痛、牙髓炎等。

2. **瓣膜疾病误诊的疾病**

（1）风湿性心瓣膜病常误诊为冠心病、肺源性心脏病、心肌病、呼吸系统疾病，并发脑卒中误诊为脑梗死，并发感染性心内膜炎误诊为左心房黏液瘤，并发肠系膜上动脉栓塞误诊为急性胃肠炎，并发肾动脉栓塞误诊为肾结石等。

（2）老年退行性心瓣膜病常误诊为风湿性心瓣膜病、冠心病、高血压性心脏病、心肌病、肺源性心脏病、梅毒性心脏病、甲状腺功能亢进性心脏病、心律失常、先天性心脏病、其他疾病。

（3）感染性心内膜炎常误诊为风湿性心瓣膜病、败血症、肾小球肾炎、疟疾、呼吸系统疾病。

3. **心肌疾病误诊的疾病**

（1）急性病毒性心肌炎常误诊为冠心病、消化系统疾病、呼吸道感染，合并左心室血栓误诊为黏液瘤等。

（2）扩张型心肌病常误诊为冠心病、高血压性心脏病、慢性肺源性心脏病、风湿性心瓣膜病、心包积液、病毒性心肌炎、慢性胃炎等。

（3）肥厚型心肌病常误诊为急性心肌梗死、冠心病心绞痛、高血压性心脏病、风湿性心瓣膜病、先天性心脏病等。

（4）限制型心肌病误诊为缩窄性心包炎、风湿性心瓣膜病等。

4. **心包疾病误诊的疾病**

（1）急性心包炎常误诊为急性心肌梗死、冠心病心绞痛、心肌病、急腹症、其他疾病和心包炎不同病因的误诊等。

（2）慢性缩窄性心包炎常误诊为冠心病、心肌病、其他心脏病、肿瘤、胸或腹膜炎、肝硬化等。

5．肺源性心脏病误诊的疾病

（1）肺栓塞所致的急性肺源性心脏病常误诊为冠心病、肺结核、肺炎、自发性气胸、支气管扩张等。

（2）慢性肺源性心脏病常误诊为冠心病，伴有呼吸系统、神经系统疾病及消化道出血误诊为肺源性心脏病加重。

6．先天性心脏病误诊的疾病　常误诊为风湿性心瓣膜病、肺源性心脏病、冠心病、原发性心肌病、原发性肺动脉高压、肺炎、支气管扩张，以及先天性心脏病相互之间的误诊。

7．心脏黏液瘤误诊的疾病　常误诊为风湿性心瓣膜病、心肌病、附壁血栓、脑血管意外，合并心力衰竭、心律失常误诊为其他疾病。

8．血管疾病误诊的疾病

（1）大动脉炎常误诊为高血压性视网膜病变、心脏病、脑血管疾病、肺结核、肾病等。

（2）主动脉夹层常误诊为冠心病、先天性心脏病、肺栓塞、消化系统疾病、泌尿系统疾病、脑血管疾病、胸膜炎、真性红细胞增多症等。

9．甲状腺功能异常继发性心脏病误诊的疾病

（1）甲状腺功能亢进性心脏病常误诊为冠心病、心肌疾病、风湿性心瓣膜病、慢性肺源性心脏病、先天性心脏病、原发性高血压病、单纯心律失常、贫血性心脏病、心包炎、二尖瓣脱垂综合征等。

（2）甲状腺功能减退性心脏病常误诊为冠心病、结核性心包炎、心肌疾病、贫血性心脏病、原发性高血压病等。

10．心血管疾病综合征误诊的疾病

（1）心脏 β 受体亢进症常误诊为病毒性心肌炎、冠心病、高血压病等。

（2）早期复极综合征常误诊为冠心病心绞痛、急性心肌梗死、室壁瘤、急性心肌炎等。

（3）直背综合征常误诊为先天性心脏病、风湿性心瓣膜病、冠心病等。

（4）颈 – 心综合征常误诊为冠心病、心肌炎、原发性高血压病等。

（5）胆 – 心综合征常误诊为冠心病、单纯心律失常等。

11．心血管疾病并发症误诊的疾病

（1）心力衰竭常误诊为支气管疾病、肺部疾病、胸腔积液、脑血管疾病、慢性肾功能不全、肝硬化、病毒性肝炎等。

（2）心源性休克误诊为感染性休克、神经源性休克、失血性休克、过敏性休克。

（3）室性心律失常误诊为室上性心动过速。

（4）冠心病误诊为消化道疾病猝死，心肌炎误诊为呼吸系统疾病猝死，主动脉夹层误诊为消化道疾病猝死，肺栓塞误诊为其他疾病猝死。

12．继发性高血压病误诊的疾病　嗜铬细胞瘤、原发性醛固酮增多症、巨大肾囊肿、孤立性主动脉瓣狭窄、肾性高血压病常误诊为原发性高血压病。

二、误诊心血管疾病的表现

心血管疾病为常见的疾病，许多疾病在初始发病阶段未诊断出来而发生误诊或漏诊。对这些心血管疾病应当提高警惕，防止误诊及漏诊。某些心脏病之间的临床表现颇相似，易造成误诊，特别是一些较少见的心脏病更易误诊。为了提高早期诊断的警惕性，现将临床诊断

中容易发生误诊的心脏病简述如下。

（一）冠心病

1. **无症状型冠心病**　从临床印象来看，无症状型冠心病并非少见。国外报道，有50%的冠心病患者突然急性心肌梗死或猝死。糖尿病及肺源性心脏病合并的冠心病以无症状型较多。凡是有长期高血压、高血脂、吸烟及糖尿病的中老年人，应进行有关检查，防止冠心病漏诊。

2. **心电图的T波特异性改变**　心电图的T波为多变的波型，以下两种T波改变为非心肌缺血所致：①青少年（尤其女性）在心电图的Ⅱ、Ⅲ、aVF导联的T波低平，尤其持久低平、无症状者；②弥散性T波低平（所有导联），无动态改变，无对应改变，难以确定缺血部位者。

3. **非典型（心绞痛性）胸痛**　瞬间闪电式针刺样胸痛及持续（30分钟以上）胸痛，为非心绞痛所致。不典型胸痛，尤其无冠心病易发危险因素的患者的胸痛，往往不是冠心病心绞痛，患者多为胃食管反流。冠状动脉造影阴性的胸痛中50%～70%甚至高达80%以上为胃食管反流、食管痉挛等所致。这些患者多无易发因素，症状多不典型。

4. **绝经期前的女性患者**　无足够证据不应随便拟诊为冠心病。流行病学调查绝经期前的女性比男性发病明显减少。

5. **无痛性心肌梗死**　岁数大的老年性心肌梗死无痛性增多，因此应提高警惕。老年人出现任何症状，都应进行心电图检查，以防漏诊。

6. **右心室急性心肌梗死**　下壁急性心肌梗死必须常规描记V_1～V_6及V_3R～V_6R导联，以防止右心室梗死及后壁梗死的漏诊。急性下壁梗死并发心源性休克和（或）右心力衰竭者，提示右心室梗死的可能性较大。

7. **多次心肌梗死**　尸检证明老年人心肌梗死2次以上梗死并非少见。有资料可见，505例60岁以上的老年人心肌梗死，40.7%为2次以上心肌梗死，多次心肌梗死心电图可能表现不出来。因此，心电图示梗死范围较小，但患者并发泵衰竭时，应考虑非为初次心肌梗死。

8. **隐性心肌缺血**　隐性心肌缺血也称"无症状性心肌缺血"。在临床上分3型：Ⅰ型为完全无症状型，无心绞痛，也无心肌梗死，似"健康"的正常人，占健康人中2%～6%；Ⅱ型有过心肌梗死的陈旧性心肌梗死，为25%～50%；Ⅲ型为心绞痛患者，有60%～100%（平均80%）隐性心肌缺血发作。由于无自觉症状，所以容易误诊及漏诊。

9. **急性心肌梗死易误诊为急腹症**　急性心肌梗死中以腹痛、恶心、呕吐等消化道症状为主要表现者占2.7%～17.6%，以消化道症状为首发表现者占无痛性心肌梗死的9%。其特点为突然上腹部疼痛，伴恶心、呕吐或休克，少数可有消化道出血，临床易误诊为急性胃炎、溃疡穿孔、急性胰腺炎、胆结石等急腹症。因误诊而行剖腹探查手术者亦屡有报道，诊断时应特别注意。为避免误诊，对中老年人急腹症应常规进行心电图动态观察。

（二）原发性高血压病及高血压性心脏病

1. **血压下降的高血压**　长期高血压，进入第3期，并发脑血管疾病和（或）心脏病改变，血压下降至正常范围。然而患者有3点特征：①长期高血压病史；②眼底有动脉硬化证据；③胸片示升主动脉增宽表现。

2. **肾血管狭窄性高血压**　由于肾动脉狭窄引起肾缺血，从而血压升高。患者肾功能及尿液检查可以完全正常，不做肾动脉造影难以确诊。在继发性高血压中有 4% 左右肾血管狭窄性高血压，患者多为年轻女性，高血压多系良性经过。无原因可查者应行肾动脉造影检查。

3. 早期高血压性心脏病　高血压引起心脏改变，早期仅为左心房扩大，只有进行心脏超声检查方能确诊。

4. 继发性高血压误认为原发性高血压　随着医学的发展，有原因可查的继发性高血压日渐增多。但在临床上，一时查不出发病原因就误认为原发性高血压，这是值得注意的。继发性高血压有下列特点：①往往年轻，30 岁以前的年轻性高血压绝大多数为继发性的；②病程短，起病快；③恶性及急进型高血压均为继发性的；④降压药疗效欠佳；⑤有特殊原因可查，如高血压患者心电图表现左心室肥厚兼劳损者往往为继发性的。高血压合并低血钾血症者很可能为原发性醛固酮增多症。

5. 肾性高血压　高血压靶器官之一为肾，然而国内尸检证明，由于高血压所致肾的损害者尚不到 5%，实际上血压升高，伴有肾明显损害者，多为肾性高血压，尤其出现面部水肿患者。

（三）风湿性心瓣膜病

1. 哑型风湿性心瓣膜病　所谓哑型风湿性心瓣膜病是指二尖瓣狭窄，然而听不到心尖区舒张期隆隆样杂音。听不出的原因有：①心动过速，影响杂音的听诊；②并发肺动脉高压；③并发心房颤动，使收缩期前（舒张晚期）杂音消失；④二尖瓣膜明显增厚。

哑型二尖瓣狭窄临床较少见，易误诊为肺源性心脏病、冠心病。在一组资料较完整的 27 例中，误诊或漏诊者 21 例（漏、误诊率为 77.8%）。其中误诊为肺源性心脏病及冠心病者共 10 例。多数学者强调如能注意二尖瓣狭窄的其他表现，还是有可能做出二尖瓣狭窄床旁诊断的。这些表现包括风湿病史、劳力性呼吸困难、咯血、体循环栓塞、二尖瓣面容，心尖区舒张期震颤、第一心音亢进、开瓣音、心房颤动。X 线表现左心房、右心室扩大，肺动脉高压。心电图显示左心房及右心室肥厚。如有上述表现应尽早行 UCG 检查。

2. 哑型主动脉瓣关闭不全、二尖瓣关闭不全、三尖瓣关闭不全　舒张期吹风样杂音及收缩期吹风样杂音可以听不出来，然而彩色多普勒超声检查证明有关闭不全。

3. 风湿性心瓣膜病并发亚临床性风湿活动　风湿性心瓣膜病患者容易有风湿活动，然而这种风湿活动用诊断风湿热的诊断标准容易误诊、漏诊。以下 4 点有参考价值：①年轻；②心脏明显扩大；③洋地黄小剂量引起心脏毒性反应；④抗风湿治疗有效。

4. 风湿性心瓣膜病并发肺栓塞　风湿性心瓣膜病容易并发肺栓塞，尤其并发心房颤动时，肺栓塞最易发生误诊及漏诊。风湿性心瓣膜病患者发生以下表现，应考虑肺栓塞可能：①突然心力衰竭；②突然气短、咯血、黄疸；③突然休克等表现。

（四）感染性心内膜炎

1. 急性感染性心内膜炎　往往为败血症引起的，尤其老年人非风湿性心瓣膜病及非先天性心脏病的基础上发生者，多被败血症所掩盖，容易发生误诊或漏诊。

2. 右心感染性心内膜炎　在感染性心内膜炎中有 10% ~ 15% 为单独右心感染性心内膜炎，可以不发热，无心脏杂音，全身动脉栓塞较少，而肺栓塞较多，容易误诊。

3. 霉菌性心内膜炎　由于注射葡萄糖及应用激素增多，霉菌性心内膜炎较过去增多。不做霉菌培养，容易误诊。

（五）心肌病

1. 扩张型心肌病　扩张型心肌病的心脏明显扩大，搏动减弱，易误诊为心包积液，误行心包穿刺术者文献亦有报道。由于心肌广泛病理改变，常有心电图的 ST-T 改变，甚至异常 Q 波，中老年患者误诊为冠心病屡见不鲜。由于心腔扩大，易产生二尖瓣相对性关闭不全的杂音，有时颇粗糙，酷似风湿性二尖瓣疾病。为达到早期诊断，凡遇心脏普遍增大，响亮的左、右心室奔马律，明显的交替脉，多变的心律失常，顽固性心力衰竭等，均应考虑扩张型心肌病。UCG 对上述疾病鉴别有较大帮助。

2. 限制型心肌病　限制型心肌病比较少见，临床表现可以极似缩窄性心包炎，前者心脏扩大明显。

3. 特异性心肌病

（1）糖尿病心肌病：非胰岛素依赖型糖尿病有增多趋势，为冠心病易发的主要危险因素。老年性糖尿病多无"三多"症状，心脏改变有两种情况：①糖尿病并发冠心病，然而心绞痛发生率较低，心肌梗死的预后较差；②糖尿病性心肌病，心脏可以不大，临床上表现隐匿，所以容易漏诊。

（2）结缔组织疾病所并发的特异性心肌炎：结缔组织性疾病包括急性风湿热、系统性红斑狼疮、类风湿关节炎、进行性硬皮症、多发性结节性动脉炎及多发性肌炎等。此 6 种胶原性疾病均可侵犯心肌、心包或心内膜（包括心瓣膜），发生率可达 20% ~ 40%，甚至有的高达 60% 以上。然而心脏改变常被原发病所掩盖，不易及时发现。

（六）心包炎

1. 化脓性心包炎　临床表现极似败血症，心脏可以不大，心电图可以正常，无心包积液的特征，但可以心脏压塞，误诊率较高。

2. 病毒性心包炎及小量心包腔积液　随着病毒感染增多，病毒性心包炎及小量心包腔积液日渐多见。患者可以无任何症状，仅在心脏超声上发现少量心包腔积液，预后良好。

3. 尿毒症及心肌梗死　容易发生心包炎，然而漏诊较多，因为一般无心包积液征象。

（七）肺源性心脏病

1. 严重阻塞性肺气肿　容易有肺源性心脏病，但不易早期诊断，多被肺气肿掩盖。

2. 肺源性心脏病仅肺功能衰竭　容易误诊为肺气病并发心力衰竭。

3. 肺源性心脏病合并冠心病　冠心病容易漏诊，因为心绞痛发作较少，而且肺源性心脏病本身由于缺氧可以有心绞痛及心电图的 ST-T 改变。

4. 肺源性心脏病无充血性右心力衰竭　可以出现颈静脉轻度怒张，下肢水肿，静脉压轻度升高，肝可以触及。然而阻塞性肺气肿时，只有静脉压力 > 170mmHg，颈静脉明显怒张及肝大、淤血（肝颈静脉逆流征阳性）方能确诊为充血性心力衰竭。

（八）先天性心脏病

1. 心房间隔缺损　心房间隔缺损及动脉导管未闭并发继发性肺动脉高压后，可以出现发绀，心脏杂音变为不典型甚至消失，极似原发性肺动脉高压。

2．Ebstein 畸形　易误诊为风湿性心瓣膜病。本病是一种少见的先天性心脏病，是三尖瓣向右心室腔移位畸形，多伴有关闭不全。由于心尖极度顺时针转位，三尖瓣区几乎达到心尖区。因此，常在心尖区听到收缩期或双期杂音，易误诊为风湿性心瓣膜病。但此杂音于吸气时增强，表明杂音来源于三尖瓣。心力衰竭控制后心尖区杂音减弱，X 线检查见心底部血管影变窄，肺血流少，即使有心力衰竭亦不致有肺充血表现，左心房增大不明显，心电图常显示右心房肥大，右胸导联 R 波低电压等，均有别于风湿性二尖瓣病变。二维 UCG 对本病诊断有极大帮助。

（九）左心房黏液瘤

有学者评述了国内有关心脏黏液瘤的文献 66 篇，收集左心房黏液瘤 295 例，在提及有无误诊的 119 例中，113 例（95%）UCG 检查前曾误诊，其中 80 例误诊为风湿性二尖瓣病变，12 例因误行二尖瓣分离术时始获正确诊断。为避免误诊，遇到下列情况时应警惕本病：①无风湿病史，出现酷似二尖瓣狭窄的症状与体征；②心尖区杂音随体位改变或随时间不同而有变异；③与体位有关的眩晕或晕厥；④窦性心律的患者发生栓塞；⑤心脏严重的症状和心脏听诊发现及 X 线表现不相符；⑥怀疑二尖瓣狭窄的患者出现发热、贫血、红细胞沉降率快，但抗风湿治疗无效；⑦与二尖瓣狭窄相比，心律多正常，左心房大小也相对正常。

（十）主动脉夹层

主动脉夹层过去认为不多见，生前确诊率很低。自从有了心脏超声检查以来，生前确诊率明显提高。主动脉夹层的"3 个不相称"（不一致）：①胸痛与心电图不相称；②症状与体征不相称；③血压与休克不相称。有"3 个不相称"表现的高血压、动脉硬化及马方综合征患者，一旦发生疼痛、休克等表现，及早进行心脏 UCG 检查。

有学者综合分析了国内文献发现主动脉夹层 21 例，在 17 例误诊病例中 9 例误诊为急性心肌梗死，误诊为风湿性主动脉瓣关闭不全及急腹症者各 3 例。如能熟悉主动脉夹层动脉瘤的下列特点，误诊是可以避免的：①起病多急骤，剧烈胸痛或腹痛、发病一开始疼痛即达高峰，吗啡等镇痛药往往不能镇痛；②腹部虽可有剧痛，但腹部体征相对较轻；③虽有休克表现，但血压不降，甚或升高，即使有轻度下降，输血后亦很快上升，不同于其他病因所致休克；④中老年人突然出现主动脉瓣关闭不全体征，或伴有心力衰竭进行性加重；⑤两上肢血压常有较大差别。

（十一）心力衰竭

心力衰竭中表现隐性心力衰竭，容易被误诊。隐性心力衰竭是指心腔压力已经升高，然而尚未发生静脉系统淤血征象，即静脉压未升高，血容量未膨胀，水钠未潴留的阶段。国外有"无症状性心力衰竭"及"亚临床型心力衰竭"之称。国外有学者曾说"即使有经验的临床医师，诊断肺淤血，也只能确诊89%"。经验证明，"老年肺"的肺底细小湿性啰音、间质性肺炎及毛细支气管性肺炎的肺脏听诊所见，可极似肺淤血。肺淤血的早期并无肺底湿性啰音，仅为活动时气短、在休息状态下无任何表现。隐性心力衰竭心脏可以不大，心排血量可以不低，无血容量膨胀等表现，可仅为活动时气短、尿少、体重增加、交替脉、奔马律，可听到病理性第三心音，心电图上 V_1 导联的 P 波终末向量阳性，X 线胸片上出现 Kerley 线等。因此，在临床较易误诊或漏诊。

（十二）休克

1. **休克前期** 休克前期时血压并不下降，甚至上升，然而有以下表现：①脉压变小，< 30mmHg；②有周围循环不良；③尿量减少。

2. **感染性休克** 在早期休克并非血压下降，无周围循环不良。有以下 3 点表现：①神志改变，严重感染者出现嗜睡、昏迷、谵妄等神志改变；②皮肤色泽改变，用检查者的示指压迫患者手背部，压迫时局部发白，手指抬起后，若白色区在 2 秒以上方恢复者提示发生休克；③脉压变小，脉压 ≤ 20mmHg。

3. **不可逆性休克** 休克发生以下表现之一提示进入不可逆性休克，多为并发弥散性血管内凝血所致：①出现呼吸衰竭，多为呼吸窘迫综合征表现。早期表现可能有"三有三无"特征。三有：有病因，有呼吸加快（> 28 次 / 分），有心率增快（> 120 次 / 分）。三无：无发绀，无肺部啰音，无 X 线胸片阳性表现；②出现急性肾衰竭，尿少比重不升；③大量补液血压不能回升；④心率不快，甚至减慢；⑤神志不清，各种反射消失；⑥血气分析，血 pH 在 7.0 以下；⑦血液乳酸值明显升高。

（十三）心律失常

1. **非阵发性心动过速** 过去有学者称为加速性心动过速，有房室连接区性的、室性的、房性的 3 种，不论哪种类型常有以下 5 个特点：①心律的改变有移行过程，经 1 ～ 2 次心跳变异后成为非阵发性心动过速；②有固定的心率，房室连接区性者多为 70 ～ 130 次 / 分，室性者多为 70 ～ 100 次 / 分，房性者多为 90 ～ 130 次 / 分；③非阵发性心动过速的心率和基础心律的心率接近或相同；④有固有的特异病因，如房室连接性及房性者多为洋地黄中毒，室性者多为冠状动脉再灌注的标志；⑤患者常无自觉症状，不易发觉。

2. **洋地黄中毒引起以下的心律失常** 此种心律失常容易误诊及漏诊：①心房颤动的基础上并发室性期前收缩，洋地黄中毒的机会增加 6 倍，然而听诊不易确诊，有时在心电图上也和室性差异性传导相似；②非阵发性心动过速；③房性心动过速，误认为窦性心动过速，误认为洋地黄不足；④心力衰竭恶化（加重），容易误认为洋地黄不足；⑤阵发性房性心动过速发生 2∶1 房室传导阻滞，心率在正常范围。此种心律失常不仅为洋地黄中毒，而为低血钾所致；⑥心房颤动发生完全性房室传导阻滞，心室率可为"房室连接区性心动过速"，心率为 60 ～ 70 次 / 分，误认为心房颤动转为窦性心律；⑦心房颤动发生完全性房室传导阻滞，又并发非阵发性连接性心动过速，又合并二度 I 型房室传导阻滞。此种合并的复杂性心律失常极易误认为单纯心房颤动。然而仔细分析心电图有 4 点特征：RR 间期被长间歇分隔。RR 间期由长变短。长间歇后的 RR 间期 > 长间歇前的 RR 间期。长间歇的 RR 间期永远 < 长间歇前的第 1 个 RR 间期 2 个之和。

3. **隐匿性期前收缩** 隐匿性期前收缩只能从心电图上推测，然而听诊及心电图表现均易误认为窦房传导阻滞或二度 I 型房室传导阻滞。

4. **病态窦房结综合征** 早期的病态窦房结综合征，心率有时缓慢，有时仍在正常范围，因而不做食管心房调搏术难以确诊。

5. **抗心律失常药物致心律失常**　所有的抗心律失常药物均可引起心律失常，称为"致心律失常"。致心律失常的发生率为 6% ~ 16%。致心律失常的诊断标准尚未统一。以下的诊断标准比较实用。任何一条即可定为致心律失常。①在抗心律失常治疗中每小时室性期前收缩增多 4 倍；②成对室性期前收缩增加 10 倍（24 小时动态心电图检查）；③在抗心律失常治疗中出现持续性室性心动过速或心室颤动；④在抗心律失常药物治疗室性心动过速中，室性心动过速发作时心率增快；⑤在抗心律失常药物治疗室性心律失常时，室性心律失常发生变异；⑥在抗心律失常药物治疗快速性室性心律失常，难度增加；⑦在抗心律失常药物治疗中出现新的心律失常，无其他原因解释者。

三、疾病误诊造成的不良后果

（一）对患者的影响

1. **死亡或残疾**　对危重患者的病因、发病部位或病变性质做出了错误诊断，未能及时地施以有效的治疗，错过了抢救的有利时机，可能使患者的病情迅速恶化，甚而导致死亡。临床上，这样的情况时有发生。若发生了误诊，未及时给予针对性的治疗，常会因为病情突然变化而失去抢救机会。类似这样的病例，哪怕是短时间的诊断延误，也可能会导致严重的后果。

据某一误诊文献数据库对 152 934 例误诊病例的误诊后果统计分析后，根据误诊给患者造成伤害的程度将后果分为 3 级：由于误诊导致误治使病情恶化致残甚至死亡者为 1 级后果，占误诊病例总数的 4%；误诊给患者造成比较严重后果的为 2 级，占总数的 34%。误诊但未造成不良后果的为 3 级，占总数的 62%。

2. **误诊导致误治**　诊断是治疗的前提，没有正确的诊断，治疗必然带有盲目性。在患者就诊或住院期间，无论什么原因造成的误诊，也无论什么性质的误诊，都可能会导致误治或者缺乏针对性的治疗，从而使病情复杂化。不同性质及程度的误诊，可能出现各种不同的后果。

3. **治标未治本**　一个患者如同时患有几种疾病，医师只诊断出 1 种疾病。或者某一种疾病同时有多个系统的损害，医师只注意到疾病的个别表现，而遗漏了居于主导地位的原发病，依此而施加的治疗必然是只治标不治本。这样既掩盖了疾病的典型症状，使诊断更加困难，又拖延了病情，或者表面上获得了暂时的好转，不久后又复发，甚至隐藏着更大的危险。如果被遗漏的是占主导地位的主要疾病，并且长时间未被认识，又缺乏针对性的对症治疗，其后果也是不良的。

4. **使患者辗转求医**　对某些病情发展缓慢的疾病，或不影响重要生命器官功能的疾病，虽然在短时间内误诊不会造成严重后果，但是由于误诊，没有对病因进行针对性的治疗，患者会因为不满意其治疗效果而四处求医。然而在临床上，如果缺乏系统的病史调查和治疗观察，往往就诊的医院越多，越难以明确诊断。这种状况不但会使患者长期忍受着疾病的折磨，还会给患者增加一定的经济负担。更重要的是会延误诊断，使患者失去治愈的机会。

5. **增加患者的精神压力**　临床上将甲病误诊为乙病，可以导致误治。将有病误诊为无病，可以因未及时治疗，导致病情恶化。将无病误诊为有病，或将良性疾病误诊为恶性疾病，可以无辜地给患者及其亲属增加精神负担。将非传染性疾病误诊为传染性疾病，还可以引起家庭和周围人际关系的紧张。以上情况都会给患者增加精神压力，甚至使其因此而不安，产生烦躁、孤独甚至绝望等心理。

6. **增加药物的不良反应**　误诊会导致非针对性的治疗。对症对因的治疗会收到药到病除之效，相反则劳而无功，用药而无效。因此，在误诊情况下施行的治疗，效果常常是不理想的。但是，由于误诊的医师当时并不一定意识到发生了误诊，当治疗效果不理想时，常常会先从用药的时间和剂量方面查找原因。为了能够尽快治愈疾病，往往会继续增加药物的剂量和延长用药的时间，这就会增加药物的不良反应，甚至会出现新的医源性疾病。虽然正常的用药也可能出现药物的不良反应，但是由于正常用药针对性强，治疗效果好，而且是按规定的剂量和时间用药，发生不良反应的可能就少得多。而在误诊情况下的用药，既缺乏目的性，又不能使疾病按时痊愈，这时出现的不良反应只能给患者增加额外的痛苦。

（二）对医疗质量及指标的影响

医院在评价医疗质量优劣时，常以8项医疗指标为依据，即诊断符合率、治愈率、抢救成功率、床位使用率、床位周转率、平均住院时间、床位周转次数和治愈者平均住院时间等。发生误诊时，几乎对上述指标都会产生不利的影响。所以误诊不单纯是一个诊断问题，而且是关系到医疗质量的全局性问题。在上述的各种统计指标中，除了诊断符合率外（因为误诊本身就是诊断的不符合），误诊对其他指标都有影响。如由于误诊会施以缺乏针对性的治疗，必然难以取得应有的治疗效果，治疗无效或效果不理想，就无法让患者按时治愈出院，所以平均住院时间、治愈者平均住院时间必然会增加，床位周转次数则相应地会减少。由于误诊所做的诊断不能反映疾病的本质，误诊又导致了误治，就肯定难以获得高的治愈率和抢救成功率。因此，误诊对于各种医疗质量指标的实现，有着明显的消极影响。当然，误诊导致误治，施以非针对性的治疗，患者不但忍受了疾病的痛苦折磨，医务人员进行了无效的劳动，又浪费了大量的医药资源。还可能使得本来能够治愈的疾病，因错过了治疗时机而不可逆转，甚至使患者机体失去了部分功能，成为残疾。另外，误诊还可能使得本来可以延长生命的患者过早地死亡，给患者亲属带来痛苦和不幸等。

（三）对社会的不良影响

1. **导致医疗纠纷** 由于误诊常会导致误治，使患者的疾病不能按期痊愈。严重的误诊误治还可以导致患者残疾甚至死亡，从而构成医疗事故。因此，一旦因误诊而出现不幸后果时，患者及其家属往往会因为未达到原就医目的，而对主治医师和医院产生不满情绪，对诊断和治疗过程提出各种质问。而当医患双方对医疗后果及其原因在认识上产生分歧，当事人要求追究责任或赔偿损失，非经过行政的调解或法律的裁决不能解决时，便构成了医疗纠纷。当然，引起医疗纠纷的原因是多方面的，但是误诊确实是其重要原因之一。

一般性的医疗纠纷，需要医院医疗行政部门出面与患者家属协调，根据纠纷的性质、原因，实事求是地分清责任。做这项工作需要花费大量的时间和精力，常常会因此而扰乱医院正常管理工作的进行。而且，有时为了满足患者及其家属提出的经济要求，医院要根据因误诊构成医疗事故的等级标准而进行一定的经济赔偿。严重的医疗纠纷，甚至需要经过法律部门处理。这些都会在社会上产生不良的影响。

2. **患者伤残率增加** 严重的误诊误治，会使本来可以治愈的疾病未能彻底治愈，留下严重的后遗症。因误诊，使患者失去了良好的治疗时机，病情无法好转。或因误诊，未及时治疗，未能阻止病情的发展，最后确诊时病情损害已无法挽回。上述情况，都可能给患者带来严重的后果，甚至造成终身残疾。

3．造成不良的社会舆论 某一个患者被误诊、误治，这不单纯是被误诊者个人的事。每个患者都是社会的一员，患者有家庭、单位、亲朋好友，因此患者一旦被误诊、误治，并导致了不良的后果，在社会上将迅速产生反响，对医院及当事的医师会产生种种非议。这种议论一旦在社会上传播，往往会使医院的声誉受到严重影响。不仅如此，这种不良的社会舆论还会使正在住院的患者产生许多复杂的心理反应，使某些患者对医师和医院失去信任，甚至会把过去误诊的实例与自己疾病的诊断相联系。这种对医师的不信任心理一旦形成，将会给临床工作带来许多麻烦。

第三节 心脏病误诊的原因分析

一、疾病误诊的基本原因

有学者收集了临床近年来发表在国内 200 种医学期刊上的标准误诊文献，汇集文献病例总数 548 400 例，其中误诊病例总数 152 934 例，从而统计出文献报道的误诊率为 27.89%，各年度间的误诊率为 24.5% ~ 32.8%，在不同等级医院间，误诊率有所差异。陈晓红等在报告中提出，本组样本量的误诊率无法找到国外同等大样本量的对比数据，但是在检索国外文献中，有尸检误诊率报告均在 30% 左右。综合误诊文献作者对误诊原因的客观分析，统计发现误诊原因共 16 条，依次为：①医师经验不足，缺乏对该病的认识；②医师问诊及体格检查不细致；③医师未选择特异性检查项目；④医师过分依赖或迷信辅助检查结果；⑤误诊病例缺乏特异性症状体征；⑥医师诊断思维方法有误；⑦误诊病例属于国内罕见疾病；⑧误诊病例的并发症掩盖了原发病；⑨误诊病例以罕见症状体征发病；⑩患者主诉或代述病史不确切；⑪病理诊断错误；⑫病理组织取材不到位；⑬误诊病例多种疾病并存，遗漏了主要疾病；⑭医院缺乏特异性检查设备；⑮医师对专家权威的盲从心理；⑯患者故意隐瞒病情。这些基本原因对临床上发生的误诊有很大影响，值得医师高度重视。

误诊的原因包括客观和主观两个方面，应着重主观原因的分析。客观原因方面，包括病情发展的进程、医学发展的水平、可获得的医疗设备与条件等，在很大程度上属于广义误诊的范畴。主观原因方面，包括道德作风、思想方法、组织管理、基本训练、业务技术水平等，属于狭义误诊的范畴。

（一）误诊的客观原因

客观原因主要包括：①人类疾病多种多样；②疾病临床表现千变万化，典型 - 不典型、有规律 - 无规律、同病异症 - 异病同症等；③同时患有多种疾病的表现为交错和叠加；④并发症存在有时会掩盖主要疾病的临床表现；⑤疾病处于不同阶段；⑥个体差异；⑦医疗条件的差异；⑧患者及家属配合程度；⑨合并用药情况，激素、广谱抗生素等有时可掩盖病情。

（1）患者的因素：患者是诊疗过程中的客体，对诊疗行为及结果的影响是不容忽视的，有时是决定性的。①患者心理因素对医师的误导；②患者表达能力低下，不能陈述疾病发生、发展的经过，病史描述多不可靠、表达不准确等，给临床收集资料带来困难，导致误诊；③患者所患疾病的复杂多变给医师诊断带来困难。如患者就诊时许多症状尚未出现，同病异症，异病同症，主病与并发症，新老疾病并存，一种疾病造成的多器官多系统的损害，新病种等都会造成临床信息不准确，或短时间内难以确定主次而延误诊断。

（2）环境因素：医师诊断疾病是一种社会实践活动，离不开时间、地点和条件。不同年代对疾病的认识不同，误诊也不能同日而语。疾病发展到某一阶段显然比患疾病初期时容易诊断。如农村与城市，边陲与内地，平原与山区医疗条件相差甚大，条件优越的地方技术力量强，设备完善，相互支援也方便，患者到这样的地方就诊，同样的疾病误诊率就小，条件差的地方误诊的概率相对较大。

（3）社会因素：随着社会的进步，一些疾病被消灭了，新的疾病出现了，加之人们对疾病认识深度的改变，致使疾病的构成发生了变化，在相应时期内，尤其是人们对新的疾病尚未认识之前，对新疾病的误诊是在所难免的。

（二）误诊的主观原因

临床误诊的主观因素是指受主观意识所影响的误诊因素。主观原因表现有：①基础理论不够全面和知识面窄；②基本功不够扎实；③临床经验的积累和失败教训的总结不够充分细致；④工作责任心差；⑤临床思维方法有缺陷，这里主要介绍疾病误诊临床思维原因的一些特点。

1. **思维基点选择有误**　思考问题总要先从某一基点即思维基点出发，联想展开。诊断疾病也不例外。疾病的种类无论如何多，本质各不相同，都是通过临床信息（症状、体征、辅助检查结果等）不同组合反映其本质的。在以症求病的过程中，首先要把一个或几个临床信息作为一个思维基点，联想展开即进行辐射思维。进而联想常见于哪些病，从这个意义上讲思维基点就像是诊断疾病的"索引"一样，由1个思维基点可以"联想"出1个或几个假设诊断。

一种疾病可能有多个临床信息，当临床医师对多个临床信息的病因进行归纳时，可以找到一个共同的规律，即几个或全部临床信息有一个或几个共同的病因，是我们建立初始假设诊断的基础，这就需要思维的初始阶段要有多个思维基点，而且在辐射思维和辐集思维中不断变化着。多个思维基点会产生许多假设诊断，如果这许多假设诊断中已经包含最后被证实为正确的诊断在内时，才具有了最后获得正确诊断的可能。犹如一座迷宫，它有许多入口，而最终出口只有1个，如不把所有的入口都列入其中，你所遗漏的入口很可能就是最终出口，成功的概率必定受到影响。从这个意义上讲思维基点的选择决定着思维过程中的思路，影响辐射思维的范围，最终影响着结论的正确与否。思维基点选择有误必将导致误诊。

2. **辐射-辐集思维不良**　临床诊断的思维方式中，除演绎、归纳、类比外，还有创造性思维，诸如联想、灵感、置换、模拟、信息交合乃至假说等，通过会诊综合集体智慧，应该说也是一种思维方式。

辐射思维是依据临床所掌握的信息（症状、体征、实验室检查等）作为基点，运用医学知识进行推测、思考，提出多种诊断假设。辐集思维是利用已有的信息，通过去粗取精、去伪存真的思考，使诊断范围逐渐缩小，归结为最后诊断。这两种思维方式是相辅相成的，在临床实践中，影响辐射、辐集思维顺利进行的心理因素往往源于思维定式，即当医师从已有的思维基点出发思考时，常常把自己的思路束缚在以往熟悉的病例范围内，从症状和体征的一些表面现象出发，诊断和治疗方案就会不由自主地涌上心头，这就阻碍了思维的辐射，往往往成为误诊的原因。

辐集思维的关键，在于对已有信息的清理、筛选。首先，对于各种临床信息要有选择性，力求去伪存真，形成临床思维的"聚焦"效应。其次，果断地将那些不充分、不重要的临床信息摒弃，以去粗取精。然后，将临床信息中的相关因素进行综合思维而得出结果。辐射思维是依据思维基点中的临床信息，运用自己的知识，通过推理，提出多种假设诊断进行鉴别，排除不可能的假设诊断，缩小诊断范围的过程，再经过几次辐射 – 辐集思维的反复和临床验证，确立最后的诊断。如果提出的假设诊断内不包含最后被证实为是正确的诊断，不论你的鉴别诊断做得如何好，也不可能得到正确结论。如果提出的假设诊断内已包含最后被证实为是正确的诊断，而鉴别诊断有误，结果是正确的诊断被淘汰，同样也得不到正确的结论。造成辐射 – 辐集思维不良的原因很多，表现在思维方面的主要有：①思维定式的误导：当医师从某个思维基点出发思考时，会把自己的思路束缚在以往熟悉的疾病或知识范围内，使思路沿着固定的倾向发展，它的优点是加快了医师思维的反应速度，但缺点是使主动思维被排斥，干扰辐射 – 辐集思维；②形而上学的思维：由于其孤立地、片面地、静止地认识问题，使医师墨守成规，不善于接受新东西，思维僵化、局限，忽视整体只重局部；③思路狭窄：思维是直接同知识相联系的，人脑中信息存储、信息容量的有限性，专业的局限性，地方病种限制等因素致使假设诊断的提出局限，发生遗漏。

3. 临床思维缺乏动态性　疾病是在不断变化发展的，要求医师与之相适应，不断地调整思维基点，反复运用辐射 – 辐集思维，不满足已建立的诊断，不断地进行验证，随病情的发展变化修正诊断。如果医师的思维停滞在某一阶段，不去全程、连续、动态地观察、分析、判断，就不可能达到去粗取精、去伪存真、由表及里明确疾病本质的目的。

二、心脏病误诊的临床原因特点

（一）由于忽视诊断疾病的基本功而造成的误诊

如上所述，虽然现代辅助检查方法日益增多，为心脏疾病的诊断提供了有利条件，但是详尽的病史询问，细致认真的体格检查仍然是正确诊断的重要前提，这方面稍一疏忽就可能导致诊断失误。其他在日常诊疗工作中可因病史询问不详，心脏的物理检查功夫不过硬，忽视全身其他部位有意义的体征线索，对一些常见心脏病如早期风湿性心瓣膜病、先天性心脏病、心肌病、感染性心内膜炎漏诊或误诊，亦时有发生。

（二）由于不能慎重判定功能性或器质性心脏病所造成的误诊

对心脏病究竟是功能性还是器质性的判定是十分重要的。器质性诊断为功能性会给患者带来严重后果。相反，功能性诊断为器质性对患者身心会造成不必要的负担。对一些器质性心脏病的早期，常见的心律失常一时难以判定属于哪一类，对其病因解释宜持慎重态度。不要从主观印象出发，轻易得出结论。首先应详细了解病情，综合各方面资料做分析。不能肯定时，应定期随访观察，从疾病的发展变化中寻找更多的客观证据再做诊断。心脏疾病如二尖瓣脱垂、病窦综合征均可能出现头晕、乏力、失眠等症状，易误诊为神经官能症。房室传导阻滞中二度及二度文氏现象也可因心脏迷走神经兴奋性增高、体位关系而出现，但常见误诊为器质性病因，使患者十分紧张。如以上心电图改变在仰卧位时出现，而取坐位或立位检查即消失多为功能性，可资鉴别。目前人们对冠心病的发病越来越重视和关心，凡稍有心前区不适、胸闷、胸痛，临床多考虑患了冠心病，有扩大化的倾向，但冠心病心绞痛常常缺乏客观检查的诊断依据。是否存在冠心病或其他疾病包括心脏神经官能症引起的上述病状均应慎重仔细进行鉴别，尽量减少误诊。

（三）由于心脏以外其他系统（脏器）表现突出所造成的误诊

心脏为血液循环的总枢纽和动力器官，同全身各脏器在功能上均有密切联系。心脏疾病引起的血循环障碍除影响心脏本身外，多直接或间接影响到呼吸、消化及神经等系统的功能和病理改变，因而可出现这些系统的症状。当这些系统症状首先表现得很突出时常常干扰对心脏疾病本身的识别。如果此时临床医师询问病史不详，查体不全面、不仔细，则可能误诊为这些系统的疾病。

（四）忽视并存心脏病所造成的误诊

并存心脏病是指两种或两种以上不同性质的器质性心脏病共存而言，临床表现较为复杂，易误诊或漏诊。两种不同性质的心脏病合并存在的现象已引起不少临床医师的注意。有学者就40例心脏病的尸检资料对并存心脏病诊断失误问题进行探讨。该组40例尸检均由病理解剖证实为2种或3种心脏病合并存在。其中男性23例，女性17例，年龄为13～82岁，平均59.5岁。全组40例均与临床资料进行了对照分析,临床与尸检完全符合者仅10例（25%），漏诊或误诊者30例(75%)。在肺源性心脏病合并冠心病组10例中，有9例临床漏诊了冠心病。冠心病合并高血压性心脏病组17例中，有13例漏诊了冠心病，12例漏诊了高血压性心脏病。风湿性心瓣膜病合并冠心病组4例中，漏诊冠心病1例，漏诊风湿性心瓣膜病3例。扩张型心肌病合并肺源性心脏病组1例，漏诊扩张型心肌病。风湿性心瓣膜病合并肺源性心脏病组2例，分别漏诊了肺源性心脏病、风湿性心瓣膜病。先天性心脏病合并风湿性心瓣膜病组2例，合并梅毒性心脏病1例，合并高血压性心脏病1例，无一例生前诊断出先天性心脏病，此类先天性心脏病为肺动脉瓣狭窄、房间隔缺损。此外梅毒性心脏病合并肺源性心脏病1例误诊为风湿性心瓣膜病。还有1例经尸检证实为肺源性心脏病合并冠心病和高血压性心脏病，生前漏诊冠心病。

临床上要确定两种不同性质的心脏病并存，是较为困难的，该组临床与病理诊断完全相符的只有10例（25%）。分析漏诊或误诊的原因可能有：①一种心脏病的临床表现突出，掩盖了另一种心脏病的征象。如肺源性心脏病患者往往有明显感染，呼吸道症状或右心力衰竭表现十分突出，则常掩盖并存的冠心病的临床表现；②诊断一种心脏病的标准比较明确，而诊断另一种心脏病的指标不够敏感。该组冠心病合并高血压性心脏病17例，漏诊高血压性心脏病者12例。这可能与高血压性心脏病缺乏敏感的临床诊断指标有关。一般认为高血压患者在体格检查、胸部X线、心电图或UCG发现有左心室肥厚者即为高血压性心脏病，而左心室肥厚在体格检查及X线胸片不易发现，故常被漏诊。另一方面，冠心病合并高血压性心脏病时，有时由于血压显著增高或并发脑血管意外，又往往忽略冠心病的诊断；③诊断一种心脏病有特异性的指标，而诊断另一种心脏病的标准缺乏特异性。冠心病是常见的较易漏诊的心脏病之一，因为心绞痛与胸痛难以区别。不少冠心病患者心绞痛不明显，且心电图的ST-T改变特异性不高。风湿性心瓣膜病合并冠心病时，风湿性心瓣膜病有典型杂音，UCG又有特异表现，人们往往根据特异性高的指标作诊断，而忽视特异性不高的ST-T改变，因而漏诊较多；④两种心脏病都可出现同一症状时，则容易诊断一种而忽略另一种。如风湿性心瓣膜病有肺淤血，易发生呼吸道感染，而肺源性心脏病则呼吸道感染症状突出，两者皆可出现右心力衰竭，临床上往往是诊断一种心脏病而排除另一种心脏病。

在临床实践中，要提高对并存心脏病诊断的准确性，应注意以下几点：①仔细收集和分析病史、症状、体征和各种辅助检查结果，在注意主要临床表现的同时，不要放过次要表现；②在诊断一种心脏病时，不要忽视以这种心脏病不能解释或相互矛盾的心血管临床表现；③在一种心脏病临床表现特别突出时，应注意发生可能被掩盖的另一种心脏病的临床表现，不忽视任何线索。

（五）诊断过程中模糊信息原因对误诊的影响

临床发生误诊的原因是十分复杂的，对疾病的认识几乎像在森林中难以找到两片完全相同的树叶一样困难，所以有人认为误诊是无规律可循的。临床诊断过程中出现模糊信息表现很多，主要有这两个方面。

一是患者方面。患者就诊时的动机及个体对疾病感觉的差异产生大量模糊信息，对接诊医师有一定的导向作用。不同的患者有着不同的社会地位和家庭背景，因而就诊时的心态、愿望和目的也不尽相同，诈病者自不待言，即使真正的患者，在带有主观性的病史叙述中，比如夸大症状或隐瞒病史等，均能干扰医师的诊断思维和准确判断。患者对疾病感觉的客观差异更会影响医师的诊断思路，比如同一疾病在不同患者身上，其临床表现各异。而同一种疾病在病程的不同阶段，其表现特征也各异。

二是医师方面。误诊与医师的医德品质、技术水平、临床经验及思维方法有直接的关系。医师在接诊时的仪表、态度、语言都或多或少地影响着患者的就诊情绪，而患者是否信任医师并认真配合，则是医师获得准确病史的关键。诊断是医师运用已有的理论和经验去认识疾病的过程，但每个医师的感知能力不同，同样的信息进入不同的大脑，有经验的医师迅速将相关信息综合定位，利用模糊信息建立初步的诊断思路，在此基础上再寻找有意义的证据，逐步排除偏离主干思路的疾病，最后确定诊断。而有的医师思路混乱，不会模糊思维，认为非此即彼，出现固守局部、拘泥表面现象、迷信仪器、主观臆断的错误思维方法，难免发生误诊。

第四节　心脏病误诊的防范对策

一、正确对待误诊与重视临床思维

（一）正确对待误诊

由于误诊有失误的含意，误诊常常导致误治而延误了病情，有时甚至会引发医疗纠纷。在社会舆论中，误诊被视为医师不负责任或技术水平低，所以临床医师对误诊常持有敏感的、回避的态度，认为被认定误诊就意味着要负责任，就有损于自己的声誉。然而，误诊又是临床工作中普遍存在的问题，即使是具有丰富临床经验的医师也难免发生误诊。所以，对待误诊也应当持实事求是的态度，要对不同的误诊情况做出不同的客观评价。

1. 应当正视误诊的存在　临床医师正视误诊现象的存在，允许在某种特定情况下发生误诊，并非要纵容误诊。正视误诊的存在，承认其客观普遍性，是为了研究误诊发生的规律，从而减少和避免误诊。任何经验、认识和理论，都是从成功和失败两个方面获得的，决不会有一位从未发生过误诊的医师。一些有经验的技术高明的医师，他们的诊断能力之所以比一般医师强，误诊的机会比一般医师少，正是因为他们比别人更多地总结了前人、自己和他人的有益经验和失败教训。总结过去的成功可以使人获得经验，回顾以往的失败，同样可以使人获得经验，这两个方面的经验有机地结合，就会使人"聪明"起来。那么，为什么人们总是能够正确地看待成功的经验，而不愿意正视失败的教训呢？这里显然存在一个认识上的偏见问题。试想，既然误诊是临床上客观存在的现象，每位医师都可能会发生误诊，那么，为什么不能用正确的态度来对待它呢？因此，对待误诊也要像对待临床其他的事情一样，正视它的客观性、普遍性。回避的态度是不正确的，也是回避不了的。而且更要紧的是，这种不正确的回避的态度不利于误诊研究的深入，也不利于正确诊断率的提高。

2. 误诊有其客观原因　人们对疾病的正确认识，只能在疾病发生并出现之后，不可能在此之前，因此就难免发生误诊。例如，随着社会的进步和发展，人们的生活环境和条件发生了变化，一些旧有的已经被认识的疾病消灭了，另又出现一些新的未被认识的疾病。当某种新的疾病最先在临床上出现时，医师对这种疾病从未见过，既没有感性认识，也缺乏理论知识，这样的疾病当然无法及时确定诊断。另外，一个正确的诊断，需要通过病史采集、体格检查、临床观察、辅助检查和对这些结果的综合分析判断才能确立。而假若某一位具体的患者就诊时，他的临床表现极不典型，各种辅助检查所提供的结果又未能反映疾病的本质，当时又缺乏更精确的诊断方法，尽管医师已做了最大的努力，最后仍然发生了误诊。对于这种情况下的误诊，人们是应当给予理解和谅解。此外，由于医师的经验、理论水平以及对疾病认识的局限性，所在医疗单位技术设备和条件的限制，加之就诊的患者病情危急，不允许等待会诊或外诊，医师为了挽救生命，缓解病情，只有依据现有条件救治，而在一定范围内和有限时间内发生了误诊。对于这种误诊，也应有正确的态度，它与错误在性质上是有区别的。

3. 误诊不能和错误等同　错误可以有明知故犯者，但是却没有哪一位有责任心的医师会故意去误诊。错误在一定的情况下是可以避免发生的，但是某些疾病的误诊却有其不可避免性。临床对一些疾病的本质，由于受时代的限制，受知识理论水平、经验、方法以及疾病的个体差异等许多复杂因素的影响，在一段时间里往往认识不清，有时甚至使尽所有的检查方法，仍然无法在患者生前对其疾病做出确诊，而只得借助于尸体解剖。以尸体解剖的诊断结果来判定生前是否误诊，一般来说是准确的，然而临床上不可能也不允许对每个患者的疾病都要等到死后才做出确诊。因此，有些疾病的误诊是不可避免的，所以应当允许临床上有误诊现象。如果把所有的误诊都看作是错误，那就必将束缚医师的手脚，不利于正常的诊断、医疗工作的开展。

4. 应当尽量避免发生误诊　虽然误诊是客观存在的，在一定情况下也是被允许的，但是不能因此而纵容某些不该发生的误诊任意发生。因为临床上的许多疾病，在现有的知识理论和技术水平的基础上，经过医师的努力，是可以及时确诊的。医师有义务尽职尽责地做到及时正确的诊断和及时正确的治疗，竭力避免任何不可原谅的误诊、误治的发生。以下所述的几种容易发生误诊的情况就应当尽力避免。

（1）患者的病情并不复杂，但是医师粗心大意，对病史了解不细，遗漏了重要病史。或者患者及陪伴者虽已提供了有关的病史，但医师主观臆断，未予重视，结果发生了误诊。

（2）医师对疾病的典型症状和非典型症状认识不足，只注意发现典型表现，不熟悉或忽略了非典型表现。或者对疾病发生、发展和变化的全过程缺乏系统的了解。或者偏信某一项辅助检查的结果，忽视了假阳性和假阴性结果的存在，以致对疾病的本质做出了错误的判断。这种误诊的原因可以归因于经验不足、知识水平有限和临床思维方法不当等，通过临床实践能力的培养和加强医师思维方法的训练，是可以避免或减少发生的。

（3）医院管理制度不健全，医务人员之间缺乏应有的协调配合，因此影响了正常的诊断程序。或者因为医师工作忙乱、过度疲劳等，导致了错误的诊断。这些人为的因素虽然各有其原因，但是经过努力，都是可以避免和克服的。这种误诊，应当通过总结经验教训，完善管理制度，改进工作来避免其发生。

（4）医师自身工作态度和思想作风不端正，如工作责任心不强、服务态度不好，甚或玩忽职守。骄傲自满、过分自信、单凭自己有限的经验，听不进去别人不同的意见，固执己见，结果造成误诊或使诊断一错再错。

这些误诊应当看作是不该发生的误诊，与以上所说的误诊的不可避免性是有根本区别的。因此，对待误诊的性质，要实事求是，有所区别，不能笼统地一概而论。

（二）重视临床思维是防范误诊的关键

临床思维是针对情境问题的诊断性思考，使医师能够敏锐地觉察患者的症状和体征，由表及里地分析疾病的发生、发展过程。正确的临床思维是在长期的医疗实践中累积而成的，掌握正确的临床思维是防范临床误诊的重要措施之一。

1. 充分掌握第一手资料是形成正确临床思维的前提

（1）详细的病史和可靠的体征是鉴别个体表现的共性和个性特征：疾病的发生、发展是通过患者的主观感觉和客观症状表现出来的，其实质就是患者的病史和体征。病史和体征资料的完整性是临床思维正确与否的关键。在病史搜集及体格检查中，医师不能仅仅依赖主观臆断下的诊断来片面解释临床表现，更不能为了维持"诊断"而对患者的症状、体征视而不见，从而造成误诊、漏诊。例如某些局限于系统器官的疾病可有全身性的临床表现，而某些全身性疾病亦可反映出某些局部器官的临床征象。因此全面系统的病史了解和详细的体格检查是形成正确的临床思维的首要因素。

（2）辅助检查资料是对病情更深一步了解的重要手段：如彩色多普勒超声、CT、磁共振、PET-CT 等先进检查设备的确为临床诊断提供了可靠依据。而这些依据是形成正确的临床诊治思维不可或缺的资料。但应该强调的是，尽管目前诊疗技术不断发展，检测手段日新月异，但辅助检查资料也只能是患者病史中的部分体现，辅助诊断、印证结果，而不能代之以全部。如果一味追求或依赖于大量的设备检查，往往有时最终得不到正确的诊断。

（3）把治疗看成是对疾病认识过程的继续：许多疾病的临床诊断资料往往不能全部获取，即使某一诊断得到特异性检查的证实，医师也不可能确知该病在患者体内引起的全部变化。根据临床诊断所采取的治疗措施带有验证与一定的试探性质，需要按照治疗中的反应对所做的诊断反复审查、评价。显然，医师对治疗过程中呈现的动态资料实时进行分析、总结和反思，同样是掌握第一手资料不可或缺的一环。

2. 整体、系统的思维模式是形成正确临床思维的基础　用系统多层次的等级原理研究疾病，认识到层次之间的横向和纵向的相互作用，即横向的相互影响和纵向的因果关系，是有效防范误诊的临床思维基础。

（1）掌握第一手资料是形成正确临床思维的前提，但并不能保证得到完整的正确结论：对大量的临床资料，应去粗取精，去伪存真。从疾病发生、发展的整体观去看，症状、体征、实验室检查和特殊检查的结果是一个不可分割的整体，如果只依据某些局部征象或某一实验室检查或特殊检查的结果贸然做出诊断，往往就会顾此失彼。完整的诊断除了解剖学诊断、技能学诊断和影像学的诊断外，还应尽可能做出病理学、细胞学和病原学的诊断。必须强调结合病史全面分析，做到微观结合宏观、静态结合动态，这些是临床正确的思维方法基础。

（2）整体、系统的思维模式在制订治疗方案中所起的作用：在临床诊断治疗过程中补充、修正最初诊断的情况是常见的。很多临床问题很难完全照搬某些书本知识体系原理去分析、解释，也不可能等待系统查阅各种文献资料、获得足够的信息后再去分析解决，而通常是在现有信息的情况下迅速形成印象诊断并设法验证。诊断有待于治疗实践的验证和充实，因为做出诊断时医师只了解疾病的横断面，即使当时的认识是正确的，也可能随着病程的动态变化而发现新的事实，进而引导诊断治疗不断延伸。因此，临床诊疗必须通过疾病的动态变化过程把握治疗的方向和措施。要善于从否定自己的错误中求得正确诊断和治疗方案，重视从自己和别人的错误中吸取教训，临床上的会诊、讨论等均可起到相互启发和彼此弥补的作用。

（3）整体、系统的思维模式在完善疗效评估方面的作用：绝大多数临床治疗措施，其疗效与不良反应有时是难以分开的。某些远期的不良反应往往比较严重，但容易被忽视。因此，如何达到最好疗效而又减少其不良反应是治疗中需要认真对待的一个重要内容。树立诊治全过程的整体观是临床思维的重要内容之一。既要了解治疗措施的适用范围，又要熟知其不良反应及防治措施，要对不同的治疗方案和不同药物的特征进行评估分析才能保证患者的安全，即从整体上分析治疗方案对患者个体的利弊，权衡得失。

3．科学的逻辑思维方法和严谨的分析能力是形成正确临床思维的必要条件　掌握第一手资料并依托整体、系统的思维模式是形成正确临床思维的基础，但正确临床思维的形成还需要一个严密的论证和推理的过程。

（1）归纳方法在临床思维中的运用：传统归纳方法包括求同法、求异法、求同求异并用法、共变法、剩余法等，尽管归纳方法在整理资料、概括病情、形成结论方面起着重要作用，但是，应看到归纳方法的缺陷，即由归纳得到的结论不具有必然性。医学是经验科学，归纳方法的可靠性和有效性取决于经验证据的支持。在医疗过程中，经验证据的取得绝不是一蹴而就的，它需要在医疗实践中不断修正、补充和完善。必须对经验证据进行仔细分析，如果以虚假信息为前提进行归纳，最终得到的是错误结论。

（2）演绎方法在临床思维中的运用：逻辑推论过程是一个三段论式的演绎推理过程，例如，从医学书上知道一种疾病通常具有哪些症状和体征，如果某患者具备这些症状和特征中的典型部分，就可以得出初步的印象，即这位患者可能患有这种疾病。这是一个有效的推理。但是，要注意，有效的推理并不意味着是正确的推理。有效的推理只能保证推理形式的正确，并不能保证推理内容的正确。要得到正确的推理，必须要求推理的前提和结论都是正确的。因此，作为临床医师要保持一种认识：临床思维离不开科学的逻辑方法支撑，但决不能仅仅在形式层面谈论逻辑方法。医疗实践中展开的推理过程是一种"情境－实用性思维"，即在具体的情境中对出现的问题的洞察力，它来自刻苦地学习和不断地钻研和经验总结。

（3）统计分析方法和案例分析方法在临床思维中的运用：统计分析方法是将丰富的现象资料进行统计学处理，通过比较和对照，找出研究现象中的矛盾及其内在联系，了解运动趋势，揭露事物发展的规律。如诊断是否正确和完整，诊断依据是否充分，完善诊断还需要什么合理辅助检查，这些检查对诊疗决策有何临床意义等。统计分析方法是通过该疾病的一般性结论对患者的临床诊治进行评估，而案例分析方法则是对个体案例进行分析。典型案例的研究有助于对疾病的认识，有助于对本疾病和相关疾病的深入和拓展研究。值得一提的是，典型案例分析不但能得到一些具体的或深化的结论，而且，案例分析往往还隐藏着一般性的结论，即一般所说共性由个性体现出来。

（4）辩证分析方法在形成正确的临床思维中不可缺少：临床思维是临床医师接触患者后形成初步临床诊断和制订合理治疗方案的基本思维形式，是临床医师的基本功。医学理论的研究是以医疗实践的终端结果来验证的。博览群书固然可获取大量的理论知识，但毕竟是间接的他人的经验，它决不能取代由自己临床实践中获得的直接的感性认识，只有在临床实践中由感性认识上升为理性认识，从现象的理论直观描述逐渐过渡到规律性的概括，使认识从经验层次深入到理论层次，从而揭示出研究对象的本质和规律，然后再指导于临床实践，这样反复循环，周而复始，才能使正确的临床思维不断地建立和完善，才能使临床诊治工作的失误减少到最小的限度。任何有经验的专家都是在无数次失误后成长起来的。优秀医师都是既有成功的经验，更有失败的教训。在临床实践中从误诊学的高度辩证分析、总结为什么诊治发生偏差，在哪个环节出错，如何避免类似问题再次发生，是形成正确临床思维的必要过程，而且是防范误诊的关键要素之一。

正确的临床思维是防范误诊的关键，其关键要求应包括充分掌握第一手资料、整体和系统的思维方式、科学的逻辑思维方法和严谨的分析能力等内容。临床问题纷繁复杂，现代诊疗技术高速发展，但正确的临床思维仍是防范误诊的最关键要素之一。

二、防范误诊的对策及其方法

临床医师必须要以辩证唯物主义为指导思想，以客观的、全面的、深入的、发展的观点，去掌握非典型表现的规律，识别假象的本质，把握住反映疾病本质的特征，正确评价各项检查结果的意义，综合分析所有病情资料，才能减少或避免误诊，不断提高临床诊治水平。临床医师要避免或减少误诊，在进行临床思维时，必须自觉克服思维偏执、思维惯性、思维倒转、形而上学思维的缺陷，运用灵活多样的思维形式和方法，坚持辩证思维原则，认真分析诊治的每一个病例，并做到总结积累经验，不断提高自己的思维素质和能力。

（一）从病理生理的复杂演变中去掌握非典型表现的规律

疾病的典型表现一般是指以基本病变为基础的大量、普遍、本质的表现，它反映疾病的基本矛盾。但是任何一种疾病，在不同患者及疾病发展的不同时期，由于病理演变的不同，均可出现不同于典型表现的非典型症状，而它能够反映疾病的特殊矛盾。典型与非典型是相对的，是可以互相转化的。由于环境、生活、医疗条件的变化，某种疾病过去认为是少见的非典型表现，在新的情况下可以成为多见的大量的表现，而原来典型的表现反而变成非典型的少见表现。这就要求我们，一方面绝对不能把某种疾病的概念固定化，另一方面又不能把非典型表现看成是一种不可认识的偶然现象。因此。临床医师必须不断总结实践中遇到的各种新情况，对某些疾病的症状做出新的概括，探索新的规律，才能避免误诊，提高诊治水平。

（二）从各种现象的相互联系中去识别假象的本质

现象是事物在矛盾运动中所暴露的各种外在形态。在疾病过程中，各种症状、体征和辅助检查结果等现象，与疾病的本质是一致的、统一的。因为本质正是存在于各种现象之中，它不可能离开现象而单独存在，所以透过现象也就可以认识疾病的本质。如一高血压患者因情绪激动而突然出现偏瘫、失语、昏迷，查脑脊液为血性、压力增高，这些现象和脑出血的本质是一致的，故诊断不难。但有的患者可仅表现为偏瘫、血压正常等和脑出血本质不一致的现象，甚至可以出现脑脊液清亮、潜血试验阴性等掩盖本质的假象，以致误诊为脑血栓，后经 CT 证实为外囊型脑出血。在临床实践中临床医师经常会遇到疾病过程中现象与本质相悖的假象。假象也是一种现象，它以歪曲、颠倒的形式反映事物的本质，如冠心病心绞痛可出现咽部或上腹部疼痛等。这些假象在相关症状的联系中是可以识别其本质的。如出现短暂性咽痛或上腹部疼痛又无局部体征时应考虑不典型心绞痛，及时做心电图检查加以证实。同时，假象的出现并非偶然，而是有其内在根据的。因此，必须正确认识现象与本质、真相与假象的关系，在各种现象的相互联系中识别假象的本质，这样，才能避免临床误诊，提高诊治水平。

（三）从疾病的演变发展中去把握反映病变本质的特征

疾病是一个发展变化的过程，要正确掌握各个具体病变的矛盾特殊性，就必须以运动发展的观点把握病程演变的规律。如高血压肾小球动脉硬化症和慢性肾炎高血压病，两者都有高血压和肾改变，难以区别。若追溯过去，先有高血压病史即为前者，先有肾炎病史则属后者。因此，临床医师必须从现有临床资料出发，判断疾病当时是处于哪一阶段，并由此线索追溯过去，分析其来由，展望未来，在病理演变中捕捉疾病的鉴别要点，在疾病的发展中及时把握住反映病变本质的特征，这样，才能避免误诊误治，提高诊断水平。

（四）从资料的综合分析中正确评价各项检查结果的意义

随着科学技术的迅速发展，各种新的实验室检查项目和新的仪器不断涌现，病因、病理的检测手段日益增多，为人们更深入地了解疾病的本质提供了更多的物质基础。采用先进仪器，可以在疾病尚未出现明显症状之前就查出其病理变化，有些疾病甚至可在分子水平上找到形态学或生化的改变，从而缩短了诊断过程，达到早期诊断的目的。但是，任何仪器及检查项目均受机器性能、操作技术、试剂纯度、患者的个体差异以及检查者的理论、经验和思维方法等各方面的影响，故只能在某种程度上反映疾病的本质，而不能完全排除假象和误差，若只根据这些单项检测结果否定或肯定某种疾病诊断，必然产生失误。若将临床资料进行综合分析，则不难得出正确的判断。临床上既要重视实验室和仪器检查，又不能单纯依赖这些检查的结果，必须以临床表现和特殊检查结果互相验证，从各种资料的综合分析中去正确评价单项检查结果的意义，这样，才能避免误诊，提高临床诊治水平。

三、避免误诊应重视解决的几个问题

误诊是医师对疾病本质的一种错误认识的反映，在临床诊断过程始终涉及大量的认识论问题。临床医师要不断提高与误诊有关的认识论问题方面的认识，并努力在医疗实践中解决好。

（一）多方询问，详细全面采集患者的病史

询问是一个重要的认识环节，是临床上获得正确认识的重要途径之一。由于受到各种主观和客观条件的限制，具体到每一位患者，要认识其疾病的本质，除了需要认真地观察之外，还需要有询问。询问可以弥补观察的不足和局限。采集病史是诊断的重要步骤，其最主要的方法就是询问。实际上，询问贯穿于整个临床工作的始终，当面对具体患者时，需认真地询问患者及其家属，对疾病的原因、诱因和演变过程进行详细全面的了解，询问得越全面、越细致，对诊断越有利。

当然，询问也要讲究方法。首先，询问不是机械地问，而是要边询问边分析。在询问过程中，对患者陈述的琐碎、凌乱、缺乏条理的内容要迅速敏捷地进行分析判断，权衡其轻重主次，并综合整理，这样的询问对做出正确的诊断才有意义。其次，询问要排除主观因素的干扰。医师不应按照自己的思路去简单地提问，这种询问所得的结果难免会有片面性。另外，询问还要做到全面细致，要把与患者当时所患疾病有关的和无关的病史全部询问出来。有关的病史可以与症状、体征相联系以验证其真伪，无关的病史则能够帮助医师开拓思路，排除其他疾病。单纯地围绕症状、体征去追问病史，往往会把诊断的思路局限在十分窄小的范围内。

（二）观察明确，客观、系统认识疾病的临床特点

观察是取得感性认识的根本途径，是获得正确认识的起点。没有观察就没有认识的产生，就失去了认识的来源。临床上，正确的诊断首先依赖于对患者及其症状、体征和对治疗反应、效果的观察。观察贯穿于诊断治疗的全过程，因此，观察准确是避免误诊的基本的认识方法。

首先，观察必须是客观的、具体的。即在观察时不能附加任何主观成分，必须摒除想当然的认识观点，才能使认识与客观实际相一致，这是由临床医疗特点所决定的。因为许多疾病的表现，既有一定的共性，又有独特的个性。而且临床上存在大量的同症异病和同病异症现象，所以，要求医师对患者要客观地、一个一个地观察。

其次，观察要全面、系统。由于疾病所特有的复杂性，要求医师对患者的观察必须是全面系统和多方面、多层次的，这样的观察才能弥补客观条件限制所造成的局限性。疾病是不断发展变化的，疾病的不同阶段会出现不同的特征，各种疾病的表现既有连续性又有阶段性，因此观察也必须是连续的。虽然病史具有指导观察重点和指引思维方向的作用，但是不能满足于已收集到的病史，而观察正是对病史的正确性的检验和补充。避免误诊还要及时地应用现代化的科学仪器，以使自己的观察客观化、定量化，这是现代临床医师获得正确认识的重要途径之一，它可以帮助医师避免原始感官系统观察的片面性和主观性。另外，观察还有审查、验证的含意，在诊断疾病时，如果医师只知道询问病史，完全听信患者的主诉，而不去认真地审查、验证其主诉的真伪，也会造成误诊。

（三）追本溯源，深入认清疾病发生的原因

要最大限度地避免发生误诊，就必须把患者所患疾病的病因、诱因以及所表现出来的症状、体征彻底地弄清楚，也就是说，对每个疾病现象既要知其然，又要知其所以然，要有刨根问底的精神，永远不能满足于已有的认识。这种认识方法称追本溯源法。追本溯源有利于

减少或避免误诊。临床医学是一个实践性和探索性都很强的学科，医师终身的临床实践需要终身的探索，永远不能满足。这是因为，人类的疾病是在不断发展变化的，医师的认识也必须随着疾病的变化而变化，任何固定的、一成不变的认识方法都有可能导致误诊。

在临床诊断时，医师通过自己的感官最先接触到的多半是疾病的现象（如患者体温、脉搏、血压、白细胞计数等的变化），而不是疾病的本质。如果在认识疾病时仅满足于这些现象而不继续深入探究，那么这种认识是肤浅的，据此而做出的诊断也是盲目的。要明确地认识疾病，就必须透过现象看本质。所以，无论是对常见病还是疑难病，在认识方法上都应当力求追本溯源，不能轻易地满足于已知的症状、体征。因果联系是事物的基本联系之一，疾病也不例外。有病就必然有因，有同病异因，也有同因异病。疾病和病因相同的患者可能表现不同的症状、体征，相反，症状、体征相同的患者可能是来自不同的疾病和病因。因此，对疾病的研究，首先应从病因研究入手。

当然必须承认，在一定的历史条件下，由于各种因素的制约，临床上有些疾病的真正病因暂时是难以搞清楚的，有时使尽现有的所有检查手段，仍然徒劳无功。但是，作为医师，在认识方法上不能就此止步，而应当努力地从疾病形成的原因着眼，不断地进行研究探索。因此，在诊断疾病时，不满足于对症治疗，力争追本溯源，立足深入病因，这是临床医师重要的认识方法，也是避免和减少误诊的重要手段。

（四）实践出真知，在诊断过程中把握疾病的变化趋势

一个医师，能否在诊断过程中面对具体患者时最大限度地减少误诊，关键就在于能否进行有效的病史询问和体格检查，正确地选择和应用辅助手段以及对各项检查结果进行正确的分析和判断。要准确地完成诊断过程中的这一系列工作，一靠知识，二靠实践，三靠经验，而经验的取得则依靠学习和通过自己的实践对理论的再认识。由此可见，学习之后仍然要由自己去实践。只有亲自实践，才能使自己能够真正把握疾病的变化趋势。因此，实践最为重要，而且实践越多越好，因为实践多才能经验多。有经验的医师，其准确的判断能力就是靠大量的治疗经历得来的。这就是实践出真知。

当然，对于实践的病种和例数，多和少都只是相对的，也无法使用多和少这个相对模糊的概念来评价经验的效能。因为要认识一个事物，除了实践的数量多少之外，还有许多其他复杂的因素，而且在对事物的认识上也无法制订出一个具体的指标。但是有一点是可以肯定的，即实践得越多，就可能认识得更全面，经验体会就会更丰富。因此，在对疾病的认识上，无论是有经验的医师或是缺乏经验的医师，都不能满足于自己已有的经验。因为经验和认识都只是相对的，只要临床活动没有停止，就可以有新的没有经历过的情况发生，有新的需要继续探索的问题出现。

对疾病的认识之所以复杂，是因为认识疾病涉及许多相互联系的环节。医师通过患者的疾病现象和某些特征来认识疾病，但是又很难对临床现象的认识做出绝对的评价，因为同一种病不同患者所表现的疾病现象，虽然有其共性，但也有其个性。有经验的医师可以使自己对某一疾病诊断的正确率达到90%以上，但很难达到100%。所以，从认识论的角度说，作为医师，无论过去实践的患者怎么多，遇到的病种多么复杂，经验多么丰富，也决不能有丝毫的满足，更不能放松对误诊的警惕。

（五）亲识其症，在临床实践中不断提高临床思维能力

亲识，即亲自实践。正确的认识来源于实践，并且随着实践的不断深入而深化。临床医学的一个重要特点就是实践性强，因此，医师只有经过自己亲身临床实践，才能有正确的临床思维。对患者所表现出来的症状、体征只有亲识才能减少误诊。

临床上，要正确地认识疾病，对一定范围内的疾病做出符合实际的诊断，首先需要掌握大量的医学基础理论知识。但是单纯地学好这些并不能成为一名优秀的医师，还需要通过实践把理论变成自己对疾病的认识。一位刚从学校毕业的医学生，可以肯定地说，已经掌握了相当多的理论知识，他对一些疾病的临床特点、诊断标准可以熟记，甚至可以达到背诵的程度。但是一旦接诊患者，当听了患者对病史的陈述，又检查、观察了患者现有的症状和体征以后，再去用自己熟记的知识去对照印证时，就会发现有很多地方同理论知识不相符合，症状、体征没有书本上和老师讲授的那么典型，于是便迟迟难以做出诊断。这是什么原因呢？就是由于缺乏实践，缺乏对疾病的感性认识，还没有把学到的知识变成实际工作的能力，理论和实践还存在着距离。因此，诊断能力的提高，只有亲自去多接触患者，多识别不同的或相似的症状、体征，不断地丰富和增加自己的感性认识，才能达到。

现代医学不但专业体系越分越细，而且人员分工明确，专业化程度很高。比如辅助诊断项目由专科人员完成。患者症状、体征、药物治疗反应的观察及病情变化信息的收集由护理人员完成。在许多情况下，医师只是凭借病历文件提供的信息来做出诊断。虽然这些分工特点是临床工作现代化的标志，但是在另一方面，这种工作特点对观察患者来说，就容易使医师产生某种依赖性，过分地依赖护士的记录，而放松对病情的亲自观察和识别，这也会成为误诊的原因。

另外，亲识还表现在学术交流方面。在医学高速发展的今天，学术交流、信息交流倍受重视。医学会议和医学专业期刊种类繁多，临床医师经常要借助会议和期刊介绍自己成功的经验和失败的教训。新理论和新方法的不断出现，确实是促进学术交流、推进医学发展的重要动力。但是，由于受到个人认识水平、认识方法和各自实践条件的限制，任何经验、体会也不会是完美无缺的。因此，对别人的经验理论不能照抄照搬，必须经过自己的实践、观察，加以印证或改造，才能成为自己的认识，才能运用自如。亲识其症既是诊断过程中必须遵循的认识方法，也是全面提高工作能力和学术水平的必由之路。

（六）勤于思考，在临床中不断总结对疾病的诊疗经验

临床上医师对疾病的正确认识，一是靠自己掌握的专业理论知识，二是靠在已有理论指导下的实践，三是靠思考，这三者都具有重要意义。许多医师具有丰富的理论知识，但实践少，结果，诊断正确率未能提高，误诊现象时有发生。而有些医师有扎实的基础理论，实践的机会也不少，但是仍会出现不应有的误诊，甚至长期从事医疗实践而无收益，没有形成自己的经验理论，这就是不善于思考的缘故。

思考，实际上是贯穿于临床诊疗工作的全过程之中的。如对前人的经验理论，需要结合自己的临床实践予以验证，吸取其精华。对别人的意见和见解，既不能拒不接受，也不能人云亦云，这就需要自己去思考。对具体的患者，更离不开思考。在听了患者陈述病史之后，要思考病史的真伪，有无遗漏和需要补充之处，患者是否已将最重要的核心的病史讲了出来。然后要对照现有的症状，思考哪些是与患者提供的病史有关、具有诊断意义的，哪些是关系不大、应当舍弃的。当体格检查结束时，又要思考体征是否完全准确，阳性体征和阴性体征都有哪些，体征与病史症状有无矛盾之处，自己的检查是否全面系统等。在思考的同时，还要选择适当的辅助检查项目，以进一步验证自己的思考是否符合实际。当病史、体征以及辅助检查结果等诊断资料收集齐全之后，又要继续全面地思考。比如，要先做出若干个诊断的假设，然后根据所得资料进行分析、综合，一个一个地排除，最后确立诊断并选择治疗方案。在诊断确立、治疗开始之后，医师的思考仍然没有停止，还要注意治疗后的反应，所用的药物是否有效，有无不良反应，如果无效或者效果不明显，就要分析思考其原因，是药物本身的因素还是诊断的问题，是继续观察还是更换其他方法等。患者痊愈出院后，医师的思考仍然不能停止，还需要回顾总结诊断治疗的全过程，如哪些体征典型是有意义的，哪些体征是不典型的，为什么会出现不典型的体征，自己有什么经验教训等。只有认真地思考和总结，对临床工作能力的提高才有益处。

　　是否勤于思考，是一个工作态度问题，也是一个认识方法问题。不勤于思考的人，容易满足于已知的现象，不再继续深入研究。而勤于思考者不会满足于现状，总是把注意力放在病情变化中的疑点上，力争推理正确，诊断符合实际，在采取诊断治疗的每一步之前都反复思考。有这种认识方法的医师当然容易使自己的认识完整全面，符合客观实际，因而也就会减少误诊的发生。

第 5 章　心脏介入诊疗风险的表现与防范

第一节　概　述

在应用介入手术方法治疗某一种原发病即基础病的过程中，由于机体为特异体质，或机体解剖变异等，或手术操作失误，或其他由手术所带来的身体综合因素改变，使机体遭受新的损害，这种或这次损害便称为手术相关并发症。

应用心脏介入性诊疗技术也会有各种并发症的发生。无论是简单的手术操作，还是复杂、特殊的手术，都有可能发生手术并发症，轻者造成患者痛苦，严重者甚至危及患者生命。随着心导管技术广泛应用于临床工作，其并发症已明显减少，但即使是很有经验的术者也难以完全避免并发症的出现。心脏病及其在诊疗技术应用过程也会出现各种并发症：手术并发症可以发生在术中或术后，有的心脏病患者可在原有并发症表现的基础上再发生新的并发症。心脏病介入诊疗技术的种类与方法不同，其表现多种多样。如介入疗法可致瓣膜关闭不全、心肌损伤、冠状动脉穿孔、心脏压塞及血管损伤等。

一、临床特点

介入手术并发症的发生主要与患者的病情和医师的技术两个因素密切相关。患者因素包括疾病的种类和病期早晚、全身情况的好坏和对手术的承受能力。医师因素包括对疾病的认识和手术操作的技术及经验、所在医院的医疗条件以及医务人员的责任心。手术是由术前准备、术中操作、术后处理3个环节构成的。任何一个环节出现问题都会导致并发症的发生。有些医师只重视手术操作的环节，忽略了术前准备和术中、术后可能发生的并发症，发生并发症后又不能正确和及时的处理，导致患者预后不良，甚至造成严重的后果。

二、发生因素

作为一种介入性技术，会有各种并发症的发生。手术并发症如任何一种疾病发生一样，都是有某种原因的。介入手术并发症的直接原因就是与手术相关的综合因素。而要减少或预防并发症发生的关键是需彻底清除并发症发生的原因。临床医师不仅要掌握各类手术全过程操作的技巧，更要掌握每类手术可能发生的并发症与并发症发生的相关因素，并知道怎样在手术各个过程中清除发生并发症的因素。因此，强调术前的准备、术后的观察与护理至关重要。

三、防范措施

介入疗法是临床治疗中的一项有效手段。临床工作中，积极预防和治疗因手术造成的并发症，使患者能够安全地度过围术期，迅速而顺利地康复，具有极为重要的意义。如果忽略了这个问题，手术并发症的发生率就有可能大大增加，将给患者带来新的痛苦甚至严重后果。为了使术中、术后发生的并发症降低到最低限度，尤其是避免或减少危及患者生命和导致残疾的手术并发症，是每一位医务工作者的职责。因此，首先要求手术医师具有高度责任感，既要具有全面系统的医学知识，又要具有精湛的手术操作技能；既要具有在手术前掌握每一种手术的适应证、手术时机的能力，又必须具有术中、术后发现手术并发症并且积极预防稳妥处理出现的各种情况的经验。因此，在手术前对患者的治疗方案进行细致的准备，术中、术后做到妥善处理，认真细致地做好围术期内的每一项工作，最大限度地避免和减少手术并发症的发生。随着 Swan-Ganz 导管广泛应用于临床工作，其并发症已明显减少，但是，即使很有经验的术者操作有时并发症也不可避免。因此，必须强调手术适应证的选择，术前充分准备，做好患者思想工作，减少紧张情绪。术者动作应轻柔、熟练，注意操作过程中监护患者症状、体征变化，以使并发症减小到最低限度。

第二节　心脏并发症的诊断与防范

一、心律失常

（一）发生机制

根据介入手术时发生心律失常的严重程度，可将其分为一过性心律失常、持续性心律失常和致命性心律失常三大类。

1. **一过性心律失常**　多发生于术中，几乎全是快速性心律失常，如房性或室性期前收缩、短阵室性心动过速等。其发生原因是导管对心肌的机械性刺激，如球囊导管进入心室抵贴心室壁时，几乎所有的病例都可出现期前收缩或短阵室性心动过速。导引钢丝等刺激心房壁则可能引起房性期前收缩，短阵室上性心动过速及一过性心房颤动等。

2. **持续性心律失常**　是指在术后无机械刺激的情况下仍然存在的心律失常，持续的时间数小时或数天。常见的是：①期前收缩，多为室性期前收缩，一般在术前都有期前收缩存在或有期前收缩史，经介入手术后使原有的期前收缩变得更为频发或又重新出现；②室上性心动过速多为阵发性折返性，病因可能为房室结双径道或预激综合征，而介入手术则是诱发因素；③心房颤动，不多见。一般为导管在心房腔内刺激心房壁所引起。

3. **致命性心律失常**　介入手术直接对心脏施加机械性刺激极可能引起致命性心律失常。致命性心律失常包括以下 3 种：①心室颤动及心搏骤停，是介入手术导管直接刺激所引起。

这是最为严重的并发症；②室性心动过速，在导管抵贴心室壁的瞬间发生，但撤离之后，室性心动过速仍不消失，持续数分钟甚至数小时者，则为一种致命性的严重心律失常；③三度房室传导阻滞，介入手术引起三度房室传导阻滞非常少见，且多为一过性的。发生三度房室传导阻滞的原因，推测可能与介入手术导管直接损伤希氏束，局部的炎症反应影响其传导功能有关。

（二）诊断依据

1. 一过性心律失常　如房性期前收缩、室性期前收缩、短阵室上性心动过速、一过性心房颤动或短阵性心动过速发生时，多数患者有心悸及心跳停顿感，有的患者感胸闷、胸痛等。持续性心律失常如室性期前收缩患者可有心悸、胸闷等自觉症状；室上性心动过速患者常有心悸、胸闷、头晕、出汗、恐惧和血压偏低等。心率一般为 180 次 / 分左右；心房颤动者可有心悸、胸闷、乏力不适，心室率＞ 150 次 / 分时，可诱发心力衰竭和心绞痛；束支传导阻滞者通常无症状，心脏听诊可有心音分裂。

2. 致命性心律失常

（1）心室颤动及心搏骤停：患者突然昏厥、意识丧失，继之出现抽搐，迅速出现喘息样呼吸困难及呼吸停止，随之出现发绀。心音及大动脉搏动消失。心电监护示波屏幕上出现心室颤动波或心脏静止的直线。

（2）室性心动过速：患者可有心悸、恐惧、头晕、恶心呕吐、心绞痛、心力衰竭及心源性休克，甚至发生阿 – 斯综合征。

（3）三度房室传导阻滞：发生三度房室传导阻滞时，患者常有疲乏、胸闷、头晕、眼花、心绞痛、心力衰竭、晕厥，甚至发生阿 – 斯综合征而猝死。听诊时心率慢而规则，40 次 / 分左右，运动后增加不明显，大炮音。

一度房室传导阻滞与室内传导阻滞患者通常无症状。二度房室传导阻滞可引起心悸。三度房室传导阻滞可引起心悸、疲乏、眩晕、晕厥、心绞痛、心力衰竭，严重者出现阿 – 斯综合征，甚至导致猝死。

结合患者临床症状与心电图表现即可诊断。

（三）处理方法

一过性室性期前收缩一般不需做特殊处理，一旦导管或电极离开心室壁后，心律失常多能自行消失。对于诱发室性心动过速者应立即暂停操作，并静脉注射利多卡因 50 ～ 100mg，必要时隔 5 ～ 10 分钟重复 1 次，多能奏效，偶尔需同步直流心脏复律。待心律失常消失后，视病情决定是否继续做介入手术。若出现一度房室传导阻滞或二度Ⅰ型房室传导阻滞，对血流动力学影响不大者，在严密观察下，可暂不做特殊处理，必要时可给予阿托品类药物以增加心率。

持续性期前收缩一般不必特殊处理可自行消失。频发性期前收缩或患者症状较为明显者可给予药物治疗：室性期前收缩用美西律、利多卡因等，房性期前收缩则可用维拉帕米、普萘洛尔等。确定为室上性心动过速可首选维拉帕米静脉注射，在没有确定患者是否有预激旁道时，一般不要用洋地黄类药如毛花苷 C 等。药物治疗效果不佳时可应用经食管心房调搏，以超速抑制法或 Burst 猝发脉冲法终止室上性心动过速。心房颤动者，活检结束之后让患者饮些开水，应用镇静药如地西泮等使患者充分休息，常可使心房颤动消失。如心室率过快，症状较为明显，则可应用毛花苷C及普萘洛尔等减慢心室率，持续数小时或数日不恢复而在术前又无心房颤动者，可应用维拉帕米、胺碘酮等药物，必要时可施行同步直流心脏复律。束支传导阻滞可自行恢复，或应用小剂量糖皮质激素如地塞米松等治疗。

一旦发生心室颤动及心搏骤停，应当机立断，迅速抢救。在术中发生心室颤动因有周密的抢救计划及准备，抢救多能成功。发生三度房室传导阻滞时，可给予皮质激素如地塞米松，心室率在40次/分以上者可不予特殊处理。如心室率过慢，尤其是有头晕或发生过阿-斯综合征者，则应积极处理，可给予阿托品口服或静脉滴注，异丙肾上腺素5~10mg舌下含服，或1~4μg/min静脉滴注。效果不佳者可置入临时心脏起搏器，待心脏传导正常后再撤出电极导管。如经过治疗仍不能恢复，心室率过慢，则需置入永久性心脏起搏器。

（四）预防要点

术前应详细了解病情及心电图改变，以充分估计术中可能出现的心律失常，做好急救准备。在手术开展之前，常规描记12导联体表心电图，备好急救器械及药品，如心脏除颤器、临时起搏器、人工呼吸器、气管插管器械及氧气等。

心电监护是施行介入手术时主要的监护措施。一些心脏病患者有心脏扩大、期前收缩和传导功能障碍等表现，所以介入手术必须在严密的心电监护下进行，以及时发现心律失常并进行处理。最好采用具有示波、图形冻结、延迟性走纸记录，以及报警、计时等多种功能的心电监护仪监护，以随时发现心电变化，并能记录留存资料。术中心电监护须由专人负责。患者消毒、铺巾之前即接好心电监护导联线，调试仪器，使之持续出现稳定、清晰的心电示波图形。监护仪放置的位置，以能使术者观察到示波屏幕为最佳。

操作技术轻、准、快可减少一过性心律失常的发生。手术时动作应轻柔迅速，如导管或电极到达心室腔之后应避免不必要的动作以减少对心内膜的刺激。术者应操作熟悉，尽量减少导管对心房和心室的刺激，如球囊扩张时应定位准确可避免压迫希氏束而引起的完全性房室传导阻滞。

二、心肌损伤与心脏压塞

（一）发生机制

急性心脏压塞是心脏介入治疗严重并发症之一。可由介入术中造成心房壁破裂、冠状动脉穿孔、冠状静脉破裂等原因所致。随着介入性治疗的广泛开展与推广应用，心脏压塞此类严重问题并发症已不少见。导致心脏压塞最常见的原因包括：

1. **房间隔穿刺失误**　穿刺点定位不准确及穿刺系统向上滑动穿破右心房或主动脉根部，尤其在穿刺系统重复使用时更易发生。

2. **导引钢丝特性把握不准或选择不恰当**　随着PTCA的推广与适应证拓宽，准确把握器材特性尤为重要，对于慢性完全闭塞病变者应根据经验慎重选择器材，手法轻柔，多角度判断其走行是否位于血管真腔。

3. **操作粗糙**　因未闭动脉导管、冠状静脉等血管、心房壁和心耳部位相对薄弱，导丝因重复使用变得更为粗糙。

4. **射频消融功率过大**　尤其是早期使用非温控大头消融导管，难于准确把握消融导管的局部温度，同时导管与心内膜接触不佳时产生的爆裂，以及导管张力过高均可导致心脏穿孔。不同的介入治疗操作导致的心脏穿孔其部位常常具有一定的差别，房间隔穿孔最易致主动脉根、右心房、左心房及其左心耳部位穿孔；PTCA 和支架手术容易穿破冠状动脉；射频消融发生心脏压塞的部位最常见于冠状静脉窦，这与冠状静脉窦壁薄弱，个别患者尚存在畸形有关。

（二）诊断依据

1. **症状** 心肌损伤轻微者临床上无特殊表现。可因心律失常出现心悸，严重心律失常如心室扑动、心室颤动可引起患者突然死亡。冠状动脉损伤者表现为术后突然胸痛，胸痛性质类似于心绞痛，与呼吸、体位改变等无关。心脏压塞时有心前区不适、气促、虚弱、乏力等症状，可有吞咽困难、咳嗽、声嘶等压迫症状。假性室壁瘤者表现为突发的充血性心力衰竭，也可有胸痛及邻近器官的压迫症状。

2. **体征** 心肌梗死者心界可轻度至中度增大，心率多增快，心尖区第一心音减弱，可出现第四心音奔马律，少数有第三心音奔马律。心脏压塞者心界扩大，心尖搏动微弱，心音低，心率快，颈静脉怒张，血压低，脉压差变小，可出现奇脉。心肌损伤形成假性室壁瘤者心界扩大，心前区可见弥散性搏动，心尖及胸骨左缘可闻及杂音，可闻及奔马律。

3. **辅助检查**

（1）实验室检查：冠状动脉损伤引起心肌梗死时，血清心肌损伤标志物如肌钙蛋白、CK-MB 可升高，超过正常值上限 2 倍以上。心脏压塞者血清肌钙蛋白也可升高，但很少达到心肌梗死时的水平。

（2）心电图：心肌梗死者心电图 ST 段可抬高或压低，并有 T 波的动态改变，因梗死范围小，一般没有病理性 Q 波。心脏压塞者心电图有 QRS 波低电压、PR 段压低、ST-T 改变、束支传导阻滞等表现，可有 QRS 波电交替。假性室壁瘤者心电图有 ST 段抬高、T 波直立、高尖等变化。心电图还可记录到各种心律失常，多为室性和房性期前收缩，偶有室性心动过速、心室扑动、心室颤动或心室静止多为临终前表现。

（3）X 线检查：单纯冠状动脉损伤者 X 线检查无特殊表现。心脏压塞者心影可增大或正常，心脏搏动减弱，上纵隔影增宽。假性室壁瘤者心影增大，心缘可见局限性膨隆，搏动减弱。

（4）超声心动图：手术并发的心肌梗死一般范围较小时，超声心动图可无异常表现。心脏压塞者可见围绕心脏的液性暗区，内有血凝块产生的增强回声，有右心房及右心室舒张期塌陷，心脏运动幅度增大可产生假性二尖瓣脱垂，多普勒超声心动图检查可见吸气时三尖瓣和肺动脉瓣流速增加以及二尖瓣流速降低，呼气时相反。假性室壁瘤者可见心室壁结构回声中断，瘤壁变薄、膨隆，多普勒检查可见心室腔与瘤腔之间的双向血流束。

（三）处理方法

深达心外膜下心室壁穿孔引起的渗血性心包炎，一般不需特殊处理，嘱患者卧床休息，数日内即可恢复。心脏压塞一经确诊，必须立即终止手术，紧急施行心包穿刺抽液（血液），以解除因心包积血所致的填塞症状。多数患者于穿刺之后症状迅速改善，穿孔的室壁也可逐渐愈合。胸痛明显者可给予镇痛药，血压降低或出现休克者可用升压药，如多巴胺、间羟胺及补液等。但在病情允许的情况下，不宜过早、过多行心包穿刺减压，也不宜将血压维持过高，因为这样做反而使出血加快，甚至导致失血性休克。如心包穿刺抽出积血之后，出血仍不停止，再次引起心脏压塞，则应该开胸探查，修补心脏，同时，清除心包腔内之积血，必要时则行心包开窗引流或心包切除术。

（四）预防要点

术者在操作过程中切勿动作粗暴、用力过猛，须在 X 线监护下进行。术前常规拍心脏 X 线片，用以了解心脏形态及术后对照。术中的 X 线监护十分重要，导管或电极经穿刺口送入血管之后，即应在 X 线透视下向前推进。一般采用 X 线透视的电视屏幕。置于术者正前方。采用股静脉入路、沿下腔静脉入右心室者，在透视屏幕下可见导管或电极沿脊柱右缘上行，进入心影之后，操纵其向右向下，越过脊柱即标志着已通过三尖瓣口进入到右心室。采用股动脉入路、经腹主动脉等逆行入左心室者，透视下可见导管或电极沿脊柱左缘上行，至第 2 肋水平随主动脉弓向右向下弯曲，经主动脉瓣口逆行进入左心室。术中 X 线监护，通过透视屏幕还可随时观察心脏形态改变及舒、缩活动状态。对疑有心脏压塞并发症的患者，术后需再次拍摄 X 线胸片，以便与术前对照。

三、冠状动脉损伤

（一）发生机制

1. 损伤左冠状动脉主干　损伤左冠状动脉主干可导致患者死亡，主要与以下操作有关。

（1）跨主动脉瓣操作时电极进入左冠状动脉主干，对正常左主干这种操作一般不会造成损伤，但是当左主干有病变时会导致损伤甚至闭塞。

（2）消融手术时误在左冠状动脉左主干内消融，部分左心室流出道室性心动过速消融部位在主动脉窦内冠状动脉左主干开口旁，可误在左主干内记录到"理想"靶点图并误在此放电。

2. 冠状动脉闭塞　当冠状动脉开口被人工瓣膜支架载体结构如封闭膜阻塞，或者在球囊扩张和人工支架释放中被钙化的体积较大的自身瓣叶阻塞时，会发生急性冠状动脉闭塞，可产生致命性的危害。一般认为，冠状动脉闭塞发生与以下因素有关：是否存在钙化的体积较大的自身瓣叶、冠状动脉开口距离主动脉瓣环的高度、乏氏窦的大小和形态、人工瓣膜的大小和释放位置。

（二）临床表现

急性前壁、下壁心肌梗死是非常严重的并发症，可引起剧烈胸痛、心力衰竭、心律失常、心源性休克等，并且是介入手术导致死亡的主要原因。结合患者临床表现、心电图与心肌坏死标志物的动态变化即可诊断。

（三）处理方法

并发心肌梗死时剧烈胸痛者可给予吗啡 5 ~ 10mg 或者哌替啶（杜冷丁）50 ~ 100mg 静脉或肌内注射可缓解。若出现心力衰竭者，则给予吸氧及呋塞米静脉注射，可酌情应用多巴酚丁胺静脉滴注。心律失常参照前述处理措施。术后的低血压、休克，首先应具体分析引起低血压、休克的常见病因，如血容量不足、左心室流出道梗阻加重、心律失常、泵衰竭等，再针对病因治疗。对消融后 LVOTPG 降为 0 或很小者，可试应用多巴胺、多巴酚丁胺等升压药物，若血压上升则证明有效，可短期、适量应用，至血流动力学稳定后减量、停药；若症状加重，立即停药。相反，对心功能较好者，可给予 β 受体拮抗药、维拉帕米等治疗。血压仍然不升、休克难于纠正时，可用主动脉内气囊反搏术（IABP）辅助循环。

如考虑有冠状动脉痉挛，可静脉滴注硝酸甘油或地尔硫草。溶栓剂及抗栓、抗凝药物有引起心包内出血和心脏压塞的危险，使用应谨慎。如心电图提示大的冠状动脉受累，可做冠状动脉造影后予以灌注球囊或带膜支架治疗。一般的夹层仅表现为造影剂在局部潴留，只需密切观察病情进展。如果夹层已严重影响冠状静脉窦血液回流，表现为造影剂在局部严重潴留，并向心包腔内弥散，应及时终止手术并采取相应措施。如果发生冠状静脉窦破裂则需要立即终止手术，根据具体情况做出相应的临床处理。

（四）预防要点

在手术中对心功能和血压急剧下降、V$_1$ ~ V$_5$ 导联 ST 段同时弓背向上型抬高者，为避免大面积心肌梗死，应终止手术，降低心肌坏死范围。一旦发生急性冠状动脉闭塞，及时识别和有效处理十分关键。术中持续性低血压，应高度怀疑急性冠状动脉闭塞可能，此时通过超声心动图或主动脉根部造影可以明确；一旦确诊，应立即尝试恢复冠状动脉灌注，亦有经 PTCA 或外科冠状动脉旁路移植术成功治疗的报道，更多的成功救治需要临时心肺支持和血管重建术。

四、心瓣膜损伤

（一）发生机制

在 PBPV 术中，由于心导管穿过三尖瓣腱索，球囊扩张时引起三尖瓣腱索损伤、断裂，或者由于采用过长的球囊导管，球囊扩张时，其球囊下端伤及三尖瓣；球囊过大、扩张过度，可导致肺动脉瓣关闭不全。

在室间隔缺损堵闭术中，如果导丝穿过三尖瓣腱索未及时发现，沿导丝推送长鞘，上行至右室受阻，强行推送可损伤瓣膜腱索，引起明显的瓣膜反流。

（二）诊断依据

轻度二尖瓣损伤可无反流和症状，即使有轻度反流也多无症状或仅有胸痛、心悸、乏力、头晕和轻微劳力性呼吸困难等，严重反流如乳头肌断裂者很快发生急性左心力衰竭，甚至出现急性肺水肿或心源性休克。此时心尖搏动强而有力，心界不大或仅轻度增大。第二心音肺动脉瓣成分亢进，非扩张的左心房强有力收缩所致心尖区第四心音常见。由于收缩末左心室与左心房的压差减少，心尖区反流性杂音于第二心音前终止，而非全收缩期杂音，低调、呈递减型。严重反流也可出现心尖区第三心音和短促舒张期隆隆样杂音。

轻度三尖瓣损伤也不引起反流和不出现症状，轻度三尖瓣反流者也多无症状，严重反流者可有疲乏、腹胀等右心力衰竭的症状。

体征：①颈静脉怒张伴明显的收缩期搏动，吸气时增强，反流严重者伴颈静脉收缩期杂音和震颤；②右心室搏动呈高动力冲击感；③重度反流时，胸骨左下缘有第三心音，吸气时增强；④三尖瓣关闭不全的杂音为全收缩期，且呈高调、吹风样，在胸骨左下缘或剑突区最响；⑤严重反流时，通过三尖瓣血流增加，在胸骨左下缘有第三心音后的短促舒张期隆隆样杂音；

⑥可见肝收缩期搏动及体循环淤血征。

（三）处理方法

术中在球囊导管推送到三尖瓣处时，切忌暴力推送，如遇到阻力，极有可能是导丝穿过腱索和乳头肌，此时应将球囊导管及钢丝退回重新放置，否则有可能造成三尖瓣结构破坏，而致三尖瓣关闭不全。选择球囊时需注意球囊长度，不宜用过长的球囊来扩张肺动脉瓣，以免扩张时撕裂三尖瓣。

若房室瓣损伤较轻，无反流或仅轻度反流者，可严密观察病情变化，一般先不做特殊处理。有症状者可给予内科治疗，以降低肺静脉压，增加心排血量为主。有右心力衰竭者，限制钠盐摄入，用利尿药、洋地黄类药物和血管扩张药，控制心房颤动的心室率等。确有严重房室瓣关闭不全，则按急性二尖瓣、三尖瓣关闭不全处理，必要时做瓣膜修补术或瓣膜置换术。

在堵闭术中，通过超声心动图探查，一旦发现有瓣膜关闭不全，先调整堵闭器位置，若瓣膜关闭不全不能消失，则需更换堵闭器或终止堵闭术。由于导管操作不当，致三尖瓣腱索断裂，引起重度三尖瓣反流，需外科手术治疗。堵闭术后发现堵闭器引起瓣膜关闭不全，需严密随访，必要时接受外科手术治疗。

（四）预防要点

介入手术中应严格掌握适应证，选择合适病例。术前应详细行超声心动图探查，必要时行经食管超声检查，详细了解缺损位置、缺损周围解剖结构。堵闭术中选择合适的堵闭器。在室间隔缺损堵闭术中，建立输送轨道时，尽可能避免导丝或导管穿过三尖瓣腱索；经导丝推送长鞘在右室受阻，应考虑导丝穿过三尖瓣腱索可能，应及时调整导丝位置及方向。在PBPV术中，亦应注意导丝有无穿过三尖瓣腱索，球囊不能过长、过大，不能过度扩张。

第三节　血管并发症的诊断与防范

一、穿刺局部血管的并发症

（一）发生机制

1. **局部出血及血肿**　PCI是否发生血肿与年龄、性别、体重、周围血管病变、高血压等临床危险因素、抗血栓治疗强度和操作过程、操作技术的掌握如导管鞘插入的难度、腹股沟部位的操作次数等有关，发生血肿患者的比例为5%～20%。此外，穿刺部位出血量还直接与围术期患者的处理有关，如导管鞘拔出时的注意程度、应用适量的镇静药和控制血压等。

2. **腹膜后出血**　十分严重，多由于穿刺部位选择不当，进针点在腹股沟韧带上方，这个部位难以压迫止血。故一旦出血，出血量难以准确估计。

3. **假性动脉瘤**　是由于血管壁不能封闭住穿刺部位，但因血凝块的堵塞作用防止了出血。

4. **动静脉瘘**　股浅动脉位于股静脉上方，相互间缺乏支持，同时穿中两者后可形成动-静脉瘘。

（二）诊断依据

1. **症状** 轻重不一，小的局部出血及血肿患者可无症状，严重有血压下降、心悸、头晕、乏力等症状，如不及时处理可发生休克甚至死亡。腹膜后出血患者常存在腹膜后出血的"典型"临床症状——腰腹疼痛。假性动脉瘤者可有局部红肿、疼痛，患者行走时明显。

2. **体征** 主要为局部的一些体征，可有局部肿块，压痛及局部皮温升高，假性动脉瘤患者有搏动性包块，触摸包块会感到搏动放散到包块边缘，可听到血管杂音，动静脉瘘也可听到血管杂音、触及震颤。

（三）处理方法

穿刺局部较轻的出血及血肿给予冷敷或减少活动，可自行吸收和消失。仅有一个小腔或与血管间只有一个小通道的假性动脉瘤不需要手术治疗也可能自然愈合。很多动静脉瘘也可以自行闭合。

血肿太大伴失血过多引起血压下降者：①重新压迫止血，以弹力绷带加压包扎或止血夹压迫止血；②立即给予补液或输血以补充血容量；③如果上述方法仍不能奏效应请外科医师会诊，采取外科手段进行处理；④如果穿刺部位较高，在操作后出现低血压，下腹部、腰腹部疼痛，应立即行腹部 CT 或腹腔穿刺以明确有无腹膜后出血，如果明确为腹膜后血肿应停止抗凝及抗血小板药物，补液输血，必要时由外科处理。

小的假性动脉瘤如不能自行愈合可局部包扎压迫，减少活动，1周内可以消失。大的假性动脉瘤应请外科进行手术矫正。不能自行消失的动静脉瘘应在3个月后外科手术矫正。

（四）预防要点

PCI 术穿刺局部动脉血管的并发症常见。要减少这些并发症，术前应仔细观察患者的穿刺局部及远端血管情况，观察患者的总体情况，术者操作应轻柔、熟练掌握技巧，加强术中、术后心电血压监测。具体预防措施有以下几种。

1. **局部出血及血肿的预防**

（1）仔细注意动脉（股动脉、桡动脉）的穿刺及压迫技术，应在腹股沟韧带下方穿刺股动脉。如果患者血压较高，存在主动脉关闭不全或患者反复咳嗽，应延长压迫止血时间。

（2）如果患者较胖，皮下组织（脂肪）较厚，应采取重压方法，否则容易造成严重出血。

（3）如果患者术前已应用抗血小板凝集治疗（使用氯吡格雷或抵克立得、阿司匹林）。应避免患者过早下床活动（一般要求术后弹力绷带加压包扎或盐袋压迫6小时静卧24小时）。

2. **假性动脉瘤的预防**

（1）避免穿刺部位太低，这样可以穿刺到表浅股动脉（而不是股总动脉），因为此处没有动脉鞘限制出血，也没有任何骨结构可供压迫止血，常发生假性动脉瘤。

（2）避免两次或多次刺入动脉，一旦刺中动脉而未成功时，即改换对侧穿刺。

（3）术后充分压迫出血和下地活动前检查有无假性动脉瘤迹象。

二、动脉栓塞

（一）发生机制

在 PBMV 的并发症中，血栓栓塞的发生可能是患者原有心房内附壁血栓，加上术前准备工作不充分，未能发现心腔内附壁血栓，在 PBMV 操作过程中，心房导丝、球囊导管进入心房内机械性刺激而使血栓脱落或体循环动脉尤其是脑动脉栓塞。有些患者也可能没有原发性血栓，只是在 PBMV 时，操作时间过长，抗凝措施不得力，在球囊导管其他部位形成凝血块并脱落。另一种情况是行股静脉穿刺做活检入路时，由于局部刺激引起血管内膜损伤及血管痉挛，加之检查术后压迫止血时方法不当、压迫时间过长、用力过大等可促成局部血栓形成。使股静脉出现不同程度的阻塞。股静脉血栓脱落则可能引起术后肺栓塞。

（二）诊断依据

小块的肺栓塞患者可无症状和体征。大块和多发性肺栓塞患者常突然呼吸困难、胸闷、心悸和窒息感，可有剧烈咳嗽或咳暗红色或鲜红色痰，中度发热和胸痛等。严重者烦躁不安、出冷汗、恶心、呕吐、昏厥、血压急剧下降或休克，大小便失禁，甚至死亡。体征可有发绀、肺梗死区叩诊浊音，呼吸音减弱或伴有干、湿性啰音。累及胸膜可出现胸膜摩擦音和胸腔积液体征。心率多增快，心浊音界扩大，胸骨左缘第2、3肋间隙浊音界增宽，搏动增强，肺动脉瓣区第二心音亢进，并有收缩期和舒张早期杂音。三尖瓣区亦有收缩期杂音及舒张期奔马律。可有心律失常，如房性、室性期前收缩、心房扑动和心房颤动等，亦可发生心搏骤停。右心力衰竭时，有颈静脉怒张，肝大并有压痛，可出现黄疸，双下肢水肿。

脑栓塞者一般在术中发病，其严重程度因人而异，据多数作者报道，症状多不严重。由于栓子突然阻塞脑动脉而发病，故发病急骤，一般无发展过程，在数秒或数分钟之内症状即达高峰。半数患者起病时有短暂的程度不等的意识障碍，当大血管及椎 - 基底动脉栓塞时昏迷发生快且重。由于发病快，常引起脑血管痉挛，癫痫发作约14%，一般为局限性抽搐，如为全身性大发作，常提示梗死范围较大。少数患者还有头痛，多限于病侧。常见偏瘫、失语、偏身感觉障碍及偏盲等，症状取决于栓塞血管所支配的供血区的神经功能。

周围血管栓塞因栓塞部位不同而有各种各样的临床表现，如肾动脉、肠系膜动脉以及四肢动脉等。股动脉局部血栓形成，患者可有下肢发麻、发凉、疼痛、血管搏动减弱，甚至跛行等。

（三）处理方法

目前栓塞的治疗尚无特殊有效的办法。一旦发生，若属于血栓性栓塞可采用肝素等抗凝剂，以及阿司匹林、双嘧达莫和噻氯匹定等抗血小板药物，必要时采用链激酶或尿激酶等溶栓治疗。但如脑栓塞者头颅 CT 显示为出血性脑梗死或脑脊液中含有红细胞，或由亚急性细菌性心内膜炎并发的脑栓塞均应禁用抗凝治疗。若属非血栓性栓塞可适当应用血管扩张药治疗。

脑梗死及冠状动脉栓塞的急性期4～8小时内可做溶栓治疗，冠状动脉栓塞者尚可作急诊 PTCA 及支架，也可使用冠状动脉内血栓吸引。肠系膜动脉栓塞和脾栓塞严重者出现肠坏死腹膜炎等症状时必须接受外科治疗。

确定穿刺动脉以下的血管堵塞性病变，应立即进行溶栓治疗。尿激酶50万～150万 U 加入 0.9% 氯化钠溶液 100mL 静脉注射（30分钟以内）。rt-PA 50～100mg 加入溶剂内静脉滴注，也可以 8～20mg 静脉注射，余下剂量 60～90 分钟内静脉滴注。在溶栓后可以给予肝素抗凝治疗，肝素注射液 2 000～5 000U 静脉注射，继而以每小时 800～1 000U 静脉滴注。维持48～72小时，或给予低分子肝素皮下注射，5 000U 2次/日。如果穿刺动脉以上血管发生血管阻塞病变，应立即请血管外科医师进行手术治疗。发生血栓栓塞病例均可以给抗血小板凝集治疗，阿司匹林 100 ~ 300mg，1 次 / 日，口服，氯吡格雷 75mg，1 次 / 日，口服，或抵克立得 0.25g，2 次 / 日，口服。

（四）预防要点

（1）术前检查穿刺动脉两侧情况，一般选择搏动较强一侧，如果下肢搏动较弱则选用上肢动脉。

（2）有条件应术前检查血管多普勒血流图，客观地观察穿刺部位的血流及动脉情况。

（3）术后应严密监测两侧足背动脉、踝动脉、腘动脉搏动情况。如果动脉搏动明显减弱和消失，伴肢体麻木、疼痛或发凉感，应立即进行血管多普勒检查。

（4）术前发现左心房血栓并对其进行合理的治疗以及术中肝素的应用是预防体循环栓塞的关键。房间隔穿刺成功后，应立即完全肝素化，以防新的血栓形成。首剂肝素 100U/kg，如 PBMV 时程超过 1 小时，再追加 50U/kg。如房间隔穿刺困难，穿刺针多次进入心包，房间隔穿刺成功后，肝素用量应酌减。但尽可能迅速完成操作，以缩短器械在体内滞留的时间。

（5）对心腔内血栓的高危患者，如伴心房颤动（特别是持续性心房颤动）、有栓塞史、重度二尖瓣狭窄、左心房显著扩大、严重肺动脉高压、心力衰竭等，应常规行经食管超声检查。如发现心房血栓，应进行抗栓治疗。

三、血管迷走反应

介入治疗发生血管迷走反应的并不少见，多发生于术前动脉穿刺及术后拔除动脉鞘管时。发生于动脉穿刺时多与精神紧张有关，术后拔除鞘管时发生常与疼痛、低血容量有关。血管迷走反射一般是良性过程，积极处理，多可迅速恢复。若不积极处理，在严重瓣膜病、冠心病等患者，血压、心率过低可能会出现不可逆转的严重后果，甚至死亡。

（一）发生机制

术前动脉穿刺时的精神紧张、疼痛，术后拔除动脉鞘管时的疼痛，刺激外周的感受器，感觉神经末梢传入延髓的血管运动中枢的神经冲动发放增加，结果导致迷走神经活性增强而交感神经活性减弱，交感神经的抑制导致突然的心动过缓和低血压。这是血管迷走反应发生的最主要的原因。

（二）诊断依据

常表现为血压降低（≤ 90mmHg）、心率缓慢、面色苍白、大汗、恶心、呕吐等。严重者可有意识障碍。血管迷走反射的临床表现有面色苍白，大汗淋漓、恶心、呕吐、打哈欠、头晕和神志改变，严重者可以意识丧失。部分患者仅表现为气促和极度乏力。窦性心动过缓和低血压是主要的临床体征。

（三）处理方法

一经出现应积极处理，对心率缓慢者，可静脉注射阿托品 0.5 ~ 1mg 以提升心率，对抗迷走神经作用；对血压低者，可先给予多巴胺 3 ~ 5mg 静脉注射，1 ~ 2 分钟后可重复使用，若血压仍持续偏低，可给予多巴胺 5 ~ 10U/kg 体重持续静脉滴注，以维持血压 >

90/60mmHg，或恢复至术前血压状态为宜，同时应积极快速补液以补充血容量，可给予5%葡萄糖氯化钠溶液快速静脉滴注。

（四）预防要点

预防血管迷走反射主要针对病因。

（1）充分消除患者紧张、焦虑情绪，必要时可给予地西泮5mg口服或10mg肌内注射；

（2）穿刺血管和拔除鞘管前应充分麻醉，消除疼痛刺激。

（3）建立静脉输液通道，充分扩容以补充血容量。

（4）拔除鞘管时床边应准备阿托品、多巴胺等药物以便及时应用。

（5）严密监测血压、心电。一旦发现血压下降、心率缓慢，应立即处理。

第四节　其他并发症的诊断与防范

一、肾功能不全

PCI后肾功能不全的原因较多，部分患者为一过性表现，对治疗反应良好，部分患者也可能恶化为少尿性肾衰竭，并可伴有容量超负荷。电解质与酸碱平衡紊乱与尿毒症。最常见的表现为，PCI后2～5日出现少尿和血清肌酐升高。早期识别、正确诊断与及时干预可以防止其恶化为肾衰竭。

（一）发生机制

在PCI后肾功能不全的原因中，造影剂诱发的肾功能异常最为常见，其他原因包括血管紧张素转换酶抑制药（ACEI）导致的肾缺血、动脉粥样硬化栓塞、主动脉夹层、主动脉内反搏球囊放置不正确、前列腺疾病或应用抗胆碱药物导致的肾后性阻塞等。脱水导致的低血容量、造影剂诱发利尿和失血均有可能加重肾功能不全。根据不同的定义，肾功能不全的发生率差异较大。若以使用造影剂后48小时以内出现血清肌酐升高25%作为标准，其发生率在正常患者＜1%，而在高危患者可达50%。早期认为造影剂诱发肾功能不全的机制为直接与间接减少肾血流灌注、直接损伤肾小管以及高敏反应导致管腔阻塞等。然而，现已发现，肾髓质在缺血损伤时极易受损，造影剂导致髓质血管强烈收缩是导致造影剂肾病的最主要原因。原有肾功能不全、糖尿病基础肌酐清除率＜50mL/min、应用大剂量造影剂、低血容量、左心室功能低下等患者更易发生造影剂肾病。

（二）诊断依据

一旦发生肾功能障碍，肌酐水平多在3～5日达到峰值。并维持升高1～2周。30%的患者可出现少尿。多数患者可恢复正常，部分可出现明显肾衰竭。

冠状动脉介入治疗术后原有肾功能不全、糖尿病基础肌酐清除率＜50mL/min、应用大剂量造影剂、低血容量、左心室功能低下等患者易发生造影剂肾病，肾功能检查有助于尽早发现造影剂肾病。

（三）处理方法

1. **除外出血与膀胱出口阻塞** 腹膜后出血、消化道出血和膀胱阻塞（如前列腺肥大）也可导致排尿减少，应予以排除。

2. **保持充分水化与充足尿量** PCI 后进行水化治疗（静脉滴注晶体 100 ~ 150mL/h，持续 6 ~ 12 小时，或口服 1 ~ 2L 水）有助于造影剂排泄。若同时存在心力衰竭与严重少尿，应联合应用呋塞米，加用多巴胺可能提高疗效，通常使用小剂量 $[5\mu g/(kg \cdot min)]$。

（四）预防要点

主要预防措施包括以下内容。

1. **静脉补液** 对于高危患者，建议在 PCI 前 8 ~ 12 小时给予静脉补液（100 ~ 150mL/h），存在左心室功能不全者应进行血流动力学监测，以指导补液，预防肺水肿。与使用半等渗氯化钠溶液水化相比，择期 PCI 前使用等渗氯化钠溶液水化的患者造影剂肾病（48 小时内血清肌酐升高 > 44.2 μmol/L）的发生率更低。

2. **非离子型造影剂** 与离子型造影剂相比，非离子型造影剂引起容量超负荷更轻。但并不能降低造影剂肾病的发生率。然而，Rudnick 等研究表明，使用碘海醇能显著降低糖尿病肾病患者严重肾衰竭的发生率，并推荐应用于这类高危患者。

3. **肾毒性药物** 避免应用肾毒性药物如非甾体抗炎药等。

4. **强力利尿** 使用强力利尿（尿量 > 150mL/h）使肾衰竭的发生率略有降低。襻利尿药不能防止造影剂肾病。预防性应用呋塞米（速尿）可引起肾功能恶化。

5. **其他** 甘露醇的疗效存在争议。多巴胺预防造影剂肾病的作用也不确切。有报道氨茶碱能减轻造影剂诱发的肾功能障碍。

二、缺血性脑卒中

缺血性脑卒中是颈动脉介入治疗最常见的并发症，其他周围介入治疗，包括主动脉腔内治疗，也可能导致缺血性脑卒中的发生。

心脏介入治疗后脑血管并发症的发生常见原因为心源性栓塞如血栓、赘生物等，空气栓塞，以及由于导丝或导管的操作所引起的主动脉及颈动脉来源的栓塞。颅内出血罕见。有周围血管疾病时，介入治疗后发生脑血管意外的可能性增加 2 倍以上。

脑卒中的发生主要与栓塞有关，但大多无临床表现。患者原有脑血管疾病变基础，则易出现脑灌注不足，易导致脑梗死。

介入操作过程中及介入后应注意观察有无脑卒中的发生，尤其是颈动脉介入术中及术后，要严密观察肢体活动情况、语言表达情况等，发现脑卒中要及时处理。经颅多普勒持续监测可早期发现颅内微栓塞。介入相关脑卒中与院外发生的脑卒中往往不同，介入相关脑卒中多发生在院内，往往发现比较早，有机会采取再灌注治疗。介入相关脑卒中可分为术中脑卒中及术后脑卒中两大类。如果介入术中发现脑卒中，由于存在介入通路，可及时进行脑动脉造影明确脑卒中的诊断及性质，如明确栓塞或血栓导致的卒中，可根据栓塞的位置及患者的临床情况，采取动脉内溶栓或球囊机械性血管再通，早期干预有利于脑卒中的恢复。如果脑卒中发生于术后，应及时进行头颅 CT 检查明确脑卒中的性质，如果缺血性脑卒中发生在时间窗内（3 小时内），无溶栓禁忌证，可考虑静脉溶栓治疗，有研究建议，如果缺血性脑卒中发生在 3～6 小时内，也可考虑动脉插管溶栓治疗，脑卒中后选择保守、静脉溶栓还是动脉溶栓治疗要根据患者的具体情况，最好与神经科医师沟通后选择合适的治疗方案。

患者如在介入术中出现神经系统异常事件，应紧急头颅 CT 扫描。同时寻找并纠正导致意识状态改变的可逆性原因包括镇静药物、低通气、低灌注和代谢异常等。如无严重冠状动脉疾病，在接受紧急头颅 CT 扫描前即应用鱼精蛋白中和肝素。如为不稳定型心绞痛或严重冠状动脉疾病，则应个体化处理如 CT 检查排除颅内出血，可继续抗凝。如 CT 检查明确颅内出血，则应立即终止肝素、溶栓剂和血小板受体拮抗药的应用，并尽可能以鱼精蛋白，新鲜冷冻血浆和输入血小板等方法对抗。

术中规范操作是预防脑卒中的关键。许多患者主动脉及其主要分支都存在附壁血栓和粥样硬化斑块，术中尽量应用弯头或"J"形头导丝在透视下前送，避免粗暴操作，操作过程中动作规范，避免将空气、异物或血栓注入体内。颈动脉介入治疗前评估颅内前后循环，充分评估脑卒中发生的风险，术前术后充分水化、抗血小板治疗，术前、术中、术后注意控制血压是预防脑卒中的重要手段。腔内治疗过程中轻柔操作加硬导丝、输送器，避免将腔内移植物覆盖无保护的颈动脉，如果瘤颈不够，应在腔内治疗前重建左锁骨下动脉或颈动脉，术前充分、仔细的计划和准备可缩短手术操作时间，术中尽量缩短控制性降压的时间，可减少腔内治疗术中及术后脑卒中发生的风险。

三、急性肺栓塞

心导管术后急性肺栓塞多因穿刺部位加压包扎过紧，或控制活动时间过长，造成深静脉血栓，祛除加压包扎的绷带后，活动尤其是排便时诱发急性肺栓塞。既往有深静脉炎和肺栓塞史者尤其易发生。急性肺栓塞的发生率可能并不低，但不易诊断。深静脉血栓形成隐蔽，血栓的大小、数量、形状，及流入速度决定阻塞肺血管床的面积，而阻塞肺血管床的面积决定其临床表现。因此心导管术后急性肺栓塞的临床表现谱较宽，易误诊，漏诊。典型表现为介入术后祛除加压包扎的绷带后，活动或屏气后突发心悸、气短或晕厥，血压降低，心率增快，伴有发绀。心电图可有右束支传导阻滞，导联 S 波异常或明显加深，或典型的 S I Q Ⅲ T Ⅲ。多普勒超声可见右心房和右心室增大，左心房和左心室缩小或受压现象及三尖瓣反流和受压现象。下肢静脉超声可见深静脉血栓。螺旋 CT 或 MRI 血管造影可见肺栓塞征象，同位素肺通气 / 灌注显像或肺动脉造影可确诊急性肺栓塞。

明确诊断后可根据不同临床表现给予相应的处理。右心室功能不全伴血压下降或并发心源性休克的大块肺栓塞时，如无溶栓禁忌证，应积极迅速地给予溶栓治疗或在某些情况下实施外科血栓摘除术，或介入治疗。血压正常无右心室功能不全时，如无抗凝禁忌证，应给予抗凝治疗。

四、感染

如果介入术不严格遵守操作规程，消毒观念薄弱，则有可能导致感染。包括穿刺部位的局部感染、菌血症、败血症和感染性心内膜炎等。

（一）发生机制

术中不严格遵守操作规程，消毒观念薄弱，则有可能导致感染。包括穿刺部位的局部感染、菌血症、败血症和感染性心内膜炎等。细菌性心内膜是最严重的感染性并发症。它的发生有两个方面的原因：一是无菌操作不严格，引起外源性感染；另一个可能则是病例选择不当，患者原有细菌性心内膜炎，因进行球囊扩张时使之加重或明显化。引起穿刺部位局部感染的常见致病菌有葡萄球菌、链球菌、大肠埃希菌、铜绿假单胞菌和变形杆菌等。菌血症的致病菌一般致病性较弱。败血症常见的致病菌有金黄色葡萄球菌、大肠埃希菌及其他革兰阴性杆菌。原来已有感染性心内膜炎的致病菌主要为草绿色链球菌、葡萄球菌、革兰阴性杆菌、厌氧球菌和肠球菌等，而外源性感染性心内膜炎的致病菌则与人工瓣膜心内膜炎的致病菌基本一致，主要有葡萄球菌、革兰阴性杆菌和真菌等。

（二）诊断依据

穿刺部位的局部感染，局部可有红、肿、热、痛和功能障碍等化脓性感染的症状。而全身症状则轻重不一。感染轻微的可无全身症状。感染较重的常有发热、头痛、全身不适、乏力和食欲缺乏等。原发性菌血症是指细菌或其他病原体侵入血流，在血液中短暂停留，不出现明显症状。

败血症指病原体在全身防御功能大为减弱的情况下，不断侵入血流，并在血液中繁殖，产生毒素，表现出严重中毒症状。可在原发病灶不显著时，出现全身严重败血症症状。由于感染的致病菌种类、数量、毒力及人体抵抗力的不同，败血症的临床表现也有差异。轻者仅有一般感染症状，重者可发生感染性休克及昏迷等。

感染性心内膜炎可出现发热（一般为弛张性低热，体温 < 39℃，午后、晚上高）、寒战、全身不适、乏力、食欲缺乏、体重减轻、头痛、背痛和肌肉关节痛等全身性感染的表现。急性者有寒战、高热、常伴头、胸、背和四肢肌肉关节痛。原有心脏病者，出现新的杂音或杂音强度和性质的改变；原来没有杂音的出现新的心脏杂音。血管损害和免疫反应的表现有淤点、指和（或）趾甲下线状出血、Roth 斑、Janeway 损害、Osler 结节、杵状指（趾）和脾大等。

（三）处理方法

一旦发生感染，应尽早按血培养和药敏试验结果选择有效的抗生素治疗。疑为感染性心内膜炎者，抗生素要早期应用，而且剂量要足，疗程宜长（4 ~ 6 周)，选用杀菌剂及联合用药。在病原微生物尚未培养出来时，急性者可选用奈夫西林联合氨苄西林或庆大霉素；亚急性者用氨苄西林联合庆大霉素。已知是草绿色链球菌、牛链球菌感染者首选青霉素 1 200 万 ~ 1 800 万 U 持续静脉滴注，至少用药 4 周。如对青霉素过敏，可改用头孢唑啉或头孢曲松。如青霉素、头孢菌素过敏，可用万古霉素 15mg/（kg · d)，分两次注射，共 4 周。真菌感染：可静脉滴注两性霉素 B。严重瓣膜反流致心力衰竭、真菌性心内膜炎、虽充分应用提高抗生素但血培养仍持续阳性或反复复发、反复发作大动脉栓塞伴超声检查证实有赘生物者、主动脉瓣受累致房室传导阻滞等，应及早施行手术治疗，进行瓣膜置换术。

（四）预防要点

只要严格遵守无菌操作原则，二尖瓣球囊扩张术的感染性并发症是可以完全避免的。感染的发生率与心导管检查者相近。目前多数学者建议在术前及术后适当应用抗生素，这对于防止感染性并发症有明显的作用。

第6章　心血管药物性风险的表现与防范

第一节　概　述

随着药物的研究和生产迅速发展，许多新开发的药物投入使用，为疾病的预防、治疗提供了有利条件。但随着新药日益增多，由于临床经验不足，对其不良反应观察及了解不够，加上某些新药管理不严、临床用药不当、用药过量以及药物滥用等，致使药物的不良反应及中毒事件屡屡发生，给社会和人民造成严重危害。

药物性并发症可侵及人体的各个脏器和系统。如发现得早、治疗及时，绝大多数可以减轻症状或者痊愈；若不能及时发现或治疗抢救措施不力，有的可造成不可逆性损害，导致终身致残，甚至死亡，给患者带来不堪设想的后果。提高对药物性并发症的认识、坚持合理用药、防止药物性并发症的发生，对已发生的药物性并发症及时作出准确的判断，采取必要的治疗抢救措施，对保证人们用药安全有效和降低病残率、病死率极为重要。

一、药物不良反应的发生机制

（一）药物的药理作用变化

1. **药物作用增强**　使用推荐剂量时出现的过强的药理作用称为过度作用，可由于机体对药物的敏感性高而引起。如：应用降压药使周围血管过度扩张导致的低血压；β受体拮抗药使心肌收缩力明显减弱，从而诱发或加重心力衰竭。

2. **不良反应**　不良反应是在正常剂量内伴随治疗作用时出现的其他不利作用。多数药物都可能具有几种作用，用于治疗目的的只是其中的一种或两种，而其他作用便成为不良反应。如：阿托品用于治疗心动过缓时，可出现排尿困难和尿潴留，而用于散瞳时则可引起心动过速；胺碘酮治疗快速性心律失常的同时，又易减慢心率发生心动过缓现象。

3. **毒性反应**　毒性反应是指药物引起的生理生化功能异常和结构的病理变化。通常发生在超过治疗量并长时间应用的药物，或者药理作用较强、治疗窗较窄的药物而大剂量应用时，也可能在长时间蓄积后逐渐发生慢性毒性反应。洋地黄有直接加强心肌收缩力的作用，可用于治疗充血性心力衰竭，但如剂量过大也可发生心律失常或加重心力衰竭。

4. 首剂综合征　又称不耐受性，指某些药物在首剂应用时，由于机体对药物的作用尚未适应，机体对药物的反应较为强烈，类似过度反应。与后者不同的是，首剂效应只发生在用药最初阶段，多为一过性。如应用哌唑嗪后 30 ~ 90 分钟内出现低血压、心动过缓、心力衰竭、休克，甚至死亡。

5. 撤药综合征　亦称停药综合征。由于药物较长时间的应用并参与了机体的代谢和调节，致使机体对药物的作用已经适应，一旦撤药或停药，则使机体处于不适应状态而出现症状反跳，如突然停用抗高血压药物引起的高血压危象。

（二）药物的变态反应

药物变态反应亦称药物过敏反应，是由于机体受抗原物质刺激后，产生了抗体，当药物再次进入机体时，发生抗原抗体结合反应，造成机体的组织结构或生理功能紊乱。

过敏反应根据其发生的机制不同，一般分为 4 种类型：①速发过敏型，这就是临床上经常遇到的在瞬间患者血压下降、心肺功能失调等，也就是常说的过敏性休克；②细胞毒型过敏反应；③免疫复合物过敏反应；④迟发型过敏反应。临床发生的过敏反应可以是单一型，也可以是 2 型或 2 型以上同时参与，同一种疾病也可以是由于不同的机制所引起的。因此过敏反应无论是原因和表现方式、发病机制都是十分复杂的。

（三）药物作用的继发反应

此反应不是药物本身的作用，而是由于药物作用诱发的效应。如广谱抗生素引起的菌群失调和二重感染，可导致感染性心内膜炎。某些药物引起低血钾进而可引起室性心律失常等。某些药物引起水、钠潴留可导致高血压。某些药物是通过影响心脏自主神经系统，直接或间接兴奋交感神经系统，导致高血压，也可诱发心律失常或心力衰竭。

（四）药物相互作用

药物相互作用是指同时或相隔一定时间内应用两种或两种以上药物时，由于药物之间或药物与机体之间的作用，改变了原来一种药物原有的理化性质，体内过程（吸收、分布、生物转化、排泄等）和组织对药物的敏感性，以致药理效应或毒性效应产生了单位药物所没有的有益作用或有害（不良）作用。

药物相互作用导致不良反应亦称药物不良相互作用，是影响药物性不良反应发生的一个重要因素。这种作用导致药物原有理化性质、体内过程以及组织对药物的敏感性发生改变，对机体各系统产生不良影响。心脏病患者经常应用多种药物，如强心药、利尿药、抗心律失常药、降脂药等。这些药物之间可发生相互作用，相互作用可能对患者有利，如增强疗效和(或)减少不良反应。也可能对患者不利，如增强毒性反应和不良反应。临床医师对患者采用多种心血管药物治疗时，必须了解这些药物之间的相互作用，尽可能减少或避免不利的相互作用的发生。

二、药物不良反应表现

（一）病理改变特点

药物性心血管并发症的致病药物种类繁多、涉及面广，有时一种药物可引起多种类型的疾病，临床表现复杂。按病理特征分类，可分为器质性损害和功能性损害，但两者病理改变常见同时存在。器质性损害是指药物性并发症已导致机体心血管系统组织结构上的病理变化。功能性损害只引起心血管系统功能改变，停药后能迅速恢复。目前，多数已知的药物性心血管并发症均属器质性损害，但其病理变化大多与非药物性心血管并发症无明显差别。药物性心血管并发症的病理改变特点如下。

1. 心脏组织结构的变化

（1）心肌损害：药物对心肌细胞的直接或间接毒性作用，可以抑制心肌细胞的氧化磷酸化，损害线粒体，导致心肌细胞变性、炎症渗出，甚至出现灶性坏死及间质水肿，至一定阶段可见心肌纤维化改变，并见小血管周围淋巴细胞浸润。病变严重者可引起心脏扩大、心肌收缩力减弱而发生心力衰竭，或致心电不稳而发生心律失常，出现心脏激动起源和（或）传导异常的心电图改变。过敏性心肌炎时，由于药物过敏反应而引起心肌炎性病变，心肌含有大量嗜酸性粒细胞的间质炎症浸润，且可见心肌细胞灶性溶解坏死，常可伴有心包病变。

（2）冠状动脉损害：药物引起冠状动脉内膜损害，暴露内膜下胶原，促进血小板聚集与释放，启动血栓形成，可完全堵塞冠状动脉腔，造成病变支冠状动脉供血区的心肌营养中断，发生缺血坏死。当变态反应时，冠状动脉可发生痉挛而出现心绞痛，也可由血管炎波及冠状动脉后发生心绞痛，持续冠状动脉供血不足或中断供血可发生心肌梗死。

（3）心包与心内膜损害：①药物引起凝血机制障碍，可引起心包炎或心包积血，严重时出现出血性休克；②药物继发二重感染，可引起感染性心内膜炎。

2. 对心功能的影响

（1）抑制心功能：某些药物有负性肌力作用，使心肌收缩力减弱，心排血量减少，诱发或加重心力衰竭。如心排血量急剧下降，可引起严重低血压或心源性休克。

（2）影响心电生理：某些药物影响心肌的电生理特性，造成心肌复极延迟、复极不均。心肌应激性增高，产生触发活动而致心律失常。严重者心排血量突然减少、血压骤降，可发生阿-斯综合征或心搏骤停，甚至死亡。此类心律失常并不伴明显的心肌细胞变性坏死，停药后心律失常可消失而不遗留心肌损害。

（3）减少冠状动脉血供：①心肌耗氧量增加：当药物使心肌耗氧量增加到一定程度，超过了冠状动脉的最大储备能力，可出现暂时的血液供不应求，可引起心绞痛；②冠状动脉痉挛：药物导致冠状动脉舒缩的神经体液因子动态平衡失调，可引起冠状动脉痉挛，某些药物可产生"冠状动脉窃血现象"，出现一过性心肌缺血，发生心绞痛，如冠状动脉持续痉挛或严重缺血可发生心肌梗死。

3. 血管病变的特点　血管病变常见药物直接收缩动脉血管平滑肌，引起高血压。如药物引起周围动脉痉挛收缩，血流停滞，可产生雷诺现象，甚者可发生血管栓塞或坏死。药物引起动脉血管扩张，周围血管阻力降低，血容量急剧减少，可发生低血压甚至休克。如血压下降明显，回心血量减少，可导致舒张压下降，冠状动脉供血灌注不足从而诱发心绞痛或心肌梗死。如损害静脉，由于发生血栓性静脉炎，使静脉壁炎变、增厚，造成血管腔内血栓形成。

药物引起异常脂蛋白血症，可进一步影响冠状动脉及周围动脉粥样硬化，以致发生或加重冠心病、高血压。

（二）临床表现特点

1. 药物所致心血管系统不良反应　常见表现：

（1）心力衰竭。

（2）高血压。

（3）低血压。

（4）心律失常。

（5）心绞痛。

（6）心肌疾病。

（7）心包炎。

（8）感染性心内膜炎。

2. 药物所致非心血管系统不良反应

（1）呼吸系统不良反应：①药物性咳嗽；②药物性哮喘；③药物性间质性肺炎；④药物性肺水肿。

（2）药物所致消化系统不良反应：①肝损害；②上消化道出血；③药物性腹泻。

（3）药物所致血液系统不良反应：①药物性粒细胞减少；②药物性出血；③药物性贫血。

（4）药物所致内分泌及代谢系统不良反应：①药物性甲状腺功能亢进或减退；②药物性性功能减退；③药物性男性乳腺发育；④药物性高血糖；⑤药物性高脂血症。

（5）药物性神经及精神病变不良反应：①锥体外系症状；②神经性耳聋；③药物性精神症状。

（6）其他药物性不良反应：①药物性肌痛或肌病；②药物性肾病；③电解质紊乱。

三、药物不良反应诊断方法

药物不良反应的诊断比较困难。原因为其心脏改变多属非特异性，又缺少特异性检查手段。虽然免疫学和组织学检查有一定的帮助，但亦受到条件限制。因此，最重要的是靠详细了解患者用药史，结合临床经过进行全面深入的分析，排除其他疾病，才能正确诊断。对可疑病例及时停药后症状消失有助于诊断，但晚期病例的组织学变化常是非可逆性的，故停药后症状持续并不能排除药物不良反应的可能。在临床用药过程中，原无某种疾病的患者应用某些药物后出现这种疾病损害的表现，要想到药物所致。原有某种疾病的患者用药后出现新的疾病表现，而又无法用药物以外的病因或诱因来解释，同样也应考虑药物所引起。

临床医师要认识已报道的具有心脏不良反应的常用药物。尽管引起明显心血管损害的药物并不太多，但仍应提高警惕。对有些不常用的药物应注意查阅有无不良反应，尤其是有些新药的成分未明，或未提到药物的不良反应，但在患者应用时出现某种系统疾病的临床表现，也应考虑到药物对机体的损害。

药源性疾病因为诊断困难容易造成误诊。无论是患者叙述病史，还是医师询问病情，常常容易将药物引起的损害误以为是原有疾病的加重或并发症，因而造成病史的准确性和全面性欠缺，漏掉或忽略药源性疾病重要的诊断依据——用药史。其次是由于药源性疾病的非特异性，药物几乎可以损害全身各器官系统，其临床表现大多数无特异性，病理损害与其他致病因子引起的病理改变类型基本相同。再则是临床用药的多样性。总之，既要继续治疗原有疾病又要从多种药物中分辨出引起药源性疾病的药物是比较困难的。其鉴别诊断要点如下。

（一）追溯用药史

药源性疾病与非药源性疾病的临床表现大致相同，因此查清病因是减少误诊的重要手段之一。医师在初诊时应从了解患者的用药史、药物过敏史、病史入手，重点要弄清楚以下几个问题。

1. **了解疾病与用药的关系** 如疾病发作与给药时间的关系，是用药在先，还是发病在先。有无用药过敏史、既往给药史、既往用药剂量与疗程。用药间隔时间。发作时的全身症状，停药后的反应。既往有无类似情况发生。以及年龄、性别、种族与家族史等。

2. **了解药物与临床表现之间的关系** 确定是由于药物固有作用的增强或持续的结果，还是与药物固有作用的药理作用无关。或是原有疾病的临床症状的演变结果。是药物改变了临床表现，还是药物产生了新的并发症。

3. **了解联合用药与重复用药情况** 分析是否存在药物联合用药之间的不良反应或重复用药致使不良反应的加重而产生的新的临床表现，找出致病的药物。

4. **了解基础疾病诊断治疗经过，排除药物以外的影响** 如硝苯地平可引起踝部及下肢水肿，而在治疗高血压时，有些患者并发右心力衰竭也可出现此症状，故应做全面而详细的分析，以确定是否为原发病新出现的症状，或是并发症，还是由于药物或其他治疗所致。

（二）确定用药时间、剂量与临床症状发生的关系

从开始用药到发生反应或造成药源性疾病都有一个过程，这一段时间叫作药源性疾病的潜伏期。不同的药源性疾病其潜伏期长短是不同的。另外，肝肾功能状态对发病时间也有显著影响，因此要根据不同药物、不同疾病、不同临床表现进行综合分析判断。根据不同的药源性疾病潜伏期，确定用药时间与临床症状发生的关系密切与否是药源性疾病诊断的重要依据之一，有些与剂量相关的药源性疾病在剂量增加后，发生反应或反应加重，减小剂量后反应减轻或消失。如果能确定这种药物剂量与临床反应轻重的相关性，也同样为诊断药源性疾病提供了有力依据。

（三）询问既往用药史、药物过敏史和家族史

有时一种药源性疾病在第1次发生时很难确定，在第2次用药后，再次发生相同的症状时，才使医师考虑到药源性疾病的可能。另外，有些特异体质的患者常对多种药物发生不良反应，甚至其家族中有多人发生相同的药源性疾病，这就与家族史有关。如果医师在怀疑到某种药源性疾病时，注意询问患者既往使用同种或同类药物是否发生相同的临床症状，以及药物过敏史和家族史，对确立药源性疾病的诊断有很大的帮助。

（四）排除药物以外的因素

由于药源性疾病是在1种或多种原发病治疗的基础上发生的，因此在诊断药源性疾病时，要注意通过一定的诊疗方法排除原发疾病和其所致的并发症、继发症，以及患者的营养状况

和环境因素造成的影响，才能确定药源性疾病的诊断。同时，确定致病药物在药源性疾病诊断过程中，对联合应用的多种药物不能同时停用，以免延误原发病的治疗。因此，医师还要根据药物应用的先后顺序、既往用药状况和相关的不良反应报道，确定哪种药物或哪几种药物的相互作用引起的可能性最大，然后决定是否停用或改用其他药物。并继续观察患者停药后病情的变化，若停药后症状缓解，也可作为药源性疾病相关诊断的依据。

（五）进行必要的实验室检查和相关的试验

在药源性疾病的诊断过程中，医师应注意对患者进行以下两个方面的实验室检查和相关实验：①有助于药源性疾病确诊的检查，如嗜酸性细胞技术、皮试、致敏药物的免疫学检查、血药浓度监测、药物不良反应的激发试验等。这些检查为药源性疾病的诊断提供了可靠的依据；②受损器官系统及其损害程度的检查，如体格检查、血液学和生化学检查、器官系统的功能性检查、心电图、超声波、X 线等理化检查。这些检查为确定药源性疾病的受损器官、严重程度提供了依据，同时也可指导进一步的治疗。

（六）流行病学调研

有些药物不良反应，尤以新药所致疾病，在单个病例发生时，很难做出正确诊断，而是要依据许多病例报道，或经流行病学的调研后方能确定。对药源性疾病的诊断，很大程度取决于医师细心和认真的工作态度、丰富的临床经验和药理学知识，以及对药源性疾病的认识。在医师诊断任何疾病时，不仅要寻找与某种疾病相符合的线索，还要寻找与某种疾病不相符的线索，在顺其线索追溯的同时，要把药源性疾病的诊断贯穿于所有疾病诊断的始终，认真询问用药史，不断从护理人员和临床药师处搜取信息。这样才能提高药物不良反应的诊断率。

四、药物不良反应防范对策

（一）处理方法

1. 及时停药，祛除病因　正确、及时停药，祛除病因是药源性疾病最根本的治疗措施。因为用药时间、发病时间与预后有着密切关系。因此，要找到致病药物并停用，防止药物蓄积中毒并产生依赖性、成瘾性，绝大多数轻型患者在停用相关药物后疾病可以自愈或停止进展。如不停疾病可能恶化，甚至造成死亡。如果不能确定几种药物中的哪一种是致病因子时，可按其药物反应的规律，结合具体情况，逐个停用或改用其他药物治疗。在某些特殊情况下，尽管致病药物已经确定，但由于治疗疾病的需要而不能停用时，医师一定要权衡利弊，根据患者疾病的情况做出正确的选择。停药后若临床症状减轻可考虑为药源性疾病，如静脉滴注液体引起的医源性发热，停药后发热可自行消退。

2. 加强排泄，延缓吸收　对于一些与剂量相关的药源性疾病的治疗，临床医师可以采用静脉输液、利尿、导泻、洗胃、催吐、毒物吸附剂，以及血液透析等方法加速药物的排泄，延缓和减少吸收。

3. 应用拮抗药　利用药物的相互拮抗作用来降低药理活性，减轻药物不良反应。

4. 治疗变态反应　过敏性休克可使患者在 1 小时内死亡，治疗必须争分夺秒，就地抢救，在患者情况没有根本好转之前，不能转送。发现患者出现休克后立即使患者平卧，抬高下肢，吸氧，建立静脉通道，并注意保暖。

5. 治疗受损的器官　对药物引起的各种器官、系统损害的治疗方法与其他病因引起的相应器官损害的治疗方法相同。如药源性高血压在停药后血压仍高者，也与原发性高血压症一样根据患者血压升高的状况选用降压药物治疗。药源性肝损害的保肝治疗与病毒性肝炎的治疗相同。药源性肾衰透析的指征与其他病因引起肾衰的透析指征相同。

6. 对症处理　对过敏性皮肤损害可对症局部用药，缓解瘙痒症状。对恶心、呕吐等消化道反应可给予止吐剂治疗。对药物热可用解热镇痛药治疗等。但要注意的是，有不少患者可能对多种药物敏感。因此，在进一步治疗和选择药物时，应尽量简化治疗措施，避免同类药物的重复使用，加重已经发生的药源性疾病。

7. 药物不良相互作用防治原则

（1）为了正确使用药物，取得更好的治疗效果，必须充分注意了解药物相互作用对机体的影响，避免联合用药引起的不良反应。减少处方中药物的品种是防止药物相互作用的最佳措施，"能用一种药物就不要用两种药物"应成为医师开具处方时遵循的一条原则。

（2）对适应证很少的药物，或者需保持一定血药浓度的药物，应考虑药物相互作用的问题，记住重要的酶诱导剂和酶抑制药及其引起机体损害的特点。

（3）药物作用的个体差异很大，对有临床重要性的药物相互作用，应加以严密监控，包括血药浓度监测以指导用药。

（4）当应用药物后产生明显的意外反应时，或应用常用治疗量而无预期治疗作用时，则应考虑药物相互作用影响的可能性。有些药物的相互作用可用降低剂量或用同类药物替代得到解决。

（5）根据药物相互作用而引起机体损害的各种表现进行处理。

（二）预防要点

预防药物不良反应最重要的是提高对药物两重性的认识。临床医师对所用药物均应熟悉其药代动力学特点，严格掌握用药指征，防止滥用或用药种类过多，提高合理用药的水平。

1. 询问病史　用药前应详细询问患者有无药物过敏史及家族过敏史。某些易诱发过敏性反应的药物必须做过敏试验。

2. 合理用药

（1）药物选择：为了正确应用药物取得更好效果，必须充分了解药物相互作用对心血管的影响，合理联合用药。用药种类要简化：服药品种越多，不良反应就越大，因为药物之间发生相互作用的可能性加大。

（2）药物应用：合理用药必须熟悉药物性能，避免滥用、误用或剂量过大、速度过快、浓度过高及持续时间过长，避免因配伍增加药物不良反应而导致的机体损害。对具有潜在不良反应的药物，要掌握用药方法、剂量、疗程。为防止某些药物产生耐受性，尽可能不连续长时间应用或间歇性用药。静脉给药时应定期更换注射部位。如需撤药时要循序渐退，逐渐减量乃至撤除。

3. 用药监护　为了预防药物不良反应，凡应用有潜在不良反应的药物之前，必须对患者做详细的检查以资对照。首次用药应监测血压、心率及心电图，注意观察有无异常先兆。有条件可开展临床药学监护，通过对患者治疗用药的血液或其他体液浓度的监测，拟定适用于患者的个体化最佳给药方案，以提高疗效和避免不良反应。

4. 宣传管理　对患者要做好宣传教育工作，防止其对药物片面的认识。若是药物性变态反应，还应将致病药物告诉患者。若为机体易感因素所致也应告知其家属，以防止再度发生。应加强对出院患者的康复指导，以巩固疗效。

做好以上几个方面的工作，可以大大减少药物不良反应的发生率，但有时在正确合理用药过程中，由于机体的特异性反应仍有可能发生药物不良反应。只要临床医师保持高度的警惕性，就能对发生先兆及早认识、及时停药，防止其演变为严重的药物不良反应。

第二节　心血管系统不良反应与防范

一、心力衰竭

（一）发生原因

1. 致心肌收缩力减弱（心肌衰竭）　系由于药物对心肌细胞的直接毒性作用，引起心肌细胞变性、炎症渗出，甚至出现灶性坏死，导致心肌收缩无力而发生心力衰竭。如氯丙嗪、去甲肾上腺素等，均有此种细胞毒性。有些药物可以使电解质紊乱诱发低钾血症、低镁血症等，导致心肌纤维变性坏死，而产生心力衰竭。

2. 使心功能受到抑制　如利多卡因、双异丙吡胺等药，有负性肌力作用，使心肌收缩力减弱。或者通过阻断心脏的 β 受体，特别是 β1 受体，使心肌收缩力减弱，心排血量减少，从而诱发或加重心力衰竭。如普萘洛尔、阿替洛尔、美托洛尔等 β 受体拮抗药。

3. 应用血管扩张药过程突然停药　在应用血管扩张药（如哌唑嗪、卡托普利、依那普利等）过程中，如果突然停药，可使原有未显露的心力衰竭加重，而诱发心力衰竭症状。

4. 有些药物通过间接的作用影响心脏　如不适当地应用利尿药，可引起低钾血症，而低血钾又可能诱发洋地黄中毒，从而导致心力衰竭。

（二）诊断依据

（1）原无心脏病，心功能正常，在应用某种药物后引起心功能减退，出现急性左心力衰竭或慢性充血性心力衰竭［左心力衰竭和（或）右心力衰竭］症状和体征，这些症状和体征不能用药物以外的原因或诱因解释者，应考虑诊断药源性心力衰竭（DIHF）。

（2）原有心脏病，心功能正常或减退，在应用某种药物后出现心力衰竭，或心力衰竭加重，而又无法用药物以外的原因或诱因来解释者，应考虑 DIHF。

（3）上述两种情况，若停用某种药，继以对症治疗心力衰竭至好转或消失，再用该种药物后，心力衰竭又发作，此时则可做出药源性心力衰竭的肯定诊断。

（三）防治措施

（1）一旦 DIHF 诊断确立，应立即停用引起心力衰竭之有关药物。如果治疗需要，可缓慢停药。

（2）立即抗心力衰竭治疗。如用洋地黄或非洋地黄类强心药、利尿药、血管扩张药等。舒张性心力衰竭则不宜用洋地黄，可用维拉帕米或 β 受体拮抗药等。

（3）心功能减退或有潜在性心功能减退的患者，应避免应用负性肌力药，如普萘洛尔、心律平、硝苯地平等。

（4）其他措施：①及时纠正电解质紊乱；②保护心肌药物：肌苷、辅酶 A、辅酶 Q10、三磷酸腺苷等；③积极治疗造成心功能减弱的原发病；④严格控制用药剂量，剂量过大将增加毒性反应；⑤如果利尿引起低镁血症导致心力衰竭时，可用硫酸镁 2 ～ 2.5g 加入 500mL 液体中静脉滴注，每日 1 次，连用 1 ～ 2 周。

（5）预防：①心功能监测：在应用对心脏有不良反应的药物时，要注意心电图、超声心动图的监测，必要时作心脏放射性核素检查，以期及早发现心功能（包括收缩功能和舒张功能）受损，如有改变，应及时处理；②用药严格掌握剂量，特别对心脏不良反应较大的药物，不宜超过规定剂量；③对病情重、体质差或老年患者，用药剂量应酌减，尤对抑制心肌收缩力的药物，应慎用。

二、高血压

（一）发生原因

1. **增加血容量**　许多药物通过不同机制增加体内水、钠潴留：大量应用含钠药物如碳酸氢钠、氯化钠等易引起高血压。盐皮质激素作用于远端肾小管，促进水钠重吸收和钾的排泄。糖皮质激素也具有一定盐皮质激素作用，长期大量应用也会导致水、钠潴留，升高血压。含钠药物的升压机制有：①水、钠潴留使心排血量增加；②血管壁中 Na^+ 浓度增加，动脉内皮细胞、平滑肌细胞肿胀，管壁增厚，壁 / 腔比增大，血管周围阻力增加；③血容量扩张抑制 Na^+，K^+-ATP 酶，细胞内 Na^+ 增加，Na^+-Ca^{2+} 交换加强，同时使细胞膜部分去极化，电压依赖性钙通道开放增加，均使细胞内 Ca^{2+} 浓度增加，血管平滑肌能力增加；④动脉壁 Na^+ 含量增加，使膜电位下降，血管平滑肌对内源性加压物质的敏感性和反应性增强。

2. **激活交感 - 肾上腺素能神经及其受体**

（1）直接作用于交感神经系统：拟交感胺类药如去氧肾上腺素、地匹福林等滴眼剂或滴鼻液（减轻鼻腔充血）用于高血压患者可致血压进一步升高，拟交感胺类药若和 β 受体拮抗药联合应用时因 α 肾上腺素能活性未被抑制而过度增强，使血管强烈收缩。糖尿病患者同时用胰岛素和普萘洛尔治疗时低血糖发作可伴有肾上腺素水平升高和 α 受体兴奋而诱发高血压。

（2）对交感神经系统的间接作用：拟交感胺药如多巴胺、甲氧明、麻黄碱等及左旋多巴与 MAOI 同用亦可使去甲肾上腺素水平迅速提高。

（3）直接收缩血管平滑肌：麦角胺和麦角新碱口服或注射后可引起血压迅速升高，升压机制是麦角碱对血管平滑肌的直接收缩作用，这种作用可被拟交感神经药加强。

（4）撤药的反跳与超射：几乎所有的抗高血压药在治疗高血压时突然停药或减量太多、太快，可出现反跳性高血压或超射性高血压，血压恢复到甚至超过治疗前水平，同时可合并严重心律失常、心绞痛、心肌梗死、脑卒中，甚至猝死，称为撤药综合征，一般在停药 2 ～ 7 日内出现，多在 1 个月以内发生。不同药物的发生率及发生机制不同。长期用 β 受体拮抗药治疗高血压突然停药或减量太多出现反跳性高血压的机制可能是长期用 β 受体拮抗药治疗，使 β 受体数量上调，β 受体对交感 - 肾上腺能神经及儿茶酚胺敏感性增强，同时由于解除了对肾素分泌的抑制作用，使血浆肾素 - 血管紧张素水平升高。

（二）诊断依据

高血压的临床诊断并不难。但对一血压升高的患者，除需确诊高血压外，还应寻找可能的病因、病理生理学特点及靶器官损害的情况。在临床药物治疗的过程中，原来无高血压的患者出现高血压或原来较低的高血压水平突然升高，甚至发生高血压危象者，应仔细询问其服药病史，证实高血压是否与某种或某几种药物有关，若停药后血压恢复正常，一般即可诊断为药源性高血压。对突然停用某抗高血压药物后的血压反跳，恢复该药治疗血压又可降低，则可诊断为撤药综合征。对诊断药源性高血压的患者还要分析致病机制，尤其患者原已存在的病理生理学异常，以便选择更合理的治疗。对药物或高血压造成靶器官损害（尤其是肾及血管）者，停用致高血压的药物后，血压可能不会恢复正常，则应进一步检查靶器官损害的程度并给予相应治疗。

（三）防治措施

1. 停药　立即停用可能引起高血压的相关药物。

2. 根据不同药源性高血压的致高血压机制，选用合适的抗高血压药

（1）对致水、钠潴留的药物，首先限制钠的摄入，酌情选择噻嗪类利尿药吲哒帕胺与潴钾利尿药合用（尤其是螺内酯），必要时口服钾盐。

（2）对拟交感胺类药或通过刺激交感-肾上腺素系统及其受体的药物可选用 α 受体和或 β 受体拮抗药或交感神经抑制药。

（3）对主要通过激活肾素-血管紧张素系统介导形成高血压的药物，首选血管紧张素转换酶抑制药或血管紧张素 II 受体拮抗药。

（4）对于抗高血压药引起的反常性血压升高，应仔细寻找基础疾病，如肾血管性高血压、嗜铬细胞瘤、糖尿病并发自主神经病变等，一方面治疗原发病（如经皮腔内肾动脉成形术、手术切除肿瘤、积极治疗糖尿病等），另一方面可改换其他抗高血压药，如血管紧张素转换酶抑制药、α 及 β 受体拮抗药或兼有 α、β 受体拮抗药的药物，如拉贝洛尔。

（5）对撤药综合征的高血压，首要治疗是恢复停用的药物，特别是可乐定，且剂量要超过原先水平。

（6）对药物诱发的嗜铬细胞瘤高血压危象发作，应静脉滴注酚妥拉明，继之口服哌唑嗪或乌拉地尔等 α 受体拮抗药。

（7）对致高血压药引起的高血压危象按高血压危象的常规处理，尽快将血压降至安全水平，即（140～160）/（90～100）mmHg，首选硝普钠或尼卡地平、拉贝洛尔、压宁定等静脉滴注，也可嚼服硝苯地平、卡托普利。必须注意的是：对老年人高血压不宜降得太快、过低。对高血压脑病者应慎用明显增加脑血流量的药物，如某些钙通道阻断药。注意处理相关症状，如脑水肿的脱水治疗，心力衰竭的控制等。

3. 预防　临床医师、药剂师均应熟悉所用药物的药理特性、可能存在的致高血压的不良反应，还应熟悉每一药物的药代特点及药物相互作用导致的高血压作用。

（1）任何降压药尤其剂量较大时，突然停用均可引起撤药综合征，应嘱咐患者不可骤停降压药，需要时应在医师指导和血压监测的条件下缓慢减量以致停药。

（2）慎用或不用拟交感胺类滴鼻液，更不可长时间应用。

（3）对应用任何可能引起血压升高药物的患者，在使用的头几周内应经常监测血压，尤

其是老年人和有高血压家族史、临界性高血压或正在服用抗高血压药的患者，要及时发现血压异常升高征象并及早处理。

三、低血压

（一）发生原因

1. 药物抑制心肌收缩力　减慢心率，诱发心律失常，使心脏每搏排血量和每分钟排血量减少，动脉血管充盈不足，导致血压降低。如普萘洛尔、普鲁卡因酰胺、胺碘酮、奎尼丁、利多卡因等。

2. 药物使周围血管扩张　如硝酸甘油、硝酸异山梨酯、硝苯地平、卡托普利等，一方面能直接或间接地松弛血管平滑肌，扩张全身周围静脉血管，减少回心血量，从而使心室容积减少，心室壁张力降低。另一方面这类药物也扩张全身周围小动脉，使动脉舒张压及左心室舒张末压降低，因而出现直立性低血压。酚妥拉明、酚苄明、妥拉唑啉等 α 受体拮抗药可直接松弛血管平滑肌，使动脉血管扩张，周围血管阻力降低，肺动脉压降低，也可导致直立性低血压。

3. 药物阻滞神经系统　阻滞中枢神经系统和周围神经系统，或导致自主神经系统功能调节紊乱，交感神经张力降低，周围小动脉扩张，引起低血压。如利舍平、甲基多巴、樟磺咪芬、美卡拉明。

4. 药物使有效循环血量减少　应用强力利尿药、导泻药和解热镇痛药，如布美他尼、依他尼酸钠、阿司匹林、对乙酰氨基酚等引起大量排尿、腹泻、出汗，导致有效循环血量急剧下降，某些年老体弱患者即可引起明显低血压，甚至发生虚脱现象。

（二）诊断依据

1. 近期内或目前正在应用易致低血压的药物。

2. 血压 ≤ 90/60mmHg。

3. 用药后出现头晕、眼花、眩晕、乏力、精神不振、头重脚轻、嗜睡，甚至短暂晕厥等症状。当坐位或站立位时上述症状更加明显。

4. 卧位时血压属正常范围，从卧位变成坐位或立位时，收缩压和（或）舒张压即刻下降 20 ~ 40mmHg 以上，并且有脑动脉供血不足症状出现或症状加重。

5. 排除了其他原因所致的低血压。

6. 停用这些药物后症状改善，而且血压可逐渐回升达正常水平或接近正常水平。

（三）防治措施

1. 减量或停用导致药源性低血压的药物，大部分患者血压可以逐渐回升，直至恢复正常血压。

2. 卧床休息或头低足高卧位，给予热开水或含糖、含咖啡、茶水饮料服用。

3. 症状较明显或低血压持续时间较长者可酌情应用升压药物，麻黄碱25mg，3 次 / 日，口服。

4. 凡是症状严重、不能坐起和站立、影响生活自理者，应当及时积极治疗并监测血压。

（1）肾上腺素：0.2 ~ 0.3mg 肌内注射或者 1 ~ 2mg 加入适量液体中静脉滴注。

（2）肾上腺皮质激素：如泼尼松、地塞米松、氢化可的松口服或静脉滴注。

（3）血管活性药物：如多巴酚丁胺、多巴胺、间羟胺静脉滴注。

（4）其他处理：①药物导致的低血容量所引起的低血压：补液、纠正水、电解质平衡紊乱。输血浆或代血浆、人血白蛋白等；②药物过敏反应所致低血压，给予肾上腺素、肾上腺皮质激素和抗过敏药物肌内注射、静脉注射或静脉滴注，抢救治疗力求及时发现，迅速给药，避免向过敏性休克发展。

5．预防要点

（1）临床上应用易导致低血压的药物前应慎重选择，权衡利弊，严格掌握适应证。并注意从小剂量开始，逐渐加量，严密观察血压变化，发现低血压趋势，应及时减量或停药。

（2）对易发生过敏反应的药物应严格进行药物过敏试验，对素有过敏体质的患者应尽量避免应用或接触这些有可能致敏的药物。

（3）临床医师应熟悉药物性能，避免滥用误用或剂量过大、速度过快、浓度过高和持续时间过长给药。药物配合必须科学合理，避免因配伍增加药物不良反应而导致的药源性低血压发生。

四、心律失常

（一）发生原因

1．药物引起心肌电生理异常所致的心律失常

（1）Ⅰ类抗心律失常药物如奎尼丁、普鲁卡因胺、丙吡胺，Ⅲ类抗心律失常药物如胺碘酮、吩噻嗪类及三环抗抑郁药，钙通道阻断药如利多氟嗪、心可定，抗组胺药如息斯敏等。均可致心室复极异常，引起QT间期延长，常可招致恶性心律失常，如尖端扭转型室性心动过速，而发生心脑缺血综合征，尤其伴低血钾、低血镁或原有心肌损害时更易发生。这与心肌复极延迟和复极不均一有关。有文献报道口服普罗帕酮可致心室颤动。

（2）β受体拮抗药、钙通道阻断药：如异搏定、胺碘酮、Ⅰc类抗心律失常药如心律平等药物抑制窦房结和房室结功能，可引起严重窦性心动过缓、窦性静止、窦房传导阻滞、房室传导阻滞，尤其在老年人或原有窦房结功能不全及房室传导阻滞者。

（3）洋地黄中毒：中毒量的洋地黄可抑制心肌细胞膜上 Na^+，K^+-ATP酶的活性，使心肌细胞的静息电位降低，并出现"低振幅电位"的"延迟性后除极"震荡现象，低级的异位起搏点活跃，使其自律性增高及由触发活动致心律失常，且中毒量洋地黄使心肌不应期延长，形成激动折返条件而促发各种异位性快速心律失常。另外中毒量的洋地黄可兴奋迷走神经及对心脏的直接抑制作用，而减慢窦房、房室交界区和心室肌的传导速度，导致不同程度的窦房和房室传导阻滞。传统的"洋地黄化"，患者中毒发生率可达20%～37%，洋地黄中毒者80%～90%伴发心律失常，常表现为：①室性心律失常如室性期前收缩二联律、多源性室性期前收缩及双向性室性心动过速均是洋地黄中毒的特征性表现，若室性期前收缩二联律或非阵发性房室交界区性心动过速伴房室传导阻滞，特别是发生心房颤动的情况下，则可诊断为洋地黄中毒；②室上性心动过速伴房室传导阻滞，几乎为洋地黄中毒所致，尤其在儿童；③心房颤动在应用洋地黄后心室律变规整，无论是心室率快还是心室率慢，均为洋地黄中毒；④其他心律失常如，心房扑动、窦性心动过缓、窦性停搏和窦房阻滞、房室传导阻滞。

2．药物引起心肌损害所致的心律失常

（1）药物诱发的心肌损害，常致心功能不全，但约30%并发心律失常，表现为房性或室性期前收缩、窦性心动过速、室上性心动过速或室性心动过速，心律失常的发生与用药剂量和时间长短有关。

（2）药物诱发的心肌病，临床上常可因严重心律失常而猝死。

（3）药物所致的心肌损害，临床上以心律失常为主要表现，多为室性期前收缩、多形性室性心动过速、扭转型室性心动过速、房室或室内传导阻滞。用药期间猝死率增加，可能与心室颤动有关。

3．影响自主神经系统所致的心律失常

（1）拟交感类药物：多巴胺和多巴酚丁胺可兴奋β1受体而促发心律失常，如室性期前收缩、室性心动过速，甚至心室颤动。肾上腺素和异丙肾上腺素主要兴奋心脏β受体，后者可引起心肌灶性坏死，可诱发房性和室性心律失常。此外，溴苄胺能促使去甲肾上腺素释放，用药后可引起一过性心律失常。氨茶碱等平喘药通过兴奋心脏β受体而诱发各种心律失常。

（2）自主神经系统阻断药：阿托品为胆碱能受体拮抗药，用于治疗缓慢型心律失常，但它可能引起室性心动过速，甚至心室颤动，也可诱发折返性心动过速。普萘洛尔、美托洛尔、阿替洛尔为心肌肾上腺素能β受体拮抗药，可引起或加重窦性心动过缓、窦房阻滞、窦性静止及房室传导阻滞。胍乙啶为交感神经阻断药，而副交感神经不受拮抗，故可致窦性心动过缓。甲基多巴兴奋血管运动中枢的α受体，可引起窦性心动过缓和不同程度的房室传导阻滞。

（二）诊断依据

若在用药之前心律正常，而在药物治疗过程中出现心律失常，或原有心律失常在药物治疗过程中心律失常加重或出现新的心律失常，而无其他原因可解释者，可诊断为药源性心律失常。近年发现，一些抗心律失常药在治疗过程中药物本身可能会诱发或加重心律失常，应与原心律失常相鉴别，不宜盲目增加抗心律失常药的用量。同时还应与心脏病变加重或电解质紊乱所致者相鉴别。

（三）防治措施

一旦确诊，应尽快停药，并积极处理有关危险因素，如QT间期延长、低血钾、心动过缓、心肌缺血等。对急性超量服药者，可进行洗胃、导泻，必要时进行血液透析。主要治疗包括：

1．缓慢型心律失常伴有症状者　可给阿托品、异丙肾上腺素或给予临时起搏治疗。

2．洋地黄中毒者　可给予苯妥英钠或利多卡因、抗地高辛抗体静脉注射，同时补钾、补镁。

3．QT间期延长型的扭转型室性心动过速　可静脉滴注异丙肾上腺素或给予临时起搏治疗。

4．对房性或室性期前收缩　若影响血流动力学者可给予相应的抗心律失常药治疗。

5．对快速型心律失常　可给予相应的抗心律失常药，但若血流动力学不稳定者，可给予心脏复律或电除颤治疗。

6．预防　尽管大多数药源性心律失常是非预测性的，但下列措施可预防或减少其发生。

（1）临床用药中采用合理的给药剂量、方法和途径，有条件者进行血药浓度监测，使其保持在治疗范围或最低有效浓度。

（2）及时发现和处理如低血钾、心动过缓、QT 间期延长等危险因素。

（3）对有基础心脏病者应用上述药物应谨慎，并仔细监测。

（4）很多药源性心律失常均发生于用药初期或增加剂量时，故在此种情况下应严密观察。

（5）有些药源性心律失常可有心电图改变先兆，如 QT 间期延长、QRS 波增宽等。

五、心绞痛

（一）发生原因

1. 心肌耗氧量增加　心肌耗氧量主要取决于心率、收缩期血压、心室腔大小及心肌收缩力等因素，其中心率与收缩压的乘积在一般情况下，是心肌耗氧量增加的主要指标。因此，凡能增加以上 4 种因素的药物，尤其是增加心率及收缩期血压的药物，如肾上腺素、异丙肾上腺素、硝酸甘油、阿托品等，都可以导致心肌耗氧量的增加。当耗氧量增加到一定程度，超过了冠状动脉的最大储备能力，于是出现暂时的血液供不应求，即心肌缺血，由此而引起心绞痛发作。

2. 冠状动脉痉挛　冠状动脉血管床有丰富的神经支配，冠状动脉壁有 α 肾上腺素能受体和 β 肾上腺素能受体。α 受体激动，除了引起冠状动脉收缩甚至痉挛，另外肾素、血管紧张素、血栓素（TXA2）、5- 羟色胺，前列腺素 I2、血管内皮舒张因子等，亦对冠状动脉的舒缩起重要作用。因此，凡 α 肾上腺素能受体兴奋剂及导致冠状动脉舒缩神经体液因子动态平衡失调的药物，均可引起冠状动脉痉挛，出现一过性心肌缺血，致心绞痛发作，如麦角新碱、去氧肾上腺素、甲氧明、多巴胺、麻黄碱、阿司匹林等。

3. 冠状动脉窃血现象　有些药物，只能扩张非缺血区血管，而对缺血区已经扩张的小动脉不仅不能扩张，反而因为非缺血区血管扩张，阻力下降，缺血区的血流通过侧支循环流向非缺血区，产生了"冠状动脉窃血综合征"，使缺血区的血供更加减少，从而引起心绞痛发作，如双嘧达莫、硝普钠、卡波罗孟等。

4. 冠状动脉灌注压不足　冠状动脉的灌流，主要依靠主动脉的舒张压，因此，凡是能引起血压明显下降，回心血量减少，心排血量降低的药物，均可导致舒张压下降，冠状动脉灌注不足，诱发心绞痛，如降压药、抗心律失常药、硝酸酯类等。

5. 药物的反跳现象　有些药长期或较大剂量应用，当骤然减量或停药后，可引起血流动力学反跳现象，常诱发心肌缺血，致心绞痛发作，如硝酸甘油、钙通道阻断药及 β 受体拮抗药等。

6. 药物过敏　药物引起的变态反应，可使体内释放较多的组胺。Forman 等报道，当变态反应时，可导致冠状动脉痉挛而产生心绞痛。药物变态反应可引起血管炎，如波及冠状动脉，亦可导致心绞痛。

（二）诊断依据

（1）在应用某些药物之后（如上述可引起心绞痛的各种药物)，出现胸骨后或心前区疼痛，呈压榨性或紧缩感，多向左肩和左上肢放射，持续数分钟（一般在 15 分钟以内），心电图示典型缺血性改变。或原有心绞痛，在应用某些药物后，心绞痛发作次数增加或程度明显加重者。

（2）停药后症状缓解，心电图可恢复正常，重复用药物后心绞痛症状及心电图缺血改变再次出现，可以确诊。

（三）防治措施

（1）一旦发生药源性心绞痛，应立即停药。但撤药引起的心绞痛不是停药，而是恢复原来用药剂量。

（2）休息，镇静，必要时吸氧。

（3）非硝酸酯类药所致的心绞痛，立即舌下含服硝酸甘油 0.3mg 或硝酸异山梨酯 10mg。吗多明，舌下含服或口服 2mg，2～4分钟起效，30～60分钟血中浓度达高峰，可维持 6～8 小时。药物所致的冠状动脉痉挛引起的心绞痛（心电图多呈现 ST 段抬高），可舌下含服硝苯地平 10mg，或口服其他钙通道阻断药。

（4）药物过敏所致的心绞痛，除选用上述药物治疗外，还需抗过敏治疗。

（5）预防。①长期用药，尤其是长期应用硝酸酯类，β 受体拮抗药及硝苯地平等钙通道阻断药，不宜突然停药，应逐渐减量到撤药，减量过程以两周为宜；②用药剂量不宜过大，硝酸酯类应从小剂量开始，尤其是硝酸甘油静脉给药。钙通道阻断药如硝苯地平一般应用 40～80mg/d。首次用药应监测血压和心率，避免血压下降太快过低和心率加速。阿司匹林用量不宜过大，特别是对冠心病变异型心绞痛患者，一般应用小剂量 40～300mg/d，最大剂量不宜超过 4g/d；③为防止硝酸酯类耐受性，静脉滴注硝酸甘油尽可能不连续使用，每日需有一个 6 小时无药作用间歇。口服用药连续 2～3 周后，宜停药 1～2 周，耐药性可消失，药效可恢复；④提倡合理的联合用药，有些药物联合应用，起协同作用，既可减少剂量，又可减轻或避免其不良反应，如硝酸酯类制剂与 β 受体拮抗药或血管紧张素转换酶抑制药合用，钙通道阻断药与 β 受体拮抗药合用等；⑤静脉给药时，不宜过快；⑥对过敏体质患者，应避免应用易引起变态反应的药物；⑦对老年患者，尤其是患有冠心病的患者，用药应慎重，宜自小剂量开始，尤其应用血管收缩剂、扩张药、增加心率和心肌耗氧量以及促进凝血和易损害血管的药物更要慎重。

六、心肌疾病

（一）发生原因

1. 过敏性心肌炎　心肌可受到药物过敏反应的损害导致过敏性心肌炎，其组织学特征为心肌呈含有大量嗜酸性粒细胞的间质炎症浸润。此外，可见心肌细胞灶性溶解坏死，周围血管浸润而未见心肌纤维化或增生。整个心脏的炎性病变多为均匀一致。多种药物可致过敏性心肌炎。

2. 其他药物引起的心肌病变　拟交感胺药物包括去甲肾上腺素、肾上腺素和异丙肾上腺素，对心血管系统可产生器质性损害作用，引起心肌病变。肉眼所见为左心室心内膜下及心肌内出血，经数小时至数天心室肌出现缺血性梗死区，数周后出现瘢痕性纤维化。镜下所见与心肌梗死十分相似。

（二）诊断依据

应用有潜在心肌毒性效应的药物治疗前经详细病史、体格检查和无创性心血管检测无器质性心脏病者，治疗过程中或治疗后短期内出现有意义的心律失常或其他心电图异常，并有心脏扩大和（或）充血性心力衰竭而可排除其他病因者，临床上可拟诊相应药物的药源性心肌病。对于仅有提示心肌损害的心电图或心律改变且心脏症状较轻者，拟诊药源性心肌炎要慎重。心内膜心肌活检有助于确立诊断。以下分述几种特殊类型药源性心肌病变的诊断问题。

药物过敏的临床诊断标准如下：①以前用过该药未发病；②反应与用药的剂量无关；③反应既非由药物的药理作用、亦非毒性作用所致；④有典型的过敏症状、血清病症状或提示感染性疾病的征象；⑤免疫学证据；⑥症状持续至药物清除为止。在符合上述诊断标准的基础上，临床有提示心肌炎的症状、体征及心电图改变可拟诊药物过敏性心肌炎。心内膜心肌活检可早期确立本病的诊断。

（三）防治措施

治疗药源性心肌疾病的关键性措施是早期发现心肌毒性效应并及时停药。应积极纠正严重心律失常和心功能不全。必要时进行心电与血流动力学监护。对过敏性心肌炎可采用糖皮质激素治疗。

为预防药源性心肌疾病，凡应用有潜在心肌毒性作用的药物之前，必须先对患者做详细心脏检查，包括常规心电图、二维超声心动图及无创性心功能测定以资对照。治疗全过程均应密切监测心律、QRS 波振幅、心脏大小、射血分数等以及心肌酶谱指标，以便早期发现心肌毒性效应，及时停药。必须严格控制用药剂量，尽可能避免冲击剂量治疗，同时应用其他保护心肌药物，以预防或减轻心肌损害。

七、心包炎

（一）发生原因

药物引起的心包炎的机制尚未明确，可能与下列因素有关：①与药物的特异反应有关，如普鲁卡因胺和肼苯达嗪，长期服用这些药物产生特异性反应诱发系统性红斑狼疮，心包炎是其临床表现之一；②药物对心肌－心包的直接或间接毒性作用；③一些药物引起凝血机制障碍，如各种病因的急性心包炎应用抗凝剂时，常可导致急性出血性心包炎。

1. 药物的特异反应 常见的药物是普鲁卡因胺和肼苯达嗪。普鲁卡因胺诱发系统性红斑狼疮者，合并心包炎的发生率为 18% ～ 57%。肼苯达嗪用量大于 400mg/d 时，75% 的患者发生系统性红斑狼疮，合并心包炎者虽不常见，但一旦发生常可持续到停药后 6 个月之久。这些药物诱发的心包炎通常表现为无明显心包积液的急性心包炎。

2. 药源性心肌病变合并心包炎。

3. 凝血障碍所致的心包炎 急性心包炎病例不宜应用抗凝药物，因为抗凝治疗常可导致急性出血性心包炎，造成血性心包，严重者可致心脏压塞，晚期可形成缩窄性心包炎。个例报道在急性心肌梗死后心包炎患者应用抗凝剂引起了血性心包。

（二）诊断依据

1. 在用某种药物之前无心包疾病。

2. 在治疗过程中或疗程结束之后出现特征性的心前区疼痛，心包摩擦音及典型的心电图演变，或后期出现渗出、缩窄性心包炎，而无其他病因可查。

3. 疑有心包积液时，心脏超声检查是最简便的方法，如超声检查不满意（因肺气肿、肥胖等），可行核素心血管造影、MRI、CT 或心导管检查。

（三）防治措施

（1）卧床休息至胸痛消失。

（2）停用引起心包炎的有关药物，轻型病例停药后可好转。

（3）非甾体抗炎药治疗，如吲哚美辛、阿司匹林等。

（4）肾上腺皮质激素可加速药源性心包炎的恢复。

（5）出现大量心包积液或心脏压塞时，行心包穿刺放液或心包切开引流。少数发展为慢性缩窄性心包炎，则宜尽早做心包切除术。

（6）预防。尽量避免使用对心肌、心包有害的药物。如必须应用，则宜选用合适的剂量，在用药过程中严密观察，定期复查心电图和超声心动图，发现不良反应时应及早停药。在急性心包炎患者应慎用抗凝药物。

第三节 非心血管系统不良反应与防范

一、呼吸系统不良反应

（一）药物性咳嗽

1. 发生原因　ACEI引起咳嗽的确切机制还不十分清楚，可能与下列因素有关：①部分缓激肽需经血管紧张素转换酶（ACE）降解，应用ACEI后缓激肽降解受限，在肺毛细血管床内发生缓激肽蓄积，后者刺激肺内细胞纤维感受器，使敏感者发生咳嗽；②气道反应性增高可能是ACEI诱发咳嗽的机制之一。有学者认为ACEI诱发的咳嗽实际是哮喘的一种变异形式；③前列腺素在肺毛细血管床的积聚可能参与ACEI诱发咳嗽的形成。

2. 诊断依据　卡托普利诱发咳嗽的发生率为0.7%～25%。依那普利诱发咳嗽的发生率为2.8%～10%。因ACEI在临床上已成为抗高血压和治疗心力衰竭的常用药物，充分认识这一不良反应不仅能够做到及时停药而使患者解除痛苦，同时可以避免一些不必要的检查和用药。此种咳嗽为刺激性干咳，典型表现为持续性干咳或阵发性干咳，伴咽部发痒、异物感。咳嗽剧烈者可致呕吐及尿失禁。夜晚咳嗽加剧，以至干扰睡眠。原来已有咳嗽的患者应用ACEI后咳嗽加剧。X线胸片及实验室检查多为阴性，纤维支气管镜检查可见支气管黏膜充血。少数患者还可伴有发热、盗汗、口干、夜尿增多、哮喘或荨麻疹。应用血管紧张素转换酶抑制药期间出现咳嗽，只要想到药物所致咳嗽的可能，并具有上述典型临床表现，停药后咳嗽减轻或消失，即可做出诊断。但应注意与肺或气管本身病变引起的咳嗽相鉴别。

3. 防治措施　ACEI诱发咳嗽的程度与用药剂量关系不大。个别患者改用同类药物后咳嗽可减轻，并能继续用药治疗。药物性咳嗽用一般止咳剂（包括常用的镇咳药、支气管扩张药和抗胆碱能药）治疗无效，大多需要停药，停药后多在3～6日内咳嗽完全消失。

（二）药物性哮喘

1. 发生原因

（1）阿司匹林性哮喘：阿司匹林可使部分患者发生支气管哮喘。随着阿司匹林抗血小板功能的发现以及在预防缺血性心脏病及脑血管疾病方面的广泛应用，阿司匹林性哮喘愈来愈受到重视。阿司匹林类药物致哮喘发作的机制尚未完全明了。目前认为，在前列腺素合成减少的情况下，主要是因为花生四烯酸在脂氧化酶作用下生成白三烯 E4（LTE4）的数量增多，后者对支气管具有强烈收缩作用。

（2）β2 受体拮抗药性哮喘：β2 受体拮抗药如普萘洛尔、氧烯洛尔、吲哚洛尔和阿替洛尔等可促发或加剧支气管痉挛。国内已经有慢性肺气肿或哮喘性支气管炎患者使用 0.5% 马来酸噻吗洛尔滴眼后诱发严重哮喘并致死的报道。即使在既往无支气管炎和哮喘的部分患者，大量应用普萘洛尔（≥ 60mg/d）亦可引起典型哮喘。值得注意的是，停用 β2 受体拮抗药后哮喘不缓解者并不能否定药物性哮喘的诊断，因为被阻滞后的 β2 受体的恢复需要一定时间。

2．诊断依据　药物性哮喘有以下特点：①有明确的用药史；②应用某种药物后数分钟至数天使原有的哮喘加重，或出现典型的哮喘发作，甚至呈哮喘持续状态；③停药并做相应治疗后大多数哮喘迅速缓解；④再用同一药物或相关药物哮喘再次发作，或停用某一药物后哮喘不再发作；⑤过敏反应所致哮喘者，常伴有过敏反应的其他症状和体征。对哮喘患者要详细询问药物过敏史和哮喘史，必要时做抗原皮肤试验。哮喘患者治疗中若病情加重，要想到有药物性哮喘的可能。药物性哮喘常需与支气管哮喘，心源性哮喘相鉴别。根据病史、体征以及上述药物性哮喘的特点，一般不难鉴别。

3．防治措施　当临床疑及 β2 受体阻滞性哮喘时，立即停用可疑致喘的药物。根据病情选用抗组胺药，静脉滴注大剂量肾上腺皮质激素，和（或）应用支气管扩张药。特别严重的病例做气管切开或气管插管，以正压给氧，并送入重症监护室抢救。治疗普萘洛尔类药物所致哮喘时，往往需要较大剂量的 β2 受体兴奋剂如异丙基肾上腺素、沙丁胺醇才能缓解。

（三）药物性间质性肺炎

1．发生原因　可引起间质性肺炎的心血管用药有多种。其中抗心律失常药以胺碘酮为代表。此外还有普鲁卡因胺、利多卡因、阿普林定、妥卡尼，以及 β 受体拮抗药普萘洛尔、阿替洛尔、吲哚心安、醋丁心安等。降压药利舍平、六烃季胺、戊双比胺、美卡拉明，利尿药氢氯噻嗪、戊氟噻嗪、三氯噻嗪，以及血管扩张药肼屈嗪等皆可引起肺间质病变。

（1）胺碘酮：已有因胺碘酮肺毒性致死的报道。其发病机制可能涉及直接毒性作用和自身免疫机制。直接毒性作用表现在该药可与溶酶体内脂质结合，抑制磷脂正常降解，从而使磷脂在溶酶体内发生堆积。自身免疫方面的机制目前仅仅是一种推测。

（2）其他药物：所致的间质性肺炎一般认为亦与免疫机制有关，但确切机制不详。

2．诊断依据　药物性间质性肺炎主要病理变化为广泛性肺泡间质纤维化。肺泡壁上皮细胞和毛细血管内皮细胞结构异常。肺内小气道或血管结构异常，伴炎性细胞浸润。主要临床表现是咳嗽、发热、呼吸困难及肺部新出现的双侧网状阴影，偶尔可累及胸膜发生胸腔积液。

3．防治措施　不少药物所致肺炎与药物总量和用药时间有关，故需严格掌握药物剂量和疗程,避免药物性肺炎的发生。一旦确诊为药物性肺炎,应立即停药或将药物减量至安全剂量。同时应用肾上腺皮质激素治疗，可使大多数患者症状缓解，并可防止肺纤维化的发展。必要时可应用大剂量肾上腺皮质激素。

（四）药物性肺水肿

1．发生原因 能导致非心源性肺水肿的心血管用药有 β 受体拮抗药如普萘洛尔，降压药如六烃季铵、美加明，抗心律失常药如利多卡因，利尿药如双氢克尿噻等。有学者认为水杨酸制剂（阿司匹林）亦可引起药物性肺水肿。药物性肺水肿机制不明，可能与患者的低氧血症、毛细血管受损和渗透压改变有一定关系。

2．诊断依据 药物所致肺部疾病的诊断并不困难，根据服药史、放射治疗史、症状表现及 X 线摄片检查一般能做出诊断。

3．防治措施 一旦确定诊断，应及时停用引起肺水肿的药物，采取对症治疗，加强支持疗法，大多数能够恢复。急性肺水肿时应及时停止输液，给患者吸氧，必要时静脉滴注氨茶碱、利尿酸钠或西地兰。

二、药物所致消化系统不良反应

（一）肝损害

1．发生原因

（1）抗心律失常药的肝损害：胺碘酮易引起一过性 AST 和 ALT 升高，高者可达正常值的 4 倍，发生率为 40% ~ 50%。长期用药（数年）者可发生肝大，肝内磷脂沉积、胆管炎、肝细胞坏死、门脉周围和小叶中央纤维化以及混合性炎性细胞浸润。大剂量静脉用药有发生急性肝坏死、肝昏迷而死亡的报道。上述肝损害多于停药 1 周左右开始恢复，出现肝硬化者病变已不可逆。因此，胺碘酮在临床上应尽量避免长期用药和静脉用药。

其他抗心律失常药如普鲁卡因胺、奎尼丁、维拉帕米、美西律、妥卡因、阿义马林、丙吡胺等亦可引起不同程度的肝损害。表现为转氨酶升高、黄疸，少数病例伴有发热、皮疹及血中嗜酸性粒细胞增高。

（2）降脂药对肝的影响：降血脂药种类较多，其药理作用与不良反应的涉及面比较广。其中有些药物较长时间或大剂量应用可对肝带来不良影响。比如烟酸、氯贝丁酯以及他汀类制剂均可能引起血清转氨酶升高、黄疸及一定程度的肝功能损害。这些不良反应有的属一过性，停药后会很快消失。

（3）降压药的肝损害：有若干种降压药长期服用可导致肝损害。用药不当造成的过度降压本身可引起脏器（包括肝）血供减少，尤其是高龄患者可由此引起血清转氨酶升高。不过，这里所说的降压药引起肝损害并不是指上述降压效应。降压药所致肝损害很可能系患者的特异体质对药物特别敏感所致。多数损害为肝细胞损伤型，部分为淤胆型。

（4）强心药的肝损害：氨力农为一种非苷类强心药，它对肝的毒性是其常见不良反应之一。有些心力衰竭患者用药后出现转氨酶升高及淤滞性黄疸。

2．诊断依据 在药物治疗中凡遇有肝损害的患者，首先应想到是否由药物所致。继而询问患者药物过敏史及服药史，如患者原有药物过敏史，所用药物又属肝毒性，而且除肝病表现外又发现有药物过敏症状（如发热、皮疹、浅表淋巴结肿大、关节酸痛等）或出现异形淋巴细胞和贫血时更应怀疑药物性肝病。确诊需参考下列各项：①用药 1 ~ 4 周出现肝功能异常；②具有发热、皮疹、黄疸、皮肤瘙痒等症状中的两项以上；③病初常有白细胞总数增多，嗜酸性粒细胞增至 6% 以上；④药物过敏性试验（皮肤斑贴试验，药物皮内注射试验）阳性；⑤药物激发试验阳性，即再试用相同药物可出现类似症状，但本方法有一定危险性，不可作为常规试验。凡具备①、④项或①、⑤项者即可确诊。如具备①、②项或①、③项者仅能作为疑诊。临床用药时应想到药物对肝的毒性作用，选用新药时更应警惕。大剂量或长期用药应慎重。药物性肝病与病毒性肝病的鉴别诊断有时甚为困难，用药史有一定参考价值。一般说来，药物性肝病发病不甚急骤，全身和消化道症状较轻，肝大和压痛也不如病毒性肝病严重，转氨酶升高不太显著。查各种肝炎血清标志物有一定鉴别意义，但应注意可能有两种肝病并存。

3. 防治措施　早期诊断，及时停药，包括停用那些可疑损肝的药物。其他治疗同病毒性肝炎。即注意休息，食用可口、清淡、易消化食物，注意补充维生素、蛋白质、氨基酸、葡萄糖等，重者可应用糖皮质激素。预防不良反应，发现感染、出血、脑水肿、急性肾衰竭、呼吸衰竭，肝昏迷等均应积极治疗。

（二）上消化道出血

抗血小板药物由于药物的作用，在少数患者可以引起上消化道出血，多半发生在有慢性胃部病史的患者，也可见于无胃病史者。在目前推荐的用于冠心病一级预防和二级预防的剂量下，很少发生上消化道出血。

一旦发生须立即停药，必要时进行纤维胃镜检查，以明确出血的部位和病变的性质。对发生出血的患者，推荐使用局部的止血措施如口服凝血酶、胃黏膜保护剂、胃酸抑制药，避免全身性应用促凝药物，以免诱发心脑血管事件的发生。

（三）药物性腹泻

已发现能引起腹泻的心血管药物有强心苷、奎尼丁、胍乙啶和普萘洛尔等。药物性腹泻发生的机制可能是单一的（影响肠腔渗透压、促进肠黏膜分泌或增加肠管动力），也可能是多种因素综合参与，有的机制还不清楚。药物性腹泻与药物的剂量、疗程、给药途径和方法有关，剂量过大、疗程过长、途径不妥均易发生药物性腹泻。

一旦发生药物性腹泻，不论其发生机制如何，原则上应立即停药。大多数情况下，停药后腹泻即可治愈。如果是变态反应性腹泻应抗变态反应治疗。支持和对症疗法包括输血、补充血浆蛋白，输液维持水、电解质平衡，口服多种维生素。重症可短期应用肾上腺皮质激素，以减轻中毒症状。

三、药物所致血液系统不良反应

（一）药物性粒细胞减少

1. 发生原因　据文献报道，抗心律失常药奎尼丁、普鲁卡因胺、苯妥英钠。降血压药甲基多巴、卡托普利以及利尿药双氢克尿噻、乙酰唑胺和氯噻酮等药可以引起粒细胞减少。此种不良反应一方面是由于药物介导的直接细胞毒性。另一方面可能与免疫机制有关，通过免疫机制髓内抑制粒细胞生成。同时于髓外加速粒细胞破坏。

2. 诊断依据　需长期应用某种药物时，应经常监测外周血血常规变化，及时发现白细胞下降等异常，必要时进行骨髓穿刺检查。在药物性粒细胞缺乏症起病后，若再给予另一可诱发粒细胞缺乏症的药物，往往可使病情加重，甚至导致死亡。

3. 防治措施　对可疑致病药物应立即停止并积极治疗。停药本身不仅有助于诊断，且一般于 7～14 日内可望康复。主要治疗包括：

（1）促进白细胞增生药的应用，如维生素B族、甲酰四氢叶酸钙、鲨肝醇、利血生。

（2）肾上腺皮质激素：泼尼松或泼尼松龙对少数免疫机制引起的本病患者，尤其在合并脓毒性休克时可能有效。

（3）粒细胞缺乏症患者合并感染时，在未获细菌培养结果前，应及时给予充分剂量的经验性抗菌治疗，只有这样，才能避免感染的广泛蔓延，降低病死率。

（二）药物性出血

1. **发生原因** 阿司匹林、双嘧达莫是目前流行的抗血小板药。在考虑到其有利作用的同时应该明白，长期大量应用阿司匹林在某些人可以发生出血倾向。长期应用右旋糖酐有导致血型鉴定困难的可能。除此之外，洋地黄类强心药，抗心律失常药奎尼丁、普鲁卡因胺，降压药甲基多巴以及利尿药等多种心血管用药可能影响止血功能。这些药物多半是通过对血小板的影响（血小板减少），但多数不至于引起出血。因奎尼丁而发生血小板减少的患者若血清中有补体存在，可进而引起血小板聚集。

2. **诊断依据** 抗凝药物如华法林、醋硝香豆素等为口服剂，用于心房颤动、机械瓣术后，以及易栓症患者的长期抗凝。主要的不良反应是与抗凝有关的出血。轻度仅表现为皮肤穿刺部位的淤斑、皮肤紫癜、牙龈出血、血尿。中度表现为消化道大出血、大咯血、肌肉深部出血，出现血红蛋白的明显下降。严重者可能发生心包积血、颅内出血而危及生命。

3. **防治措施** 溶栓药物通过激活纤溶酶原形成纤溶酶，溶解纤维蛋白，使血栓溶解，因血栓形成而被阻塞的血管获得血流的再灌注，国内临床上常用的药物有尿激酶、链激酶、组织型纤溶酶原激活物（t-PA）。出血分为轻度、中度和重度。轻度出血不需要进行输血，中、重度出血需要进行输血治疗。

对发生出血的患者，应立即停止输注溶栓药物，最有效的治疗方法是静脉滴注新鲜血浆或纤维蛋白原。对服用口服抗凝药物的患者，除了注意定期监测（剂量调整阶段每1~2日测定1次，维持阶段每2~4周测定1次）血INR值以外，还要注意尽量避免对原有的合并用药进行改动，并且在每一次必须改动时监测INR值，尤其在使用上述的几类药物时，应特别注意调整双香豆素类药物的使用剂量。

（三）药物性贫血

1. **发生原因**

（1）再生障碍性贫血：据报道，约20%再生障碍性贫血可能与药物不良反应有关（剂量依赖性或与剂量无关），特别是极性药物和水溶性低的药物。文献中已有阿司匹林、苯妥英钠、普鲁卡因胺引起再生障碍性贫血的资料。有学者认为，这些患者的骨髓细胞在参与药物代谢过程中可能对某些药物的中间代谢产物特别敏感，此种情况与遗传性髓细胞去毒功能缺陷有关。

（2）溶血性贫血：有资料显示，阿司匹林、奎尼丁、普鲁卡因胺、甲基多巴等可诱发溶血性贫血。此种溶血更易发生于G-6-PD缺乏的患者，严重者通常是黑人和地中海沿岸人群，可发生溶血性危象。

甲基多巴系降血压药，约20%应用该药的患者在用药3个月以上时，有Rh特性的IgG

型直接抗球蛋白试验阳性，0.8% 的患者发生明显的溶血性贫血。此药引起的溶血性贫血有自限倾向，停药后溶血于 1～2 周内明显减轻。

抗心律失常药奎尼丁诱发的免疫性溶血性贫血，由于免疫复合物与红细胞结合疏松，易游离于血清中，进而与其他红细胞起反应，故小剂量药物即可引起溶血性贫血。起病急骤，常发生血管内溶血，以血红蛋白血症和血红蛋白尿为主要表现，可引起急性肾衰竭。

2. 诊断依据　用药后凡获得性免疫性溶血原因不明者，应怀疑药物所致的可能。如能查到应用上述药物史，则是诊断药物性溶血性贫血的重要依据。如停药后一定时间内溶血性贫血症状消失，则更有利于诊断的确立。实验室检查贫血程度轻重不一，网织红细胞计数可正常或增高，血涂片中可出现少数球形红细胞。药物性溶血性贫血应与其他类型的贫血，尤其是其他类型的溶血性贫血相鉴别。

3. 防治措施　一般疗法及时停药为本病治疗之关键。大多数病例及早发现，及时停药，仅需一般支持疗法就可获得临床症状、血液学和血清学的改善。溶血和贫血较重者可试用肾上腺皮质激素，但对原有高血压的患者需慎重应用。对已知某种药物诱发的免疫性溶血性贫血患者，不应冒险再用有关药物，以免再次引起溶血性贫血。如甲基多巴诱发的溶血性贫血患者，即使溶血在数周内停止，并且停药 6～18 个月后直接抗人球蛋白试验转为阴性，也不应再用此药。

四、药物所致内分泌及代谢系统不良反应

（一）药物性甲状腺功能亢进或减退

1. 发生原因　许多心血管药物能干扰甲状腺功能。其中多巴胺可暂时性抑制 TSH，在严重病例可引起血清 T4 下降。苯妥英钠、呋塞米、水杨酸盐等可抑制甲状腺球蛋白的结合，但这种作用较弱，一般不引起甲状腺素的结合率（THBR）异常，仅出现血清游离 T4 指数（FT4I）轻度下降。普萘洛尔可抑制 I 型 5- 脱碘酶的活性，减缓 T4 向 T3 的转变，若长期大量应用（200mg/d），可导致血清 T4 水平升高、T3 水平下降和 TSH 代偿性增高。

2. 诊断依据　在应用胺碘酮治疗的患者，应观察临床征象，隔期做甲状腺功能的测定。促甲状腺激素是反映甲状腺功能减退的敏感指标，应做动态随访。

3. 防治措施　如出现甲状腺功能亢进症的某些症状，尤其是在左心室功能减退的患者要酌情处理。首先应停用胺碘酮，选用丙硫氧嘧啶、甲硫咪唑治疗。一般对胺碘酮诱导的甲状腺功能减退症，通常在继续给药同时用甲状腺片治疗，开始应采用小剂量并逐渐增加剂量，直到促甲状腺激素水平恢复正常，对有心脏病患者尤要仔细观察。病情严重者应停用胺碘酮改用其他抗心律失常药。

（二）药物性性功能减退

药物不良反应是引起男性性功能减退的原因之一。常用心血管药物中，β 受体拮抗药可通过抑制阴茎平滑肌松弛与动脉血管舒张或者是通过诱导早泄而导致勃起功能不全。胍乙啶可引起射精困难。利尿药、甲基多巴、可乐定等亦可导致性功能减低，机制不详。患者有明显性功能紊乱时，男性有可能出现射精延迟，女性的性高潮丧失和性兴奋降低。因此在临床使用中要注意掌握剂量，以免发生不良后果。停药后 1～2 周以上不良反应可消失。

（三）药物性男性乳腺发育

1. **发生原因** 凡能促使血浆雌激素水平升高或睾酮水平降低的药物均有可能引起男性乳腺发育。心血管用药中。洋地黄、螺内酯、苯妥英钠和某些降压药如钙通道阻断药、甲基多巴、利舍平等可引起此症。

男性乳腺发育是一种良性的男性乳房腺体增生。患者通常无症状，多数为双侧性，偶可为单侧性或两侧增大程度不均。后者应与良性胸壁肿瘤（如脂肪瘤、神经纤维瘤、淋巴瘤）和男性乳房腺瘤相鉴别。

2. **诊断依据** 药物性乳房增大诊断要点：①有应用上述药物史；②临床表现双侧乳房增大，但可不对称、乳晕色素加深，伴有局部胀痛或痒感、部分患者伴有溢乳症；③体格检查可触及乳腺肿块、有触痛，挤压时可有乳汁溢出；④停药后乳房恢复正常，溢乳停止。

3. **防治措施** 药物性乳房增大是医源性的，所以既要熟悉所用药物的适应证、用法及剂量，还应了解其不良反应，做到合理用药。如果患者服药后出现乳房增大或溢乳，则应立即停药。一般停药后可自行恢复，不需特殊治疗。少数乳房增大严重者可试用克罗米，有高泌乳素血症者可口服溴隐亭治疗，以缓解乳房增大。如果乳房增大给患者造成精神负担、焦虑不安、药物治疗无效时，可考虑手术切除增大的乳腺组织，但要注意保留乳头和乳晕。

（四）药物性高血糖

1. **发生原因** 目前已知能导致糖代谢紊乱的心血管药物主要是利尿药噻嗪类、呋塞米、依他尼酸、氯噻酮，以及抗心律失常药恩卡尼和降压药钙通道阻断药。文献中已有关于硝苯地平致糖尿病恶化的报道。利尿药之所以使糖耐量减低，据认为主要是它能在一定程度上抑制胰岛素的分泌。胰岛 B 细胞的主要第二信使是细胞质中的游离 Ca^{2+}，后者是胰岛效应器的主要激动剂。硝苯地平对糖代谢的影响，主要就是因为 B 细胞内 Ca^{2+} 浓度减少所致。利尿药螺内酯与氨苯蝶啶偶可诱发低血糖。

2. **诊断依据** 在临床用药过程中，非糖尿病或已控制的糖尿病患者出现空腹血糖 $\geqslant 7.8mmol/L$，尿糖阳性或伴有糖尿病的症状，即应考虑药物性高血糖。如果停用可疑药物后血糖和尿糖恢复正常，再用又出现糖尿病表现，则药物性高血糖可做出诊断。应注意与非药物性糖尿病相鉴别，尤其注意与隐性糖尿病和假性糖尿病相鉴别。

3. **防治措施** 应用前述药物时要经常测尿糖，定期测空腹血糖和糖化血红蛋白，以便及时发现糖尿病。必须应用某些易致糖尿病的药物时，可同时加用降糖药物，如应用二氮嗪时可同时服用磺酰脲类药物预防高血糖。糖尿病患者应用上述药物要警惕糖尿病恶化，纠正低钾可改善糖耐量，故糖尿病患者最好选用保钾利尿药如螺内酯或氨氯吡。一旦诊断药物性糖尿病，应立即停用致病药物，并采用饮食疗法或饮食疗法加口服降糖药，常可奏效，肥胖患者可用双胍类，一般患者可用磺酰脲类。药物性高血糖患者需用胰岛素者，宜采用小剂量。糖尿病患者应用上述药物后病情加重者，应增加口服降糖药或胰岛素的用量。

（五）药物性高脂血症

1. **发生原因**

（1）利尿药曾经被作为一线降压药使用。现已明确，噻嗪类利尿药如双氢克尿噻可使血清三酰甘油和总胆固醇 / 高密度脂蛋白（HDL）比值升高，即使小剂量亦可发生。利尿药影响脂代谢的机制可能是通过干扰糖代谢，使机体出现胰岛素抵抗、血糖升高和糖耐量减低的结果。因为在血糖升高的情况下，胰岛素对脂解的抑制作用减弱，脂蛋白脂肪酶（LPL）活性减低，最终促使血中游离脂肪酸增多，肝合成脂蛋白加速。

（2）利舍平和甲基多巴可使血浆 HDL 明显降低。

（3）β 受体拮抗药除纳多洛尔外，均可使血清三酰甘油水平升高，而且除吲哚洛尔外几乎都能使血清 HDL 降低。相关研究认为，具有心脏选择性和内源性拟交感活性的制剂可能对脂代谢影响较小。β 受体拮抗药对家族性高三酰甘油血症者有引起乳糜微粒血症综合征的报道，血浆三酰甘油＞ 22.6mmol/L，可出现腹痛、近期记忆力减退和类似腕管综合征的肢端感觉异常等症状。

β 受体拮抗药影响脂代谢机制的一个主要方面是与 β 受体被阻滞后 α 受体活性相对增强有关。因为肾上腺素能神经在控制血脂浓度方面具有重要作用：α 受体活性增强可使脂蛋白脂酶（LPL）和卵磷脂 - 胆固醇酰基移换酶（LCAT）的活性受到抑制，结果使血脂升高。另一方面，β 受体拮抗药对糖代谢的干扰亦是促使血脂升高的机制之一。

2. 诊断依据　药物性高脂血症可出现胸闷、气短，多见于肥胖者。有服用引起高脂血症的药物史，且在服药前血脂检查正常。该症应与原发性即家族性高胆固醇血症、高三酰甘油血症相鉴别，并与继发性高脂血症相鉴别，后几种高脂血症皆无用药史，故鉴别诊断较易。长期应用上述可引起高脂血症的药物，特别是 β 受体拮抗药时，应监测血脂浓度。

3. 防治措施　一旦诊断为药物性高脂血症，应立即停药，必须应用时，勿用降脂药物或换用不影响血脂的同类药物。减轻体重，加强体育锻炼。药物治疗可采用烟酸肌醇、氯贝丁酯、考来烯胺、非诺贝特等。肼屈嗪和神经节阻断药可在一定程度上降低血浆总胆固醇。

五、药物性神经及精神病变

（一）锥体外系症状

1. 发生原因　长期应用利舍平或甲基多巴可引起某些锥体外系症状（震颤）。硝酸甘油、硝酸异山梨酯、硝苯地平等血管扩张药可引起头痛。胺碘酮、丙吡胺、氯贝丁酯、肼屈嗪、苯妥英钠等可诱发末梢神经病变。长期应用胺碘酮偶可导致颅内高压。利多卡因可以诱发癫痫发作。

2. 诊断依据　锥体外系综合表现有表情淡漠、似戴假面具状，唇、舌、下颌及肢体远端可出现不自主的静止性震颤。有的表现为震颤麻痹综合征，四肢肌张力增高、肌阵挛、动作缓慢、运动减少。临床用药过程中，如果突然出现静坐不能、震颤麻痹、迟发性运动障碍等锥体外系综合征表现，则应考虑药物性锥体外系综合征。如果经抗胆碱药物、镇静药等治疗，症状很快消失，或再用同种药物时症状再发，则可确诊。

3. 防治措施　一旦疑为药物导致本症，应立即停药，并多饮水。症状明显者，可口服甲丙氨酯、苯海索等。重症病例可用安定 0.1 ～ 0.3mg/kg 肌内注射，必要时 1 ～ 4 小时后重复一次。亦可应用常用量的阿托品、山莨菪碱或东莨菪碱等，多于用药 0.5 ～ 4 小时后症状消失。应用易引起锥体外系综合征的药物时，应避免长期持续用药，必须应用时应严格限制用量。

（二）神经性耳聋

某些心血管用药如阿司匹林、呋塞米和依他尼酸用量过大时亦可引起耳聋。严格掌握用药适应证，应用最小有效剂量，并尽可能短期用药。用药期间应注意监测患者听力变化，并密切观察有无耳内压迫感、耳鸣、耳聋、头晕、面口麻木等症状。

一旦疑为药物性耳聋，应立即停用可疑药物。应用血管扩张药如烟酸、地巴唑、丹参、山莨菪碱等，以改善微循环，促进药物排泄。可应用营养神经和促进细胞代谢的药物，如维生素 B_1、维生素 B_6、ATP、辅酶 A、肌苷等。儿童药物性耳聋如能早期治疗，有听力完全恢复者。可用 ATP 20mg，细胞色素 C 15mg，辅酶 A 50U，川芎嗪 10mg，加入 250mL 低分子右旋糖酐中静脉滴注，1 次 / 日，30 次为一个疗程。

（三）药物性精神症状

许多用以改善身体各系统症状的药物可能干扰大脑皮层的功能，特别在老年患者中，发生药物性精神症状的概率更高。药物性精神症状可于停药后消失。

六、其他药物性不良反应

（一）药物性肌痛或肌病

1. 发生原因　降脂药氯贝丁酯和辛伐他汀可引起肌病或肌炎，机制未明。β 受体拮抗药可使骨骼肌糖原分解过程减慢、ATP 生成减少、骨骼肌血流下降。临床上已有应用普萘洛尔 20mg 后发生严重肌无力的报道。抗心律失常药室安卡因引起双下肢肌无力亦曾有报道。

2. 诊断依据　用药早期应注意观察肌酶谱和肌肉症状，一旦出现应追究其原因。在用药后如血 CK 超过正常上限 5 倍以上的升高，应考虑停用药物，并严密观察肌肉症状。如血 CK 超过正常上限 10 倍以上的升高，同时伴肌肉症状，则可以确诊横纹肌溶解症。要反复了解用药史，结合症状和体征，排除其他疾病引起的肌痛和肌病。血清学检查转氨酶、肌酸磷酸激酶与醛缩酶等常增高，血电解质测定、肌电图检查、肌肉活检等均有助于诊断。

3. 防治措施　药物引起的肌痛和肌病的最好治疗是立即停用致病药物。一般停药后症状多可自行消失。如出现躯体扭转性痉挛者可肌内注射东莨菪碱。角弓反张者肌内注射地西泮，亦可根据病情应用氢化可的松、钙剂，纠正水、电解质和酸碱平衡紊乱，抽搐者给予苯巴比妥等对症治疗。避免滥用药物。对于肾病及肝病患者用药剂量尤应慎重，以免蓄积作用使药物浓度在单位时间内异常升高而致肌病。可疑药物引起的肌痛和肌病应立即停药。

（二）药物性肾病

1. 发生原因　在临床应用过程中可引起肾结构与功能异常，称为"药物性肾病"。临床上肾衰竭患者中约 25% 与应用肾毒性药物有关。药物性肾病是中毒性肾病的常见类型，表现形式可为急性肾小管坏死、急性间质性肾炎、肾前性急性肾衰竭或梗阻性急性肾衰竭，亦可能是慢性间质性肾炎、肾小球病变。

血管紧张素转换酶抑制药（ACEI）卡托普利等临床应用日趋广泛，其对肾的毒性作用亦愈来愈受到人们的关注。有报道，双侧肾动脉狭窄或者孤立肾的动脉狭窄患者接受 ACEI 后发生了急性肾衰竭，认为是 ACEI 所致肾小球滤过率急剧下降的结果。

2. 诊断依据　ACEI 所致急性间质性肾炎患者常伴有皮疹、发热、关节痛、嗜酸性粒细胞增多和嗜酸性粒细胞尿，认为可能与机体对 ACEI 过敏反应有关。发生膜性肾病患者可能与 ACEI 含有的活性巯基基团有关。

药物性肾病多在用药开始后 10 ～ 21 日发病，及时停药可获缓解，但再次用药肾损害可以再发。临床上接受药物治疗的患者若突然出现尿沉渣异常、肾功能减退或者是发生高钾血症、高氯性代谢性酸中毒以及 Fanconi 综合征者，应及时考虑到药物性肾病的可能性。

3．防治措施　在治疗药物性肾损害时，至关重要的是及时停药。积极对症治疗：①积极纠正水、电解质和酸碱平衡紊乱；②控制氮质血症；③防治感染、出血、高血压及心力衰竭；④其他对症措施。

（三）电解质紊乱

利尿药广泛应用于心力衰竭和高血压的治疗，并在这些疾病的治疗中发挥重要作用。在大剂量、长疗程、应用襻利尿药的情况下尤其容易发生低钾血症、低钠血症、低镁血症。低钾血症可以引起乏力、心律失常、肠蠕动紊乱（甚至肠麻痹）、洋地黄过量。低钠血症引起倦怠、嗜睡、烦躁甚至昏迷。低钙血症引起心律失常、肌肉痉挛、抽搐等。低镁血症引起心律失常。临床上通过下列方法避免或减少利尿药引起的电解质紊乱。

为了避免电解质紊乱的发生，临床上最常用的方法是适当口服或静脉补钾。为避免口服补钾药物对胃的刺激，常采用缓释钾口服。根据利尿的程度决定补钾的剂量，在补充过程中应注意复查电解质。

（四）硫氢酸盐中毒

1．发生原因　硝普钠所含的亚铁离子与红细胞内的硫基化合物迅速结合成氰化物，在血液中停留时间很短，在肝内迅速代谢成硫氰酸盐，血浆硫氰酸盐浓度大于 10mg/L，为硝普钠中毒的指标。

2．诊断依据　硫氰酸盐中毒多见于老人、肾功能不全或长期（超过 3 日）较大剂量给药时，在这些情况下，临床应注意观察硫氰酸盐中毒的症状，并监测血硫氰酸盐浓度。过量中毒时，最危险的是发生急剧低血压，特别是肾衰竭患者，可引起硫氰酸盐集聚，造成神经系统中毒，甚至死亡。急性中毒可出现恶心、呕吐、血压降低、呼吸困难、心跳加快、定向力障碍、精神失常、肌肉痉挛、发绀、虚脱、癫痫发作，甚至呼吸或心搏骤停而死亡。慢性中毒出现头痛、头晕、耳鸣、疲劳、面色苍白、皮疹、精神失常、甲状腺功能低下等。

3．防治措施　过量时应即停药，仅出现低血压者，立即予以头低足高位，即可恢复。对症治疗包括：

（1）大剂量中毒者，除纠正低血压外，应处理氰化物中毒，立即吸入亚硝酸异戊酯，随后用 3% 亚硝酸钠 10 ～ 15mL（6 ～ 12mg/kg）加入葡萄糖溶液 40 ～ 50mL 中静脉缓慢注射，并严密监测血压。如血压骤降，可注射 0.1% 肾上腺素。注射亚硝酸钠后，给予 25% 硫代硫酸钠 50mL 缓慢静脉注射。也可静脉滴注羟钴胺与氰化物结合为维生素 B_{12} 解毒。

（2）根据病情需要，可用呼吸兴奋药、强心药或细胞色素 C 30mg、维生素 C 500mg 加入 5% ～ 10% 葡萄糖溶液 500mL 中静脉滴注。

（3）病情严重而又有条件者，可予腹膜或血液透析。

4．预防要点

（1）应密切观察血压，以防血压急剧降低。长期大量输注者，需测定血液硫氰酸盐水平。

（2）滴注溶液需新鲜配制，避光使用。除用 5% 葡萄糖溶液稀释外，不可加其他药物。

（3）用于心力衰竭时，开始剂量应小，渐增。停药时应逐渐减量，并加用口服血管扩张药，以免反跳。

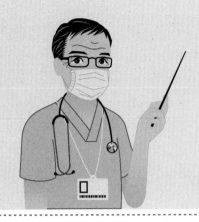

下篇｜各　论

第7章　冠心病心绞痛的诊疗风险与防范

第一节　临床诊疗的方法和预后

一、诊断依据

（一）临床特点

1. **稳定型心绞痛**　是由于冠状动脉病变，致使冠状动脉血流量减少且不能代偿性增加血流量来维持心脏活动时需要的氧所引起的，通常均为劳力性心绞痛。这类心绞痛有以下特点。

（1）突然发作，没有先兆。体力活动是最常见的诱发因素，其次是情绪变化与寒冷，并随着休息与去除诱发因素，疼痛迅速消失。每次发作的情况如疼痛的部位、疼痛的性质、疼痛持续的时间及疼痛的程度等大致相似，而且相对稳定不变。

（2）每次发作时，舌下含服硝酸甘油，疼痛能在数分钟内迅速消失，不发作时或在静息时心电图正常（有时候疑似缺血样改变）。

（3）疼痛的部位多在胸骨上段或中段之后，感到深部疼痛，向左心前区放射。疼痛的范围是一片或一块地方，而不是一点，不能用手指点出这个部位。在一般情况下能用手掌或拳头指出疼痛的部位及范围。

（4）疼痛时有一种闷痛或紧缩感、窒息感，有时疼痛很剧烈，面色苍白，出汗。但疼痛不是刀割样锐痛，更不是短促的针刺样痛，也不是长时间的胸闷感。疼痛开始轻，渐加重，2～3分钟后即消失。疼痛的时间也可延长，但不超过15分钟。有时疼痛向左肩背、左上肢、左上颌、颈前区及口咽部放射。这类疼痛发作时常迫使患者卧床或站立不动、坐位不动。疼痛消失后又可活动如常。体力活动是稳定型心绞痛发作的重要诱因。但对体力活动的强度各人反应不同，有的重体力活动时才能诱发心绞痛。有的日常活动即能诱发心绞痛。有的轻微活动心绞痛就会发作。在某种情况下，休息时心绞痛也可发作。

2. **不稳定型心绞痛**　指介于稳定型心绞痛和急性心肌梗死之间的临床状态，包括除稳定型劳力性心绞痛以外的初发型、恶化型劳力性心绞痛和各型自发性心绞痛。心绞痛发作持续的时间较长，超过15分钟以上。心绞痛的发作频度增加，尤其在静息时也发作心绞痛。

（1）心绞痛发作时，心电图出现一过性或持续性缺血样改变。心肌酶有增高的趋势。

（2）多数症状比较严重，近期内有发生急性心肌梗死的可能，突然死亡的可能性也增加。

（二）辅助检查

1. 心电图

（1）静息时心电图：稳定型心绞痛患者静息时心电图半数是正常的，最常见的心电图异常是ST-T改变。

（2）心绞痛发作时心电图：近95%的患者心绞痛发作时出现有相当特征的心电图改变，可出现暂时性心肌缺血引起的ST移位，在平时有T波持续倒置的患者，发作时可变为直立（所谓"假正常化"）。

（3）心电图负荷试验：负荷心电图是对怀疑有冠心病的患者给心脏增加运动负荷而激发心肌缺血的心电图检查，心电图改变以ST段水平型或下斜型压低 I > 0.1mV（J点后60 ~ 80ms）持续2分钟作为阳性标准。

（4）动态心电图监测：从连续记录的24小时心电图中发现心电图ST-T改变和各种心律失常，出现时间可与患者的活动和症状相对照。

2. 超声心动图　稳定型心绞痛患者静息时，超声心动图大多数无异常，与负荷心电图一样，负荷超声心动图可以帮助识别心肌缺血的范围和程度。根据各室壁的运动情况，可将负荷室壁运动异常分为运动减弱、运动消失、矛盾运动及室壁瘤。

3. 放射性核素检查　心肌显像或兼做负荷试验，休息时心肌显像所示灌注缺损主要见于心肌梗死后瘢痕部位。在冠状动脉供血不足部位的心肌灌注缺损仅见于运动后缺血区。

4. 冠状动脉造影　是目前诊断冠状动脉粥样硬化性心脏病（冠心病）最准确的方法，可以准确反映冠状动脉狭窄的程度和部位。

5. 血管内超声　从血管腔内显示血管的横截面，不仅能够提供血管腔的形态而且能够显示血管壁的形态、结构和功能状态。

6. 实验室检查

（1）血常规：一般无血红蛋白下降，严重贫血亦会有心绞痛症状。

（2）血糖：测定空腹、餐后2小时血糖，部发患者有血糖升高。

（3）血脂分析：多可见血脂升高。

（4）心肌酶谱：一般无异常变化。

二、治疗方法

心绞痛的治疗原则是降低心肌耗氧量、增加心肌供血、改善侧支循环。

（一）一般治疗

发作时立刻停止活动，一般患者在休息后症状即可消除。平时应尽量避免各种诱发的因素，如过度的体力活动、情绪激动、饱餐等，冬天注意保暖。调节饮食，进食不宜过饱，避免油腻饮食，禁烟、酒。调整日常生活与工作量。减轻精神负担。保持适当的体力活动，以不致发生胸痛症状为度。治疗高血压、高脂血症、糖尿病、贫血、甲状腺功能亢进症等相关疾病。

（二）药物治疗

1．硝酸酯制剂

（1）硝酸异山梨酯：每次 5 ~ 20mg，口服，每日 3 次，服后 30 分钟起作用，持续 3 ~ 5 小时。缓释制剂药效可维持 12 小时，可用 20mg，每日 2 次。

（2）单硝酸异山梨酯：多为长效制剂，20 ~ 50mg，每日 1 ~ 2 次，口服。患青光眼、颅内压增高、低血压者不宜选用本类药物。

（3）戊四硝酯：每次 10 ~ 30mg。每日 3 ~ 4 次，口服，服后 1 ~ 1.5 小时起作用，持续 4 ~ 5 小时。

（4）硝酸甘油：可用 0.3 ~ 0.6mg，舌下含服，1 ~ 2 分钟即开始起作用，约 0.5 小时后作用消失。

（5）长效硝酸甘油制剂：服用长效片剂，硝酸甘油持续而缓慢释放，口服 30 分钟后起作用，持续可达 8 ~ 12 小时，可每 8 小时服 1 次，每次 2.5mg。用 2% 硝酸甘油油膏或皮肤贴片（含 5 ~ 10mg）涂或贴在胸前或上臂皮肤而缓慢吸收，适于预防夜间心绞痛发作。

（6）二硝酸异山梨酯：可用 5 ~ 10mg，舌下含服，2 ~ 5 分钟见效，作用维持 2 ~ 3 小时。新近还有供喷雾吸入用的制剂。

2．β 受体拮抗药

（1）美托洛尔（倍他乐克）12.5 ~ 50mg，每日 2 次。

（2）阿替洛尔 12.5 ~ 25mg，每日 2 次。

（3）醋丁洛尔（醋丁酰心安）200 ~ 400mg/d，分 2 ~ 3 次服用。

（4）比索洛尔（康可）2.5 ~ 10mg，每日 1 次。

（5）噻利洛尔（噻利心安）200 ~ 400mg，每日 1 次。

3．钙通道阻断药

（1）维拉帕米：80 ~ 120mg，每日 3 次，口服。缓释剂 240 ~ 480mg，每日 3 次，口服。

（2）硝苯地平：10 ~ 20mg，每日 3 次，口服。缓释剂 30 ~ 80mg，每日 1 次，口服。

（3）地尔硫䓬：30 ~ 90mg，每日 3 次，口服。缓释剂 90 ~ 360mg，每日 1 次，口服。

（4）其他：尼卡地平 10 ~ 20mg，每日 3 次，口服。尼索地平 20mg，每日 2 次，口服。氨氯地平 5 ~ 10mg，每日 1 次，口服。非洛地平 5 ~ 20mg，每日 1 次，口服。苄普地尔 200 ~ 400mg，每日 1 次，口服。

4．调脂治疗　高三酰甘油血症或低高密度脂蛋白血症的高危患者可考虑联合应用降低 LDL-C 药物和一种贝特类药物（非诺贝特或烟酸）。高危或中度高危者接受降 LDL-C 药物治疗时，治疗的强度应足以使 LDL-C 水平至少降低 30% ~ 40%。在应用他汀类药物时，应严密监测转氨酶及肌酸激酶等生化指标，及时发现药物可能引起的肝损害和肌病。

5．血管紧张素转换酶抑制药（ACEI）　在稳定型心绞痛患者中，合并糖尿病、心力衰竭或左心室收缩功能不全的高危患者应该使用 ACEI。所有冠心病患者均能从 ACEI 治疗中获益。

6．抗凝疗法　常规应用于中危和高危的不稳定型心绞痛患者，目前临床多用低分子肝素。

（三）冠状动脉血管重建术

1. 冠状动脉旁路移植术（CABG） 适应证：①左主干的明显狭窄；②3支主要冠状动脉近段的明显狭窄；③2支主要冠状动脉的明显狭窄，其中包括左前降支（LAD）近段的高度狭窄。

2. 冠状动脉介入治疗（PCI） PCI的方法包括单纯球囊扩张、冠状动脉支架术、冠状动脉旋磨术、冠状动脉定向旋切术等。

（四）顽固性心绞痛的非药物治疗

（1）外科激光血运重建术。

（2）增强型体外反搏。

（3）脊髓电刺激。

三、预后特点

心绞痛患者经及时有效的药物治疗者，可避免发生急性心肌梗死等严重事件，偶可有心绞痛症候群。如未获及时而有效的治疗，则可有非致死性心肌梗死，发生率达20%，病死率可达10%，主要原因是因冠状动脉痉挛发作所致的室性心动过速、心室颤动、高度房室传导阻滞、心搏骤停等严重心律失常。但总的来说，5年的长期生存率尚佳。其长期预后的主要决定因素是所伴有的器质性病变范围和严重程度。

第二节　并发症风险的表现与防范

一、心脏性猝死

心脏性猝死的发生机制主要有：①急性心肌缺血；②心肌缺血–再灌注损伤；③心肌梗死瘢痕或室壁瘤不伴有急性心肌缺血；④左心室功能不全；⑤窦房结与房室结功能异常。

有关诊断依据与防治措施参见第3章第二节"心脏性猝死"。

二、心律失常

冠心病患者发生心律失常的根本原因是冠状动脉狭窄或阻塞性病变致心肌缺血缺氧和梗死以及由此形成的心肌纤维化、心脏扩大和心力衰竭。不同类型心律失常的发生机制不尽相同，但缺血对心肌代谢、功能与结构的损伤及电生理的改变基本上相似，引发心律失常的主要因素有：①能量代谢减低及细胞损伤；②脂质过氧化及氧自由基增加；③心肌结构与功能改变。

有关诊断依据与防治措施参见第3章第二节"心律失常"。

三、心力衰竭

冠状动脉粥样硬化性狭窄、闭塞和痉挛引起的心肌缺血导致心肌细胞减少、坏死，心肌纤维化和心肌瘢痕，使心脏的收缩和舒张功能逐渐减退，继而出现心力衰竭。心肌细胞的减少和坏死可以是心肌梗死的直接后果，也可因慢性累积性心肌缺血而造成。因此，心室壁上既可以有块状的成片坏死区，也可以有非连续性多发的灶性心肌损害存在。当心排血量和心搏排血量因部分心肌坏死丧失收缩能力而减少时，心室的舒张末期容量增加，其结果是使收缩期心室收缩时的心室容量也增大，室壁张力增加。此外，缺血的心肌受上述多种因素的影响，还容易引起灶性损伤和纤维化，使室壁张力和僵硬度增加，导致心脏扩大和心力衰竭。

有关诊断依据与处理方法参见第 3 章第二节"心力衰竭"。

对冠心病的患者，积极采取有效的治疗。另外还要积极预防和治疗上呼吸道感染等各种感染。注意调整患者并存的电解质紊乱及酸碱平衡失调。避免输液量过大和速度过快。避免过度劳累、情绪激动等因素。

四、缺血性心肌病

（一）发生机制

基本病因是冠心病，常有多次和（或）多发性心肌梗死史。由于心肌供氧和需氧之间不平衡而导致心肌细胞减少、坏死、心肌纤维化、心肌瘢痕和心力衰竭。缺血性心肌病主要由冠状动脉粥样硬化性狭窄、闭塞、痉挛和毛细血管网的病变所引起。心肌细胞的减少和坏死可以是心肌梗死的直接后果，也可因慢性累积性心肌缺血而造成。因此，心室壁上既可以有块状的成片坏死区，也可以有非连续性多发的灶性心肌损害存在。当心排血量和心每搏排血量因部分心肌坏死丧失收缩能力而减少时，心室的舒张末期容量增加。其结果是使收缩期心室收缩时的心室容量也增大，室壁张力增加。心室扩张最终导致心肌肥厚。随着心脏扩张和肥厚的发展，心肌缺血加重，由于心肌血流因血管阻塞已经受到限制，从而产生恶性循环。

（二）诊断依据

1. 临床表现　其症状呈进行性发展，由劳力性呼吸困难发展至夜间阵发性呼吸困难及端坐呼吸，常有倦怠和乏力，周围性水肿和腹水通常出现较晚，一部分患者在某一段时间心绞痛可能是主要的临床表现，以后逐渐减轻，甚至消失，而心力衰竭成为主要表现。

2. 辅助检查

（1）超声心动图：常提示左心室扩大，伴随舒张末和收缩末容量增加及射血分数下降，室壁运动异常。严重进行性心力衰竭病例，可有右心室扩大和轻到中度的心包渗出。

（2）放射性核素心室造影：可显示室壁运动障碍及射血分数下降。

（3）心导管检查：可发现左心室舒张末压、左心房压、肺动脉楔压增高，有时肺动脉压和右心室压中等度升高。心室造影可见左心室扩大伴弥散，或节段性室壁运动异常，射血分数下降，以及轻到中等度的二尖瓣反流。冠状动脉造影可发现有多支病变。

（三）处理方法

早期内科治疗甚为重要，有助于推迟充血性心力衰竭的发生和发展。要控制冠心病，减少冠心病危险因素，积极治疗心绞痛和各种形式（包括无症状性）的心肌缺血。一旦发生心力衰竭，宜减轻呼吸困难和外周水肿，控制心功能的进一步恶化，改善活动能力，以提高存活率。但治疗效果迄今尚不令人满意。

改变常见的冠心病危险因素可能对治疗有帮助，包括控制体重、戒烟、治疗高血压及高脂血症。如有心绞痛时，可选用硝酸酯制剂、β 受体拮抗药、钙通道阻断药等。在相对晚期的缺血性心肌病治疗中，更多的是针对心力衰竭的治疗，此时充血性缺血性心肌病和其他类型的充血性心肌病的治疗是相似的。

对有充血性心力衰竭的患者可应用小剂量洋地黄地高辛和利尿药。

鉴于缺血性心肌病患者的冠状动脉病变多弥漫，累及多支血管，并且左心室功能差，如需急诊手术，风险极大，大多数患者不宜接受经皮冠状动脉成形术（PCI）治疗。

（四）预防要点

及时尽早识别缺血性心肌病非常重要。改变常见的冠心病危险因素可能对病情有帮助，包括控制体重、戒烟、治疗高血压及高脂血症。还应积极预防左心室功能不全。

第三节　误诊风险的表现与防范

一、误诊范围及后果

（一）误诊范围

由于冠状动脉粥样硬化狭窄的程度不一，硬化血管分布或痉挛的情况不同，及患者年龄与疼痛反应性等个体差异，加之心绞痛发作时可伴有其他不同症状，以及临床不少疾病可导致冠状动脉供血相对不足而诱发心绞痛，故对其诊断容易出现一些失误。临床上常把心绞痛误诊为胃十二指肠溃疡、急性胆囊炎、颈椎病、肋间神经痛、急性胰腺炎、癫痫、左肩部损伤、胸膜炎。

（二）误诊后果

由于冠心病非典型心绞痛在临床工作中并不少见，其表现形式多样，警惕性不高，极易造成早期临床误诊，延误治疗，影响预后。心绞痛得不到早期诊断，有些病例将由于不典型心绞痛处理不及时，耽误了宝贵的治疗时间，发展为急性心肌梗死，甚至死亡，导致严重后果。不稳定型心绞痛甚至猝死于严重心律失常。忽视了变异型心绞痛的临床特点，尤其是发生各种类型心律失常，甚至出现心律失常性晕厥。误诊之不典型心绞痛发展成心肌梗死中，疼痛部位不典型者占达32.5%，性质不典型者占12.5%，由此可知有必要对此重视。一时未能确诊者，必要时也可先用硝酸酯类药物如硝酸甘油含服，以防出现意外。

二、误诊原因分析

（一）病史询问及查体不详细

心绞痛诊断主要依据病史，通过病史询问判断患者是否为冠心病心绞痛，准确率可达70%～80%。但可能因对心绞痛病史特征不熟悉、问诊技能掌握不好、未取得患者信任与配合、不耐心细致等原因，未能获得正确全面的病史或不能正确分析判断病史，致使误诊。冠心病心绞痛型的误诊很大一部分是由于病史询问及判断有误。询问病史尚应注意搜寻冠心病危险因素，冠心病并发症表现及伴随疾病情况等。

（二）忽视心绞痛的牵涉性疼痛特点

心脏感觉神经传入纤维所进入的脊髓段为 T1 ~ T5 交感神经节和相应的脊髓段，传至大脑，产生疼痛感觉。这种痛觉反应在与自主神经进入水平相同脊髓段的脊髓神经所分布的皮肤区域，即胸骨后及两臂的前内侧与小指，尤其是在左侧，而不在心脏部位。有些误诊病例，都是由于出现了不同的牵涉性疼痛而造成误诊的。

（三）只重视了表面的伴随疾病症状，而忽视了更深层次的心绞痛

心绞痛有时会继发于其他疾病之后，有时会与其他疾病并存，若只重视伴随的其他疾病的症状，而忽视了更深层次的心绞痛，常常可造成对本病的误诊。患者在主诉中往往主观、着重描述原有疾病的痛苦症状，而医师跟随患者的这种描述，没有更深层次的综合分析即给予治疗，直到效果不佳时，才考虑到心绞痛的存在。

（四）错误解释心电图的 ST-T 改变

心电图已成为诊断心肌缺血常用的检查手段，但仍普遍存在诊断标准掌握不严的问题，致使大量并非冠心病患者的心电图被判断为心肌缺血，即心电图诊断心肌缺血的特异性低（假阳性率高）。胸部不适特征不支持心绞痛，且无冠心病危险因素的患者，经常会因心电图诊断为心肌缺血，而被误诊为冠心病心绞痛。如静息心电图正常，症状发作时出现缺血性 ST-T 异常，症状缓解后心电图亦恢复正常，对心绞痛的诊断价值很大。症状发作时心电图正常提示心绞痛可能性较小。如症状较典型符合心绞痛特征，且具有冠心病危险因素，发作时心电图正常亦不能完全排除冠心病心绞痛。

（五）动态心电图的结果解释不当

动态心电图可观察静息时、运动时、症状发作时的心电图改变，用以观察心律、心率、ST-T 的动态改变以及与症状的关系。静息时 ST-T 正常，症状发作时 ST 段显著降低、T 波低平或倒置高度支持心绞痛诊断。影响动态心电图的 ST 段与 T 波（特别是 T 波）的因素很多，除心肌缺血外很多因素可引起 ST-T 异常。动态心电图因监测导联少（通常为 2 ~ 3 个）等原因，心肌缺血发作时 ST-T 可能没有变化。动态心电图诊断心肌缺血的敏感性、特异性均较低，不应作为冠心病心绞痛的常规检查手段。

（六）用心脏 X 线及 UCG 的检查结果片面做出诊断

冠心病心绞痛患者心脏大小及心室收缩功能大多正常，故心脏 X 线检查及 UCG 一般都无异常。常因心脏 X 线检查与 UCG 均正常而贸然否定冠心病诊断，这是错误的，有必要向患者解释。UCG 可发现左心室舒张功能下降及室壁节段性运动异常，但前者特异性低，高血压及正常中老年患者中很常见，后者则敏感性低（很多冠心病患者都无该项表现），且易受检查者主观因素影响，不同检查者间重复性差，故实用价值低。

（七）冠状动脉造影应用不当

冠状动脉造影可直接显示冠状动脉病变及其程度与部位，有助于确定诊断。适用于诊断不明或拟作非药物治疗（冠状动脉介入或旁路移植术）的患者。关于冠状动脉造影有两种错

误倾向，一种是过高估计其风险，该做冠状动脉造影而不做。致使一些并非冠心病的患者因诊断不明而长期用药，此种倾向在不少的患者中很常见。严重并发症多发生于冠状动脉病变严重、伴心力衰竭，或严重心律失常及急性冠状动脉综合征的患者。另一种错误倾向是不重视病史、体格检查及无创检查，过于依赖冠状动脉造影，将冠状动脉造影当成筛检手段，造成大量诊断明确或可通过病史、查体、常规无创检查明确诊断的患者，进行不必要的冠状动脉造影。

三、误诊防范对策

（一）详细询问病史

心绞痛发作时，常伴有心前区、左肩背和左臂内侧等处的牵涉性疼痛和痛觉过敏。但一般都应有胸骨后压榨性疼痛。详细询问病史，再结合心电图的 ST-T 改变特点对本病的正确诊断有重要意义。

（二）重视心电图在心绞痛诊断中的作用

心绞痛患者可出现 ST 段改变及 T 波倒置，故应重视对于发生在胸部、上腹部、两上臂前内侧与小指，甚至颈部、下颌角等部位的疼痛，部位界限比较模糊的患者，除详细询问病史外，应结合年龄、体征、冠心病的易患因素等特点，均应考虑到心绞痛的可能性，并及时做心电图检查。心电图诊断为"心肌缺血"而缺乏冠心病临床证据的患者，绝大多数并非冠心病，其中多数无心脏疾病，少数是其他器质性心脏病。诊断隐匿型冠心病要慎重。心电图等无创检查诊断心肌缺血特异性不高，即假阳性率较高。为此临床上并无症状，而心电图显示"心肌缺血"要考虑到隐匿型冠心病，但如没有冠心病危险因素、心电图的 ST-T 异常轻微者，不应诊断为隐匿型冠心病。

（三）借助于放射性核素心肌扫描等辅助检查

对于高度怀疑为心绞痛的患者，心电图无典型缺血性改变、硝酸甘油治疗效果又不佳时，应进一步做放射性核素心肌扫描、冠状动脉造影等检查，以明确诊断。

（四）全面分析，明确心绞痛发作诱因

在处理伴随疾病的同时，详细询问病史，结合冠心病易患因素，年龄特点，心电图检查等进行综合分析，是避免心绞痛误诊和漏诊的重要方法。提示临床医师注意：对于出现牙痛、腹痛、肩痛等的患者不能以专科疾病解释其疼痛情况时，应想到冠心病心绞痛的可能，特别对于 40 岁以上，有高血压、高脂血症者更应重视。应进行常规心电图检查，以免因误诊发展至急性心肌梗死抢救无效死亡，耽误了宝贵的治疗时间，应引起临床医师的高度重视。

第四节　介入诊疗风险的表现与防范

冠心病心绞痛的介入诊疗技术主要是经皮冠状动脉球囊成形术、冠状动脉内支架术。

常见介入诊疗的并发症有冠状动脉夹层与急性闭塞、无再流与慢血流及冠状动脉穿孔等表现。

一、冠状动脉夹层与急性闭塞

（一）发生机制

1. 病理改变　冠状动脉管腔内膜及中层撕裂，形成断裂瓣，造影时可见动脉管壁内有少量造影剂潴留，即形成冠状动脉内夹层，加之有血栓形成造成闭塞，这类是最常见的原因。对偏心性病变患者，由于气囊压迫造成血管游离壁的膨胀、延伸，术后出现松弛回缩导致管腔闭塞，即形成冠状动脉痉挛现象。

2. 发生急性闭塞的危险因素

（1）临床因素：主要有不稳定型心绞痛、女性和高龄。由于斑块破裂和血栓形成，与PTCA有关的并发症可见于 3% ~ 12% 的不稳定型心绞痛的患者，尤其是在心绞痛发作 2 周内 PTCA，急性闭塞的发生率可高达 10% ~ 12%。女性患者急性闭塞发生率高于男性的原因尚不清楚。高龄（＞80 岁）患者急性闭塞发生率为 5% ~ 19%，可能与其冠状动脉弥漫性钙化和狭窄有关。糖尿病曾被认为是急性闭塞的一个危险因素。

（2）解剖因素：一致认为完全性阻塞、长段、血栓和成角等复杂性病变是急性闭塞的危险因素。此外，右冠状动脉开口部成形术后的急性闭塞发生率可达 9.5%，可能与指引导管损伤开口部、较长时间操纵球囊导管和高压充盈球囊有关。

（3）药物因素：PTCA 术前和术中抗凝不足，是发生急性闭塞的重要原因之一。由于普遍采用强化抗凝与抗血小板治疗以及新一代抗血小板制剂的应用，与抗凝有关的急性闭塞发生率已明显下降。

（4）操作因素：主要包括术者缺乏经验和选择器械不当。

（5）导致死亡的危险因素：主要包括临床和血管造影两个方面，临床因素为女性、高龄、充血性心力衰竭；血管造影因素有左主干病变、三支病变、左心室射血分数 ≤ 30%。

（二）诊断依据

小的冠状动脉夹层可以无任何症状，非致闭塞性夹层多可自愈。严重的冠状动脉夹层或致急性冠状动脉闭塞者引起缺血并发症，患者严重的心绞痛或心肌梗死症状，胸闷痛持续存在，大汗淋漓，如不及时处理，可发生低血压性休克、心力衰竭，甚至严重的心律失常引起猝死。

冠状动脉介入治疗术中一旦发现血管扩张部位造影出现管腔内充盈缺损、管腔外造影剂滞留或内膜片、造影显示 PCI 时或 PCI 后靶血管血流 TIMI 0 ~ Ⅱ级，考虑冠状动脉夹层形成。术后患者出现严重的缺血并发症，心电图缺血性的 ST-T 改变或心肌梗死图形，应考虑冠状动脉夹层与急性闭塞，立即行造影确定。

（三）处理方法

1. 急性闭塞处理策略、原则。稳定血流动力学状态和恢复血运同时进行，恢复血运，针对血栓、夹层、痉挛 3 个方面处理。

（1）冠状动脉痉挛：硝酸甘油、钙通道阻断药冠状动脉内注射、球囊扩张后造影。

（2）血流通畅：放置支架。

（3）有残余血栓：GP Ⅱb/Ⅲa 受体拮抗药、重复球囊扩张、支架覆盖全部病变。

（4）稳定血流动力学状态：①维持血压和灌注，升压及正性肌力药、主动脉内气囊反搏

（IABP），甚至CPS；②对抗迷走反射，用阿托品、输注氯化钠溶液、临时起搏。

2．发生急性闭塞后首先选用的方案是重新进行病变部再扩张，大约有1/2的急性闭塞血管可以通过再扩张而得到开放，其他1/2需实施急诊冠状动脉旁路移植术。

3．当急性闭塞发生后，应立即向冠状动脉内注入硝酸甘油200μg，口含硝苯地平10mg，以解除冠状动脉痉挛的因素。如患者心绞痛明显或情绪过分紧张、烦躁，可同时给予吗啡5～10mg静脉滴注或肌内注射。再次重复进行PTCA的方法与常规相同，但一般宜采用低气囊压力长时间扩张（最长可达30～60分钟）。目前对急性闭塞的病变可采用灌注式气囊导管来防止远端心肌供血障碍。一旦再扩张失败，灌注式气囊导管也可以保证病变远端不发生缺血，以便等待急诊手术。如急性闭塞后重新进入导引钢丝困难，可先行在冠状动脉内注入溶栓剂（如尿激酶、链激酶等），以溶解血栓，然后再将导引钢丝试探病变，直至通过病变。除了重复PTCA外，对一些反复发生急性闭塞的病变血管还可采用激光加热气囊、带金属帽的激光导管对血栓及斑块进行消融术。此两种方法都是应用热效应对受损内膜或夹层现象起到电烙的作用，使其贴壁而减少急性闭塞的可能性。近年来，对反复发作急性闭塞的首选方法是冠状动脉内支架置入，使冠状动脉血管再通。

（四）预防要点

为防止PCI术后的血管急性闭塞，对存在发生急性闭塞危险因素的患者应针对不同情况采取不同的预防措施。对偏心性或处于血管弯曲部位的病变宜采用低气囊压力，缓慢增压的方法进行扩张，选择气囊的直径要合适（以气囊直径/正常血管直径为1:1为适宜），切忌用过高的气囊压力或使用过大直径的气囊导管。对分叉部病变应采用双气囊扩张或双钢丝的方法，以保护分支不发生闭塞。对病变过长或伴有明显血管僵硬等复杂病变，宜采用气囊直径从小到大逐步更换（如选用单轨气囊扩张导管），术后将导引钢丝保留15～30分钟，以备随时再次进行扩张，必要时还可换用灌注式气囊扩张导管进行低压长时间的扩张，使撕裂的内膜、斑块能紧紧地贴附在血管壁上。在放置导引导管到位时必须要动作柔和，切忌送入过猛，同时应选用顶端附有柔软材料的导引导管。当导引导管到位不佳或未到位时，不要送导引钢丝或气囊扩张导管进入冠状动脉内，因为此种情况很容易产生导管顶端直接损伤冠状动脉开口，出现冠状动脉开口夹层。术中全身肝素化也是防止出现术后急性再闭塞的重要手段之一。

二、无再流与慢血流

（一）发生机制

1．无血流现象机制仍不明确，是多因素结果　多数认为与微血管功能受损有关。采用核素技术研究心肌梗死患者发现，无再流现象可见于无慢血流的患者，提示冠状动脉造影无法显示微循环受损。根据不同定义，其发生率范围较大（0.6%～42%）。Leopold等发现，PCI后TIMI血流≤Ⅱ级者占5.8%。无再流现象通常发生在对含血栓病变（如急性心肌梗死）或含有易碎碎片的静脉桥病变进行介入治疗的患者。

2．无血流现象的高危因素

（1）临床因素：急性心肌梗死（AMI）、心肌梗死（MI）后心绞痛、不稳定型心绞痛、心源性休克。

（2）造影因素：接近闭塞、溃疡、血栓、钙化、大隐静脉桥。

（3）不同技术旋磨、旋切。

（二）诊断依据

无再流的临床表现多样，多数患者在导管室出现心电图改变和胸痛，部分患者无症状，或表现为传导障碍、低血压、心肌梗死、心源性休克或死亡。

无再流的诊断主要依靠冠状动脉造影，影像学发现急性冠状动脉血流减少（TIMI 0～Ⅰ级），或者在原靶病变处出现严重残余狭窄，即可确定诊断。

（三）处理方法

1. 经冠状动脉内注射硝酸甘油　注射硝酸甘油（200～400μg）以缓解因冠状动脉痉挛导致的无血流。硝酸甘油对无血流现象无效，但不会加重严重心脏事件（死亡、心肌梗死、休克等）的发生危险，可用于各种 PCI 治疗引起的冠状动脉痉挛。

2. 钙通道阻断药的应用　大量单中心临床研究已经表明，经冠状动脉内注入钙通道阻断药可明显改善冠状动脉血流。

3. 循环支持　由无血流造成的低血压不是冠状动脉内注射钙通道阻断药的绝对禁忌证，对临床出现低血压的患者，可立即静脉注射多巴胺 2～3mg 以迅速提升血压，同时予静脉多巴胺维持滴注，直至血压升至 90/60mmHg 以上，对心电不稳定，尤其出现美西律失常患者，可静脉注射阿托品 1～2mg 维持有效心率，必要时行临时心脏起搏。对于上述方法仍不能使血压维持稳定的患者，可予 IABP 辅助，以维持冠状动脉有效灌注和血流动力学稳定。

4. 加速血栓或栓塞物的清除　可将球囊沿导引钢丝推送至血管远端或通过导引导管加压注入动脉血或氯化钠溶液，帮助清除血栓及微血管的栓塞物（如斑块碎屑）。

5. 术前充分的抗血小板、抗凝治疗　特别对血栓性病变或退行性大隐静脉桥病变，可予低分子肝素（克赛）0.4～0.6mL 皮下注射，每 12 小时一次。或加服血小板Ⅱb/Ⅲa 受体拮抗药，以防止术中出现无血流现象。

6. 溶栓剂　若上述方法无效，在血流动力学稳定前提下，可冠状动脉内给予溶栓剂（尿激酶 100 万～150 万 U 于 5～30 分钟内注入），但有研究认为单用尿激酶对逆转无血流现象无效，故对于无血流现象其危险性较其益处更受关注。

7. CABG 术　对无血流现象 CABG 治疗益处不大，因冠状动脉血流的阻断是在毛细血管层，而非冠状动脉大血管及其分支。

（四）预防要点

对无血流现象的预防目前尚缺乏系统研究，部分学者采用"鸡尾酒"疗法，可能使无血流现象发生率降低。Assali 等研究发现，对急性心肌梗死患者进行 PCI 治疗过程中，在球囊扩张前后向冠状动脉内注射腺苷 24～48mg，与不用腺苷组比较，无血流现象发生率显著降低。有学者向冠状动脉内注射 verapamil，结果发现，89% 的 TIMI 血流改善。Marzi 通过随机对照研究发现，冠状动脉注射腺苷获得 TIMI 3 级血流比例明显升高，注射腺苷组的无血流现象、心肌梗死发生率和心脏事件明显降低。最近的一个多中心随机研究（SAFER）表明，以导引钢丝对病变远端实行保护，可以使介入治疗术后住院病死率和主要缺血事件降低

50% ～ 60%。

三、冠状动脉穿孔

（一）发生机制

1. **直接损伤血管壁**　PCI中出现冠状动脉穿孔多是由于导引钢丝在输送过程中直接损伤血管壁造成，特别是在处理闭塞病变或钙化严重的扭曲病变时，常应用一些具有亲水涂层的中度以上硬度的导引钢丝，这些钢丝因其涂层超滑、超软，极易在输送过程中穿透血管壁，在未证实钢丝在血管真腔情况下，盲目使用球囊扩张，造成夹层扩展或在桥状侧支血管内扩张，造成穿孔；应用较大的球囊扩张小血管病变或持续高压扩张病变血管，可使夹层扩展至病变血管远端或扩展至血管外层，造成冠状动脉全层撕裂；冠状动脉介入新技术（ROTA、DCA等）的应用，多是由于其器械过硬及血管相对细小、扭曲而直接损伤的结果。

2. **冠状动脉病变**　①严重钙化病变；②成角狭窄病变；③急、慢性闭塞病变；④严重扭曲病变；⑤细小冠状动脉病变（2.5mm以下）；⑥分叉病变。

3. **技术操作因素**　实施冠状动脉介入治疗医师的手术经验及技术操作是冠状动脉介入治疗成败的关键。这要求手术医师要具备丰富的影像学知识、冠状动脉解剖学知识、丰富的冠状动脉介入治疗经验、对各种病变的充分了解及对各种介入治疗器械特性的充分了解和掌握，只有这样才能做到正确合理的选择手术器械、规范手术操作，提高冠状动脉介入治疗的成功率，减少并发症的发生。

（二）诊断依据

1. **症状**　穿孔的严重结果是心脏压塞，后者有时可在PCI后数小时或数天发生。17% ～ 24%的患者出现心包积血与压塞，部分患者出现冠状动脉至左、右心室瘘，冠状动静脉瘘等。患者可发生心肌梗死（4% ～ 26%）甚至死亡（0 ～ 9%）。症状取决于病史（如心绞痛、心肌梗死）、狭窄部位（大血管或侧支）、侧支血供和所用球囊（普通球囊或灌注球囊）。患者常诉胸痛，但程度不一。个别患者可以无胸痛。冠状动脉穿孔引起的心脏压塞和心肌梗死可导致严重的血流动力学障碍，患者出现胸闷、烦躁、恶心、心动过缓和低血压状态，可表现为心率先增快后减慢，收缩压降低，同时中心静脉压升高。患者可发生心搏骤停。

2. **体征**　主要是心包压塞的体征。

3. **辅助检查**

（1）X线透视：是诊断心脏压塞快速可靠的方法。重复造影可发现延迟穿孔。

（2）超声心动图：它是诊断心包积液最敏感和可靠的方法。

（三）处理方法

1. **一般处理**　PCI术中发现穿孔，立即将手边的球囊送至穿孔处，充盈球囊堵闭穿孔。导丝引起的穿孔可用小球囊送至血管远端低压力扩张，患者稳定或有缺血时可将球囊换用灌注球囊。多数学者建议使用鱼精蛋白部分逆转全身肝素化效果，若延时球囊扩张下仍然有造影剂外渗，应加大鱼精蛋白剂量（监测ACT），再次延时扩张。使用阿昔单抗的患者可以考虑输注血小板（6 ～ 10U）逆转其抗血小板作用，但依替巴肽（eptifibatide）和替罗非班（tirofiban）的作用则无法解除。ACT < 200秒，静脉灌注液体增加血压、改善灌注。此时硝

酸甘油扩张血管无效。

2. 放置 PTFE 包膜支架　如果球囊压迫无效，应放置 PTFE 包膜支架（Jomed），成功率为 100%，避免紧急旁路移植。这种支架需高压扩张使支架展开完全。

3. 心包穿刺引流术　心脏压塞时可采用 X 光透视造影剂指示下心包穿刺引流术，这种方法见效快可靠，仍出血不止者需手术治疗。若心包积血较多，应行心包穿刺，放置侧孔导管引流，引流导管应留置 6 ~ 24 小时。

4. 栓塞疗法　不适合外科修补的患者（小血管或远端血管、累及心肌较少、原为完全闭塞病变或临床不适于接受手术）可考虑线圈栓塞、注射明胶泡沫封闭穿孔。

5. 手术治疗　30% ~ 40% 的患者需要接受手术治疗，使用 PTFE 带膜支架有减少外科手术的趋势。外科手术适用于穿孔较大、合并严重缺血、血流动力学不稳定或经非手术处理无效的患者。

（四）预防要点

1. 从导丝问题方面预防　硬导丝用于成角病变和 CTO 病变时穿孔可能性增加。尽量避免使用中等硬度以上钢丝，增强指引导管支持、逐渐增加导丝硬度、通过病变后可换掉硬导丝。保证导丝在管腔内，确定导丝在管腔内后才进行球囊扩张。

2. 从球囊方面预防　球囊破裂和直径过大均会导致血管穿孔。球囊破裂主要发生在钙化病变，预防措施是球囊用能扩张起的最小压力，对钙化病变用高压球囊。

直径过大：球囊 / 血管直径比 ≥ 1.2，旋磨器等 / 血管直径比 ≥ 0.8 时穿孔危险性高。球囊 / 血管直径比应是 1.0，旋磨器等 / 血管直径比应为 0.5 ~ 0.6。对穿孔高危患者可选择较小的器械，逐渐增大直径与压力。对于冠状动脉夹层，不宜采用 DCA 治疗，而最有效、可靠的方法是支架治疗。对于与支架相关的冠状动脉穿孔，通过仔细选择球囊尺寸及精确的支架定位，常可以避免。

四、支架内血栓

（一）发生机制

1. 支架内血栓的高危因素　①左心室 EF 下降；②因并发症而应用较多支架尤其是不同设计的支架、最后结果不理想（管腔小、血流慢、夹层）；③小血管、血小板计数升高、预扩张和支架后有血栓、支架后有出血并发症；④放置支架球囊压力低；⑤血小板纤维蛋白原受体表达；⑥急性冠状动脉综合征时行 PCI，尤其是急性心肌梗死时。

2. 支架内血栓的形成原因

（1）支架本身原因：包括支架的材质、支架表面电位、表面结构、表面自由能和表面张力等。

（2）病变血管特点：病变血管腔径小（≤ 2.5mm），血管扭曲、成角和合并夹层等。

而且，支架内血栓还与下列因素有关：①左心室射血分数降低；②有操作并发症且有残余夹层或血流减慢；③术前靶病变已有血栓；④使用多个支架。

（二）诊断依据

支架内血栓形成后患者出现胸闷痛，甚至发生心肌梗死，严重者出现血压下降、休克、急慢性心力衰竭、恶性心律失常导致猝死。

支架内血栓的明确诊断主要靠造影，确切的特征是管腔内有 1 个或多个充盈缺损，患者出现胸闷痛，甚至发生心肌梗死，严重者出现血压下降，休克，急慢性心力衰竭，恶性心律失常，应考虑到支架内有无血栓的可能性。

（三）处理方法

立即送到导管室造影，可应用 GP Ⅱ b/ Ⅲ a 受体拮抗药（未用患者）。

多体位投照，行再次 PCI。软导丝、导丝头端塑形呈大 "J" 形或 "C" 形，扩张至残余狭窄 < 20%，并且无充盈缺损。

（四）预防要点

（1）手术注意使用好支架，包括支架直径、长度合适；精确的支架定位；充分的球囊扩张使支架充分贴靠血管壁等。

（2）术前充分抗血小板、抗凝药物治疗，包括阿司匹林、抵克力得、低分子肝素等。

（3）对高危患者或血栓性病变患者，可于术前预先应用低分子肝素，阿司匹林、氯吡格雷口服，治疗 3 ~ 5 日。

（4）介入治疗手术开始前给予动脉注入肝素 10 000U，手术延长每 1 小时追加肝素 2 000U。

（5）术后拔除鞘管后 1 小时，低分子肝素 0.4 ~ 0.6mL 皮下注射，持续 3 ~ 5 日。对高危患者注射时间可酌情延长。

第五节　药物性风险的表现与防范

一、硝酸酯类药物

（一）药物不良反应表现

1. 心血管系统

（1）低血压：硝酸酯类药具有明显扩张静脉系统的作用，当静脉血管扩张过度时，容易发生直立性低血压甚至晕厥。直立性低血压指从卧位或坐位突然站立时发生的明显低血压，甚至休克。直立性低血压可导致头晕、无力和晕厥。静脉给药时容易发生低血压。

（2）个别冠心病患者可诱发心绞痛。发生心动过速为药物扩张血管后引起反射性交感神经兴奋所致。

2. 头痛及皮肤潮红　当药物扩张脑膜血管作用明显时，可表现为搏动性头痛。如果皮肤血管扩张作用明显，则可出现皮肤潮红、发热，一般在继续用药后数日即可自行消失。有的患者常因剧烈头痛而被迫停药，但继续用药常可消失。

3. 高敏状态　此为对硝酸甘油呈高度敏感，小剂量即可造成虚脱、心动过缓，原因尚不明。

4. 增加高铁血红蛋白含量　长期大剂量应用硝酸酯类药，尚可引起高铁血红蛋白症。治疗剂量的硝酸甘油可增加高铁血红蛋白的浓度，减少运输氧气的能力，进而使冠心病患者病情恶化。

5. 撤药症状　包括直立性低血压、眩晕和剧烈头痛等。硝酸甘油过量可导致心绞痛，减量或突然停药亦可发生心绞痛，或由于血管异常反应造成心绞痛。戒断反应多在数日内消失。

6. 药物过量与中毒　大量应用可发生急性中毒，表现为眩晕、晕厥、低血压、心动过速、抽搐及高铁血红蛋白血症。长期滥用者还可出现腹部绞痛、发绀、腹泻、呕吐、持续性高血压、呼吸急促和性功能改变。

（二）不良反应防范对策

1. 低血压　防治的方法主要是适当掌握剂量，采用个体化给药。在急性心肌缺血时，常采用硝酸甘油静脉滴注，应监测左心室充盈压及动脉压，根据其变化调整静脉滴注的速度。用药自小剂量起始，逐渐增量，密切观察血压变化可以大大减少低血压的发生。

2. 窦性心动过速　与血压下降密切相关，如能保持血压在正常范围，常可防止反射性窦性心动过速的发生。同时，应注意观察分辨疾病本身的原因，如心力衰竭、心绞痛等，可针对原因做不同的处理，必要时可酌情小剂量应用钙通道阻断药或 β 受体拮抗药。

3. 头痛、潮红　为硝酸酯类药物使用的常见不良反应，为药物的扩血管作用所致，为药物在体内发挥作用的表现。多发生在用药的早期，坚持用药症状可以减轻并逐渐消失。减少给药剂量直至症状减轻（可以耐受）或消失，再逐渐增加至推荐剂量，有助于克服这种不良反应。

4. 反跳现象　需停药时可换用其他血管扩张药物，防止血管痉挛。

5. 过敏反应　心动过缓及虚脱时，静脉注射阿托品有效。

6. 药物过量与中毒　给予镇静药、洗胃、灌入活性炭和泻剂、抗休克、吸氧，皮肤吸收中毒时，应用肥皂洗涤皮肤。正铁血红蛋白血症（超过 40%）的治疗可静脉注射亚甲蓝。

（三）临床用药不良反应举例

硝酸甘油

【不良反应】

1. 心血管系统

（1）低血压：硝酸甘油具有扩张血管作用，因此具有轻度至中度的降压作用。少数患者舌下含服硝酸甘油就可出现明显的降压效应，尤其是刚开始使用的患者。出现低血压时，患者可出现心悸，四肢无力，甚至短时间内意识丧失（晕厥）和休克。

（2）心率异常：应用硝酸甘油时心率轻度增快。少数患者在应用了硝酸甘油后心率不升反降，往往同时伴随血压的下降。

（3）心绞痛：极少数患者应用硝酸甘油后可出现心绞痛发作加剧，多见于老年人、冠心病较重和血压较低的患者。剂量大时可出现呼吸失调和发绀。

2. 神经系统

（1）头痛：是应用硝酸甘油较常见的不良反应，多见于开始使用的患者，呈跳痛或者胀痛，轻重程度因人而异，轻者可以耐受，重者需要应用镇痛药，减少硝酸甘油的应用剂量甚至停用。

（2）其他：包括惊厥、麻痹、呼吸失调等，一般见于大剂量应用时，如静脉滴注的速度大于 $440\,\mu g/min$ 可能会发生，常规剂量一般不会发生。

3. 血液系统　硝酸甘油可增加高铁血红蛋白的浓度，可致有高铁血红蛋白血症，从而产生缺氧和发绀，诱发心绞痛发作甚至心肌梗死。治疗剂量的硝酸甘油这种反应不明显，如在剂量很大时硝酸酯可迅速转化为亚硝酸酯，亚硝酸酯容易被胃肠道吸收，对血红蛋白的毒性很大。

4．皮肤　由于硝酸甘油具有扩张血管的作用，而面部血管对其又比较敏感，因此可出现皮肤潮红、发热感，长时间应用硝酸甘油有可能引起酒糟鼻。

5．药物过量及中毒　硝酸甘油可经皮肤、黏膜和呼吸道吸收。其扩张血管作用可致血压降低，并作用于中枢神经系统，亦可引起高铁血红蛋白血症。

中毒表现：①少量吸入可引起头痛、兴奋、眩晕、呕吐、腹痛、血压降低、呼吸加快；②大剂量吸入可致抑郁或躁狂、精神错乱、发绀、呼吸抑制，严重者呼吸麻痹、窒息而死亡。

【防治措施】

1．低血压　硝酸甘油具有扩张血管作用，因此具有轻度至中度的降压作用。对于血压正常或偏低的患者，应用硝酸甘油应特别谨慎，防止血压过低产生不良影响。一般说来，如果测血压时收缩压低于90mmHg时应慎用或停用。静脉滴注硝酸甘油时，血压的变化是调整给药速度的依据之一。

2．心率异常　静脉滴注，心率增快超过10次/分时，不应再增加滴注的剂量或速度。值得注意的是，少数患者在应用了硝酸甘油后心率不升反降，往往同时伴随血压的下降，此时可用阿托品对抗。

3．头痛　轻者可以耐受，重者需要应用镇痛药，减少硝酸甘油的应用剂量甚至停用。如果头痛不剧烈，继续应用2～3日后，头痛的症状逐渐减轻，不影响正常用药。

4．局部红斑或痒疹　持续性的红斑可发展为疱疹、丘疹或水肿，可能为皮肤对硝酸甘油或药膏中的基质过敏有关，用皮质激素药膏可以治疗或预防这种不良反应。

5．药物过量中毒处理　给予镇静药、洗胃、灌入活性炭和泻剂、抗休克、吸氧。高铁血红蛋白血症（超过40%）的治疗可静脉注射亚甲蓝。

二、抗血小板药

（一）药物不良反应表现

1．血液系统　在这类药物中，应用噻氯匹定出现的血液系统的不良反应最严重，主要为骨髓抑制，表现为白细胞减少、再生障碍性贫血等。作用机制主要是直接的细胞毒作用及免疫学机制。长期应用可造成可逆的血小板减少，可引起淤血、鼻出血、月经过多、胃肠道出血等。

2．消化系统　除了抗血小板作用外，阿司匹林对胃肠道有明显的刺激作用，并容易引起胃炎、胃溃疡和十二指肠溃疡，严重者可致消化道出血和贫血。

3．呼吸系统　少数患者应用阿司匹林可引起哮喘，称阿司匹林性哮喘。阿司匹林引起的变态反应中以哮喘为最多见，其发作特点为30～50岁的中年人较易发生，女性多于男性，伴有鼻窦炎或急性过敏史者易发生。发作时表现为大汗淋漓、端坐呼吸、口唇青紫、呼吸困难、双肺布满哮鸣音，严重患者可因窒息而死亡，其发生机制与抑制前列腺环素的合成有关。

4．其他　少数患者服用噻氯匹定可出现胃肠道反应，主要有恶心、腹泻及胃肠不适等。还有少数患者出现皮肤过敏如斑丘疹、荨麻疹、皮肤结节性红斑，常伴瘙痒。用药后出现肝炎和胆汁郁积性黄疸。

（二）不良反应防范对策

（1）患有胃及十二指肠溃疡的患者、肝肾功能不全及妊娠期、哺乳期妇女应慎用或禁用。

老年人体弱或高烧患者应小剂量应用，以免大量发汗引起虚脱。

（2）为避免大剂量应用导致的胃出血，饮酒前后不可应用阿司匹林，乙醇可加强阿司匹林所致的出血时间延长及胃出血。

（3）有鼻息肉、鼻炎、鼻窦炎或哮喘的患者应慎用或忌用阿司匹林，以免诱发或加重哮喘，发生阿司匹林哮喘时，应立即给氧，静脉滴注氨茶碱及糖皮质激素。

（4）长期应用阿司匹林会引起凝血障碍，应定期检查血常规、凝血酶原时间及肝功能。

（5）阿司匹林急性中毒时应立即停药，洗胃、导泻，服用碳酸氢钠，静脉滴注 5% 葡萄糖及 0.9% 氯化钠溶液，以加速水杨酸盐的排出并对症处理，及时纠正水、电解质和酸碱平衡紊乱等。

（三）临床用药不良反应举例

阿司匹林

【不良反应】

1. 过敏反应　阿司匹林的过敏反应可能是由于药理及免疫反应的综合作用。大多数阿司匹林过敏患者有以下症状：鼻息肉、鼻涂片有嗜酸性粒细胞和肥大细胞，X 线显示鼻窦异常。按其临床特点可分为 3 型：支气管痉挛型、荨麻疹及血管性水肿型（混合型）。

2. 呼吸系统　可出现支气管哮喘、过度换气。老年人长期应用此药，尤其是吸烟者，可发生肺水肿。由服用阿司匹林引起的哮喘称阿司匹林性哮喘。其发生机制与抑制前列腺素的合成有关。

3. 神经系统　正常剂量应用时，对中枢神经系统没有明显的影响，但过量服用可出现中枢神经系统相应的临床症状，甚至引起瑞夷（Reye）综合征。瑞夷综合征表现为头晕、头痛、恶心、呕吐等急性脑水肿表现，以及意识障碍，严重者可出现昏迷。

4. 消化系统　阿司匹林所致的胃损伤，是由于它使胃黏膜的通透性增强致胃酸反弥散到胃组织内。阿司匹林所致胃肠道不良反应的常见症状为胃部不适、消化不良、恶心、呕吐。

5. 泌尿系统　阿司匹林的急性肾毒性作用与其他 NSAIDs 相似，通常这种作用的临床意义不大。它能引起肾小管细胞暂时性脱落、影响尿酸排泄、抑制螺内酯的作用，在一定条件下出现可逆性肾功能减退，表现为肾小球滤过率减低。

6. 血液系统

（1）缺铁性贫血：最常见原因是胃肠道隐性失血。基于生理原因，女性多于男性。如合并妊娠、偏食、胃切除或吸收障碍综合征等情况，更易发生缺铁性贫血。

（2）溶血性贫血：阿司匹林可能使葡萄糖 -6- 磷酸脱氢酶缺陷患者发生溶血性贫血。在治疗浓度下，降低丙酮酸激酶缺陷患者红细胞 ATP 水平，加重溶血。长期应用阿司匹林可引起血红蛋白和红细胞膜蛋白的变化，形成乙酰化血红蛋白。

（3）巨幼红细胞性贫血：滥用含阿司匹林的镇痛复方制剂或应用大剂量阿司匹林治疗风湿关节炎的患者，可出现叶酸缺乏性巨幼红细胞性贫血。

（4）出血：阿司匹林引起常见出血主要为消化道大出血，其次为鼻衄和轻度青肿。阿司匹林用于一级预防出血的风险比为 1.69。出血最常见于消化道。

（5）血栓：因依从性不好、外科手术或不良反应等原因停用阿司匹可增加血栓风险。停药后残存的低剂量阿司匹林抑制 COX2，可能是停药数天后缺血事件和支架血栓的原因。

7．内分泌代谢系统　水杨酸能置换血浆前白蛋白中的甲状腺素，抑制垂体释放促甲状腺激素，降低蛋白结合碘。水杨酸能升高血浆胰岛素水平，大剂量下抑制血清胆固醇水平。中等到大剂量可降低糖尿病患者的血糖，也可使血液透析的成人血糖降低。

8．特殊感官　阿司匹林可致暂时性耳聋或耳鸣，但也可能成为永久性的。水杨酸中毒的典型症状是耳聋、耳鸣和眩晕。听力的损失主要是较高频部分，程度与所用的单位剂量有关。60岁以上服用阿司匹林或阿司匹林加双嘧达莫者，黄斑部出血发生率增高。

9．皮肤　阿司匹林可引起各种皮肤反应，如荨麻疹、血管神经性水肿、紫癜、结节性红斑、手掌泡状湿疹、脓疱性牛皮癣和出血性脉管炎。

【防治措施】

1．过敏反应　有阿司匹林或其他NSAIDs过敏史者，尤其是出现哮喘、血管神经性水肿或休克表现时，应慎用阿司匹林。可选择其他抗血小板药物（如氯吡格雷75mg/d），也可以考虑脱敏疗法。脱敏疗法的有效性依赖于既往过敏反应的特点，如支气管痉挛、鼻窦炎、荨麻疹、血管性水肿、过敏性反应。

2．消化系统　预防措施：①应用更小剂量的阿司匹林。目前有关指南推荐阿司匹林防治动脉粥样硬化血栓性疾病的有效剂量范围为75～325mg/d；②剂量个体化。阿司匹林抗血小板作用存在个体差异，要选择最佳剂量；③应用药物预防以及治疗已存在的危险因素。雷尼替丁对非甾体抗炎药引起的十二指肠溃疡有明显的防治效果。阿司匹林导致的消化道出血的处理原则同其他病因所致的消化道出血一样，包括应用抑酸剂、胃黏膜保护剂。

三、调血脂药的不良反应与防范

（一）药物不良反应表现

1．转氨酶升高　用药后常引起转氨酶的轻度升高（低于正常上限的3倍），发生率约为2%，轻度转氨酶升高（低于正常值上限的3倍）一般不影响治疗，对出现明显升高的患者，应减少用药剂量或停药。

2．肌肉症状、肌酶谱升高、横纹肌溶解　多见于与他汀类药物合用治疗混合性高脂血症时，但单独应用贝特类药物也有引起肌肉症状和肌溶解的病例，有可能导致致命的横纹肌溶解综合征。横纹肌溶解发生机制尚不肯定。

3．消化道症状　少数患者用药后出现恶心、食欲缺乏、腹胀、便秘、消化不良等，罕见引起胆石症。

（二）不良反应防范对策

1．转氨酶升高　转氨酶的升高与用药剂量的大小相关，一般不影响治疗。对出现明显升高的患者，应减少用药剂量或停药。在用药后4～6周应复查肝功。在用药前转氨酶轻度升高的患者，如用药后转氨酶的水平没有超过正常值上限的3倍，可以继续用药。不用于明显肝功能不全的患者。

2．肌肉症状　用药早期应注意观察肌酶谱和肌肉症状，一旦出现，应追究其原因。在用药后如血CK超过正常上限5倍以上的升高，应考虑停用药物，并严密观察肌肉症状。如血CK超过正常上限10倍以上的升高，同时伴肌肉症状，则可以确诊横纹肌溶解症。

3．消化道症状　症状与用药剂量有关，减少剂量后症状可以减轻或消失，必要时停药。

（三）临床用药不良反应举例

阿托伐他汀

【不良反应】

1. 心血管系统　可有心悸、血管扩张、晕厥、偏头痛、直立性低血压、静脉炎、心律失常。

2. 消化系统　肝功能异常较常见，主要表现为丙氨酸转氨酶升高。其他消化道的不良反应包括肝炎、肝区疼痛、胰腺炎、唇炎、口腔溃疡、食管炎、胃炎、嗳气、胃溃疡、胆汁淤积性黄疸等。

3. 呼吸系统　有发生肺炎、呼吸困难、哮喘、鼻出血的报道。

4. 神经系统　可有感觉异常、嗜睡、失眠、健忘症、多梦、性欲减退、情感不稳定、抗拒、周围神经疾病、斜颈、面瘫、多动症等。

5. 骨骼肌肉　罕见的不良反应有肌炎、肌痛、横纹肌溶解，表现为肌肉疼痛、乏力、发热，并伴有血肌酸磷酸激酶升高、肌红蛋白尿等，横纹肌溶解可导致肾衰竭。

6. 皮肤　可出现皮疹、瘙痒、接触性皮炎、脱发、皮肤干燥、多汗、痤疮、荨麻疹、湿疹、脂溢性皮炎、皮肤溃疡。

7. 泌尿生殖系统　可有尿频、膀胱炎、血尿、阳痿、排尿困难、肾结石、夜尿增多、附睾炎、乳腺纤维瘤、阴道出血、蛋白尿、乳房增大、子宫出血、肾炎、尿失禁、尿急、射精障碍等。

8. 特殊感官　可有弱视、耳鸣、眼干燥、屈光不正、视物模糊、眼球出血、耳聋、青光眼、嗅觉倒错、味觉丧失、味觉倒错的发生。

9. 营养代谢障碍　可有高三酰甘油血症、肌酸磷酸激酶增高、痛风、体重增加、低血糖等。

10. 血液和淋巴系统　个别患者可出现淤斑、贫血、淋巴结病、血小板减少、皮下出血。

【防治措施】

1. 减量和停药指征　基本同其他他汀类药物。

2. 预防　建议治疗开始前及开始后 4、12 周或增加药物剂量后进行肝功能、心肌酶和血脂的检测，在以后 3～6 个月定期复查。如果丙氨酸转氨酶或天冬氨酸转氨酶持续高于正常值上限的 3 倍以上，建议减量或停药。

3. 药物过量处理　一旦发生阿托伐他汀药物过量，应予以对症处理及相应的支持疗法，如保肝治疗，但对该药过量尚缺乏特殊治疗方法。因为阿托伐他汀与血浆蛋白广泛结合，故血液透析不能显著增加其清除。

四、β 受体拮抗药

（一）药物不良反应与防范对策

相关内容参见第 14 章第五节"β 受体拮抗药"。

（二）临床用药不良反应举例

阿替洛尔

【不良反应】

1. 心血管系统　阿替洛尔最常见的心血管系统的不良反应为心动过缓（轻度心率减慢，低于 50 次 / 分）。少部分患者可出现低血压、头晕、疲劳、乏力。心肌梗死患者静脉滴注本品后更容易出现低血压和心动过缓。

2．运动系统　可出现肢端发冷或雷诺现象。

3．消化系统　消化道的反应症状表现为恶心、腹泻及胃部不适。

4．神经系统　可发生精神抑郁、疲乏或虚弱，噩梦或睡眠障碍，头痛，性功能障碍。

5．免疫系统　极少数患者应用阿替洛尔后可出现全身性红斑狼疮样反应、多关节病综合征、牛皮癣样皮肤反应，牛皮癣恶化、皮疹、呼吸困难，脚肿较少见。

6．呼吸系统　肺水肿、呼吸困难等。

7．其他　可掩盖低血糖症状；性功能障碍，降低生育能力；肢端发冷，雷诺现象；罕见皮疹、关节痛、胸痛、脱发、血小板减少及干眼症等。

【防治措施】

1．本品的临床效应与血药浓度可不完全平行，剂量调节以临床效应为准　肾功能损害时剂量须减少。有心力衰竭症状的患者应用本品时，给予洋地黄或利尿药合用，如心力衰竭症状仍存在，应逐渐减量应用。本品的停药过程至少3日，常可达2周，如有撤药症状，如心绞痛发作，则暂时再给药，待稳定后渐停用。

2．药物过量时　过度的心动过缓可静脉注射阿托品1～2mg，如有必要可随后静脉注射大剂量胰高血糖素10mg，可根据反应重复或随后静脉滴注胰高血糖素1～10mg/h，若无预期效果，或没有胰高血糖素供应，可应用β受体兴奋药。

第8章 急性心肌梗死的诊疗风险与防范

第一节 临床诊疗的方法和预后

一、诊断依据

（一）临床特点

1. **主要症状** 疼痛是最先出现的症状，疼痛部位和性质与心绞痛相同，但常发生于安静或睡眠时，疼痛程度较重，范围较广，持续时间可长达数小时或数天，休息或舌下含服硝酸甘油多不能缓解，患者常烦躁不安、出汗、恐惧，有濒死感。部分患者无疼痛，多为糖尿病患者或老年人，一开始即表现为休克或急性心力衰竭。少数患者在整个病程中都无疼痛或其他症状，而事后才发现患过心肌梗死。

2. **次要症状**

（1）全身症状：主要是发热，伴有心动过速、白细胞增高和红细胞沉降率增快等，由坏死物质吸收所引起。一般在疼痛发生后 24 ~ 48 小时出现，程度与梗死范围常呈正相关，体温一般在 38℃ 上下，很少超过 39℃，持续 1 周左右。

（2）胃肠道症状：约 1/3 患者有疼痛，在发病早期伴有恶心、呕吐和上腹部胀痛，与迷走神经受坏死心肌刺激和心排血量降低组织灌注不足等有关。肠胀气也常见。重症者可发生呃逆（以下壁心肌梗死多见）。

（3）心律失常：见于 75% ~ 95% 的患者，多发生于起病后 1 ~ 2 周内，尤以 24 小时内最多见。各种心律失常中以室性心律失常为最多，尤其是室性期前收缩，如室性期前收缩频发（每分钟 5 次以上），成对出现，心电图上表现为多源性或落在前一心搏的易损时期，常预示即将发生室性心动过速或心室颤动。加速的心室自主心律时有发生，多数历时短暂，自行消失。各种程度的房室传导阻滞和束支传导阻滞也较多，严重者发生完全性房室传导阻滞。

室上性心律失常则较少。

（4）充血性心力衰竭：急性心肌梗死患者24%～48%存在不同程度的左心力衰竭。严重者发生肺水肿。严重右心室梗死可有右心力衰竭的临床表现。

（5）休克：急性心肌梗死中心源性休克的发生率为4.6%～16.1%，是由于心肌梗死面积广泛，心排血量急剧下降所致。

（6）不典型心绞痛的临床表现：急性心肌梗死可以不发生疼痛。无痛病例绝大多数有休克、重度心力衰竭或脑血管意外等并发症。急性心肌梗死可表现为猝死。极少数心肌梗死患者急性期无任何症状，因其他疾病就诊做心电图检查时而发现陈旧性心肌梗死改变。

（二）辅助检查

1. 心电图

（1）起病数小时内的超急性期，出现异常高大且两肢不对称的T波。

（2）数小时后，ST段明显弓背向上抬高与逐渐降低的直立T波连接，形成单相曲线。出现病理性Q波或QS波，R波减低，为急性期改变。

（3）ST段抬高持续数天至2周左右，逐渐回到基线水平，T波由低直、平坦、双向至倒置，为亚急性期改变。

（4）数周至数月后T波尖锐倒置，以后可回复至正常，也可遗留程度不等的T波尖锐倒置，以后可回复至正常，也可遗留程度不等的T波低平改变，为慢性或陈旧性心肌梗死。病理性Q波也可为此期唯一的心电图改变。

2. 心肌坏死的生化指标

（1）血清酶学改变：急性心肌梗死的血清酶学动态改变曲线为：CK、CK-MB、LDH（LDH同工酶）在胸痛后4～6小时开始升高，20～24小时达高峰，48～72小时恢复正常。LDH在胸痛后8～12小时开始升高，2～3日达高峰，1～2周恢复正常。

（2）肌钙蛋白TnT或cTnI：在临床事件发生后24日内超过正常值（＜0.01ng/mL）上限，可持续7～10日。

3. 放射性核素检查　心肌灌注断层显像可为急性心肌梗死的定位与定量诊断提供证据，方法简便易行。

4. 超声心动图　根据超声心动图上所见的室壁运动异常可对心肌缺血区域做出判断。在评价有胸痛而无特征性心电图变化时，超声心动图有助于除外主动脉夹层，评估心脏整体和局部功能、乳头肌功能不全、室壁瘤和室间隔穿孔等。多巴酚丁胺负荷超声心动图检查还可用于评价心肌存活性。

5. 血常规变化　急性心肌梗死发生24～48小时后，可有白细胞总数、中性粒细胞的增加，红细胞沉降率增快有辅助诊断价值。

二、治疗方法

治疗原则是改善心肌代谢，增加氧供，减少耗氧量，保护和维持心功能，防止梗死扩大，缩小梗死面积。及时处理严重心律失常、泵衰竭和各种并发症、防止猝死、使患者能度过危险期得以恢复，并保留尽可能多的有功能的心肌。

（一）一般治疗

1．休息　绝对卧床休息，进易消化饮食，保持大便通畅。

2．吸氧　间断或持续给氧。

3．监测　密切观察血压、心率、心律、呼吸、神志及全身情况，应连续进行心电示波监测，必要时监测肺毛细血管楔压（PCWP）或中心静脉压。

（二）解除疼痛

应尽快解除疼痛。常用：①哌替啶 50 ~ 100mg，肌内注射；②吗啡 5 ~ 10mg，皮下注射；③疼痛轻者可选用罂粟碱 30 ~ 60mg，肌内注射或口服；④硝酸甘油 0.3mg 或硝酸异山梨酯 5 ~ 10mg，舌下含服或静脉滴注。

（三）抗血小板治疗

阿司匹林为了迅速达到治疗性血药浓度，首次剂量至少 300mg，患者咀嚼药片促进口腔黏膜吸收，而不是通过胃黏膜吸收，其后 100mg 长期维持，氯吡格雷与阿司匹林的作用机制不同，有协同抗血小板作用，目前推荐氯吡格雷与阿司匹林联合应用。

（四）抗凝治疗

肝素在急性 ST 段抬高性心肌梗死中应用视临床情况而定。对溶栓治疗的患者，肝素作为溶栓治疗的辅助用药，对未溶栓治疗的患者，肝素静脉应用是否有利并无充分证据，目前临床多用低分子肝素。

（五）溶栓治疗

1．适应证

（1）2 个或 2 个以上相邻导联 ST 段抬高（胸导联 ≥ 0.2mV，肢体导联 ≥ 0.1mV）或提示 AMI 病史伴左束支传导阻滞（影响 ST 段分析），起病时间小于 12 小时，年龄小于 75 岁。对前壁心肌梗死、低血压（收缩压低于 100mmHg）或心率增快（大于 100 次 / 分）患者治疗意义更大。

（2）ST 段抬高，年龄 ≥ 75 岁。对这类患者，无论是否溶栓治疗，AMI 死亡的危险性均很大。尽管研究表明，对年龄 > 75 岁的患者溶栓治疗降低病死率的程度低于 75 岁以下患者，治疗相对益处降低，但对年龄 > 75 岁的 AMI 患者溶栓治疗每 1 000 例患者仍可多挽救 10 人生命，因此，慎重权衡利弊后仍可考虑溶栓治疗。

（3）ST 段抬高，发病时间 12 ~ 24 小时。溶栓治疗收益不大，但在有进行性缺血性胸痛和广泛 ST 段抬高并经过选择的患者，仍可考虑溶栓治疗。

（4）高危心肌梗死，就诊时收缩压高于 180mmHg 和（或）舒张压高于 110mmHg。这类患者颅内出血的危险性较大，应认真权衡溶栓治疗的益处与出血性脑卒中的危险性。对这些患者首先应镇痛、降低血压（如应用硝酸甘油、β 受体拮抗药等），将血压降至 150/90mmHg 时再行溶栓治疗，但是否能降低颅内出血的危险性尚未得到证实。对这类患者若有条件应考虑直接 PTCA 或支架置入术。

2．禁忌证

（1）绝对禁忌证：①出血性脑卒中或随时可能发生的不明原因的脑卒中；②最近6个月内发生过缺血性脑卒中；③中枢性神经系统损伤或肿瘤；④近期有较大创伤或手术史或3周内有头颅损伤；⑤1个月内有消化道出血史；⑥已知有凝血障碍的疾病；⑦主动脉夹层。

（2）相对禁忌证：①最近6个月内有一过性缺血发作；②正在接受口服抗凝药物治疗；③妊娠或产后1周；④不可压迫部位的穿刺；⑤创伤性复苏；⑥难治性高血压（收缩压高于180mmHg）；⑦晚期肝脏疾病；⑧感染性心内膜炎；⑨消化性溃疡活动期。

（3）常用的溶栓药物：有尿激酶、链激酶、蝮蛇抗栓酶等蛇毒制剂，组织型纤溶酶原激活药（t-PA）和重组组织型纤溶酶原激活药（rt-PA）。后两种为选择性溶栓剂，一般不引起全身性出血。

3．具体方案

（1）尿激酶：100万～150万U溶于葡萄糖溶液100mL中静脉滴注，30～60分钟内滴完，或通过心导管直接在冠状态动脉内注入4万U，然后以每分钟0.6万～2.4万U的速度注入，效果更好，当血管再通后用量减半。

（2）链激酶：皮试阴性者方可使用。以150万U静脉滴注，1小时内滴完。冠状动脉内给药初始量为2万U，然后以每分钟0.2万～0.4万U注入，总量为25万～40万U。

（3）重组组织型纤溶酶原激活药（rt-PA）：100mg，在90分钟内静脉给予，即先给15mg，而后50mg在30分钟内滴完，其余的在60分钟内滴完。

溶栓治疗最好在梗死6小时内进行，因再通率和心肌灌注的恢复率与开始溶栓的时间密切相关。症状出现后越早进行溶栓治疗，降低病死率效果越明显，但对6～12小时仍有胸痛及ST段抬高的患者进行溶栓治疗仍可获益。

（六）纠正心律失常

一旦发生，应及时纠正，以免发生严重心律失常甚至猝死。如为室性期前收缩或室性心动过速，立即用利多卡因50～100mg静脉注射，5～10分钟重复1次，直到消失，或总量达300mg后，改为每分钟1～4mg静脉滴注维持，当病情稳定后改为口服抗心律失常药物。发生心室颤动应立即采用非同步直流电除颤。缓慢性心律失常可用阿托品0.5～1mg肌内注射或静脉注射。发生二、三度房室传导阻滞，置入临时起搏器治疗。

（七）控制休克

1．补充血容量　血容量不足，则以扩容为主，用低分子右旋糖酐或5%～10%葡萄糖溶液静脉滴注。

2．升压药应用　补足液体后，血压仍不升者，可用多巴胺10～30mg，间羟胺10～30mg，或去甲肾上腺素0.5～1mg加入5%葡萄糖溶液100mL中静脉滴注。

3．应用血管扩张药　经抢救血压仍不升者，心排血量低，有四肢厥冷、发绀等周围血管明显收缩表现时，用硝普钠5～10mg或酚妥拉明10～20mg加入5%葡萄糖溶液100mL静脉滴注。

4．其他　在纠正休克的同时，要注意纠正酸中毒，保护脑肾功能，防止电解质紊乱，必要时应用糖皮质激素及强心药物。

（八）治疗心力衰竭

主要是左心衰竭，药物以应用吗啡和利尿药为主，为了减轻心脏的前后负荷可选用硝酸异山梨酯和 ACEI 类口服，或硝酸甘油、硝普钠等静脉滴注。多巴酚丁胺静脉滴注对治疗心力衰竭有较好的效果。由于最早期发生的心力衰竭是因坏死的心肌间质充血、水肿，导致心室顺应性降低所致，所以在心肌梗死发生后 24 小时内应尽量避免使用洋地黄类药。

（九）其他治疗

1. **极化液疗法**　以胰岛素 8U，氯化钾 1.5g 加入 10% 葡萄糖溶液 500mL 中静脉滴注，每日 1 ～ 2 次，7 ～ 14 日为一个疗程。可促进心肌细胞摄取葡萄糖，使钾离子进入细胞内，恢复细胞膜的极化状态，有利于心脏收缩，减少心律失常的发生。近年来，有学者主张同时加入硫酸镁 5g。

2. **促进心肌代谢药物**　辅酶 A 100U，三磷腺苷 10 ～ 20mg。维生素 C 3 ～ 4g，细胞色素 C 30mg，维生素 B_1 100mg，肌苷 0.2 ～ 0.4g，以上药物加入葡萄糖溶液中静脉滴注。

3. **低分子右旋糖酐**　可减少红细胞聚集，降低血液黏滞度，有助于改善微循环灌流。一般剂量为 500mL，静脉滴注，每日 1 次，2 周为一个疗程。

三、预后特点

急性心肌梗死的总病死率为 5% ～ 30%，取决于患者的发病特点，其中半数死亡是由于心室纤颤，而且发生在得到治疗前。约有 25% 的住院患者死亡发生于最初的 48 小时内，梗死范围大小、侧支循环产生的情况，以及治疗是否及时有关。急性期住院病死率原为 30% 左右，目前则降至 10% 左右，死亡多在第 1 周内，尤其在数小时内。发生严重心律失常、休克或心力衰竭者，病死率尤高，远期预后与心功能有关。现代处理方法如直接血管成形术、溶栓治疗，以及药物治疗（应用阿司匹林、β 受体拮抗药、ACEI）等措施，住院病死率由原 30% 下降到 10% 左右。

PTCA 可使冠状动脉再通率达 90% ～ 95%，挽救了大量急性心肌梗死患者的生命和心功能。尤其是急性心肌梗死合并泵衰竭病死率可达 80%，急诊 PTCA 使冠状动脉再通，可挽救濒危严重缺血心肌免于死亡。在急性心肌梗死时冠状动脉闭塞造成严重心肌坏死、泵衰竭，抢救时机十分重要，时间就是生命，建立生命抢救的绿色通道，应争分夺秒地争取尽早作 PTCA 使冠状动脉再通。冠心病的介入治疗已部分代替了冠状动脉旁路移植手术。

第二节　并发症风险的表现与防范

一、心力衰竭

心力衰竭的基本病因。①收缩功能异常：由于冠状动脉粥样硬化斑块破裂、血栓形成，突然引起冠状动脉血流中断或显著锐减，便迅速地产生受累局部的心肌收缩功能障碍；②舒张功能障碍：心肌梗死急性期，除局部和整体收缩功能受损外，通常也伴有局部和整体舒张功能障碍；③心肌顿抑：当心肌缺血数小时后再灌注，则心功能恢复不完全和明显延迟，心功能长期受损，尽管重建充分的冠状动脉血流，最终产生心肌顿抑；④心律失常是急性心肌梗死常见并发症之一，可以诱发或加重心力衰竭。

心力衰竭的发生是一个复杂的病理过程。心肌梗死后心肌缺血、坏死，室壁顺应性降低和室壁运动异常致使左心室舒张末容量增加及压力升高和心排量减少，并通过多种神经体液机制发生肺水肿和心源性休克。左心室舒张末压力升高是导致肺淤血、水肿的重要环节。大量的心肌坏死使心肌收缩力急剧减低是心排血量减少和外周组织灌注不足的重要原因。

有关诊断依据与防治措施参见第 3 章第二节"心力衰竭"。

二、心源性休克

发生心源性休克的影响因素包括：①心肌收缩力减弱；②机械性并发症；③心外因素。如急性心肌梗死时由于入量不足、出汗、恶心、呕吐、肠麻痹、胃扩张及不适当地应用利尿药等原因，可导致血容量绝对或相对不足。急性心肌梗死并发严重快速性或缓慢性心律失常时，原来已经减少了的心排血量进一步降低，是激发或加重心源性休克的另一重要因素。组织严重缺血产生的酸性代谢产物和有毒性的体液因子也会影响休克时的心功能。

心源性休克的代偿机制包括左心室舒张末期容量增加和交感神经功能亢进。左心室舒张末期容量增加导致左心室舒张末期压力增高，可使心排血量有所升高。但是，由于增加心室容量是建立在增加室壁张力进而增加心肌耗氧量的基础上的，交感神经兴奋的结果也使心肌耗氧量增加。上述每一代偿机制的净效应是加重心脏的工作负荷和增加心肌耗氧量。另外，心率增快、舒张期缩短也会进一步减少冠状动脉灌注，从而促进心肌缺血、损伤的发展。

休克时由于冠状动脉灌注减少造成氧供减少，以及由于代偿机制而引起的心肌耗氧量的增加，导致心肌氧供求的严重失衡，心肌进一步缺血、坏死，从而进一步加重心脏泵功能的损伤，引起心排血量、血压和冠状动脉血流量的进一步降低，其结果形成恶性循环，造成不可逆休克。

有关诊断依据与防治措施参见第 3 章第二节"心源性休克"。

三、心律失常

心律失常发生的主要病因：①原有和新发疾病影响。是心律失常加重并使之难治的重要因素，最常见为电解质紊乱，如低钾、低镁血症、酸中毒、严重的低氧血症等。老年人 AMI 或大面积透壁心肌梗死，最易发生乳头肌功能失调、断裂或室壁功能障碍，这是顽固性心律失常的原因之一；②诱因。最常见的有疼痛刺激、焦虑恐惧、疲劳失眠、便秘、尿潴留、腹胀、恶心、发热等各种原因所致的血压偏低、有效循环血量不足等常易引起心动过速。

由于冠状动脉阻塞或部分阻塞所引起的心肌突然缺血、缺氧是并发心律失常的基础，当心肌因突然缺血发生损伤坏死后，细胞内大量的 K^+、Mg^{2+} 外逸，而 Na^+、Ca^{2+} 向心肌细胞内转移，使病灶局部 K^+ 增高，而细胞内 K^+ 降低，造成缺血区和供血正常区的心肌细胞及传导纤维不能同步电活动，缺血区复极缓慢，正常心肌除极相对加速，心肌异位节奏点兴奋性增强、自律性增高、折返激动和折返环路形成，出现各种异位心律。

当 AMI 后，被阻塞的冠状动脉，不论是自溶还是通过外界给予溶栓剂，当闭塞的冠状动脉再通后都存在一个再灌注损伤的问题。缺血复灌时大量的 Ca^{2+} 内流，导致细胞 Ca^{2+} 超负荷，影响细胞电活动，使心肌电生理特性变化，是再灌注心律失常的促发基础。

有关诊断依据与防治措施参见第 3 章第二节"心律失常"。

四、心室室壁瘤

（一）发生机制

室壁瘤绝大多数并发于 ST 段抬高性 AMI，梗死贯通心室壁全层。其他原因偶见于心脏挫伤、结节性动脉炎、医源性冠状动脉损伤等。根据病理与分型特点分为真性室壁瘤、假性室壁瘤。室壁瘤相关的冠状动脉病变，其冠状动脉管腔狭窄多在 75% 以上，尤其在前壁心肌梗死并发室壁瘤者，多数病例左前降支完全堵塞，而侧支循环又很差，心肌梗死并发室壁瘤者左前降支病变占 80% 以上。

（二）诊断依据

1. **临床表现**　发生室壁瘤的患者均有 AMI 史，从诊断出室壁瘤至死亡，病程长短不一，短者为急性心肌梗死后数日，长者达 10 余年。患者预后与瘤体大小，瘤体是否累及乳头肌根部以及瘤体对心功能的影响程度等因素有关。

发生较小室壁瘤的患者可以既无症状又无体征。但发生较大的室壁瘤患者，可以出现顽固性充血性心力衰竭，以及复发性、难治性室性心律失常。如果患者瘤体较大，左心室明显扩张或累及乳头肌，可产生由于乳头肌功能不全而引起二尖瓣关闭不全，在心尖部可闻及收缩期杂音。室壁瘤内的附壁血栓也可能随时脱落，造成患者体循环动脉栓塞。

2. **辅助检查**

（1）心电图：心电图上除了有心肌梗死的异常 Q 波外，约 2/3 患者同时伴有 ST 段弓背向上抬高。

（2）超声心动图：二维超声能显示出瘤体的位置、大小，腔内有无附壁血栓，尤其对间隔部的室壁瘤较其他方法更清楚。

（3）心血管造影：选择性冠状动脉造影和双向体位左心室造影可以直接明确地显示瘤体的部位、大小、室壁开口部的宽窄、有无附壁血栓、左心室功能和瓣膜受累情况以及冠状动脉病变程度和范围。

（三）防治措施

1. **药物治疗**　对较小的室壁瘤，无明显的病症者，按梗死后冠心病二级预防血栓形成以减少再发心肌梗死、不稳定型心绞痛的发展。治疗药物有抗血小板药物阿司匹林和氯吡格雷，可预防、减少 AMI、降低病死率。ACEI 制剂和他汀类调脂药。如无禁忌证，应考虑应用 β 受体拮抗药，以保护心功能。对瘤体较大伴有附壁血栓及并发体循环栓塞者，应行抗凝治疗，可服华法林,检测国际标准化比值（INR）使其为 2 ~ 3。对有心功能不全者,按心力衰竭处理。恶性心律失常者可给予胺碘酮治疗。

2. **手术治疗**　若室壁瘤伴发阵发性室性心动过速或心室颤动者在内科药物治疗无效的情况下，可置入全自动埋藏式转复除颤器（ICD）。对伴有顽固性心力衰竭、严重心绞痛、难以控制的危险性室性心律失常以及反复发生周围动脉栓塞的室壁瘤，应择期手术。

第三节　误诊风险的表现与防范

一、误诊范围及后果

（一）误诊范围

急性心肌梗死是内科常见急重症，50%以上症状典型，较易于诊断。不典型急性心肌梗死是指症状、心电图和心肌酶学表现不典型，临床上有20%～30%的心肌梗死患者表现为不典型急性心肌梗死，推算近1/3的急性心肌梗死患者可能存在误诊的隐患。有相关研究分析，2004—2013年发表在《中文医学》期刊并经遴选纳入误诊疾病数据库的AMI误诊文献共485篇，累计误诊病例7 840例，延误时间最短3小时，最长15日。116篇文献可计算误诊率，误诊率19.62%。本次纳入的7 840例AMI误诊范围非常广泛，90余种，涉及12个系统或专科，主要集中在消化、心血管和呼吸系统疾病。居前五位的误诊疾病为急性胃肠炎、脑血管病、急性心力衰竭、胆囊炎胆石病、支气管炎。较少见的误诊疾病包括上肢静脉炎、下肢静脉血栓形成、先天性心脏病、紧张性头痛、梅尼埃病、病毒性脑炎、面神经炎、高钾血症、药物不良反应、围绝经期综合征、乳腺炎、食物中毒、食管癌、食管异物、胃下垂、腹膜炎、便秘、胆管蛔虫症、肾病综合征、尿毒症、尿潴留、喉癌、关节炎、呼吸衰竭等。168例次仅作出晕厥、眩晕、腰背或颈部疼痛、下颌痛、呃逆等症状待查诊断，33例次漏诊，45例次首诊诊断不明确。因此，提高对不典型的急性心肌梗死的警惕性，对降低病死率有重要意义。

（二）误诊后果

急性心肌梗死的总病死率为5%～30%，取决于患者的发病特点，其中半数死亡是由于心室颤动，而且发生在得到治疗前。误诊造成的病死率更高。约有25%的入院患者死亡发生于最初的48小时内。影响急性心肌梗死疾病近期预后的因素众多。多因素分析发现与近期死亡有关的主要因素有：心源性休克、室性心动过速、年龄、心力衰竭、高血压病史、外周血白细胞计数和梗死部位。此外，性别、合并肺部感染、快速室上性心律失常、束支传导阻滞、心率、血尿素氮对近期预后也有一定的影响。急性心肌梗死的起初治疗是影响预后较重要的因素之一，首诊者的水平直接影响预后。早期诊断，如及时发现急性心肌梗死，可通过冠状动脉再通疗法，使心肌坏死程度降到最低。

急性心肌梗死由于误诊没有得到及早治疗，延误挽救时间，病情往往发生急剧变化、加重，易发生严重并发症，使病死率增加。有的患者在误诊后未造成不良后果，原因可能为误诊患者临床病情较轻，没有发生并发症，在对症处理观察后，病情逐渐改善稳定。有的患者按所误诊疾病如脑血管疾病、急性左心力衰竭及心律失常时，应用相关治疗药物，对于急性心肌梗死的病情也有某些缓解作用。

二、误诊原因分析

（一）病情了解及分析不全面

主要对不典型急性心肌梗死尤其是异位疼痛和心电图缺乏足够认识，警惕性不高，因此不能及时想到并做心电图和心肌酶学检查。对病情缺乏全面客观分析和详细的临床观察，忽略了整体综合分析。询问病史过程简单，现病史和既往史了解不够详细，缺乏全面分析疾病的过程。初诊时由于只注意患者主诉表现，忽视了这些具有诊断价值的病史资料的采集和分析，导致误诊受病史误导。没有对病情进行全面分析。以某一症状、体征诊断疾病，诊断思维局限。如患者以腹痛就诊，就以为是腹部疾病。由于诊断思路狭窄，从局部症状先入为主，忽视了急性心肌梗死表现，缺乏对病情资料的全面分析导致误诊。

（二）临床表现不典型

急性心肌梗死是内科常见急重症，50% 以上患者症状典型，较易于诊断。不典型急性心肌梗死是指症状、心电图和心肌酶学表现不典型，临床上有 20% ~ 30% 的心肌梗死患者表现为不典型急性心肌梗死，推算近 1/3 的急性心肌梗死患者可能存在误诊的隐患。对于临床表现不典型的急性心肌梗死，可被误诊为多种疾病。

急性心肌梗死缺乏典型的胸骨后或心前区疼痛，而以其他部位疼痛为首发症状，是造成误诊的首要原因。在急性心肌梗死时，坏死心肌刺激迷走神经，反射性引起腹痛、恶心、呕吐等胃肠道症状。同时，心肌缺血、缺氧时，酸性代谢产物增加，刺激交感神经节 1 ~ 5 至大脑中枢，产生的痛觉可向脊髓颈段 - 胸段支配的任何部位放射，引起下颌牙痛、咽喉痛、颈肩痛等异位疼痛，故无论是青年或中老年患者，只要出现非典型部位疼痛而无相应体征，按相应疾病治疗无效者，应首先考虑到急性心肌梗死的可能，并及时查心电图。个别患者可有反射性腹肌痉挛，出现不同程度的腹肌紧张，极易误诊为急腹症。

超急性期急性心肌梗死心电图改变仅见 ST 段呈直线向上倾斜抬高与高耸直立 T 波相连。超急性期 T 波高尖或原为倒置的 T 波突然变直立，但 ST 段仍在等电位线上，可能由于急性心肌缺血早期复极所致。此期持续时间短，少数病例心电图可记录到，但不具备典型心肌梗死心电图表现。超急性期经数十分钟至数小时后可出现典型的 QRS 波群、ST 段及 T 波变化，此时可确诊。超急性期由于血清心肌酶未释放入血，故不增高，对诊断意义不大。不能单靠 1 份心电图轻率地做出诊断，应该多次复查，比较前后心电图改变。

（三）不熟悉常见误诊疾病的临床特点

急性心肌梗死误诊的主要原因是临床因素，由于在临床上对该病的特点认识不足，往往在鉴别诊断分析时思维方法不当，以致发生疾病误诊。

1. **急性心肌梗死误诊为急性消化系统疾病** 心肌梗死临床上表现多样，胃肠型心肌梗死占急性心肌梗死的 2.7% ~ 17.6%，甚至 30%，占无痛型心肌梗死的 90%。缺血性胸痛是急性心肌梗死的典型表现。但少数患者无胸痛，以消化道症状首发或为主要表现甚至是唯一表现，易误诊为消化道疾病。引起腹痛的机制：心脏感觉纤维进入脊髓后与上腹部脏器的感觉纤维共同聚合于同一脊髓神经元，经同一途径上传，因而心脏感觉冲动传入丘脑和大脑皮质后产生腹痛的感觉。另外，迷走神经的传入感受器几乎都位于心脏后下壁表面，当心肌缺血、缺氧时刺激迷走神经，产生腹痛。患者表现为突发上腹部疼痛，多数伴恶心、呕吐，易误诊为急性胃肠炎，有的伴反射性腹肌痉挛，出现局部压痛，因而常被误诊为急性胰腺炎、胆囊炎、胃痉挛等。有的因心排血量降低、组织灌注不足、休克等所致胃肠供血不足及老年人胃肠功能减退，出现肠麻痹误诊为肠梗阻。少数因应激性溃疡而出现上消化道出血。而临床症状以胃肠道反应为主，致使临床医师进入了心脏病必然胸部不适的误区。患者发病时以恶心、呕吐、腹泻为主要症状。胃肠道反应为迷走神经受坏死心肌刺激和心排血量降低使胃肠组织灌注不足所致，血压骤然下降是其左心室受累后心脏收缩力减弱，心搏量和心排血量下降所致。但因其症状不甚典型，又缺乏必要的检查手段，致使出现误诊、误治的悲剧，延误了治疗，使患者因未得到及时治疗而并发休克死亡。

2. 急性心肌梗死误诊为急性心肌炎　急性心肌梗死与急性病毒性心肌炎确实在临床表现及实验室诊断方面存在一定的相似之处，尤其是对于年龄较小患者，发生突发性的胸部不适症状，伴有心肌酶学变化及心电图的 ST-T 改变，合并有上呼吸道感染病史，容易误诊为急性病毒性心肌炎。但是冠心病的发病原因，除外冠状动脉粥样硬化外，还有冠状动脉炎症、栓塞、冠状动脉痉挛、川崎病等其他原因，因此也有可能在年龄较小的患者中发生。

三、误诊防范对策

（一）认识急性心肌梗死的表现特点

1. 要提高对急性心肌梗死超急性期的认识　超急性期心电图无特异性，须动态观察并与以往心电图比较，对怀疑为超急性期的患者进行留院观察，复查心电图，不能依据一份心电图轻率下诊断。超急性期泵功能减弱，虽然不严重，但仔细观察亦有一定症状和体征，如面色苍白、恶心、恐惧感及心音低钝应引起医师重视。另外，血清酶学检查为确诊急性心肌梗死的重要方法之一。但应注意，各种血清酶在急性心肌梗死中的升高有各自的变化规律，不同的发病时间应结合不同的血清酶进行诊断。

2. 要了解急性心肌梗死的不典型临床表现　既要掌握急性心肌梗死的常见表现，也要熟悉其特殊表现。既要注意局部表现，也要从整体考虑，综合分析出现咳嗽、呼吸困难，腹痛、腹泻、呕吐，心律失常、心力衰竭、休克、脑血管意外以及不同部位（牙、咽、肩臂、颈背）疼痛，尤其是伴有心前区不适者或老年人，都应考虑急性心肌梗死的可能。及时进行心电图及血清酶检查，并注意其动态改变及血清规律性变化，从而提高急性心肌梗死的诊断率，降低误诊率。

（二）了解辅助检查项目的意义

1. 熟悉心电图的不典型改变　临床医师诊断急性心肌梗死过分依靠心电图检查，但25%以上的急性心肌梗死的心电图改变不够典型，应熟悉这些不典型的心电图改变。①要熟悉急性心肌梗死的超急期改变，如不肯定，应留院观察，数小时复查一次心电图，12 小时内心电图多可出现明确改变；②应熟悉无 Q 波心肌梗死的心电图改变，开始可能出现 ST 段抬高或 ST 段压低，以后出现 T 波倒置，从无病理性 Q 波出现；③应了解急性下壁心肌梗死的极早期心电图改变。急性心肌梗死发病24 小时后可出现一过性伪性改善。熟悉等位性 Q 波的各种表现；④要掌握左束支传导阻滞，心室起搏时急性心肌梗死可能出现的心电图改变。

2. 善于运用血清生化标志物协助诊断　诊断急性心肌梗死以血清生化标志物最为敏感和最为特异，在发病适当的时机测定 CK-MB，其特异性和敏感性均 > 95%。对症状模糊、心电图改变不典型的病例要多依靠血清生化标志物协助诊断。当前临床常用于诊断急性心肌梗死的血清生化标志物有肌红蛋白、肌酸激酶（CK）、肌酸激酶同工酶（CK-MB）、肌钙蛋白（cTn）和乳酸脱氢酶（LDH）等。各种血清生化标志物都有其变化规律，临床医师必须了解其变化规律，方能根据发病不同的时间采用不同的标志物协助诊断。

3．了解二维超声心动图的诊断价值　二维超声心动图检查可在床旁进行，操作方便。对可疑急性心肌梗死病例应及早进行超声心动图检查。心肌缺血患者室壁运动异常可持续存在30分钟以上。对可疑急性心肌梗死病例30分钟后应进行复查超声心动图。小面积心肌梗死、无Q波心肌梗死多无室壁运动异常，但较大面积的心肌梗死常于发病早期即出现节段性室壁运动异常如收缩期心室增厚率降低和节段性室壁运动消失。二维超声心动图发现节段性室壁运动消失再伴有血清生化标志物升高，急性心肌梗死的诊断可以肯定。

（三）注意老年人心肌梗死的特点

老年人因长期的心肌缺血，发生心肌梗死时，较少出现典型症状，临床表现多样化，原因：①无痛型。老年患者对疼痛刺激的敏感性降低；②在冠状动脉重度狭窄的基础上，出现冠状动脉痉挛，立即引起心肌坏死，其代谢产物未释放入血，因此引起疼痛或无疼痛感觉；③因牵涉痛及个体差异，可以胸痛不明显而以牙痛、腹痛、肩背痛为临床表现；④坏死心肌引起迷走神经反射对消化道产生作用；⑤心肌梗死、心肌收缩减弱或因心律失常而引起的心排血量减少，使胃肠道循环紊乱，胃肠缺血、缺氧而产生上述症状。

当遇到以消化道症状起病的中老年患者时，注意下列几点可减少胃肠型心肌梗死的误诊：①克服主观片面、先入为主的思维方式，全面分析病情，提高对胃肠型心肌梗死的认识；②对既往有冠心病或冠心病高危的患者，应高度怀疑胃肠型心肌梗死，特别是出现了消化系统疾病难以解释的临床表现时；③胃肠型心肌梗死可与消化系统疾病并存，此时应全面分析消化系统症状与消化系统疾病的必然联系，仔细地鉴别诊断；④提高对急性心肌梗死心电图表现不典型的认识，心电图的动态观察和血清心肌坏死标志物测定，是诊断临床表现不典型心肌梗死的重要手段。

第四节　介入诊疗风险的表现与防范

急性心肌梗死的介入诊疗技术主要是急诊应用经皮冠状动脉内支架术、冠状动脉球囊成形术等。常见介入诊疗的并发症有冠状动脉夹层与急性闭塞、无再流与慢血流及冠状动脉穿孔等表现。有关冠状动脉介入诊疗风险的表现与防范，详见第7章第四节介绍。

第五节　药物性风险的表现与防范

一、溶栓剂

（一）药物不良反应表现

1．出血

（1）轻度出血。皮肤和（或）黏膜出血、肉眼和显微镜下血尿，血痰或小量咯血、呕血等。

（2）重度出血。消化道大出血、腹膜后出血引起出血性低血压和休克，需要输血者。

（3）危及生命的出血。颅内、脊髓、纵隔、心肌或心包出血。

2．再灌注损害　RA在再灌注疗法中的总发生率为20%～80%，且多数较高。其中各类型心律失常在RA中的所占比例分别为：加速性室性自主心律占20%～37.5%，室性期前收缩占36.7%～46%，非持续性室性心动过速占16.7%～62.5%，持续性室性心动过速及心室颤动占5.6%～9.38%，缓慢性心律失常者占37.5%～45.9%。

心肌再灌注损害的机制是自由基代谢发生异常。溶栓使冠状动脉再通的最初一瞬间，由于缺血产生大量的自由基和代谢产生的释放和扩散，造成心肌损害，可引起再灌注性心律失常（RA）。此外，"无复流现象"即溶栓后闭塞部位远端血管仍无血流灌注也会加重再灌注损伤。

3．过敏反应　据报道，SK可以发生过敏反应。亦可引起迟发性过敏反应。蝮蛇抗栓酶为蛋白酶制剂，可引起各种过敏反应。重组组织型纤溶酶原激活药和UK发生过敏反应均很低。SK、APSA都具有抗原性，对近期内有链球菌感染者可产生不同程度抗体而致过敏反应。

4．低血压　在用链激酶或重组组织型纤溶酶原激活药治疗时常发生低血压。梗死部位与溶栓后低血压也有关，如多部位、广泛前壁梗死明显高于前间壁，下壁梗死低血压发生率更高。

溶栓后发生低血压主要由以下原因引起：①梗死区心肌收缩功能障碍，左心室舒张期顺应性降低，心排血量减少，血压下降；②心肌缺血－再灌注损伤，即与心肌顿抑有关。

（二）不良反应防范对策

1．出血　一旦发生出血倾向，特别是CT或MRI证实有颅内出血者，需做紧急和有效处理。并及时给予抗纤溶酶类止血剂（氨甲苯酸、氨甲环酸、巴曲酶等）和鲜血或冻干血浆。穿刺部位出血时，应延长压迫时间并加压包扎，尽量避免血管穿刺或肌内注射，减少皮肤出血并发症。

预防要点：①防治时应严格掌握溶栓和抗凝治疗的适应证和禁忌证；②密切监测出血倾向（动态监测TDP纤维蛋白原、纤溶酶原等变化）；③密切观察出血的早期表现，尤其是有无颅压升高的表现；④预防出血，如为防止消化道出血，可给予H1受体拮抗药。

2．再灌注损害所致心律失常　治疗同缺血性心律失常的常规处理一样。室性心动过速可应用利多卡因、胺碘酮或直流电电击、室颤可电击除颤，加速性心室自身节律无需特殊治疗，慢性心律失常时应用阿托品或异丙肾上腺素有效，重度房室传导阻滞要置入临时起搏器。

预防要点：①使灌注液压力适度（不过高）、再灌注的速度适度（不过快）；②再灌注前可给予氧自由基清除剂或阻止氧自由基生成的药物；③溶栓前给予钙离子或β受体拮抗药；可以降低再灌注后严重心律失常的发生率。

3．过敏反应　①首次应用时密切观察血压、脉搏、呼吸和临床表现，并做好过敏性休克抢救和准备工作；②观察患者有无血尿、尿量和肾功能情况，防止急性肾衰竭发生；③应用SK和APSCA前预防地应用肾上腺皮质激素，可减低过敏性休克的发生率。

4．低血压　溶栓后出现低血压，首先应用儿茶酚胺类药物，主要用多巴胺静脉滴注，同时补充血容量等纠正低血压。

预防要点：①严密动态观察血压，发现血压下降，即停药，并采取体位性措施及对症治疗；②发现血压下降趋势明显，应采取抗休克措施。

（三）临床用药不良反应举例

尿激酶

【不良反应】

1. 血液系统　常见的不良反应，轻度出血如皮肤、黏膜出血，肉眼及显微镜下血尿、血痰或小量咯血、呕血及黑便（消化道出血）、鼻出血、注射部位出血。

2. 消化、呼吸系统　偶有恶心、呕吐、食欲缺乏、肝功能异常（血清转氨酶升高）和休克。少数患者引发哮喘（支气管痉挛）、皮疹和发热。

3. 变态反应　可出现发热、寒战、头痛，甚至过敏性休克，但较链激酶少见。

4. 加重血栓形成　在没有加用肝素抗凝治疗的情况下，单用尿激酶可能会激活凝血系统，促使血栓形成。

5. 再灌注损伤　急性心肌梗死溶栓再通后可出现再灌注性心律失常，甚至缺血性损伤加重。

【防治措施】

1. 出血　用药期间一般不宜进行穿刺等操作，尤其应避免肌内注射。若发生严重出血，应及时停药，并输注新鲜血液。发生严重出血时，应终止使用尿激酶，失血可输全血（最好用鲜血，不要用代血浆），能得到有效的控制，紧急状态下可考虑用 6- 氨基己酸、氨甲苯酸对抗尿激酶作用。

2. 变态反应　如头痛、恶心、呕吐、食欲缺乏等，严重者应立即停药，对发热者可口服对乙酰氨基酚退热，但不能应用阿司匹林和其他有抑制血小板作用的退热药物。本品在酸性溶液中易分解失效，不得用酸性液体（如葡萄糖溶液）稀释，稀释后应近中性，并注意溶液的 pH。在治疗结束后，预防血栓可应用低分子右旋糖酐作为过渡，以防止血栓再度形成。

二、抗凝血药

（一）药物不良反应表现

1. 出血　这是此类药物的主要不良反应。轻者仅表现为皮下淤血、牙龈出血，严重者可出现内脏出血或颅内出血而危及生命。

2. 其他　偶有变态反应，表现症状广泛，包括荨麻疹、鼻炎、哮喘、结膜炎、发热、血管神经性水肿和过敏性休克等。有时发生出血性皮肤坏死。

（二）不良反应防范对策

（1）对下列患者要慎用并注意监护：有过敏史者。有出血倾向及凝血机制障碍者，如胃、十二指肠溃疡者，脑卒中，严重肝、肾疾病者，严重高血压，视网膜血管性病变，先兆流产，已口服足量抗凝药者。急性细菌性心内膜炎患者，近期手术者禁用，妊娠期禁用。

（2）个体差异较大，治疗期间应严密观察病情，并依据凝血酶原时间 INR 值调整用量。治疗期间还应严密观察口腔黏膜、鼻腔、皮下出血及大便隐血、血尿等，用药期间应避免不必要的手术操作，选期手术者应停药 7 日。

（3）若发生轻度出血，或凝血酶原时间已显著延长至正常的 2.5 倍以上，应立即减量或停药。严重出血可静脉滴注维生素 K_1 10 ~ 20mg，用以控制出血，必要时可输注全血、血浆或凝血酶原复合物。

（三）临床用药不良反应举例

低分子肝素

【不良反应】

1. 内分泌与代谢系统　低分子肝素可抑制肾上腺分泌醛固酮，导致高钾血症，特别是在血钾水平较高或有增高血钾危险的患者，如糖尿病、慢性肾衰竭、代谢性酸中毒及服用可能增高血钾水平的药物（如 ACE 抑制药、NSAIDs）。

2. 血液系统　常见出血（主要为伤口血肿），偶见严重出血和血小板减少。进行硬（脊）膜外或脊椎麻醉时应用本药，可能导致脊髓或硬膜外血肿。

3. 消化系统　可使血清氨基转移酶和 γ-谷酰基转肽酶升高。

4. 骨骼肌肉　可引起骨质疏松，但发生率低于普通肝素。

5. 皮肤　皮下注射本药后有的患者发生注射部位血肿。偶可引起皮肤疼痛、灼痛、瘙痒、红斑、坏死等。还有发生皮内钙质沉着的个案报道。

6. 其他　进行脊髓、硬膜外麻醉或脊椎穿刺时，应用本药可导致神经损害，出现长期或永久性瘫痪。

【防治措施】

1. 用药期间应做相关项目监测

（1）应定期检测血小板计数、血细胞压积、血红蛋白、大便潜血、血脂、肝肾功能。长期用药时应检测骨密度。

（2）对肾功能不全和正在进行血栓栓塞性疾病治疗者，建议监测血浆抗凝血因子 Xa 活性。对于高危患者应考虑监测抗凝血因子 IIa 活性。

（3）有高钾危险性的患者，应监测血钾。

2. 药物过量处理　过量时可缓慢静脉注射鱼精蛋白（硫酸鱼精蛋白或盐酸鱼精蛋白）中和过量药物。

三、β 受体拮抗药

（一）药物不良反应与防范对策

相关内容参见第 14 章第五节"β 受体拮抗药"。

（二）临床用药不良反应举例

美托洛尔

【不良反应】

1. 心血管系统　可有心悸、无力、头晕，严重者可出现心源性休克、心搏骤停、房室传导阻滞、高血压等。

2. 呼吸系统　可致支气管哮喘和过敏性鼻炎。

3. 神经系统　本品能透过血脑屏障而对中枢神经系统起作用，能引起眩晕、头晕、失眠多梦，以及精神抑郁、迟钝。剂量大时还会出现全身无力、易疲乏。

4. 消化系统　少数患者可有轻微上腹部不适、倦怠或睡眠异常、腹泻、恶心、皮疹、血小板减少，服用时应注意。

5. 周围血管　可收缩外周血管使肢端发冷。

【防治措施】

（1）禁用于急性循环衰竭（休克、循环性虚脱）、严重低血压（收缩压＜90mmHg）、急性心肌梗死伴低充盈压（除非在有持续血流动力学监测的条件下）、肥厚梗阻型心肌病、缩窄性心包炎或心脏压塞、严重贫血。

（2）低充盈压的急性心肌梗死患者，应避免收缩压低于 90mmHg。主动脉瓣和（或）二尖瓣狭窄、直立性低血压及肾功能不全者慎用。

（3）开始口服的剂量宜小，根据患者的不良反应和症状缓解的情况逐步增加。

四、调血脂药

（一）药物不良反应与防范对策

相关内容参见第 7 章第五节"调血脂药"。

（二）临床用药不良反应举例

辛伐他汀

【不良反应】

1. 对肾功能影响　主要继发于横纹肌溶解引起的肌红蛋白尿症，严重时可引起急性肾衰竭，对于已存在肾功能不全、低血压或其他影响肾功能因素时更容易发生。但是急性肾衰竭还属罕见。

2. 消化系统　腹痛、便秘和胃肠胀气。其他消化道的不良反应包括恶心、腹泻、消化不良、胰腺炎、呕吐、肝炎，而黄疸罕有发生。辛伐他汀也有肝毒性，血清丙氨酸转氨酶、天冬氨酸转氨酶升高，一般为轻微或一过性。

3. 神经系统　主要表现为失眠、头痛、眩晕、视觉障碍、感觉异常和外周神经病变等。

4. 肌肉　辛伐他汀偶尔会引起肌病，表现为肌肉疼痛或无力并伴有肌酸磷酸激酶（CK）显著升高，引起急性肾衰竭的横纹肌溶解症罕见报道。其发生机制可能由于他汀类药物作用于线粒体某些环节，使细胞的能量受到抑制，导致细胞能量耗竭死亡。

5. 其他　有引起阳痿的可能。罕有报道血管神经性水肿、狼疮样综合征、风湿性多发性肌痛、脉管炎、血小板减少、嗜酸性粒细胞增多、关节炎、关节痛、荨麻疹、光敏感、发热、潮红、呼吸困难。

【防治措施】

1. 肝损害　定期检查肝功能，建议所有患者在治疗开始前及开始后的第 1 年和剂量调高后的第 1 年定期进行肝功能检查，一般开始用药后 1 个月检查 1 次，如果正常，以后 3 个月检查 1 次。应特别注意出现血清丙氨酸转氨酶升高的患者，需及时复查肝功能，如上升到正常值 3 倍并持续不降时，应停药。对饮用大量乙醇和（或）继往有肝病病史的患者，应谨慎应用该药。

2. 横纹肌损害　影响辛伐他汀药物横纹肌不良反应的因素包括年龄（≥70 岁）、剂量较大（≥40mg/d）、与有潜在相互作用的药物合用（环孢素、地尔硫䓬）及患有糖尿病等。

3. 减少由药物相互作用引起肌病危险的措施　药物联合治疗时应权衡利弊，并且应仔细监测患者的肌肉疼痛、触痛或无力的体征和症状。尤其是在治疗的最初几个月及增加药物剂量期间，可考虑定期检查肌酸磷酸激酶。

五、抗血小板药

（一）药物不良反应与防范对策
相关内容参见第 7 章第五节"抗血小板药"。

（二）临床用药不良反应举例
氯吡格雷
【不良反应】

1. 全身炎症反应综合征　表现为高热、心动过速、蜂窝织炎样皮疹、肝功能损害及轻度白细胞减少。

2. 获得性血友病 A　表现用氯吡格雷 2 ~ 3 个月出现严重青肿和软组织出血。血小板计数、外周血涂片、PT 正常，APTT 延长，凝血因子Ⅷ水平降低，冯 – 维勒布兰德因子（vWF）水平正常，可检测到抗凝血因子Ⅷ抑制药。

3. 不适当停药诱发深静脉血栓　氯吡格雷在动物实验中表现有中度的抗凝效应，突然中止治疗，由于凝血酶抑制解除，可导致凝血酶产生增加，产生快速而短暂的高凝状态（反跳效应），导致血栓形成。

4. 消化系统　氯吡格雷引起的胃肠道反应为暂时性的，主要表现为腹泻、腹痛、胃肠不适、消化不良和便秘，多可耐受。腹痛、消化不良和便秘等胃肠道反应，胃及十二指肠溃疡。

5. 血液系统　可出现血小板减少、中性粒细胞减少，但发生率明显低于噻氯匹定。氯吡格雷引起粒细胞减少，严重粒细胞减少。

6. 皮肤、肌肉与关节　可出现皮肤瘙痒或荨麻疹、斑丘疹。

7. 泌尿生殖系统　可出现尿道感染、膀胱炎、月经过多。

8. 其他　心血管系统可出现水肿、高血压、心房颤动和心力衰竭。局部缺血性坏死和广泛水肿罕见。呼吸系统主要表现为上呼吸道感染、呼吸困难、支气管炎、咳嗽肺炎和血胸。少数患者服用氯吡格雷以后发生头痛、眩晕、抑郁、疲倦和颅内出血，还有少部分患者出现鼻出血、牙龈出血、血尿、紫癜、淤血、月经过多与创口不易止血等。

9. 氯吡格雷抵抗　可能的机制包括：①遗传因素，P2Y12 受体基因多态性、GPⅢa 亚单位多态性；②基础血小板高反应性；③疾病状态，不稳定型心绞痛和陈旧性心肌梗死是低血小板聚集抑制率的重要预测因子；④胰岛素抵抗，胰岛素可以抑制血小板聚集和活化，胰岛素抵抗患者的胰岛素抗血小板功能明显受限。

【防治措施】
氯吡格雷抵抗可通过以下途径处理：①增加氯吡格雷剂量。对于抵抗的患者可以增加剂量。近期的研究表明 600mg 的负荷量明显加速和提高了氯吡格雷对血小板的抑制；②加用其他抗血小板药物，如 GPⅡb/Ⅲa 受体抑制药、西洛他唑等；③药物或改变不良生活方式，改善胰岛素抵抗。

第9章 高血压病的诊疗风险与防范

第一节 临床诊疗的方法和预后

一、诊断依据

（一）临床特点

1. 症状　高血压病一般病程较长，往往缺乏特殊的临床表现，常见的有头晕、头痛、疲劳、心悸等。症状呈轻度持续性，在紧张或劳累后加重，不一定与血压水平有关。患者也可出现视力模糊、鼻出血等较重症状。少数患者病情急骤，有剧烈头痛、蛋白尿、血尿等表现。约20%患者无症状，仅在查体或出现其他器官并发症后才被发现。

2. 体征　血压水平可随季节、昼夜、情绪等因素而波动较大。体格检查时可有主动脉瓣区第二心音亢进、收缩期杂音或收缩期早期喀喇音，少数患者在颈部或腹部可听到血管杂音。恶性或急进型高血压病患者，舒张压可持续≥130mmHg，可有眼底出血、渗出和视盘水肿，出现蛋白尿或管型尿。

（二）辅助检查

1. 动态血压监测　可以测定白天与夜间各时间段血压的平均值和离散度，能敏感、客观地反映实际血压水平。还可诊断"白大衣性高血压"。判断血压的严重程度，了解血压变异性和血压昼夜节律性，指导降压治疗。诊断发作性高血压和低血压。

2. X线或数字减影血管造影（DSA）　X线检查可反映心脏外形、大小，发现大动脉病变如主动脉瓣狭窄或扩张、主动脉瘤等异常。DSA可协助诊断血管的狭窄、斑块、动脉瘤等病变。

3. 心电图

（1）高血压致左心室肥厚后表现为QRS波群电压升高，T波与QRS波群主波方向相反。

（2）出现心律失常，如心房颤动、束支传导阻滞。

（3）心肌缺血、心肌梗死等。

4. 超声心动图　可以更早、更准确地诊断左心室肥厚，发现肥厚型梗阻性心肌病，测量射血分数等反映心功能的指标。

5. 血常规　红细胞和血红蛋白一般无异常，但急进型高血压时可有 Coombs 试验阴性的微血管病性溶血性贫血，伴畸形红细胞。血红蛋白高者血液黏度增加，易引起血栓形成并发症（包括脑梗死）和左心室肥大。

6. 尿常规　早期患者尿常规正常，肾浓缩功能受损时尿比重逐渐下降，可有微量尿蛋白、红细胞，偶见管型。随肾病变进展，尿蛋白量增多，红细胞和管型也增多。

7. 肾功能　多采用血尿素氮和肌酐来评价肾功能，肾实质受损到一定程度时尿素氮和肌酐可以升高。

8. 胸部 X 线检查　可见主动脉迂曲延长，其升部、弓部或降部可扩张。出现高血压性心脏病时有左心室增大，全心力衰竭时左右心室都增大，并有肺淤血征象。

9. 眼底检查　视网膜病变包括出血、渗出、视盘水肿等。高血压眼底分 4 级。

Ⅰ级：视网膜小动脉出现轻度狭窄、硬化、痉挛和变细。

Ⅱ级：小动脉中度硬化和狭窄，出现动脉交叉压迫症，视网膜静脉阻塞。

Ⅲ级：动脉中度以上狭窄伴局部收缩，视网膜有棉絮状渗出、出血和水肿。

Ⅳ级：视盘水肿，并有Ⅲ级眼底改变。

10. 其他检查　血糖、血胆固醇、血三酰甘油及血尿酸等检查，有助于发现相关靶器官损害。踝与臂血压比值、心率变异、颈动脉内膜中层厚度、动脉弹性功能测定及血浆肾素活性等。

二、治疗方法

目前原发性高血压尚无根治方法。治疗目的是控制血压水平，减少或避免靶器官损害及并发症发生。

（一）一般治疗

通过改变不良的生活方式来达到降低血压的目的，其措施包括：①减轻体重；②限制饮酒量；③限制钠盐摄入；④增加体育活动；⑤戒烟；⑥健康的饮食习惯（包括多食水果、蔬菜、鱼类，以及减少总脂肪和饱和脂肪摄入）。

（二）降压药物治疗

1. 利尿药　①噻嗪类：最为常用，氢氯噻嗪 12.5 ～ 25mg，氯噻酮 25 ～ 50mg，口服，每日 1、2 次；②襻利尿药：如呋塞米 20mg，每日或隔日 1 次，口服，排钠排钾作用强，主要用于高血压伴肾衰竭者或有钠潴留而噻嗪类利钠作用不明显时；③保钾利尿药：如氨苯蝶啶 50 ～ 100mg，每日 2 ～ 3 次，口服。

2. β 受体拮抗药　有心脏保护作用，最适宜用于合并冠心病、血浆高肾素活性及需用血管扩张药的高血压病患者。阿替洛尔 50 ～ 100mg，每日 1 次，口服。美托洛尔 25 ～ 50mg，每日 2 次，口服，可逐渐增加剂量，必要时可增至 200mg/d，维持量为 50 ～ 200mg/d，缓释剂美托洛尔，每次 50 ～ 100mg，每日给药 1 次。

3. **钙通道阻断药**　①短效制剂：有硝苯地平（硝苯吡啶），5～10mg，每日 3 次，口服，降压迅速而显著，但维持时间短；②中效制剂：有尼群地平，10～20mg，每日 1～2 次，口服，维持量 10～20mg/d，降压相对平稳；③长效制剂：有硝苯地平缓释片 30mg，每日 1 次，口服。氨氯地平 5～10mg，每日 1 次，口服，降压平稳、疗效肯定且维持时间长。其他钙通道阻断药有维拉帕米缓释片 120～240mg，每日 1 次，口服。地尔硫䓬缓释片 90mg，每日 2 次，口服。

4. **血管紧张素转换酶抑制药（ACEI）**

（1）卡托普利：开始以 12.5mg，每日 2 次，饭前口服，逐渐增至 25～50mg，每日 2～3 次，最大剂量为每日 150mg。

（2）依那普利：开始以 2.5mg，每日 2 次，口服，逐渐增至 10mg，每日 2 次。最常见的不良反应为顽固性干咳，停药后即可消失。

5. **血管紧张素Ⅱ受体拮抗药**　疗效好，不良反应少。常用药物有氯沙坦（科素亚）50mg，每日 1 次，口服。缬沙坦 80mg，每日 1 次，口服。

6. **α 受体拮抗药**　通过选择性阻滞突触后 α1 受体使周围血管扩张而产生降压效应。常用药物有哌唑嗪，口服从小剂量开始，一般开始给予 0.5mg，每日 2 次，然后逐渐增至 5mg，每日 2 次。

7. **联合治疗**　临床上用单一抗高血压药物时，常常不能达到很好的降压疗效，剂量过大时又容易引起不良反应。如果联合应用两种或两种以上具有协同或相加作用的药物，每种药物剂量又不致过大，可产生良好的降压效果，而又不至于发生明显的不良反应。

三、预后特点

目前原发性高血压尚不能根治。患者需要终身服药。平时养成良好的生活习惯，合理膳食，适量运动，控制情绪，规律服药，可有效减慢病程发展，减少或避免严重靶器官损害及并发症的发生。一般来说，高血压病患者平均寿命较正常人缩短 15～20 年，但有个体差异。缓进型（良性）高血压症状隐匿，进展缓慢，病程可长达 20～30 年。轻度高血压为脆性高血压阶段，在劳累、精神紧张、情绪波动时血压升高，去除上述因素后血压可降至正常。轻度高血压预后取决于血压之外的其他危险因子，不存在其他危险因子者病程较长，预后较好。随着病情发展，患者血压逐步升高，并呈持续性。如果有心血管疾病家族史，血压升高时年龄较轻，出现心、脑、肾等并发症，可致劳动力减退或丧失，预后较差。死亡原因：在西方国家，心力衰竭占首位，其次是脑血管意外及尿毒症。中国则以脑血管意外最多见，其次为心力衰竭及尿毒症。急进型（恶性）高血压约占高血压的 1%，发病可急骤，也可有病程不一的缓进型高血压病史，进展迅速，视网膜病变严重，很快出现肾衰竭或心脑血管严重损害，预后差，平均仅存活 1 年左右，如能采取积极有效的治疗，5 年生存率有望达到 20%～50%。

第二节　并发症风险的表现与防范

一、左心室肥厚

（一）发生机制

①血流动力学作用；②肾素－血管紧张素－醛固酮系统异常；③心脏交感神经系统异常；④胰岛素抵抗。

（二）诊断依据

心功能代偿期的左心室肥厚无临床症状和体征。左心室肥厚伴轻度的舒张功能障碍亦常无临床症状。当舒张功能恶化到足以减少左心室充盈及左心室舒张期容量时，每搏排血量下降，出现乏力、头晕等心排血量降低的症候群。舒张功能障碍进一步发展，左心室充盈压继续升高时，出现呼吸困难、咳嗽等肺淤血症候群，表现为舒张性心力衰竭。收缩功能可正常。体格检查：心脏向左下扩大，可闻 S3 奔马律。左心室肥厚最终可出现左心室收缩功能障碍，甚至全心力衰竭的症状、体征。

由于早期左心室肥厚缺少临床症状和体征，因此诊断主要依靠超声技术。超声心动图检查不仅能提供是否存在左心室肥厚，而且可对左心室构型进行分型。

（三）处理方法

近年研究发现，左心室肥厚是心血管疾病发病率及病死率独立的、重要的危险因素，它已成为高血压病治疗与预防的新靶点。

除直接血管扩张药（如肼屈嗪和米诺地尔）以外的各类降压药物均能逆转左心室肥厚。有学者认为其逆转左心室肥厚所产生的心血管保护作用超过它们降压本身所产生的作用。

由于许多高血压病患者往往需要几类降压药物联合应用才能有效控制血压，因此，每类药物逆转左心室肥厚的相对差异并不重要，相反，对左心室肥厚的逆转，血压下降程度比降压药物类型更重要。

（四）预防要点

针对危险因素，如高血压、体重、年龄、性别，积极预防、及时有效治疗高血压。

二、冠状动脉病变

（一）发生机制

①高血压对小动脉的影响；②高血压引起内皮功能障碍；③高血压病患者左心室肥厚的影响。

（二）诊断依据

高血压并发冠心病的临床表现与一般冠心病相同。临床分型如下：①无症状性心肌缺血；

②稳定型心绞痛；③变异型心绞痛；④微血管型心绞痛；⑤急性冠状动脉综合征，分别为不稳定型心绞痛、ST 段抬高型心肌梗死、非 ST 段抬高型心肌梗死。

（三）处理方法

降压治疗的原则应该是：即能减少心肌耗氧量，又能充分保证重要靶器官的血供，两者不可偏废。高血压合并冠心病时，目标血压可控制在 140/80mmHg 以下，治疗药物首选 β 受体阻断药、血管紧张素转换酶抑制药。如有心绞痛，也可选择钙通道阻断药，已用 β 受体阻断药时选用二氢吡啶类钙通道阻断药，如 β 受体阻断药禁忌，选用减慢心率的钙通道阻断药。

相关内容参见第 7 章第一节。

（四）预防要点

为预防高血压并发冠心病，从儿童阶段开始，即应针对高血压及动脉硬化的危险因素采取积极措施，如戒烟、限酒、合理膳食、体育锻炼、控制体重等。药物预防应从两个方面着手，即降低血压和应用他汀类药物。

三、心力衰竭

高血压病患者并发急性充血性心力衰竭的发生机制主要由于某些诱发因素，如剧烈情绪变化、精神创伤、过度疲劳、寒冷及内分泌失调等作用下，全身小动脉发生一过性强烈痉挛，周围血管阻力明显上升，血压尤其是收缩压明显升高，左心室压力负荷过重，肺静脉及肺毛细血管楔压急剧升高。当肺毛细血管楔压超过血浆胶体渗透压时，液体即从毛细血管漏入肺间质、肺泡，甚至气道内，引起急性肺水肿。

慢性充血性心力衰竭是高血压并发充血性心力衰竭的常见形式。高血压病早期以舒张性心力衰竭为主，后期多伴收缩性心力衰竭。舒张性心力衰竭发生原因包括：①主动舒张功能受损；②被动充盈功能受限；③微血管功能受损；④神经激素调节异常。收缩性心力衰竭发生原因：①神经激素的激活；②心脏构型改变。

有关诊断依据与防治措施参见第 3 章第二节"心力衰竭"。

四、心律失常

高血压直接诱发心律失常　频发的复杂性室性心律失常与血压持续升高、夜间血压下降幅度＜ 10%，即呈"非勺型"改变关系密切，尤其在高龄及左心室肥厚患者更明显。高血压间接诱发心律失常原因：①左心室肥厚；②冠心病；③左心室功能障碍。

有关诊断依据与防治措施参见第 3 章第二节"心律失常"。

五、心脏性猝死

高血压病患者发生心脏性猝死主要原因为：①左心室肥厚；②自主神经系统改变；③血压持续升高；④遗传因素。

有关诊断依据与防治措施参见第 3 章第二节"心脏性猝死"。

六、出血性脑卒中

（一）发生机制

1. **诱发因素**　绝大多数高血压性脑出血是在原有高血压的基础上，在某些诱因作用下，发生脑出血。这些诱因包括剧烈的体力活动、精神过度紧张、情绪激动、饮酒等，少数脑出血发生于睡眠相的快速眼动期，可能与惊梦有关。

2. **发病机制**　①脑小动脉血管壁退行性改变；②脑小动脉血管痉挛。

（二）诊断依据

多数起病急骤，常在白天活动时发生，多存在诱发因素。发病时剧烈头痛伴频繁呕吐。可合并胃肠道出血，意识逐渐模糊，常于数十分钟内昏迷，呼吸深沉有鼾声，可有大小便失禁，有时伴偏瘫、失语等。脑出血部位常见于基底节、脑叶、丘脑、脑干及小脑出血。

根据高血压病史、起病突然、头痛、呕吐、肢体瘫痪、意识障碍等症状、体征，结合脑脊液检查，尤其是头部 CT 扫描结果，做出脑出血的诊断。

（三）处理方法

1. **一般治疗**　出血后24小时内的抢救治疗最好在ICU进行。保持患者安静及大小便通畅，勤吸痰。为保护气道，对有意识障碍或反射损伤，Glasgow 转归评分＜8分者，应用短效麻醉剂后紧急气管插管机械通气，以免出现低氧血症及高碳酸血症。如2周内临床状况改善则拔管，否则行气管切开。约30% 幕上脑出血及几乎所有的脑干或小脑出血，因意识下降，需气管插管。注意水、电解质平衡及营养支持，预防及治疗循环、呼吸、消化系统并发症。

2. **血压管理**　脑出血后常见血压升高，可能是原有高血压未得到控制，也可能是对应激的非特异性反应，目前仍不清楚血压升高预示出血扩展，抑或出血扩展引致血压升高。一般认为，脑出血后血压升高是一种增加脑灌注的保护性反应。合理降压可预防进一步的血管损伤，预防早期卒中复发，使患者受益。在患者情况稳定和好转前，应将血压控制在中间水平（160/100mmHg）。平均动脉压 ≥ 130mmHg 时经静脉途径降压，使脑灌注压维持在 9.33kPa（70mmHg）以上，如病情稳定，3 日后给予口服降压药。

3. **颅高压的处理**　由血肿、出血周围水肿、阻塞性脑积水、脑疝共同形成的"质量效应"（mass effect）是脑出血后 5 日内死亡的第 2 位原因。由于仅在大量脑出血时出现明显的进行性的颅压升高，因此不主张脑出血后常规应用渗透性药物，只对有严重质量效应、脑干受压或有小脑幕疝形成危险的脑出血患者，应用甘露醇。避免应用皮质激素，随机试验未证实其疗效。

4. **脑室积血的处理**　脑室积血可使受累皮层灌注压降低，干扰脑脊液的正常功能，诱导局部乳酸酸中毒，引起阻塞性脑积水，病死率高。近年采用脑室内给予溶栓药物治疗脑积水，每 12 小时 1 次给予尿激酶，直至不需外引流脑脊液时为止，可减少 1 个月时的预期病死率。

5. **癫痫的治疗**　大多数癫痫发生于出血后 24 小时内，应静脉应用抗癫痫药，病情稳定后，用药 1 个月后停药。出血 2 周后发作的癫痫，以后复发的可能性大，多需长期预防性抗癫痫疗。

6. **手术治疗**　目的是减轻质量效应、阻止出血部位释放病理产物、预防出血部位与正常组织之间的长期的有害相互作用。通常下列情况需要考虑外科手术治疗：①基底节区中等量以上出血（壳核出血≥30mL，丘脑出血≥15mL）；②小脑出血≥10mL或直径≥3cm，或合并明显脑积水；③重症脑室出血（脑室铸型）。临床多采用微创颅内血肿清除术。

（四）预防要点

1. 一级预防

（1）治疗高血压：高血压是脑出血最重要的危险因素，治疗高血压能有效预防脑出血。

（2）针对其他危险因素进行共同干预：在治疗高血压的同时，必须对脑出血的其他危险因素进行干预，如戒烟、限酒、控制体重、适当运动、治疗并存的糖尿病等，才能取得预期的预防效果。血清胆固醇<160mg/dL（4.1mmol/L），尤其伴有高血压者，较易突发脑出血，因此，必须将胆固醇维持在适当的范围内。

2. 二级预防　降压治疗在脑出血的二级预防中也具有重要意义。适度降低血压可预防脑卒中的复发危险。

七、高血压性脑病

（一）发生机制

（1）急性脑循环障碍。

（2）某些药物或食物诱发高血压脑病。

（3）颈动脉内膜剥离术后。

（二）诊断依据

慢性高血压病患者，当血压突然高于250/150mmHg时，出现头痛、癫痫、意识障碍三联征，眼部出现一过性皮质性失明。根据高血压或颈动脉内膜剥离术病史、临床表现及影像学检查，做出诊断。

（三）处理方法

1. 治疗原则

（1）迅速降低血压：为预防或减轻靶器官的损伤，在2小时内使血压降低。至于目标血压水平，仍存争议。有学者主张将血压降至正常或接近正常水平，也有学者主张血压降低幅度应小于20%～25%，或将舒张压降至100～110mmHg，以免引起脑血流灌注不足。

（2）应用短效静脉制剂降压：以便迅速发挥降压作用，随时调整药物剂量。避免舌下含服或口服制剂如硝苯地平，防止血压急剧、持续下降而难以控制。

（3）对症治疗：降低颅内压，应用呋塞米静脉注射，或20%甘露醇快速静脉输注。癫痫发作者给予苯妥英钠、苯巴比妥等抗癫痫治疗。

2. 降压药物选择　首选硝普钠静脉输注。其他药物如硝酸甘油、酚妥拉明、尼卡地平、拉贝洛尔、艾司洛尔、依那普利、乌拉地尔、呋塞米等已被广泛认可。

（四）预防要点

高血压病患者，平素应用有效降压药物平稳降压，在精神刺激，情绪紧张或其他可能引起血压急剧升高的应激情况下，强化血压监测，及时调整药物即可避免高血压脑病的发生。

对颈动脉内膜剥离术后患者，术后进行 24 小时动态血压监测，一旦发现血压异常升高，及时降压治疗。

八、高血压性肾病

（一）发生机制

1. 良性肾小动脉硬化

（1）血流动力学因素。

（2）非血流动力学因素：①凝血及纤溶系统异常。高血压患者体内凝血亢进、纤溶抑制也是导致肾小动脉玻璃样变及硬化的重要原因之一；②血小板活化。进一步加剧肾小球损伤。

（3）遗传因素。

2. 恶性肾小球硬化　①急性血流动力学改变；②肾素 – 血管紧张素的作用；③内皮素分泌增加；④血管内凝血。

3. 肾血管微胆固醇性栓塞。

（二）诊断依据

高血压病肾损害早期可无任何临床表现。晚期肾功能失代偿时，肾浓缩功能受损，可出现多尿、夜尿、口渴、多饮等。当肾功能进一步减退时，尿量可减少，最终出现尿毒症。不过，在缓进性高血压出现尿毒症前，多数患者已死于心脑血管并发症。

急进型高血压表现与缓进型高血压基本相似，但血压升高显著，头痛明显，视网膜病变及肾衰竭进展迅速，常于数月至 2 年内出现心、脑、肾损害，最后死于肾衰竭者居多。

（三）处理方法

1. 一般治疗　包括休息、限制钠盐摄入、低蛋白饮食等，与其他原因引起的肾功能障碍处理原则相同。

2. 降压治疗

（1）目标血压：早期有效的降压治疗对于终止高血压与肾损害之间的恶性循环至关重要。建议对尿蛋白＞1g/d 的高血压，血压应控制在 125/75mmHg 以下，尿蛋白＜1g/d 的高血压，血压应控制在 130/80mmHg 以下。

（2）药物选择：多数降压药物由肾清除，因此，肾功能损害的高血压患者，必须审慎选择降压药物，适当调整药物剂量，首先选择对肾有保护作用的药物，如：①血管紧张素转换酶抑制药（ACEI）；②血管紧张素Ⅱ受体拮抗药；③其他降压药物。钙通道阻断药、β受体拮抗药、α受体拮抗药、利尿药均具有血压依赖性肾保护作用，可作为辅助降压药。其中，利尿药常与 ACEI 联合应用。通常需要 3 种或更多降压药物才能达到目标血压。

3. 血液透析及肾移植　综合治疗后血压仍不能满意控制，肾功能继续恶化时，应开始血液透析，多数患者经血液透析后，血压会很快得到控制。对选择病例，可行肾移植。

（四）预防要点

高血压肾损害的预防重点在于早期有效的控制血压。

第三节　误诊风险的表现与防范

本节内容主要介绍继发性高血压的误诊风险表现与防范。

一、误诊范围及后果

（一）误诊范围

继发性高血压是一种危害较大的疾病，其发病率低，占高血压病的 1%～5%。由于都具有高血压的临床表现，原发病的其他表现不典型，或复杂多样，多涉及肾疾病（肾小球肾炎、肾血管狭窄、先天性多囊肾、糖尿病肾病等）、内分泌疾病（嗜铬细胞瘤、原发性醛固酮增多症、库欣综合征等）、血管病变（主动脉瓣狭窄、多发性大动脉炎）、睡眠呼吸暂停综合征、药物性高血压、妊娠高血压等，易被忽视，误诊为原发性高血压。因此，该病误诊率较高，有学者报告误诊率高达 56%，正确诊断率仅为 44%。随着人民生活水平的不断提高，高血压病患病率也有逐渐增高的趋势，在临床工作中，由于对继发性高血压认识不足，且只满足于原发性高血压的诊断，不再进一步探讨引起高血压的原因，使许多继发性高血压被误诊为原发性高血压，甚至按原发性高血压治疗多年。

（二）误诊后果

高血压是一种常见病多发病，也是心脑血管疾病最重要的危险因素，高血压的重要并发症：脑卒中、心脏病及肾病严重危害我国人民的健康，其致死致残率高，给个人、家庭和社会带来沉重的负担。成人高血压中 5%～10% 通过临床病史、体格检查和常规实验室检查可查出高血压的具体原因（继发性高血压），而且祛除病因，高血压可以治愈。但由于临床医师的经验不足、实验室检查开展过迟及思考不够全面，不能抓住特异性症状、体征，不能纵向或横向联系，仔细分析患者的多个症状间的必然联系，抓住主要矛盾，拓展思路，多方比较，重点检查等原因而造成误诊，使患者不能得到早期诊断，早期治疗，长期不必要服用降压药物，血压控制不良，出现各种严重的并发症，影响患者的身体健康，导致患者残疾和死亡。因此临床医师应该吸取经验教训，在所有高血压病患者就诊，确定为原发性高血压之前，一定要注意排除由其他疾病造成的继发性高血压，减少误诊率，以免错过最佳治疗时机。内分泌性高血压病患者容易死于脑血管疾病，而内分泌高血压病又常常是可以治愈的。在临床中应尽可能对原发性醛固酮增多症尽早做出诊断和治疗，以免延误治疗，造成不可挽回的结局。

二、误诊原因分析

（一）对继发性高血压的认识不足

继发性高血压由于涉及肾病、内分泌病等多方面疾病，理论较难掌握，如果临床医师基础知识不全面，只熟悉常见的原发性高血压，对继发性高血压的认识不充分，对少见病症警惕性不高，不能纵向或横向联系，多方比较，仅凭血压测量结果，没有详细询问病史和进行全面查体，忽略其他因素存在的可能，会导致对病情分析不全面，而未做相应的有关必要的实验室检查，进行排他性诊断。对患者用药不了解，对预后不思考，对整体情况不予以评估。

初诊医师仅凭借自己的经验和习惯性思维，只注意单一的症状而没有进行全面的分析。在未排除继发性高血压的情况下，就一味地按原发性高血压治疗，效果不佳时，也没有考虑同症有多病，未做深入细致分析，从而误诊。

（二）临床表现缺乏特异性

继发性高血压早期，原发病临床表现不明显，症状特征缺乏特异性。甲状腺功能亢进等多种内分泌疾病可出现继发性高血压，且常以胸闷、心悸、头晕等为主诉就诊，查体可闻及心脏杂音，心电图示心肌缺血改变。这些心血管系统的表现容易误诊为原发性高血压。即使有些特异性症状、体征，也不能抓住。思维习惯问题，遇有年龄偏大、嗜烟酒及家族史的，想当然地认为是原发性高血压，不认真收集病史，不进行严格体格检查，对有关阳性结果不认真分析。同时，由于病灶小，B超和CT分辨率低而造成漏诊。B超对于直径＞1.0cm的腺瘤检出率接近100%，但对直径＜1.0cm的腺瘤应行CT薄层扫描，提高检出率。对于CT成像不满意的病例，磁共振可提供更为准确的三维定位影像。临床上应以B超进行普查，以CT薄层扫描和磁共振进一步定位诊断。

（三）临床经验不足，思维局限

近年由于生活环境的变化，原发性高血压和糖尿病的发病率上升，发病年龄也明显低龄化。临床医师容易对一些不典型的糖尿病和高血压忽视病因分析，导致误诊和漏诊。同时也有些医师难以摒弃"头痛医头、脚痛医脚"的错误概念，容易被某些心血管系统疾病的临床表现所迷惑，对疾病缺乏全面整体的分析而导致误诊或漏诊。

三、误诊防范对策

（一）熟悉继发性高血压的表现特点

1. 内分泌疾病致继发性高血压

（1）详细询问病史：可以获得许多重要资料，对发病年龄小、病史短、进展快、无家族史者应考虑继发性高血压。年轻高血压患者，伴多饮、多尿及周期性瘫痪或肌无力者多见于原发性醛固酮增多症。阵发性高血压，或虽为持续性高血压，但血压波动大，站立时发生低血压，且伴怕热、低热、多汗、心悸、心动过速、烦躁等症状，提示可能为嗜铬细胞瘤。如为青年，重度高血压，伴多饮、多尿、夜尿多、乏力、低血钾，但无糖尿病或肾功能障碍，要警惕肾素分泌瘤。如血压增高呈动力型，舒张压偏低常见于甲状腺功能亢进。而库欣综合征则具有特殊体征，关键是提高对本病的认识。

（2）实验室及其他特殊检查：要根据以上各个线索，有针对性并有步骤地做出选择。如库欣综合征、嗜铬细胞瘤可出现血糖增高并糖尿病。原发性醛固酮增多症、肾素分泌瘤可出现低血钾血症，然后在此检查基础上行进一步特殊检查，可获得明确的诊断。

2. 肾性高血压 肾性高血压是最常见的继发性高血压，它是由于肾血管或肾实质的病变引起的。肾实质性病变是继发性高血压的第1位原因，以慢性肾小球肾炎最为常见，其他包括结构性肾病和梗阻性肾病等。应对所有高血压患者初诊时进行尿常规检查以筛查除外肾实质性高血压。体格检查时双侧上腹部如触及块状物，应疑为多囊肾，并做腹部超声检查，有助于明确诊断。测尿蛋白、红细胞和白细胞及血肌酐浓度等，有助于了解肾小球和肾小管功能。

肾血管性高血压是继发性高血压的第 2 位原因。肾动脉狭窄在老年人以动脉粥样硬化所致多见，在年轻人则大动脉炎是重要的原因。脐上闻及向单侧传导的血管杂音是肾动脉狭窄的体征，但不常见。实验室检查有可能发现高肾素、低血钾。肾功能进行性减退和肾体积缩小是晚期患者的主要表现。遇舒张压高而不易控制者应行超声肾动脉彩色多普勒检查，增强螺旋CT，磁共振血管造影，数字减影，有助于诊断。肾动脉超声检查，是敏感和特异性很高的无创筛查手段。肾动脉造影可确诊。肾动脉造影是诊断肾动脉狭窄的金标准，可以准确显示肾动脉狭窄的部位、范围、程度及侧支循环形成情况。

3. **主动脉瓣狭窄**　对 40 岁以下继发性高血压患者，除考虑内分泌系统疾病所致继发性高血压外，不能忽视主动脉瓣狭窄可能。在体格检查时，常规进行上下肢动脉测量，并注意观测腹部、股动脉、腘动脉、足背动脉搏动情况。并必要时行升主动脉等造影以排除主动脉瓣狭窄。以期早期诊断，早期治疗，避免出现心、脑、肾等严重并发症。

4. **药物诱发的高血压**　高血压患者中要注意询问是否在长期应用药物的患者，有的药物是可以诱发高血压的。如甘草、口服避孕药、类固醇、非甾体抗炎药、可卡因、安非他明、促红细胞生成素和环孢菌素等。

（二）要排除继发性高血压必须注意的问题

继发性高血压的原因很多，如①各种肾实质性病变，如急、慢性肾炎，多囊肾，肾结石等；②肾动脉疾病如大动脉炎、肾动脉狭窄等；③全身性疾病如系统性红斑狼疮、硬皮病等；④内分泌疾病如原发性醛固酮增多症、库欣综合征、嗜铬细胞瘤等；⑤心血管疾病如主动脉瓣狭窄等；⑥神经系统疾病如颅压增高、间脑综合征等。临床表现也复杂多样，但有些继发性高血压患者，由于其原发病的症状突出或病史很明确，病因诊断并不困难，只要临床医师提高对该病的警惕性，做系统全面的分析，一定能提高确诊率。

第四节　介入诊疗风险的表现与防范

高血压的介入治疗技术是肾动脉交感神经射频消融术。这项介入技术的并发症主要是假性动脉瘤及肾动脉狭窄、出血、血肿、夹层等。大部分已发表的关于 RSD 治疗 RH 的研究的随访时间为 6 个月至 1 年，并发症发生率约为 1.5%。

该操作是在肾动脉内进行，射频能量在破坏神经的时候，在一定程度上会对肾动脉内膜造成损伤，甚至引起肾动脉狭窄、夹层、血栓形成等并发症。肾动脉剥离或狭窄占肾动脉损伤的 0.5%。RSD 后肾功能不全（肾功能降低 > 50%）占并发症的 0.3%。通过股动脉径路的血管并发症包括假性动脉瘤或血肿，占并发症的 0.7%。栓塞作为不良事件的发生风险为 0.3%，因栓塞导致的器官衰竭非常罕见。RSD 治疗可使心动过缓的风险增加 7 倍，心动过缓往往仅在术中短暂发生，其他不良事件还包括肾动脉血管痉挛、晕厥和腹部疼痛等。有患者在术中发生肾动脉夹层，股动脉入路发生假性动脉瘤，经处理后均无后遗症。有患者发生了轻微的手术并发症（2 例腰痛，1 例轻度腹股沟血肿）。个别患者发生肾动脉狭窄需要支架植入。有报告 1 年随访临床事件包括需要住院治疗的 9 例高血压事件和 3 例低血压事件，围手术期并发症包括 1 例血肿和 1 肾动脉夹层，12 ～ 36 个月随访期间发生 5 例需要住院的高血压事件，

2例急性肾功能衰竭（与RDN治疗无关），以上患者均经过保守治疗后出院，还发生2例不明原因死亡和1例心脏性猝死，猝死患者被安全委员会判定为与手术无关，因此研究中认为RDN可使难治性高血压患者血压下降至少3年，并且这种获益是药物治疗不能替代的。

观察术后是否有伤口渗血、血肿、动静脉瘘、假性动脉瘤及肾动脉狭窄、出血、血肿、夹层等并发症发生。肾交感神经消融术不是高血压根治法，目前的研究仅仅局限于部分患者，而且随访时间相对较短，肾脏交感神经再生后血压会不会反弹，其长期疗效还有待进一步的随访观察。在治疗安全性方面，射频消融导致的内膜损伤是否引起肾动脉狭窄或动脉粥样硬化尚不十分清楚，在长期随访过程中应监测肾动脉解剖学的改变。

结果提示在肾动脉不同部位需要释放不同的能量来破坏神经纤维，在RDN手术过程中，消融部位、消融能量范围及消融持续时间的设定、消融阻抗的变化等参数和手术指征还有待深入研究，需进一步明确RDN对于高血压靶器官保护、心脑血管终点事件的预防及降低临床死亡率的情况，能否改善肾功能不全高血压患者的肾功能，术后肾交感神经是否会再生，手术对患者生活方式的影响及能否改变患者对降压药的敏感性等问题。目前高血压病因仍不清楚，现在认为交感神经兴奋是其原因之一，但单纯采用肾交感神经阻断能否真正控制人体交感神经活性尚无定论，人体其他交感神经受内外环境的刺激会不会代偿性地升高血压仍需进一步研究。交感传出神经可再生，尚不清楚神经再生后RDN的效果能否持久，需要长期随访以证实经导管去肾脏交感神经术治疗顽固性高血压的远期疗效。

第五节　药物性风险的表现与防范

一、钙通道阻断药

（一）药物不良反应表现

1. 心血管系统

（1）心力衰竭：钙通道阻断药具有使心肌兴奋-收缩脱耦联的作用，能降低心肌收缩力和收缩速度，表明钙通道阻断药有负性肌力作用。同时钙通道阻断药能反射性地增加交感神经活性，使肾素-血管紧张素Ⅱ-醛固酮系统水平升高，亦能使儿茶酚胺水平升高，从而使心功能恶化。

（2）心律失常：钙通道阻断药阻滞慢通道，可以产生负性变时性作用和负性变传导作用，在生理情况下，窦房结和房室结组织呈"慢反应"。钙通道阻断药能减少这些细胞的舒张期除极斜率，提高膜阈电位。

（3）增加冠心病病死率的可能性：钙通道阻断药可能导致心脏事件的因素有：增加心率，无狭窄的冠状动脉扩张而出现窃血现象使狭窄血管的供血区心肌更加缺血，负性肌力作用，反射性肾素-血管紧张素水平升高，儿茶酚胺水平升高及低血钾导致的促心律失常作用，血管扩张和抑制血小板聚积造成的促出血作用。

（4）直立性低血压：并非很常见，主要在与其他降血压药物合用时发生，多发生于老年患者。

2. 其他　①头痛、颜面潮红、多尿：为药物的扩血管作用所致；②便秘：为药物影响肠道平滑肌钙离子的转运所致，为钙通道阻断药比较常见的不良反应；③胫前、踝部水肿：为钙通道阻断药治疗的常见不良反应；④皮疹和过敏反应：发生率很低，出现后应停药。

（二）不良反应防范对策

1. 直立性低血压　嘱患者用药后变换体位时速度应慢可以减少这种不良反应的发生，必要时降低药物剂量。

2. 心动过速　必要时可以与 β 受体拮抗药合用以减少其发生，但应该注意的是应避免将非双氢吡啶类的钙通道阻断药与 β 受体拮抗药合用，以免加重或诱发对心脏的抑制作用。

3. 心动过缓或传导阻滞　一旦出现应停药或减少用药剂量。对存在窦房结、房室结病变的患者，禁止应用非双氢吡啶类钙通道阻断药。

4. 抑制心肌收缩力　目前普遍认为对心力衰竭患者，不推荐使用任何钙通道阻断药，除非患者存在难以控制的高血压。

5. 头痛、颜面潮红、多尿　随用药时间的延长症状可以减轻或消失，如症状明显或患者不能耐受，可以换用另一类的降血压药物。

6. 便秘　可以同时使用中药缓泻药物以减轻症状，必要时换用其他药物。

7. 胫前、踝部水肿　临床发现与利尿药合用时可以减轻或消除水肿症状。

8. 皮疹和过敏反应　出现后应停药。

（三）临床用药不良反应举例

硝苯地平

【不良反应】

1. 心血管系统

（1）低血压、冠状动脉窃血和心肌收缩力降低：血压过度降低，可引起一些严重后果。由于短效的硝苯地平可引起血压过度降低，从而诱发脑卒中、心绞痛、心肌梗死。

（2）心律失常：硝苯地平可扩张周围血管，降低周围血管阻力，反射性引起交感神经兴奋，可导致心率增快和周围血管收缩。

（3）心力衰竭：严重主动脉瓣狭窄可引起心力衰竭和低血压的危险。

2. 消化系统　牙龈肿胀、增生、溢脓，影响肝功能，偶可出现胃食管反流，有发生味觉及嗅觉异常者，停药后 24 小时内可恢复正常。

3. 神经系统　头痛、头晕、耳鸣、震颤、失语、偏瘫、小脑功能异常及意识丧失。

4. 泌尿生殖系统　可有尿潴留、夜尿增多、水肿、肾功能不全及免疫复合肾炎，还可出现性功能障碍及阴茎异常勃起。

5. 血液系统　可出现溶血性黄疸、粒细胞减少、紫癜、再生障碍性贫血。

6. 内分泌系统　高血糖、低钾血症及肌无力、泌乳和利尿。

7. 变态反应　变态反应、剧烈咳嗽。

8. 皮肤　出现面红和局部发热是较常见的不良反应，类似饮过酒，与面部的小动脉扩张有关。还可发生红斑、疼痛及水肿，对光敏感及全身疱疹。

9. 首剂效应　个别患者在首次用药后出现低血压、严重心律失常、心悸、心肌缺血、心绞痛、心肌梗死，以及呼吸、心搏骤停等，称为首剂效应。

10．戒断症状　长期应用硝苯地平，若骤然停药也可引起心肌缺血、严重不稳定心绞痛及心肌梗死。高血压患者停药后，部分患者可出现反跳性高血压，常伴有交感神经兴奋性过高，甚至出现高血压脑病、心脑血管意外，甚至猝死。

11．其他　男性乳房增生或肥大。14%的患者服用此药发生视物模糊，可能与眼部血管扩张有关。个别病例出现急性闭角型青光眼。

【防治措施】

1．外周水肿　硝苯地平可致水、钠潴留，外周水肿与剂量相关，联合应用利尿药可以加强降压效果，减少剂量，防治外周水肿的发生。

2．头晕、头痛、恶心、乏力和面部潮红　减量或停药症状可消失。

3．一过性低血压　与剂量相关，并非很常见，多不需要停药，主要在与其他降血压药物合用时发生，多发生于老年患者。降压药物应从小剂量开始。发生严重低血压时应给与补液，必要时应用升压药。

4．心绞痛和心肌梗死　可能与低血压反应有关。减量或与其他抗心绞痛药联用则不再发生。

5．低血压患者慎用，肝硬化患者用药时应严密观察

二、血管紧张素Ⅱ受体拮抗药

（一）药物不良反应表现

1．消化系统　主要表现为：腹痛及胃肠不适、恶心、肝炎及转氨酶升高、胰腺炎等。

2．血液系统　某些严重肾功能不全、进行血液透析或紫癜、肾移植的患者服用ARB类药物有可能导致贫血。

3．神经精神系统　以头晕、头痛为首要表现。也有首剂出现先兆偏头痛及用药2日后出现急性精神病的报道，及服药后出现反应迟钝的神经精神症状的病例。

4．泌尿系统　主要有无尿、少尿及肾衰竭。ARB所致的急性肾衰竭原因可能与AngⅡ生成抑制有关。

5．心血管系统　以首剂低血压与心动过缓为主要表现，发生率低于ACEI。首剂低血压多见于心脏病、伴有低血容量或多种降压药联合使用的患者，常常无明显临床症状而被忽视。

6．刺激性干咳与血管神经性水肿　ARB通过选择性阻断AT1受体而发挥舒张血管、排钠利尿的作用，不影响体内的缓激肽的水平，所以不会引起咳嗽等ACEI所常见的不良反应。

7．其他　ARB可以引起轻度的血钾升高，多发生于肾功能异常的患者。另外，皮肤瘙痒与皮疹、腰痛、背痛及肌肉疼痛等骨骼肌肉不适等不良反应均有个例报道。

（二）不良反应防范对策

1．出现血管神经性水肿者，应立即停药，重者应即刻静脉注射肾上腺素。

2．对较易发生急性肾衰竭的高危人群，如严重脱水、应用利尿药或非甾体抗炎药、伴有严重心力衰竭或动脉粥样硬化的老年患者以及肾动脉狭窄患者，临床应加以监测。由于患者通常为长期用药，故医师应将各种不良反应告知患者，在发生异常情况时及时减药或暂停用药，并及时就医检查肾功能变化。由于ARB可以显著降低双侧肾动脉狭窄和孤立肾肾动脉狭窄的肾灌注，在这些患者通常严禁应用此类药物。

3．由于应用 ARB 可以出现首剂低血压与严重的心动过缓，因此，对初次使用该药者，应强调从小剂量开始，缓慢加量，注意个体差异，同时密切观察患者的血压、心率情况，警惕低血压及严重心动过缓的发生，必要时停药并给予支持疗法。

（三）临床用药不良反应举例

氯沙坦

【不良反应】

1．心血管系统

（1）血压：低血压是氯沙坦心血管系统的主要不良反应，表现为头晕、乏力、疲劳。低血压多见于合并充血性心力衰竭、血钠过低、同时使用其他降血压药，以及高肾素型高血压患者。首次服用氯沙坦更容易发生症状性低血压，严重者发生晕厥，应予以注意。

（2）心率及心律：少数患者可出现心率过快或过慢，也可出现心律失常，如心房颤动、室性心动过速、心室颤动等。

（3）心肌缺血：极少数患者出现心绞痛，甚至心肌梗死，多在冠心病的基础上服用氯沙坦又发生低血压所致。

2．消化系统

（1）一般消化道反应：患者可出现食欲缺乏、牙痛、口干、味觉异常或丧失和胃肠道功能紊乱（胃肠胀气、呕吐、便秘）。极少数患者可出现肝炎和肝功能异常。

（2）胰腺炎：有患者服用氯沙坦后引起胰腺炎，在用药 5～7 日后出现恶心、呕吐及上腹部疼痛。

3．神经系统　头痛的发生率相对常见。少数患者可出现头晕、目眩，发生机制主要与头部血管的扩张有关。

4．泌尿系统　主要不良反应有无尿、少尿、肾功能不全和急性肾衰竭。偶有阳痿、夜尿多、泌尿系统感染的报道。

5．皮肤　患者可出现皮疹，呈斑丘疹样，也可有皮炎、脱发、皮肤干燥、红斑、面部潮红、光敏、瘙痒、荨麻疹、出汗、淤斑、瘙痒症等报道。

6．过敏反应

（1）血管性水肿：在极少数服用氯沙坦的患者中有报道，包括导致气道阻塞的喉及声门肿胀，和（或）面、唇、咽和（或）舌肿胀。

（2）过敏性紫癜：曾有过敏性紫癜的报告，用药后 1 周或 4 周发病，表现为腿肿、踝、大腿和臀部有渗透性紫癜，关节疼痛。红细胞沉降率、C-反应蛋白、血清免疫球蛋白 A 等检查异常。

7．呼吸系统　氯沙坦可引起持久性干咳。氯沙坦可引起鼻塞、呼吸困难、支气管炎、咽部不适、鼻出血、鼻炎、呼吸道充血。

8．造血系统　主要见于肾移植后患者用氯沙坦可导致贫血，表现为疲乏、呼吸短促，检查显示红细胞计数、血红蛋白及红细胞压积下降。

9．运动系统　偶有骨骼肌肉系统不良反应报道，包括肌痉挛、背痛、腿痛、臂痛、髋痛、膝痛、肩痛、关节痛、关节炎、关节肿胀、僵直、纤维肌痛和肌无力等。

【防治措施】

（1）低血压、电解质紊乱、体液平衡失调血管容量不足的患者（例如应用大剂量利尿药治疗的患者），可发生症状性低血压。在使用本品治疗前应该纠正这些情况，或使用较低的起始剂量。

（2）肝功能损害药代动力学资料表明，肝硬化患者氯沙坦的血浆浓度明显增加，故对有肝功能损害病史的患者应该考虑使用较低剂量。

（3）对于双侧肾动脉狭窄或只有单侧肾而肾动脉狭窄的患者，影响肾素－血管紧张素系统，可增加其血尿素和血清肌酐含量，停止治疗后，这些肾功能的变化可以恢复。

三、血管扩张药

（一）药物不良反应表现

1. 心血管系统

（1）直立性低血压：患者用药后，在突然改变体位或长时间站立时发生低血压，表现为头晕，严重者可晕厥。此类反应易发生意外，尤其对老年人有较大的危险性，可引起此类反应的药物为：胍乙啶、甲基多巴、可乐定、利舍平、帕吉林（优降宁）和肼屈嗪（肼苯达嗪）。

（2）诱发或加重心绞痛：胍乙啶和利舍平。

（3）心律失常：肼屈嗪和米诺地尔（长压定）。

2. 精神抑郁　表现不同程度的精神障碍，如情绪低落、焦虑及精神运动抑制等。严重者可引起自我迫害和自杀等。这类反应对老年人也有较大危险性。

3. 呼吸系统　诱发或加重支气管哮喘，有利舍平、胍乙啶和肼屈嗪。

4. 泌尿、生殖系统

（1）下肢水肿（水钠潴留）：利舍平、胍乙啶、可乐定。

（2）阳痿和性功能减退：利舍平、胍乙啶、可乐定、甲基多巴。

5. 血压反跳升高　长期应用可乐定，突然停药可使体内儿茶酚胺急剧升高而致高血压危象。硝普钠用于控制性降压，突然停药也可致血压反跳升高。利舍平、胍乙啶和甲基多巴大剂量静脉注射后也可见短暂的血压升高。

6. 其他　硝普钠可致硫氰酸盐中毒。肼屈嗪偶见致系统性红斑狼疮样综合征。

（二）不良反应防范对策

1. 药物选用原则

（1）采用最小的有效剂量以获得可能有的疗效而使不良反应减至最小。如有效，可以根据年龄和反应逐步递增剂量以获得最佳的疗效。

（2）最好使用1次／日给药而有持续24小时降压作用的药物。保证24小时内稳定降压，并能防止从夜间较低血压到清晨血压突然升高而导致猝死、脑卒中和心脏病发生。

（3）为使降压效果增大而不增加不良反应，用低剂量单药治疗疗效不佳时可以采用两种或两种以上药物联合治疗。

2. 药物剂量的调整　对大多数非重症或急症高血压，要寻找其最小有效耐受剂量药物，也不宜降压太快，故开始给予小剂量药物，经1个月后，如疗效差而不良反应少或可耐受，可增加剂量。如出现不良反应不能耐受，则改用另一类药物。

（三）临床用药不良反应举例

利舍平

【不良反应】

1．神经系统 大量口服此药容易出现的不良反应包括眩晕、倦怠、乏力、嗜睡、晕厥、阳痿、性欲减退、精神抑郁、注意力不集中、精神紧张、焦虑、失眠、多梦、倦怠、梦呓、头痛、神经紧张、帕金森病（停药后可逆转）、过度镇静、注意力不集中或反应迟钝、抑郁可致自杀。

2．心血管系统 可出现眩晕、低血压（包括直立性低血压）、心绞痛、心律失常、心动过缓、乏力、室性期前收缩、支气管痉挛、手指僵硬、颤动。偶见体液潴留、水肿和充血性心力衰竭。下肢水肿较少见。

3．消化系统 以腹泻、口干、食欲缺乏、恶心、呕吐、唾液分泌增加。高剂量时，胃酸分泌增加，鼻塞较多见。较少见的有柏油样黑色大便、呕血、腹部痉挛。

4．内分泌系统 阳痿、性欲减退、排尿困难、乳房充血、非产褥期泌乳。

5．乳腺反应 绝经期妇女长期应用此药有增加乳腺癌的可能。

6．其他 不良反应有鼻出血、鼻黏膜充血、对寒冷敏感。瘙痒、皮疹、皮肤潮红。体重增加、肌肉疼痛。瞳孔缩小、视神经萎缩、葡萄膜炎、耳聋、青光眼、视物模糊。

7．药物过量 可使呼吸抑制、昏迷、低血压、抽搐和体温过低。

【防治措施】

1．一般处理 利舍平无特效解毒剂，也不能通过透析排除，治疗措施是对症和支持疗法。此时必须采取洗胃、催吐，即使已服药数小时。严重低血压者慎给直接性拟肾上腺素药升压。呼吸抑制者予以吸氧和人工呼吸。抗胆碱药治疗胃肠道症状。并纠正脱水、电解质紊乱。

2．注意事项

（1）对萝芙木制剂过敏者对本品也过敏。

（2）利舍平引起胃肠道动力加强和分泌增多，可促使胆石症患者胆绞痛发作。

（3）当两种或两种以上抗高血压药合用时，需减少每种药物的用量以防止血压过度下降，这对有冠心病的高血压患者尤为重要。

（4）正在应用利舍平的患者不能同时进行电休克治疗，小的惊厥性电休克剂量即可引起严重的甚至是致命的不良反应。

（5）需定期检查血电解质以防电解质紊乱。

（6）麻醉期间应用利舍平可能加重中枢镇静，导致严重低血压和心动过缓。虽然不需停药，但必须告诉麻醉师，事先给予阿托品防止心动过缓，用肾上腺素纠正低血压。

四、利尿药

（一）药物不良反应与防范对策

相关内容参见第 13 章第五节"利尿药"。

（二）临床用药不良反应举例

吲达帕胺

【不良反应】

1．心血管系统 可出现心慌、心悸、胸闷、胸痛、头晕、外周组织水肿及心律失常，如窦性心动过速、心房颤动。吲哒帕胺诱发心房颤动的机制为该药对机体的排钾作用所致。

2．神经系统　可出现头晕、眩晕、抑郁、失眠、嗜睡、视物模糊。在肝功能不全情况下，可能发生肝性脑病。

3．消化系统　常见的有恶心、呕吐、腹泻、便秘、腹痛、嘴干、消化不良。

4．过敏反应　少数患者服用吲达帕胺可以引发药疹。患者头面、颈及胸部出现大片状红斑，伴轻度瘙痒。

5．呼吸系统　上呼吸道感染样症状（发热、寒战）、咳嗽、鼻窦炎、结膜炎、咽痛及咽炎。

6．代谢紊乱　可出现低钠血症、低钾血症、高血糖或糖尿病、高尿酸血症、低氯性碱中毒，表现为心悸、乏力、软弱，甚至心动过速、心房颤动。

7．泌尿、生殖系统　少数患者可出现夜尿症、多尿、氮质血症。极少数出现性欲降低、阳痿或勃起功能障碍等。

8．其他　如下肢疼痛、背痛、斜颈、吲哒帕胺可以引起甲状旁腺激素水平降低。临床报道有患者出现甲状旁腺功能亢进。轻度血小板减少和黏膜出血，停药后恢复正常。

【防治措施】

1．当肝功能受损时，可能引起肝性脑病　如果发生此病，应立即停止应用利尿药。

2．水和电解质平衡

（1）血钠：治疗前必须测定血钠，此后应进行规律的监测。任何利尿药治疗都可能导致低血钠，有时会产生严重的后果。

（2）血钾：低钾血症和缺钾是噻嗪及其相关利尿药的主要危险。在某些高危人群中，例如在老年人、营养不良和（或）多种药物治疗者以及具有水肿、腹水的肝硬化患者、冠心病和心力衰竭患者，必须预防低血钾的发生。

3．血钙　噻嗪及其相关利尿药可能减少尿中钙的排泄，引起短暂轻微的血钙升高。明显的高钙血症可能由于先前未被发现的甲状旁腺功能亢进所致。检查甲状旁腺功能之前，应停止治疗。

4．血糖　在糖尿病患者，对血糖的监测十分重要，尤其存在低钾血症时。

5．尿酸　在高尿酸血症的患者，痛风发作的概率可能增加，应定期测定血尿酸水平，必要时加用降尿酸药物如别嘌呤醇。

五、β 受体拮抗药

（一）药物不良反应与防范对策

相关内容参见第 14 章第五节"β 受体拮抗药"。

（二）临床用药不良反应举例

比索洛尔

【不良反应】

1．心血管系统　心动过缓、心悸及其他节律失调、四肢发冷、跛行、低血压、直立性低血压、胸痛、充血性心力衰竭。

2．精神神经系统　多梦、失眠、抑郁等。

3．胃肠道　腹痛、胃炎、消化不良、恶心、呕吐、腹泻、便秘等。

4. **骨骼肌及皮肤** 肌肉及关节痛、背颈部痛、痉挛、震颤、粉刺、痤疮、皮肤刺痛、瘙痒、面赤、多汗、秃头症、血管神经水肿、表皮脱落性皮炎等。

5. **特殊感官** 视觉障碍、眼痛、眼压升高、多泪、耳鸣、耳痛、味觉异常等。

6. **呼吸系统** 喘息、支气管痉挛、支气管炎、咳嗽、呼吸困难、咽炎、鼻炎、鼻窦炎、上呼吸道感染等。

7. **泌尿生殖系统** 性欲减退、阳痿、膀胱炎、肾绞痛等。

8. **中枢神经系统** 紧张症、幻觉、时间感和方向感丧失、情绪不稳等。

9. **过敏反应** 发热、喉痉挛、呼吸困难等。

10. **血液系统** 粒细胞缺乏症、血小板减少、血小板减少性紫癜等。

11. **消化系统** 肠系膜动脉血栓、缺血性结肠炎。

12. **代谢系统** 痛风。对伴有糖尿病的年老患者，其糖耐量可能降低，并掩盖低血糖表现（如心跳加快）。

13. **其他** 口干、疲劳、胸痛、乏力、体重增加等。

【防治措施】

β肾上腺素受体拮抗药最常见的药物过量反应为心动过缓，低血压，支气管哮喘，急性心功能不全和低血糖。通常发生的药物过量，应该及时停药并给予支持性的对症治疗。

1. **心动过缓** 静脉滴注阿托品。如果效果不好，可以小心给予异丙肾上腺素或其他正性变时性药物。有些情况下，应通过静脉置入心脏起搏器。

2. **低血压** 应静脉滴注补充液体及应用血管升压药物，静脉滴注高血糖素有益。

3. **房室传导阻滞（二度或三度）** 应细心监护患者，适当静脉滴注异丙肾上腺素或通过静脉置入心脏起搏器。

4. **急性心力衰竭加剧** 静脉滴注利尿药、正性肌力药物及血管扩张药。

5. **支气管痉挛** 应用支气管扩张药进行治疗，如异丙肾上腺素，β2拟交感神经药和（或）氨茶碱。

6. **低血糖** 静脉输注葡萄糖。

六、血管紧张素转换酶抑制药

（一）药物不良反应与防范对策

相关内容参见第22章第五节"血管紧张素转换酶抑制药"。

（二）临床用药不良反应举例

贝那普利

【不良反应】

不良反应中，咳嗽所占比例最大，偶见高钾血症、心悸、头晕、晕厥、疲劳、嗜睡、恶心、直立性低血压、胃肠不适、胃炎、恶心、腹痛、便秘、皮疹、瘙痒、潮红、尿频、咳嗽、呼吸道症状和头痛。罕见有肝炎、胆汁淤积型黄疸、血管性水肿，甚至引起过敏性休克及呼吸衰竭。鼻炎、咽炎、焦虑、失眠、感觉异常、关节痛、肌痛。

【防治措施】

1. **用药前详细询问既往史** 尤其是血液系统疾病、肾病等可发生过敏反应。存在肾病、肾动脉狭窄、主动脉瓣及二尖瓣狭窄引起低血压时，应慎用。

2．处理方法

（1）咳嗽：应在发现后立即停药，咳嗽多在停药后3～7日自行停止。

（2）血管神经性水肿：发现后先停药，对于危及生命的血管神经性水肿应用肾上腺素或类固醇类药物以及气管插管是必要的，特别是喉头水肿、舌后坠、气管阻塞时必须及时进行气管切开插管，用呼吸机供氧，保持呼吸道通畅，并给予抗过敏、抗休克、抗感染、纠正酸碱及电解质紊乱等治疗，直至病情逐渐平稳。

（3）肝损害：应密切监测病情进展，一旦发现肝功能指标有异常时应立即停药，并给予保肝利胆、降低肝酶等治疗。对于肾功能不全的患者发现血小板及白细胞减少应立即停药，同时加用升白细胞和血小板药物，并根据病情适时输注新鲜全血或成分白细胞，能收到较好的效果。

第10章 慢性风湿性心瓣膜病的诊疗风险与防范

第一节 临床诊疗的方法和预后

一、诊断依据

（一）二尖瓣狭窄

1. 临床表现

（1）呼吸困难：劳力性呼吸困难为最早期的症状，以后日常活动即出现呼吸困难，可发展为端坐呼吸，劳累、情绪激动、呼吸道感染、妊娠或快速心房颤动发作时，可诱发急性肺水肿。

（2）咳嗽：夜间睡眠时及劳动后咳嗽，多为干咳。并发支气管炎或肺部感染时，咳黏液样或脓痰。

（3）咯血：痰中带血或血痰，与支气管炎、肺部感染、肺充血或毛细血管破裂、肺梗死有关，常伴夜间阵发性呼吸困难。大量咯血，由左心房压力突然增高，致支气管静脉破裂造成，多见于早期仅有轻度或中度肺动脉压增高的患者。发生急性肺水肿时咳粉红色泡沫样痰。

（4）胸痛：约15%的患者有胸痛，可能是肥大的右心室壁张力增高，同时心排血量降低致右心室间隔缺损血引起，二尖瓣分离术或扩张术后可缓解。

2. 辅助检查

（1）X线检查：长期肺淤血后含铁血黄素沉积，双下肺野可出现散在的点状阴影。

（2）心电图：轻度二尖瓣狭窄者心电图可正常。特征性的改变为 P 波增宽且呈双峰形，提示左心房增大。合并肺动脉高压时，显示右心室增大，电轴右偏。晚期常有心房颤动。

（3）超声心动图：显示二尖瓣叶增厚，回声增强，活动僵硬，还可见腱索增粗与粘连。多普勒超声可测算瓣口面积，做出定量诊断。

（二）二尖瓣关闭不全

1．症状

（1）轻度关闭不全者：可无明显症状或仅有轻度不适感。

（2）严重关闭不全者：常见症状有劳力性呼吸困难、端坐呼吸、疲乏、活动耐力显著下降。咯血和栓塞较少见。

2．体征　晚期右心力衰竭时可出现肝大，有触痛、踝部水肿、胸腔积液或腹水。

3．辅助检查

（1）超声心动图：二维超声可见二尖瓣瓣膜及腱索增厚，回声增强，收缩期前后叶不能闭合完全，左心房、左心室内径增大。脉冲多普勒和彩色多普勒血流显像可在二尖瓣心房侧及左心房内探及收缩期高速射流，并可半定量反流程度。

（2）X 线检查：急性病例心影正常或左心房轻度扩大，伴肺淤血征。慢性重度反流时，左心房及左心室均增大，并可逐渐出现肺动脉干凸出。肺血管影增多。

（3）心电图：急性病例常表现为窦性心动过速。慢性重度反流表现为左心房增大，部分病例有左心室肥厚、电轴左偏、P 波双峰及增宽，常出现心房颤动。

（三）主动脉瓣狭窄

1．临床表现

（1）心绞痛：1/3 的患者可有劳力性心绞痛。可能为肥厚心肌收缩时，左心室内压和收缩期末室壁张力增加，射血时间延长，导致心肌耗氧量增加；瓣口严重狭窄，心排血量下降，平均动脉压降低，冠状动脉血流量减少等所致。

（2）劳力性呼吸困难：随病程发展，日常活动即可引起呼吸困难，甚至出现端坐呼吸，劳累、情绪激动、呼吸道感染等，可诱发急性肺水肿。

（3）劳力性晕厥：从黑矇到晕厥，可为首发症状。多在体力活动过程中或其后立即发作。

（4）猝死：有 20% ~ 25% 患者可猝死，多数病例猝死前可有反复心绞痛或晕厥发作史，但也可以作为首发症状。可能与急性心肌缺血诱发致命性心律失常有关，可表现为心室颤动或心室停顿。

（5）胃肠道出血：见于严重狭窄者，部分可能是由于血管发育不良、血管畸形所致，较常见于老年主动脉瓣钙化者。

（6）晚期出现明显疲乏、虚弱、周围性发绀等心排血量降低的各种表现；端坐呼吸，阵发性夜间呼吸困难和肺水肿等左心力衰竭的表现；体静脉高压、肝大等严重肺动脉高压后右心力衰竭的表现。

2．辅助检查

（1）心电图：轻度狭窄者心电图可正常。严重者心电图示左心室肥厚与劳损。ST 段压低和 T 波倒置的加重提示心室肥厚在进展。多有左心房增大表现。瓣膜钙化严重时，可见左前分支传导阻滞和其他各种程度的房室或束支传导阻滞。

（2）X 线检查：左心缘圆隆，心影不大。常见主动脉瓣狭窄后扩张和有钙化影。在成人主动脉瓣无钙化时，提示主动脉瓣狭窄不严重。心力衰竭时左心室明显扩大，还可见左心房增大、肺动脉主干突出、肺静脉增宽和肺淤血的征象。

（3）超声心动图：二维超声心动图能清晰显示主动脉瓣叶的数目、大小、增厚、钙化及瓣口大小，有助于病因诊断。连续多普勒可较准确地定量测算狭窄程度，瓣口面积 $1 \sim 1.8cm^2$ 为中度狭窄，$< 0.75cm^2$ 为重度狭窄。

（4）心导管检查：常用于术前检查，可准确判断狭窄程度。可直接测定左心房、左心室和主动脉的压力。先天性主动脉瓣狭窄患者，虽无症状但需了解左心室流出道梗阻程度；疑有左心室流出道梗阻而非瓣膜原因者；多瓣膜病变手术治疗前，都应考虑行心导管检查。为判断是否合并冠状动脉病变，应同时行冠状动脉造影。

（四）主动脉瓣关闭不全

1. 临床表现

（1）胸痛：可因劳累、情绪激动、心动过速等诱发，持续时间数分钟至 1 小时，应用硝酸甘油可暂时缓解症状。部分患者有类似典型的冠心病心绞痛，反复发作者提示预后不良。

（2）左心功能不全：可产生劳力性呼吸困难，也可突然发生夜间阵发性呼吸困难、端坐呼吸和咳粉红色泡沫样痰。晚期也可引起右心力衰竭征象。

（3）猝死：约 10% 可以发生猝死，其发生率较主动脉瓣狭窄低，猝死的原因可能与突然发生致命性心律失常有关。

2. 辅助检查

（1）X 线检查：常有肺淤血和肺水肿征。

（2）心电图：窦性心动过速和非特异性 ST-T 改变常见。可见左心室肥厚伴劳损、房性和室性期前收缩。

（3）超声心动图：在探查主动脉瓣脱垂和赘生物方面有重要价值。多普勒流速测值可用于估计主动脉瓣关闭不全的严重程度。

（五）肺动脉瓣狭窄

1. 症状　轻中度无明显症状，重度狭窄时出现胸痛、头晕、晕厥、发绀等，后期发生右心力衰竭。

（1）轻度狭窄可无症状，只在重体力劳动时出现心悸、气促等症状。

（2）狭窄程度较重者，日常体力劳动可引起呼吸困难、心悸、乏力、胸闷、咳嗽、偶有胸痛或晕厥。

（3）后期出现腹胀、食欲缺乏、双下肢水肿等。

2. 体征　①心界向左、上扩大，胸骨左缘第 2 肋间可触及收缩期震颤；②胸骨左缘第 2 肋间有 Ⅱ ~ Ⅴ 级粗糙收缩期杂音，呈喷射性，向左锁骨下区传导，肺动脉瓣区第二心音减轻并分裂。

3. 辅助检查

（1）心电图：右心室肥大，右心房大和右束支传导阻滞图形。

（2）X 线检查：右心室肥厚，右心房扩大，肺总动脉呈狭窄后扩张，肺纹理稀疏，肺野清晰。

（3）超声心动图：肺动脉瓣增厚回声增多，收缩期瓣叶不能完全开放，向肺动脉腔弯曲。

二、治疗方法

（一）二尖瓣狭窄

治疗的原则是解除二尖瓣狭窄，降低跨瓣压力阶差。

1. 药物治疗

（1）咳嗽：避免过度的体力劳动及剧烈运动，保护心功能，出现心力衰竭后宜口服利尿药氢氯噻嗪25mg/d、螺内酯20mg/d，避免上呼吸道感染而诱发心力衰竭。

（2）大咯血：坐位，尽量咳出，避免误吸。给予镇静药（吗啡4mg，稀释后静脉注射）、利尿药（呋塞米40mg，静脉注射）以降低肺静脉压。

（3）急性肺水肿：处理与急性左心力衰竭所致肺水肿大致相同，但要避免应用扩张小动脉为主的血管扩张药，正性肌力药对二尖瓣狭窄的肺水肿无益，仅在快速心房颤动时应用。

（4）心房颤动：治疗原则是控制心室率，争取恢复窦性心律，预防血栓栓塞。心房颤动时心室率大于90次/分，可静脉注射毛花苷C 0.2～0.4mg，效果不佳时可加用β受体拮抗药。心室率低于90次/分可口服地高辛0.125～0.25mg维持，如心房颤动刚发生可用普罗帕酮、索他洛尔、胺碘酮或奎尼丁等药物转复，不成功者病程少于1年、左心房内径小于60mm、无高度或完全房室传导阻滞和病态窦房结综合征者可行电转复。

（5）抗凝治疗：有栓塞史，左心房血栓者及复律前3周及后4周，如无禁忌证，均应行抗凝治疗。

（6）右心力衰竭：限制钠盐，同时给予利尿药及强心药，一般呋塞米20～100mg，布美他尼1～2mg。强心药如毛花苷C 0.2～0.4mg，地高辛0.125～0.25mg/d。

2. 介入治疗　常用的治疗方法有经皮球囊二尖瓣成形术，能使二尖瓣口面积扩大至2.0cm^{2}以上，明显降低二尖瓣跨瓣压力阶差和左心房压力，提高心排血指数，有效地改善临床症状。

3. 手术治疗

（1）二尖瓣分离术：有闭式和直视式两种。

（2）人工瓣膜置换术：手术病死率与术后并发症发生率较分离术高。适用于下列两种情况：①严重瓣叶和瓣下结构钙化、畸形，不宜做分离术者；②二尖瓣狭窄合并严重关闭不全。

（二）二尖瓣关闭不全

治疗原则为降低肺静脉压增加前向心排血量，纠正或控制病因和病理生理。内科治疗一般为术前过渡措施，外科治疗为根本措施。

治疗方法参见本节"二尖瓣狭窄"。

（三）主动脉瓣狭窄

主动脉瓣狭窄应避免过度的体力劳动和剧烈运动，预防感染性心内膜炎，定期随访和复查超声心动图。

1. 药物治疗　主要目的为确定狭窄程度，观察狭窄进展情况，为有手术指征的患者选择合理手术时间。

（1）预防感染性心内膜炎，如为风湿性心瓣膜病合并风湿活动，应预防风湿热。

（2）无症状的轻度狭窄患者每 2 年复查 1 次，应包括超声心动图定量测定。中度和重度狭窄的患者应避免剧烈体力活动，每 6 ~ 12 个月复查 1 次。

（3）如有频发房性期前收缩，应给予抗心律失常药物，预防心房颤动。主动脉瓣狭窄患者不能耐受心房颤动，一旦出现，应及时转复为窦性心律。其他可导致症状或血流动力学后果的心律失常也应积极治疗。

（4）心绞痛患者可应用硝酸酯类药物。

（5）心力衰竭者应限制钠盐摄入，可小心应用洋地黄类药物和利尿药。过度利尿可因低血容量致左心室舒张末压降低和心排血量减少，发生直立性低血压。不可应用作用于小动脉的血管扩张药，以防血压过低。β 受体拮抗药等负性肌力药物亦应避免应用。

2．介入和手术治疗　关键是解除主动脉瓣狭窄，降低跨瓣压力阶差。

（1）经皮穿刺主动脉瓣球囊扩张术。

（2）直视下主动脉瓣交界分离术。

（四）主动脉瓣关闭不全

主动脉瓣关闭不全应避免过度的体力劳动及剧烈运动，限制钠盐摄入。

1．药物治疗

（1）预防感染性心内膜炎，如为风湿性心瓣膜病伴有风湿活动应预防风湿热。

（2）梅毒性主动脉炎应予 1 个疗程青霉素治疗。

（3）舒张压高于 90mmHg 者应用降压药。

（4）无症状的轻或中度反流患者，应限制重体力活动，并每 1 ~ 2 年随访 1 次，应包括超声心动图检查。在有严重主动脉瓣关闭不全和左心室扩张者，即使无症状，可应用血管紧张素转换酶抑制药，以延长无症状和心功能正常时期，推迟手术时间。

（5）左心室收缩功能不全出现心力衰竭时应用血管紧张素转换酶抑制药和利尿药，必要时可加用洋地黄类药物。

（6）心绞痛可用硝酸酯类药物。

（7）积极纠正心房颤动和治疗心律失常，主动脉瓣关闭不全患者耐受这些心律失常的能力极差。

（8）如有感染应及早控制。

2．手术治疗

（1）人工瓣膜置换术。

（2）瓣膜修复术。

3．急性主动脉瓣关闭不全的治疗　严重的急性主动脉瓣关闭不全迅速发生急性左心力衰竭、肺水肿和低血压，极易导致死亡，故应在积极内科治疗的同时，及早采用手术治疗，以挽救患者的生命。术前应静脉输注正性肌力药物如多巴胺、多巴酚丁胺，以及血管扩张药如硝普钠，以维持心功能和血压。

（五）肺动脉瓣狭窄

1．治疗原则　对症治疗，纠正心力衰竭、减轻右心室负荷。

2．药物治疗　针对其右心力衰竭、心律失常、感染性心内膜炎等并发症进行相应的治疗。

用量根据临床具体情况而定。

3．**手术治疗**　中度肺动脉瓣狭窄，应考虑做球囊导管瓣膜成形术或外科手术矫治。

三、预后特点

风湿性心瓣膜病心功能Ⅰ级和Ⅱ级者占74%～100%，有明显心力衰竭者占12%～19%，因风湿活动引起心力衰竭者由30%降至3.4%。风湿性心瓣膜病严重程度减轻的原因：一是医疗技术水平提高，能及时发现轻型病例；二是广泛开展风湿热及风湿性心瓣膜病流行病学调查和二级预防，做到早期诊断，早期治疗和预防；三是生活水平和医疗条件的改善。风湿性心瓣膜病的病程和发展随着不同年代、社会背景、医疗条件、生活水平和发病的早晚而有较大的差异。初次风湿热至确诊风湿性心瓣膜病需5.7～7.5年，从确诊风湿性心瓣膜病至有症状为1.7年，从有症状至心力衰竭为5年，从心力衰竭至死亡为2.9年。换言之，从初次风湿热至死亡为17年，从确诊风湿性心瓣膜病至死亡约10年。国外初次风湿热至死亡为30年，从确诊风湿性心瓣膜病至死亡约20年。

心力衰竭、栓塞、风湿活动和感染性心内膜炎是风湿性心瓣膜病的主要死因，以心力衰竭占首位。据有关临床资料综合分析，死于心力衰竭者占57%，其余依次为栓塞、风湿活动和感染性心内膜炎，分别占16%、15%和12%。近20年来，心力衰竭、风湿活动和感染性心内膜炎病死率分别下降到37%～48%、7%和5%，但栓塞致死未见明显减少，仍占14%，说明风湿性心瓣膜病寿命延长，使心房颤动的发生和心房附壁血栓的形成均增多，因为栓塞较多见。风湿性心瓣膜病是否合并风湿活动对预后有重要影响。风湿活动既是心力衰竭的重要诱因，也是致死的重要原因。上呼吸道感染或肺部感染是促发风湿性心瓣膜病，特别是晚期患者发生严重心力衰竭和肺水肿的重要诱因，加速患者死亡。

第二节　并发症风险的表现与防范

一、心力衰竭

慢性风湿性心脏病并发心力衰竭的主要机制：①心肌收缩力受损；②心室的压力负荷（后负荷）过重；③心室的容量负荷（前负荷）过重；④心室前负荷不足；⑤舒张性心力衰竭。诱因常见：①感染；②过度体力活动；③钠盐摄入过多；④心律失常，特别是快速心律失常，如快速心室率的心房颤动等；⑤输液、输血过快和（或）过多，二尖瓣狭窄时尤易发生心力衰竭；⑥洋地黄过量或不足；⑦妊娠和分娩；⑧贫血和乳头肌功能不全等。

有关诊断依据与处理方法参见第3章第二节"心力衰竭"。

并发心力衰竭的预防要点：①积极、规范应用长效青霉素控制A组B型溶血性链球菌感染，可预防风湿热活动，防止心脏瓣膜损害的进一步加重；②肺部感染是风湿性心瓣膜病并发心力衰竭加重住院的常见诱因，因此应用流感和肺炎球菌的疫苗可降低严重呼吸道感染的危险；③避免过度劳累和情绪波动，维持水、电解质平衡对预防心力衰竭加重具有重要意义。

二、感染性心内膜炎

并发感染性心内膜炎的机制主要包括 3 个方面。①血流动力学因素：高速射流冲击心或大血管腔内膜处可致局部损伤，如二尖瓣反流射流面对的左心房壁。主动脉关闭不全面对的二尖瓣前叶及有关腱索和乳头肌。血流从高压心腔快速流入低压心腔时，侧面压力下降而形成涡流，有利于微生物的沉积和生长；②非细菌性血栓性心内膜炎：当内膜受损暴露其下结缔组织的胶原纤维，血小板聚集形成血小板微血栓和纤维蛋白沉着，形成无菌性赘生物，为细菌黏附创造条件；③暂时性菌血症：各种感染或细菌寄居多的部位皮肤黏膜创伤时便会出现菌血症。一旦细菌定居即迅速大量繁殖，进一步聚集新的血小板和沉积纤维蛋白，使感染赘生物增大。

有关感染性心内膜炎的诊断依据与防治措施参见第 11 章第一节。

三、心律失常

并发心律失常的机制：①心脏房、室扩大。二尖瓣病变主要影响左心房，由于左心房负荷加重，使左心房延伸、左心房扩大、心房肌细胞纤维化，心肌细胞间的电传导减慢，不应期缩短而离散度增加，期外激动增加，容易形成多次微折返环而导致快速室上性心律失常，尤其是风湿性心瓣膜病并发心房颤动与左心房大小成正比例关系。主动脉瓣病变主要影响左心室，左心室前后负荷增加，均可使左心室扩大，心室肌肥厚可使心室动作电位延长，不同部位心肌组织"不应期"不一致，不应期离散度增大，室颤阈值下降，心肌正常排列顺序紊乱，传导特性不均一，亦易形成折返，构成心律失常的病理基础；②心肌缺血缺氧。风湿性心瓣膜病并发心功能不全，可引起心排血量减少，冠状动脉血供不足，导致心肌缺血、缺氧。心肌肥厚，毛细血管网密度减少，加之房室腔压力增加，加重了心肌缺血、缺氧。心肌缺血、缺氧使心肌电活动不稳定而诱发心律失常；③心脏传导系统病变。风湿性心肌炎和慢性风湿性心瓣膜病病程中反复发生的风湿活动，使窦房结、希氏束和左、右束支等传导系统及其周围组织发生变性或渗出性改变，导致传导功能障碍，构成心律失常。

有关诊断依据与处理方法参见第 3 章第二节"心律失常"。

风湿性心瓣膜病应预防风湿活动，纠正电解质紊乱，治疗基本瓣膜病变，改善心功能，合理应用洋地黄类药，预防洋地黄中毒致心律失常，定期复查心电图和 24 小时动态心电图监测和及时确诊心律失常。

四、左心房血栓及血栓栓塞

（一）发生机制

1. **危险因素**　风湿性心瓣膜病血栓栓塞事件与以下危险因素有关：高龄（＞70 岁），瓣膜病变的类型和严重程度、心房颤动、左心房增大、低心排血量心力衰竭、吸烟、高血压、栓塞史、糖尿病等，其中，公认与体循环血栓栓塞事件最为密切的危险因素是高龄、心排血量降低、栓塞史和心房颤动，特别是新发的心房颤动。

2. **血流动力学改变**　风湿性心瓣膜病由于瓣膜病变使左心房扩大，心房肌肉收缩无力，并发心房颤动时心房肌丧失规律收缩功能，引起血液在心房（特别是左心房）流动缓慢而淤血，心力衰竭时左心房血流紊乱加重，血栓形成的概率大大增加。

3．血液成分的改变　①血浆纤维蛋白原（Fg）浓度增高；②Ⅷ因子相关抗原（VWFAg）；③血小板 α 颗粒膜蛋白 -140（GMP-140）；④ D– 二聚体（D-dimer）；⑤全血高切黏度（ηH）和低切黏度（ηL）。

（二）诊断依据

左心房扩大，淤血和并发心房颤动最易形成附壁血栓，血栓脱落引起重要器官动脉栓塞，其中脑动脉栓塞最多见，也可使肺、四肢、肠、肾、脾等器官动脉栓塞。

风湿性心瓣膜病并发左心房血栓和血栓栓塞的诊断，有风湿性心瓣膜病史、体征、超声心动图检查有风湿性心瓣膜病相关瓣膜损害，经胸超声心动图和经食管超声心动图检查提示有左心房和左心耳血栓回声。脑栓塞诊断主要靠头颅 CT 和经颅多普勒彩色超声检查，外围血管栓塞主要通过血管多普勒检查诊断，冠状动脉栓塞引起急性心肌梗死，心动图有急性心肌梗死的演变、心肌酶谱和肌钙蛋白增高。肺血栓栓塞症则心电图可出现 SⅠQⅢTⅢ，胸部 X 线平片可有肺野局部浸润阴影，尖端指向肺部的楔形阴影，超声心动图提示右心室或右心房扩大，血浆 D– 二聚体浓度升高，核素肺通气灌注扫描显示肺段分布的肺灌注缺损，螺旋 CT 和电子束 CT 造影，可发现段以上肺动脉内的栓子等无创检查明确诊断，少数须经血管造影确诊。

（三）处理方法

抗血栓治疗是当前风湿性心瓣膜病治疗中的重要一环，抗血栓药包括抗凝血药，抗血小板药和溶血栓药。具体用药参见第 8 章第五节的相关内容。

（四）预防要点

预防左心房血栓和血栓栓塞重点在于基础瓣膜病的治疗和应用华法林等抗凝、抗血小板治疗。对风湿性心瓣膜病合并心房颤动患者除应用抗凝剂外，还应纠正心房颤动及严重狭窄瓣膜，以减少心源性脑卒中等血栓栓塞并发症，改善预后。及时治疗风湿活动和感染性心内膜炎，可减少心脏瓣膜上的炎性赘生物脱落进入体循环导致动脉栓塞。对于所有拟行 PBMV 的二尖瓣狭窄患者，有条件术前应行 TEE 检查，如果发现左心房血栓，原则上不应在近期行 PBMV，而应先用抗凝治疗 2 个月，如果未发现血栓，但并存血栓栓塞高危因素（如有栓塞史、心房颤动、超声心动图发现左心房云雾影等），则应在术前抗凝治疗 4 周，减少动脉栓塞并发症。

五、冠状动脉病变

（一）发生机制

1．冠状动脉栓塞　风湿性心瓣膜病左心房附壁血栓脱落，风湿性心瓣膜病并感染性心内膜炎，瓣膜上的赘生物脱落或瓣膜的溃疡破损脱落可造成冠状动脉栓塞，造成急性心肌梗死。文献报道，冠状动脉栓塞多累及左前降支，较少累及右冠状动脉。

2．风湿性冠状动脉炎　可以造成血管腔的狭窄，甚至闭塞，造成心肌缺血，导致左心功能受损。

3．重度的主动脉瓣狭窄或关闭不全　可使冠状动脉灌注锐减，即使冠状动脉仅有 25% ～ 30% 轻度狭窄，也可造成心肌严重缺血而出现胸痛症状，甚至并发急性左心力衰竭、肺水肿。重度二尖瓣狭窄心排血量减少，引起冠状动脉灌注不足，血小板活性增加，血流速度减慢使血液凝固性增加等因素而导致冠状动脉血栓形成。

（二）诊断依据

1. 症状　风湿性心瓣膜病合并冠心病，可有胸闷、胸痛症状，冠状动脉栓塞导致急性心肌梗死的临床特点是发病突然、剧烈胸痛、休克、心律失常、昏厥和肺水肿，部分患者可致猝死。

2. 体征　主要为原有风湿性心瓣膜病体征。

3. 冠状动脉造影　可显示不同程度的冠状动脉内径狭窄或完全闭塞，是诊断冠心病的"金标准"，50 岁以上风湿性心瓣膜病瓣膜置换术前应做冠状动脉造影检查。

（三）处理方法

重点是基础心瓣膜治疗兼顾冠心病的治疗，尤其是高血脂的调脂治疗，ACE 抑制药，抗血小板药物等的应用，延缓冠状动脉病变的进展，保护心功能。

（四）预防要点

风湿性心瓣膜病也应积极预防动脉粥样硬化的发生，如戒烟、不饮烈性酒、总热量勿过高、严禁暴饮暴食、提倡清淡饮食、多食富含维生素 C 如新鲜蔬菜、瓜果等食物，血脂异常者给予调脂治疗。

六、肾损害

并发肾损害的机制主要为：①发病学基础：风湿热和肾小球肾炎具有共同的发病学基础，两者可同时出现；②肾血流量减少：风湿性心瓣膜病心力衰竭时肾血流量减少，肾内血液停滞，肾组织淤血缺氧，致肾小球滤过膜通透性增高，肾小管上皮细胞混浊肿胀，细胞内空泡形成，细胞退行性改变，甚至坏死，引起蛋白尿、镜下血尿及管型尿的病理基础。风湿性心瓣膜病患者蛋白尿的出现及严重程度、肾小球滤过率下降与心力衰竭的严重程度均呈正相关；③合并感染性心内膜炎（IE）：由于细菌性栓子引起肾血栓栓塞造成肾损害，出现血尿、蛋白尿等表现，表明了肾小球肾炎的病理改变也是 IE 肾损害的主要特征。

有关诊断依据与防治措施参见第 3 章第三节"肾损害"。

第三节　误诊风险的表现与防范

一、误诊范围及后果

（一）误诊范围

由于积极开展风湿热防治工作，风湿性心瓣膜病发病率有显著下降，但仍是我国较常见的心脏病。风湿性心瓣膜病的临床诊断一般并不困难，但刘忠铭等对 30 年间在内科住院死亡并经尸检且有资料可查的 114 例，进行临床诊断和尸检诊断对照分析的结果说明：临床诊断完全正确者（指临床诊断与尸检结果，在病因、瓣膜损害部位及并发症等方面完全一致者）

有 54 例，占 47.4%。临床诊断基本正确者（指临床诊断与尸检结果相符，但瓣膜损害部位及并发症等方面有漏诊、误诊者）有 51 例，占 44.7%。临床误诊者（临床诊断与尸检结果不符合者）有 9 例，占 7.9%。为此要做到诊断完全准确，特别是瓣膜受损的部位和有关并发症的判断并不容易。

慢性风湿性心瓣膜病常见误诊为冠心病、心肌病、肺源性心脏病等，临床上一般都具有典型的症状和体征，其中瓣膜听诊区舒张期杂音和收缩期杂音是其重要的诊断依据，结合其他辅助检查及明确的风湿病史，诊断并无困难。当病史、症状和体征不典型时，也易导致误诊或漏诊。该病误诊率为 15.2% ~ 68.5%，平均误诊率为 28.3%。风湿性心瓣膜病少见误诊的有心肌炎、先天性心脏病、神经官能症、慢性病毒性肝炎等疾病。

（二）误诊后果

一些不典型病例尤其是并发症的表现易误诊，从而影响治疗及预后。有的风湿性心瓣膜病并发心力衰竭患者，一旦发生其他并发症如心律失常、动脉栓塞、感染等，将使病情进一步复杂化，对瓣膜造成严重损害，因而可对心力衰竭产生极为不利的影响，如不能及时发现和给予有效的药物治疗，则在短期内可造成患者死亡。上述的风湿性心瓣膜病心房颤动致肾动脉栓塞误诊为肾结石的病例，在确诊时右肾已丧失功能，如果医师能及时正确诊断，给予有效的溶栓治疗，就有可能保存肾功能，因而教训是深刻的。风湿热可加剧瓣膜畸形，如果误诊将使病情加重，影响选择抗风湿活动的治疗。风湿性心瓣膜病内科治疗对心瓣膜慢性病变本身一般不会发生作用，但对风湿性心瓣膜病患者可能并发存在的心功能不全、心律失常、各种感染、风湿活动等进行及时有效的治疗，对改善患者体质，增强抗病能力，延缓和防止病变进展，创造条件争取手术治疗，从而延长生命都有很大作用。

二、误诊原因分析

（一）对病史了解不详，查体不仔细

临床上慢性风湿性二尖瓣病的部分患者病史隐匿，忽视这一对诊断有重要价值的病史或查体不细是造成误诊的原因之一。二尖瓣狭窄的早期，由于舒张期杂音较轻，如不仔细或变换体位反复听诊，容易遗漏舒张期杂音。对于有严重并发症的患者，若不反复仔细全面检查及认真分析，仅满足于 1 ~ 2 次听诊，忽视疾病的本质，也往往会造成误诊、漏诊。对缺乏风湿热病史，临床上仅表现为咳嗽、气促、肺部啰音的患者如果未做细致查体，或心脏听诊经验不足，易使可检出的心脏杂音被遗漏，可将伴发热、肺部 X 线示有阴影的患者误诊为肺炎、支气管炎。伴面颊潮红（实为二尖瓣面容）、咯血、消瘦的患者则归咎于肺结核、支气管扩张。

（二）对哑型二尖瓣狭窄缺乏了解

二尖瓣狭窄是风湿性心瓣膜病临床上常见类型，心尖区舒张期隆隆样杂音是诊断二尖瓣狭窄的主要指征。隆隆样舒张期杂音在大多风湿性心瓣膜病二尖瓣狭窄的患者都可听到，但有的风湿性心瓣膜病二尖瓣狭窄的患者可无听诊发现。在临床上将心尖区听不到舒张期杂音的二尖瓣狭窄病例称为哑型二尖瓣狭窄，又称"寂静型二尖瓣狭窄"。哑型二尖瓣狭窄多见于严重二尖瓣狭窄或并发肺动脉高压病例，其发生原因与下列因素有关：①二尖瓣严重损害，瓣膜粘连、钙化，杂音随之减轻或消失；②因肺动脉高压致右心室极度增大，心呈顺时针方

向转位，左心室向后向右转位，影响杂音的传导；③合并有心力衰竭、心动过速、心房颤动时心排血量减少，通过瓣膜口的血流减少或减慢；④合并主动脉瓣病变或其他原因引起的舒张末压增高，左心室与左心房之间的压差缩小；⑤肺气肿、肥胖、心包积液等影响杂音传导。哑型二尖瓣狭窄在临床上因其缺乏典型临床体征，故极易误诊，以致延误治疗。

（三）过分依赖影像学检查结果

有的临床医师不熟悉心脏彩超、过分相信超声诊断也是导致误诊的一个原因。临床医师仅仅根据放射科医师的胸片结果进行诊断而忽略了心脏瓣膜疾病也可以导致的影像学改变，缺乏与临床表现及病史紧密联系，进行动态观察、综合分析的思维。影像学检查不仔细，特别是心脏超声的诊断，对各瓣膜的探查不全面，没有仔细了解产生杂音的原因，容易把其他心脏病如先天性心脏病（室间隔缺损、房间隔缺损、动脉导管未闭等）、扩张型心肌病等也诊断为风湿性心瓣膜病。

（四）对老年风湿性心瓣膜病的特殊性认识不够

风湿性心瓣膜病多见于青少年或中年患者，老年患者较少，但近年来通过病理检查（包括外科手术和尸检）、多普勒 UCG 的广泛应用，发现老年风湿性心瓣膜病病例有所增多。有尸检结果报道，老年风湿性心瓣膜病占老年心脏病的 5%，因此，应重视对该病的临床诊断。实际上老年人本身就来自于青年和中年，风湿活动又呈慢性反复发作的过程。如果过多地强调年龄界限，很容易忽视老年慢性风湿性心瓣膜病的诊断。老年风湿性心瓣膜病具有以下特点：①多无风湿热病史，风湿活动少见且隐匿；②程度一般较轻，发生心力衰竭晚；③杂音不典型甚至完全无杂音；④常有多种疾病并存，合并症与并发症的干扰，掩盖了疾病的本质。

老年风湿性心瓣膜病患者合并症较多也易造成诊断失误。对心瓣膜病临床表现的常见症状如心脏扩大、咯血、胸闷、活动后气促、下肢水肿、心脏杂音等，与肺部疾病如肺气肿，以及其他心脏疾病如肺源性心脏病、冠心病、心肌病、先天性心脏病等可引起心力衰竭的疾病难以区别。这种情况多见于老年患者。老年人由于各脏器功能逐渐减退，慢性病多，合并症多而严重，常因心力衰竭等并发症，掩盖了心脏杂音，而易误诊为其他心脏病。

（五）瓣膜受损部位的误诊

主要是指临床对单个或多个瓣膜病变的错误判断。风湿性心瓣膜病因有瓣膜杂音改变虽较容易诊断，但能完全正确符合病理改变，不是很容易的事，尤其是杂音在多个瓣膜听诊区均可听见时，要鉴别某瓣膜杂音是器质性或功能性（相对性）改变有时比较困难，除了准确判断瓣膜受损部位，详细进行杂音鉴别外，还必须结合病史、临床体征、X 线、心电图、心音图及 UCG 等改变而综合判定，有的病例需要进行心导管检查或心血管选择性造影方能确定。瓣膜受损部位诊断失误多发生以下情况。

1. **二尖瓣病变**　是临床上较易诊断的心瓣膜病，但易误诊为：①单纯二尖瓣狭窄误诊为合并关闭不全；②单纯二尖瓣关闭不全误诊为合并狭窄；③单纯二尖瓣病变误诊为伴有主动脉瓣损害。

2. **主动脉瓣病变**　是临床诊断最易遗漏的瓣膜损害，临床上多将单纯主动脉瓣损害误诊为合并二尖瓣损害或者遗漏主动脉瓣损害。

3. 三尖瓣及肺动脉瓣病变 更易漏诊，临床少见，故诊断时就很少考虑。

三、误诊防范对策

（一）重视病史和查体

1. 认真询问病史 慢性风湿性二尖瓣病时风湿活动反复发作，病史询问不仔细易造成误诊。大多数患者有明确的风湿病史，虽然部分患者病史模糊，若能追问出容易反复出现上呼吸道感染，有受凉后关节酸痛及劳累后心悸、气短等病史，亦能为进一步检查和诊断提供线索。临床思维中局限于心瓣膜病多见于中青年人而忽略了老年心瓣膜病。对老年人的病史询问不仔细，忽略了过去心瓣膜病的相关症状、病史如风湿热、高血压等的询问，造成误诊。

2. 仔细、反复查体 查体尤其是心脏听诊，仍是诊断本病的基本方法，若能在二尖瓣听诊区听到舒张或收缩期杂音，是诊断风湿性二尖瓣病的有力证据。极轻型或重型二尖瓣狭窄、二尖瓣狭窄并肺动脉高压征、快速型心房颤动或心律失常、心功能不全时，常使心尖区舒张期杂音明显减弱，有时难以察觉。故须在安静环境、左侧卧位听诊，必要时嘱患者先做运动后，用钟型听诊器在心尖区听诊。对于心力衰竭而心尖区有收缩期杂音的患者，一时分辨不清引起杂音的病因时，可在用强心、利尿药治疗前后动态地观察杂音的变化，这有助于病因诊断。风湿性二尖瓣关闭不全伴心力衰竭时，心力衰竭越重而杂音越轻，心力衰竭纠正后杂音增强。而心肌病心力衰竭所引起的二尖瓣相对关闭不全则相反。

（二）及时做UCG等检查，为正确诊断提供可靠依据

完善影像学特别是心脏超声的检查，有助于了解产生杂音的原因，明确心瓣膜改变的性质等。对有心脏杂音的患者，要仔细了解其病史和进行全面体格检查，明确引起症状的可能原因，同时结合心电图、胸片、心脏彩超等，以明确诊断，避免误诊。

临床上哑型二尖瓣狭窄均有不同程度的左心房扩大，心电图上P波变化是反映左心房肥大的重要指标。X线胸片检查是诊断本病必不可少的手段，特别是右前斜位，其食管压迹、肺动脉段平突、心后间隙变窄为左心房肥大的特征性改变。UCG检查对诊断二尖瓣狭窄有较高的敏感性和特异性，能观察、记录各瓣膜的活动情况及各房室大小等指标，是诊断本病的安全而可靠的方法。早期轻度二尖瓣狭窄未引起肺循环血流受阻动力学改变时，心肺X线征象可正常，最后确诊要依据UCG。当采取各种辅助方法进行了仔细的听诊而不能听到心尖区舒张期杂音时，二尖瓣狭窄的临床诊断是困难的，此时如怀疑哑型二尖瓣狭窄，UCG检查是最可靠的确诊手段。

（三）重视老年风湿性心瓣膜病，警惕本病的存在

近年来，对老年风湿性心瓣膜病发生机制有了新看法，其病变虽在进展，但临床缺乏风湿活动之依据，与青年时可能存在的风湿热相距时间太远。因而认为老年风湿性心瓣膜病的发生、发展可能是由于急性瓣膜炎愈合灶的存在，以致血流经过该处形成湍流，持续性机械冲击，进而造成非特异性瓣膜损伤，形成瘢痕或粘连造成畸形。老年风湿性心瓣膜病患者的瓣膜病变相对较轻，往往由于心脏其他变化或因动脉栓塞才出现症状。因此，老年人出现心房颤动或脑缺血发作，需注意风湿性心瓣膜病的听诊，如听到响亮的第一心音，又听不到舒张期杂音，UCG可助确诊。

第四节　介入诊疗风险的表现与防范

一、经皮二尖瓣球囊成形术的并发症

（一）心脏压塞

二尖瓣球囊扩张术（PBMV）并发的心脏穿孔，多因术者在操作过程中动作粗暴、用力过猛所致，也可能与房间隔穿刺部位不当，穿刺过深有关。绝大多数是由于房间隔穿刺失误造成穿刺针和（或）穿刺套管刺破心壁所致。心壁穿孔的程度是不同的，严重的心壁穿孔可导致大量的心包积血，多引起心脏压塞。心脏压塞的严重程度取决于出血的数量及速度。出血量大或迅速者可引起急性心脏压塞。若出血速度缓慢则可引起亚急性心包堵塞。心脏压塞发生率为 0.2% ~ 5%，是 PBMV 术中及术后患者死亡的主要原因。

有关诊断依据与处理方法参见第 5 章第二节"心肌损伤与心脏压塞"。

房间隔穿刺成功必须有确切的证据（造影及压力证据），方可向前推送穿刺套管和肝素化。如仅房间隔穿刺针刺入心包，及时发现并退出，一般不会产生严重后果。如若穿刺针多次刺入心包，则应密切观察，如无心脏压塞征象，仍可继续操作。一旦房间隔穿刺成功，则应尽可能地迅速完成扩张，此时肝素用量酌减。术中 X 线监护，通过造影屏幕可随时观察心脏形态改变，对疑有心包堵塞者，术后需再次拍摄 X 线胸片，以便与术前对照。

（二）心律失常

根据球囊扩张时心律失常的严重程度，可将其分为一过性心律失常、持续性心律失常和致命性心律失常三大类。

1. **一过性心律失常**　多发生于术中，几乎全是快速性心律失常，如房性或室性期前收缩、短阵室性心动过速等。其发生原因是导管对心内膜的机械性刺激。球囊导管进入心室抵贴心室壁时，几乎所有的病例都可出现期前收缩或短阵室性心动过速。导引钢丝等刺激心房壁则可能引起房性期前收缩，短阵室上性心动过速及一过性心房颤动等。

2. **持续性心律失常**　是指在术后无机械刺激的情况下仍然存在的心律失常，持续的时间数小时或数天。常见的是：①期前收缩，多为室性期前收缩，一般在术前都有期前收缩存在或有期前收缩史，经二尖瓣球囊扩张术后使原有的期前收缩变得更为频发或又重新出现；②室上性心动过速多为阵发性折返性，病因可能为房室结双径道或预激综合征，而球囊扩张术则是诱发因素；③心房颤动，不多见。一般为导管在心房腔内刺激心房壁所引起。

3. **致命性心律失常**　从理论上讲，直接对心脏施加机械性刺激的二尖瓣球囊扩张术极可能引起致命性心律失常，但在实际工作中，就目前的文献报道来看，致命性心律失常十分罕见。国外报道，其发生率 < 0.3%，此处所讲的致命性心律失常包括以下 3 种：

（1）心室颤动及心搏骤停：是球囊导管直接刺激所引起。这是最为严重的并发症。

（2）室性心动过速：在球囊导管抵贴心室壁的瞬间发生，但球囊撤离之后，室性心动过速仍不消失，持续数分钟甚至数小时者，则为一种致命性的严重心律失常。

（3）三度房室传导阻滞：球囊扩张，引起三度房室传导阻滞非常少见，且多为一过性的。

发生三度房室传导阻滞的原因，推测可能与球囊导管直接损伤希氏束，局部的炎症反应影响其传导功能有关。

有关诊断依据与处理方法参见第5章第二节"心律失常"内容。

术前应详细了解病情及心电图改变，以充分估计术中可能出现的心律失常，做好急救准备。在手术开展之前，常规描记12导联体表心电图，备好急救器械及药品，如心脏除颤器、临时起搏器、人工呼吸器、气管插管器械及氧气等。操作技术轻、准、快可减少一过性心律失常的发生。球囊导管通过二尖瓣口时动作应轻柔迅速，到达心室腔之后应避免不必要的动作以减少对心内膜的刺激。术者应操作熟悉，尽量减少球囊导管对心房和心室的刺激，球囊扩张时应定位准确可避免压迫希氏束而引起的完全性房室传导阻滞。

（三）二尖瓣反流

1．发生机制　二尖瓣反流的主要原因：①球囊选择过大；②瓣膜严重增厚、钙化、瓣下结构病变严重；③球囊扩张期间，操作不慎，损伤腱索、乳头肌等瓣下结构。

2．诊断依据　轻度二尖瓣反流仅有心尖区收缩期杂音和轻微劳力性呼吸困难，严重反流可很快发生急性左心力衰竭，甚至出现急性肺水肿或心源性休克。

3．处理方法　二尖瓣反流是PBMV后较常见的并发症，其中绝大多数为轻度或中度反流，对血流动力学状态无严重不良影响。随着时间推移，近一半患者反流逐渐减轻。另外有时PBMV后，二尖瓣交界处撕裂，瓣膜活动增强，二尖瓣关闭时对合改善，使术前原有的二尖瓣反流程度减轻。但有少部分（2%～7%）病例反流严重，可静脉滴注硝普钠、利尿药，降低心脏前负荷作为瓣膜置换术前过渡，部分患者需急诊二尖瓣置换术。

4．预防要点　术前应严格把握适应证，对超声检查Wilkins积分高者，应首选二尖瓣置换术。如要行PBMV，应首选小直径球囊，再逐步增加球囊直径，一旦有二尖瓣反流加重迹象，及时终止扩张。瓣膜情况差者，初次扩张所选球囊直径应比预测最大直径小3～4mm，每次扩张后，听诊心脏杂音变化情况、测左心房压、观察球囊腰部是否充盈，再酌情增加0.5～1mm直径，扩张终点把握在既要有效增加瓣口面积，又不致二尖瓣反流加重。球囊嵌在瓣下扩张，会导致腱索或乳头肌断裂，是引起重度二尖瓣反流的主要原因。为避免此种情况，球囊进入左心室后，先注入少量造影剂充盈球囊头部，前后抽送导管确认没有卡在腱索之间，再完全充盈前囊，回拉球囊，待卡到二尖瓣环时，充盈后球囊完成扩张，可保证不致损伤瓣下结构。

（四）心房水平分流

极少病例因扩张不满意，术后二尖瓣残余狭窄仍较重，没能有效缓解血流梗阻，致使左心房压下降不明显。加之房间隔损伤较大，心房水平分流量大，导致右心室容量负荷过重而逐渐发生右心力衰竭和重度三尖瓣反流（医源性鲁登巴赫综合征）。

大多数患者分流量很小，不影响血流动力学及临床转归。患者耐受良好。多数患者在术后6～12个月可自然闭合。分流量小的患者不需作任何处理，如有肺动脉高压，发生右心力衰竭者治疗上应尽早外科手术，行房间隔修补加二尖瓣置换术。

预防的关键一是尽可能将房间隔损伤降到最低，二是有效解除瓣膜狭窄，使左心房压力明显下降，从而减低左、右心房压力阶差。预防措施包括房间隔穿刺点要选择得当。球囊导管通过房间隔前必须用金属延长器伸直变细，方可通过，操作要轻柔迅速。球囊导管进入左心房后，尽量减少跨瓣时的反复抽拉次数。球囊退回右心房前，必须将球囊充分排空。选择病例时，应选无交界处增厚、钙化的病例，以保证能将二尖瓣交界有效裂开。尽可能满意地降低左心房压力。

二、经皮球囊主动脉瓣成形术的并发症

（一）主动脉瓣反流

1. 发生机制　术后主动脉瓣反流严重程度和应用球囊 / 瓣膜比值大小相关，直径过大的球囊扩张是引起主动脉瓣反流的主要因素之一。此外，尚可因主动脉瓣叶穿孔所致，可有瓣环至瓣尖撕裂等损伤表现。

2. 诊断依据　轻者可无症状，重者出现急性左心力衰竭和低血压，常有脉压增大，心动过速，第一心音降低，心尖区主动脉瓣区舒张期杂音等。

根据术后典型主动脉瓣关闭不全的舒张期杂音，可诊断为主动脉瓣关闭不全。急性重度反流者早期出现左心室衰竭，X 线肺淤血明显。

3. 防治措施

（1）治疗：内科治疗一般仅为术前准备过渡措施，目的在于降低肺静脉压，增加心排血量，稳定血流动力学。静脉滴注硝普纳对降低前后负荷，改善肺淤血，减少反流量和增加排血量有益。也可给予利尿药和正性肌力药物。血流动力学不稳定者，如有严重左心室功能衰竭者，应立即手术。

（2）预防要点：对于主动脉瓣球囊扩张术后主动脉瓣反流的预防在于精确测量主动脉瓣环直径，应用球囊 / 瓣环比值 ≤ 1.0，最大不应超过 1.1，否则可引起主动脉瓣叶及升主动脉根部撕裂。PBAV 后应重视术后血流动力学改善，不宜单纯追求达到极小跨主动脉瓣压差或无压差作为良好疗效的指标。而当跨瓣压差达零时，往往伴有明显的主动脉瓣反流，加重左心室舒张期负荷，常需做换瓣准备。

（二）左心室及主动脉穿孔

1. 发生机制　由于导引钢丝头端过硬及坚硬导管在推送过程中引起心室壁及升主动脉穿孔，也与操作术动作粗暴有关。应用过大的球囊还可引起主动脉壁、主动脉瓣及室间隔的撕裂。

2. 诊断依据　主动脉破裂可引起严重内出血，血压下降，呈现休克状态，左心室穿孔则引起心包积血、心脏压塞。

术中突然出现患者烦躁不安，血压下降，应考虑大血管穿孔，心脏超声有助于左心室穿孔引起的心包积血、心脏压塞的诊断。

3. 防治措施　一旦诊断明确需要快速做心包穿刺减压，早期开胸手术修补心脏穿孔。选用长软头导引钢丝插入左心室，球囊扩张导管材料不宜过硬，操作时应小心，动作轻柔，尽量避免大幅度推送导管头端顶压心脏壁。选用球囊 / 瓣环比值 ≤ 1.0 的球囊扩张导管以减少心脏的损伤。

（三）二尖瓣反流

1. 发生机制　采用房间隔穿刺经左心房、二尖瓣达左心室时，有时可引起二尖瓣撕裂、腱索断裂，导致二尖瓣反流。

2．诊断依据

（1）症状：轻度二尖瓣反流仅有轻微劳力性呼吸困难，严重反流（如腱索断裂）很快发生急性左心力衰竭，甚至出现急性肺水肿或心源性休克。

（2）体征：心尖区可闻及反流性杂音于第二心音前终止，而非全收缩期杂音，低调，呈递减型，有时可闻及海鸥鸣性杂音或随喀喇音之后的收缩晚期杂音。

胸部 X 线有肺淤血者诊断可以成立，确诊有赖于超声心动图。

3．防治措施　治疗目的是降低肺静脉压，增加心排血量和纠正病因。内科治疗一般为术前过渡措施，尽可能在 Swan-Ganz 导管血流动力学监测下进行。静脉滴注硝普钠通过扩张小动静脉，降低心脏前后负荷，减轻肺淤血，减少反流，增加心排血量。静脉滴注利尿药可降低前负荷。外科治疗为根本措施，视病变性质、反流程度，采取紧急或择期手术。部分患者经药物治疗后症状可基本控制，进入慢性代偿期。

操作尽量轻柔，注意避免扩张球囊对二尖瓣损伤。尽可能采用逆行股动脉插管法取代经房间隔穿刺法，以避免二尖瓣损伤。

三、经导管主动脉瓣置换术相关并发症

（一）外周动脉损伤

常见的外周动脉损伤相关并发症包括外周动脉切开术后关闭不全、假性动脉瘤形成、动静脉瘘形成、后腹膜大量出血、股髂动脉夹层撕裂、股髂动脉破裂和股髂动脉剥脱。

（二）升主动脉撕裂

升主动脉撕裂常来自于球囊扩张或人工瓣膜置入时导管或导丝的损伤或逆向性主动脉撕裂的延伸。经食管超声在诊断升主动脉撕裂中起着决定性作用，一旦确诊，需结合造影明确撕裂近段与冠状动脉开口的关系。对于伴有严重共患疾病的高危患者，如果血流动力学不稳定，需要建立经股动静脉的心肺旁路。一般来说，需要立即外科手术来修补撕裂，任何延迟都将带来致死性后果。如果升主动脉撕裂发生在人工瓣膜置入前，外科主动脉瓣置换辅以 A 型夹层修补术是最佳选择。

（三）升主动脉破裂或穿孔

升主动脉破裂或穿孔常见于球囊扩张时球囊滑行至升主动脉，或体积过大的人工瓣膜在较小的升主动脉内扩张。当窦管连接处直径小于人工主动脉瓣大小时，升主动脉破裂或穿孔的风险显著增加。因此，术前应精确测量包括主动脉瓣环大小和升主动脉内径的所有参数，尤其在严重升主动脉钙化患者中。一旦发生升主动脉破裂或穿孔，可导致大量出血或心脏压塞，需要建立心肺旁路并外科手术修补。

（四）主动脉瓣环或主动脉根部破裂

主动脉瓣环或主动脉根部破裂是 TAVI 的一个罕见但危及生命的严重并发症。常发生于球囊扩张术后或体积过大（oversize）的人工主动脉瓣置入后即刻，由于瓣环撕裂或根部破裂导致大量出血和心脏压塞而表现为突发的血流动力学衰竭，同时可伴随一些隐匿的损伤如室间隔缺损或左心房、左心室间形成异常通道。

过度或反复球囊扩张、人工瓣膜体积过大是导致此严重并发症的主要原因。因此，TAVI术前应精确测量主动脉根部、窦管交界处和瓣环大小，避免选择体积过大的人工瓣膜。尤其在主动脉瓣环严重钙化或主动脉根部异常缩小时，无论球囊扩张还是置入瓣膜，都应警惕此严重并发症。

主动脉瓣环或主动脉根部破裂通过左心室流出道造影很容易明确，更重要的是，TAVI术中一旦发生血流动力学衰竭就应该立即想到此并发症。一旦发生主动脉瓣环或主动脉根部破裂，唯一有效的治疗是急诊心肺旁路术和外科开胸修补术，包括整个主动脉根部替换术或主动脉瓣置换术辅以瓣环修补术，显然，即使抢救成功，临床预后亦极差。

（五）心室破裂或穿孔

TAVI术中一旦出现无法解释的低血压，应立即考虑到心脏破裂可能。

在经股动脉逆向置换术中，超硬导引导丝操作过程中可导致左心室破裂，虽然其发生极其罕见，因此，建议将其头端适当塑形呈标准"J"形或类似猪尾导管型可避免左心室破裂。右心室破裂可发生于置入电极快速起搏时。一旦心室破裂或穿孔导致心脏压塞，心包腔减压对维持血流动力学稳定至关重要，最终需要外科修补。

在经心尖顺向置换术中，导引导丝经穿刺针进入左心室，然后经过有序的扩张确保导入传输鞘，在扩张或导入传输鞘时可能诱发左心室壁撕裂。同样，在撤除传输鞘行荷包缝合时，张力过高亦可能导致心肌撕裂和大出血。对于严重撕裂或出血，需要迅速建立心肺旁路。对于微小撕裂和可控制性出血，可尝试在短暂快速心室起搏下荷包式或褥式缝合。

（六）左心室假性动脉瘤或延迟破裂

在经股动脉逆向置换术中，超硬导引导丝操作时导致的室壁损伤可能在TAVI术中并不表现出急性出血或心室破裂，但是，随后血流动力学变化可增加室壁张力加重撕裂，最终形成假性动脉瘤。在经心尖顺向置换术后，已经缝合心尖穿刺处也可能再次发生出血导致假性动脉瘤。左心室假性动脉瘤早期并无临床症状，一旦破裂将导致患者猝死，因此，术后应仔细监测，及早发现行外科治疗。

（七）冠状动脉闭塞

当冠状动脉开口被人工瓣膜支架载体结构如封闭膜阻塞，或者在球囊扩张和人工支架释放中被钙化的体积较大的自身瓣叶阻塞时，会发生急性冠状动脉闭塞。尽管冠状动脉闭塞是一种罕见的并发症，但可产生致命性的危害。一般认为，冠状动脉闭塞发生与以下因素有关：是否存在钙化的体积较大的自身瓣叶、冠状动脉开口距离主动脉瓣环的高度、乏氏窦的大小和形态、人工瓣膜的大小和释放位置。术前超声心动图、主动脉根部造影和CT检查将提供有益的信息，目前要求冠状动脉开口至少位于主动脉瓣环14mm以上。TAVI术中球囊扩张时行主动脉根部造影，也将有助于判断冠状动脉闭塞的风险。

一旦发生急性冠状动脉闭塞，及时识别和有效处理十分关键。人工瓣膜释放后持续性低血压，应高度怀疑急性冠状动脉闭塞可能，此时通过超声心动图或主动脉根部造影可以明确。一旦确诊，应立即尝试圈套人工瓣膜并将其回撤至升主动脉，以恢复冠状动脉灌注，亦有经PTCA或外科冠状动脉旁路移植术成功治疗的报道，更多的成功救治需要临时心肺支持和血管重建术。

（八）二尖瓣损伤

在目前常用的两种置换途径中，经股动脉逆向置换时，人工瓣膜置入后，其左心室末端可能与二尖瓣前叶发生接触，如果置入左心室过深，则可能影响二尖瓣前叶运动，导致急性二尖瓣反流，严重的二尖瓣反流可产生急性低血压，此时需要外科手术移除人工瓣膜。

经心尖顺向置换时，导引导丝可能在二尖瓣腱索下通过，沿导引导丝推送输送导管就可能因二尖瓣结构扭曲或腱索撕裂导致急性二尖瓣反流。因此，在推送导管进入左心室时存在阻力，或者实时经食管超声显示一过性二尖瓣反流时，应警惕二尖瓣损伤可能。重新调整导引导丝，或者应用球囊漂浮导管可以避免瓣下通过。另外，如同逆向置换途径，当人工瓣膜进入左心室过深时，同样可因二尖瓣瓣叶损伤导致反流。

（九）心肌梗死

TAVI 术后心肌梗死发生率存在较大差异，为 0 ~ 16.3%。差异的产生可能与各种 TAVI 相关研究对围术期心肌梗死缺乏统一的定义有关。最近 VARC 制订了 TAVI 围术期心肌梗死的定义，即新发心肌缺血症状或体征，伴随心肌生化标志物（CK-MB）升高至少达到正常值上限的 10 倍，或者至少达到正常值上限的 5 倍伴有新出现的病理性 Q 波。TAVI 围术期心肌梗死影响左心室射血分数的改善，增加中期病死率。

（十）瓣周漏

TAVI 术后大多数患者人工瓣膜存在轻微或轻度反流，约 10% 患者存在中度或中重度主动脉瓣反流，主要是由于瓣周漏所致。

轻中度瓣周漏可以良好耐受，对血流动力学无显著影响，而中重度瓣周漏则对血流动力学产生显著的不良影响，一个典型的体征表现为主动脉舒张压过低，一般通过主动脉根部造影和超声心动图可以确诊。瓣周漏所致的中重度主动脉瓣反流可使左心室充盈压增加，导致心肌缺血、左心室功能不全，最终发生心源性休克。中或重度主动脉瓣残余反流是 TAVI 术后早期和晚期病死率的一个独立预测因子。

中或重度主动脉瓣残余反流与以下因素有关：人工瓣膜定位欠佳、人工瓣膜过小或扩张不充分、自身瓣膜严重钙化、主动脉瓣环过大、自身瓣叶过小、升主动脉与左心室流出道成角过大。因人工瓣膜定位欠佳导致的中或重度反流可以通过再次置入另一个人工瓣膜（valve-in-valve）加以改善。有时。当 CoreValve 定位欠佳但未完全释放时，可以回撤并重新定位。既往一些研究显示，相比 CT，超声心动图可能低估了主动脉瓣环大小，导致选择的人工瓣膜过小，产生瓣周漏，因此，目前在人工瓣膜大小选择时一般较超声心动图测得的主动脉瓣环直径稍大一些。

（十一）其他并发症

1. **急性肾损伤**　主动脉瓣狭窄患者由于存在慢性肾病、药物因素和心排血量降低，常常伴有慢性肾功能不全。正常情况下，成功 TAVI 术后主动脉瓣狭窄缓解，肾血流灌注改善，对大多数患者的肾功能产生有益影响。当然，TAVI 术中造影剂应用、低血压和动脉粥样性栓塞也可能进一步降低肾小球滤过率。既往研究显示，TAVI 术后急性肾损伤和需要透析的发生率分别为 11.7% ~ 28% 和 1.4% ~ 15.7%。

慢性肾病是接受 TAVI 治疗患者的常见共患疾病，其患病率为 30% ~ 50%。慢性肾病和术前肾功能不全的程度与术后急性肾损伤发生率增加密切相关。另外，围术期输血是 TAVI 术后急性肾损伤的一个重要预测因子，因此目前强调避免不必要的输血。急性肾损伤与 TAVI 术后即刻和中期预后不佳密切相关。

2. 心源性休克　心源性休克可出现于 TAVI 术中和术后，是一种相对常见和重要的不良并发症。术中低血压休克常见于心脏储备功能不佳或合并冠心病患者快速心室起搏后，以下并发症如主动脉撕裂或破裂、冠状动脉闭塞、主动脉或左心室损伤导致的心脏压塞、二尖瓣结构损伤导致的严重二尖瓣反流亦可诱发低血压休克。

术后低血压休克常继发于延迟的心脏压塞、左心室假性动脉瘤破裂、心肌缺血和左心力衰竭。严重主动脉瓣狭窄患者常存在左心功能不全和（或）冠心病，因此，任何血流动力学打击都可能导致不可逆性低血压休克。对于无外科诱因者，升压药物或主动脉球囊反搏（IABP）可能有效。对于药物难治性或存在外科诱因者，需要经股动静脉建立心肺旁路。需要引起注意的是，如果治疗中采用过胸外按压，应重新评估人工瓣膜的位置，偶尔因载体支架结构变形会产生新发的或加重主动脉瓣反流。

3. 急性瓣膜失功　即使人工瓣膜大小合适且置入位置适当，仍有可能发生严重主动脉瓣反流，究其原因可能与人工瓣膜急性失功有关。急性瓣膜失功非常罕见，可能与人工瓣膜卷缩时操作不当、置入时瓣叶损坏有关。如果术中显示人工瓣膜置入位置合适，因所负载的支架结构的一部分扩张不充分而导致瓣膜挛缩产生显著瓣周漏，可通过球囊再次充分扩张来解决。如果明确是由于人工瓣膜的瓣叶损坏导致急性瓣膜失功，在失功的瓣膜上再次置入另一个人工瓣膜是一种有效的策略。

四、经皮肺动脉瓣球囊成形术的并发症

（一）三尖瓣反流和右心力衰竭

1. 发生机制　PBPV 时造成三尖瓣关闭不全的原因主要有两个：①导丝穿过右心室的腱索和乳头肌而进入肺动脉，此时如沿导丝暴力推送球囊导管可损伤三尖瓣结构而致三尖瓣关闭不全；②球囊导管过长，且放置部位偏低，此时如行扩张可撕裂三尖瓣而造成关闭不全。

2. 诊断依据　术后出现急性右心力衰竭症状，如颈静脉怒张，三尖瓣区可闻及收缩期杂音，肝大，肝颈反流阳性及腹胀等。

根据术后在三尖瓣区闻及的高调、吹风样和全收缩期杂音即可做出诊断。三尖瓣脱垂有收缩期喀喇音，可触及肝收缩期搏动。同时有右心力衰竭的体征。

3. 防治措施　轻度三尖瓣反流和无明显症状者无需行手术治疗。右心力衰竭者需限制钠盐摄入，用利尿药、洋地黄类药物和血管扩张药，严重者行外科手术修复。

在球囊导管推送到三尖瓣处时，切忌暴力推送，如遇到阻力，极有可能是导丝穿过腱索和乳头肌，此时应将球囊导管及钢丝退回重新放置，否则有可能造成三尖瓣结构破坏，而致三尖瓣关闭不全。选择球囊时需注意球囊长度，不宜使用过长的球囊来扩张肺动脉瓣，以免扩张时撕裂三尖瓣。

（二）肺动脉瓣关闭不全

1. 发生机制　大多数由于球囊直径选择过大所致。

2. 诊断依据　一般无症状，胸骨右缘第2肋间可闻及收缩期喷射音，第二心音分裂，可伴有收缩期或舒张期震颤。

术后肺动脉瓣区闻及收缩期喷射音，触及肺动脉收缩期搏动及收缩期或舒张期震颤即可做出诊断。超声心动图对诊断肺动脉瓣关闭不全极为敏感，并可半定量反流程度，有助于明确病因。

3. 防治措施　无症状者不需特殊处理，导致难治性右心力衰竭时，可考虑外科手术治疗。选择直径适当的球囊，可避免此并发症发生。

（三）反应性漏斗部狭窄

1. 发生机制　部分患者在PBPV术后虽然瓣膜梗阻已解除，但术后即刻或短期随访发现右心室压力并未满意下降，其原因一般认为与右心室流出道的反应性痉挛有关。与右心室流出道的反应性狭窄有关的因素包括：①重度肺动脉瓣狭窄；②球囊过大造成右心室流出道内膜损伤；③导管对右心室流出道的局部刺激引起右心室流出道痉挛。PBPV术后如果右心室压力降低不满意而怀疑右心室流出道狭窄时，要通过造影加以证实，以排除肺动脉瓣狭窄，解除不充分而致的右心室压力下降不理想。

2. 诊断依据　术后右心室压力下降不满意，出现右心室衰竭症状如腹胀，颈静脉怒张，肝区搏动伴压痛，肝颈静脉反流征阳性等。

当术后右心室压力下降不满意时，需用导管由肺动脉至右心室连续撤管测压，同时右心造影以证实右心室流出道狭窄的存在，以与肺动脉瓣狭窄解除不充分导致的右心室压力下降不理想相鉴别。心脏超声检查有助于两者的鉴别。

3. 防治措施　术后应用普萘洛尔1mg/（kg·d）疗程1~6个月，可使右室流出道狭窄逐步消退，右心室压力下降。

由于中重度肺动脉瓣狭窄，右心室流出道呈高反应状态，任何局部刺激都可引起右心室漏斗部反应性狭窄，因此从常规导管检查开始，操作应轻柔，避免刺激右心室流出道。同时球囊中部应跨于肺动脉瓣狭窄处，双球囊扩张时，选用的两个球囊大小应相仿，以避免球囊扩张时由于两个球囊大小不一及缺乏稳定性而上下移动，以减少右心室流出道刺激。

（四）肺动脉损伤及心脏穿孔

1. 发生机制　球囊选择不当或操作粗暴是发生肺动脉损伤及心脏穿孔的主要原因。

2. 诊断依据　可表现为心包堵塞、室性心律失常、低血压及休克症状。听诊心音低钝、患者表现为神志淡漠、烦躁不安等。术中及术后出现低血压、神志淡漠、烦躁不安时警惕有无心包堵塞发生，临床心脏超声检查可明确诊断。

3. 防治措施　有心脏压塞者需立即做心包穿刺引流，严重者需行手术修补穿孔部位。选择直径合适的球囊导管，操作动作轻柔，有助于预防此类并发症的发生。

第五节　药物性风险的表现与防范

一、硝酸酯类药物

（一）药物不良反应与防范对策

相关内容参见第 7 章第五节"硝酸酯类药物"。

（二）临床用药不良反应举例

戊四硝酯

【不良反应】

不良反应较轻微，常见由直立性低血压引起的眩晕、头晕、昏厥、面颊和颈部潮红。严重时可出现持续的头痛、昏睡、呼吸窘迫、恶心、呕吐、腹泻和食欲缺乏、心动过速、烦躁、皮疹、视力模糊，口干则少见。

【防治措施】

（1）对该药过敏者、患严重低血压、血容量减少、严重贫血、心力衰竭、青光眼和因脑出血或头部创伤而至颅内压增高的患者禁用。严重肝肾功能损害患者慎用。

（2）用药期间从卧位或坐位突然站起时须谨慎，以免突发直立性低血压。

（3）如发生晕厥或低血压，应采用卧姿并使头部放低，吸氧并辅助呼吸。

（4）交叉过敏反应，对其他硝酸酯或亚硝酸酯过敏患者也可能对该药过敏，但属罕见。

二、抗凝血药

（一）药物不良反应与防范对策

相关内容参见第 8 章第五节"抗凝血药"。

（二）临床用药不良反应举例

华法林

【不良反应】

1. 出血　华法林主要的不良反应是与抗凝有关的出血。轻度仅表现为皮肤穿刺部位的淤斑、皮肤紫癜、牙龈出血、血尿、黑便（上消化道出血）、肉眼血尿、月经量增多、咯血等。中度表现为消化道大出血、大咯血、肌肉深部出血，并出现明显的贫血（血红蛋白明显下降）。严重者可能发生心包积血、颅内出血或其他脏器大出血而危及生命。也有肠壁血肿引起亚急性肠梗阻的报道。

2. 软组织坏死　华法林引起软组织坏死少见，主要发生在蛋白 C 或蛋白 S 缺陷的患者，由血栓闭塞小静脉引起，一般发生在用药后的 3～8 日，也有在 3 周以后发生。严重者可发生死亡。在软组织坏死中，以皮下脂肪较多的部位多见，如臀部、大腿和乳房。大量口服相对较容易出现双侧乳房坏死，微血管病或溶血性贫血及大范围皮肤坏疽。

3. 血小板减少　一般停药后即可恢复。用药期间应监测血小板计数。

4．其他　华法林的其他少见不良反应还包括变态反应、紫癜、皮疹、水肿、昏睡、不适、发热、恶心、呕吐、腹痛、腹泻、头痛、脱发和白细胞减少等。

【防治措施】

1．根据患者情况用药　用药前一定要询问患者年龄、饮食习惯、疾病史（出血病史、肝功、甲状腺功能亢进）、用药史。

2．调整剂量　用药前及用药期间应定期监测凝血酶原时间，根据INR调整剂量。

3．禁用范围　有出血倾向、血友病、紫癜、严重肝肾疾病、活动性消化性溃疡、脑脊髓及眼科手术者禁用。

4．慎用范围　恶病质、活动性肺结核、重度高血压、亚急性感染性心内膜炎、月经过多、先兆流产、孕妇慎用。

5．联合用药注意事项　与阿司匹林等非甾体抗炎药合用会增加出血危险。

6．出血　对应用华法林的患者，如果仅有国际标准化比值（INR）的明显升高，或者发生出血时，则应及时处理。

（1）停药：一般说来，停用华法林（INR2.0～3.0）后，大约需要4日时间，INR才能恢复至正常水平。必要时加用维生素K_1。当INR中度升高（4.0～5.0）时，可只减少剂量或停药1次，必要时给予维生素K_1 1.0～2.5mg口服，可在24小时内使升高的INR迅速下降。如INR为5.0～9.0，没有明显出血和其他引起出血的危险因素，停用华法林1～2次，INR恢复到目标值后重新减量口服。如果患者存在出血的其他危险因素，应在停用1次华法林的同时，口服维生素K_1 1～2.5mg。如果需要快速逆转INR，患者需要接受手术或拔牙时，可口服维生素K_1 2～4mg，以期使INR在24小时内明显下降，如果仍然很高，可再口服维生素K_1 1～2mg。

（2）如INR＞9.0时：临床没有出血时应口服大剂量维生素K_1 3～5mg，以期在24～48小时内使INR明显降低，如需要可重复口服维生素K_1。

（3）如INR＞20时：对华法林出血的治疗主要采用维生素K_1。如果出现了严重的出血或INR＞20，那么需要快速逆转INR，可以静脉注射维生素K_1 10mg，必要时每12小时重复1次，适当补充新鲜血浆或凝血酶原浓缩物。

7．软组织坏死　如发生此并发症，可减小华法林剂量，同时给予肝素治疗，数周内逐渐增加剂量至目标水平。如出现紫趾综合征、内脏器官坏死等，应在停用华法林的同时，进行相应的内、外科处置。预防皮肤坏死的方法为不用初始负荷剂量，达到目标INR后至少再用肝素2日可预防此并发症。

第11章 感染性心内膜炎的诊疗风险与防范

第一节 临床诊疗的方法和预后

一、诊断依据

（一）临床特点

1. **急性感染性心内膜炎** 多发生于正常的心脏。病原菌通常是高毒力的细菌，如金黄色葡萄球菌或真菌。起病突然，伴高热、寒战，全身毒血症症状明显，常是全身严重感染的一部分，病程多急骤凶险，易掩盖急性感染性心内膜炎的临床症状。

在感染的心内膜上，尤其是真菌性的感染，可附着大而脆的赘生物，脱落的带菌栓子可引起多发性栓塞和转移性脓肿，包括心肌脓肿、脑脓肿和化脓性脑膜炎。若栓子来自感染的右侧心腔，则可出现肺炎、肺动脉栓塞和单个或多个肺脓肿。皮肤可有多形淤斑和紫癜样出血性损害。

2. **亚急性感染性心内膜炎** 多数起病缓慢，有全身不适、疲倦、低热及体重减轻等非特异性症状。少数以并发症形式起病。发热最常见，热型以不规则型者为最多见，可为间歇型或弛张型，伴有畏寒和出汗。70%～90%的患者有进行性贫血，有时可达严重程度。病程较长者常有全身疼痛。

（二）主要表现

1. **充血性心力衰竭和心律失常** 心力衰竭是本病常见并发症，早期不发生。以后瓣膜被破坏、穿孔，以及其支持结构如乳头肌、腱索等受损，发生瓣膜功能不全或使原有的功能不全加重，产生心力衰竭。

2. **栓塞现象** 是仅次于心力衰竭的常见并发症。发生率为15%～35%。受损瓣膜上的赘生物被内皮细胞完全覆盖需要6个月，故栓塞可在发热开始后数天起至数月内发生。早期出现栓塞者大多起病急，病情凶险。栓塞最常见部位是脑、肾、脾和冠状动脉。本病痊愈后1～2年内仍有发生栓塞的可能，需密切观察。

3．菌性动脉瘤　以真菌性动脉瘤最为常见。主要发生于主动脉窦，其次为脑动脉、已结扎的动脉导管、腹部血管、肺动脉、冠状动脉等。不压迫邻近组织的动脉瘤本身几乎无症状。可在破裂后出现临床症状。

4．神经精神方面　该并发症发生率为10%～15%，多见于金黄色葡萄球菌感染。临床表现有头痛、精神错乱、恶心、失眠、眩晕等中毒症状。脑部血管感染性栓塞引起的一系列症状。以及由于脑神经和脊髓或周围神经损害引起的偏瘫、截瘫、失语、定向障碍、共济失调等运动、感觉障碍和周围神经病变等。

5．其他并发症　心肌脓肿常见于金黄色葡萄球菌和肠球菌感染，特别是凝固酶阳性的葡萄球菌。可为多发性或单个大脓肿。免疫反应、充血性心力衰竭可引起非化脓性心包炎。还有免疫复合物引起的局灶性肾炎和慢性增生性肾小球肾炎。较少引起氮质血症。

（三）辅助检查

1．血培养　是诊断菌血症和感染性心内膜炎的最重要方法。在近期未接受过抗生素治疗的患者血培养阳性率可高达95%以上，其中90%以上患者的阳性结果获自入院后第1天采取的标本。对于未经治疗的亚急性患者，应在第1天间隔1小时采血1次，共3次。如次日未见细菌生长，重复采血3次后，开始抗生素治疗。已用过抗生素者，停药2～7日后采血。急性患者应在入院后3小时内，每隔1小时采血1次，共取3个血标本后开始治疗。

2．一般化验检查　亚急性者正常细胞性贫血常见，白细胞计数正常或轻度升高，分类计数轻度左移。急性者常有血白细胞计数增高和明显核左移。红细胞沉降率几乎均升高。常有显微镜下血尿和轻度蛋白尿。肉眼血尿提示肾梗死。红细胞管型和大量蛋白尿提示弥漫性肾小球性肾炎。

3．血清免疫学检查　25%的患者有高丙种球蛋白血症。80%的患者出现循环中免疫复合物。病程6周以上的亚急性患者中50%类风湿因子试验阳性。血清补体降低见于弥漫性肾小球肾炎。上述异常在感染治愈后消失。

4．放射影像学检查　胸部X线检查肺部多处小片状浸润阴影提示脓毒性肺栓塞所致肺炎。左心力衰竭时有肺淤血或肺水肿征。主动脉细菌性动脉瘤可致主动脉增宽。细菌性动脉瘤有时需经血管造影诊断。CT扫描有助于脑梗死、脓肿和出血的诊断。

5．心电图　一般无特异性。在并发栓塞性心肌梗死、心包炎时可显示特征性改变。颅内菌性动脉瘤破裂，可出现"神经源性"的T波改变。

6．超声心动图　本检查能探测到赘生物所在部位、大小、数目和形态，对血培养阴性的患者的检查很有诊断价值。超声心动图还有助于诊断原有的心脏和瓣膜病变，能探测瓣膜破坏的情况，了解置入人工机械瓣膜或生物瓣的状况，各种化脓性心内并发症，以及瓣膜反流的严重程度和左心室功能的评估，可作为判断预后和确定是否需要手术的参考。

二、治疗方法

（一）治疗原则

及早治疗可以提高治愈率，但在应用抗生素治疗前应抽取足够的血培养，根据病情的轻重推迟抗生素治疗几小时至 1 ～ 2 日，并不影响本病的治愈率和预后。而明确病原体，采用最有效的抗生素治疗是治愈本病最根本的因素。

（二）具体治疗方法

1. **药物治疗**　抗生素治疗 4 ～ 6 周可以使本病病死率减少 30% ～ 50%。用药原则：①早期应用，在连续送 3 ～ 5 次血培养后即可开始治疗；②充分用药，选用杀菌性抗微生物药物，大剂量和长疗程，旨在完全消灭藏于赘生物内的致病菌；③静脉用药为主，保持高而稳定的血药浓度；④病原微生物不明时，急性者选用针对金黄色葡萄球菌、链球菌和革兰阴性杆菌均有效的广谱抗生素，亚急性者选用针对大多数链球菌（包括肠球菌）的抗生素；⑤已分离出病原微生物时，应根据致病微生物对药物的敏感程度选择抗微生物药物。

（1）对青霉素敏感的细菌：草绿色链球菌、牛链球菌、肺炎球菌等多属此类。①首选青霉素 1 200 万 ～ 1 800 万 U/ 日，分次静脉滴注，每 4 小时 1 次；②青霉素联合庆大霉素 1mg/kg，每 8 小时 1 次，静脉注射或肌内注射；③青霉素过敏时可选择头孢三嗪 2mg/d，静脉注射，或万古霉素 30mg/（kg·d），分 2 次静脉滴注，（24 小时最大量不超过 2g）。所有病例均至少用药 4 周。

（2）对青霉素耐药的链球菌：青霉素加庆大霉素，青霉素 1 800 万 U/ 日，每 4 小时 1 次，分次静脉滴注，用药 4 周，庆大霉素剂量同前，用药 2 周。

（3）肠球菌心内膜炎：①青霉素加庆大霉素，青霉素 1 800 万 ～ 3 000 万 U/ 日，每 4 小时 1 次，分次静脉滴注。庆大霉素用量同前，疗程 4 ～ 6 周；②氨苄西林 12g/d，分次静脉注射，每 4 小时 1 次，庆大霉素剂量同前，用药 4 ～ 6 周，治疗过程中酌情减量或撤除庆大霉素，预防其不良反应；③上述治疗效果不佳或患者不能耐受者可改用万古霉素 30mg/（kg·d），分 2 次静脉滴注，疗程为 4 ～ 6 周。

（4）金黄色葡萄球菌和表皮葡萄球菌：①萘夫西林或苯唑西林均为 2g，每 4 小时 1 次，静脉注射或静脉滴注，用药 4 ～ 6 周。治疗初始 3 ～ 5 日加用庆大霉素，剂量同前；②青霉素过敏或无效者用头孢唑啉 2g，每 8 小时 1 次，静脉注射，用药 4 ～ 6 周。治疗初始 3 ～ 5 日加用庆大霉素；③如青霉素和头孢菌素无效，可用万古霉素 4 ～ 6 周。

（5）其他细菌：用青霉素、头孢菌素或万古霉素，加或不加氨基糖苷类，疗程 4 ～ 6 周。革兰阴性杆菌感染用氨苄西林 2g，每 4 小时 1 次，或哌拉西林 2g，每 4 小时 1 次，或头孢噻肟 2g，每 4 ～ 6 小时 1 次，或头孢他啶 2g，每 8 小时 1 次。以上药物为静脉注射或滴注，加庆大霉素 160 ～ 240mg/d，静脉滴注。环丙沙星 200mg，每 12 小时 1 次，静脉滴注也可有效。

（6）真菌感染：用两性霉素 B，第 1 天 1mg，静脉滴注，之后每日递增 3 ～ 5mg，直至 25 ～ 30mg/d，总量 3 ～ 5g，应注意两性霉素的不良反应。两性霉素用够疗程后给予氟胞嘧啶 100 ～ 150mg，1 日 4 次，口服，用药数月。

2. **外科治疗**　尽管有抗生素的治疗，各种类型感染性心内膜炎的病死率一直为 10% ～ 50%，有些严重心内并发症或抗生素治疗无效的应考虑手术治疗。

人工瓣膜置换术的适应证：①严重瓣膜反流致心力衰竭；②真菌性心内膜炎；③虽充分使用抗微生物药物，血培养持续阳性或反复复发；④虽充分抗微生物药物治疗，仍反复发作大动脉栓塞，超声检查证实的赘生物 ≥ 10m；⑤主动脉瓣受累致房室传导阻滞；⑥心肌或瓣环脓肿需手术引流。

三、预后特点

感染性心内膜炎的病程长短不一，从数天至数周不等，这主要取决于基础心脏病变的情况、致病微生物的毒力、是否并发瓣膜穿破和充血性心力衰竭、能否早期诊断和治疗。急性型常由毒力较强的致病菌如金黄色葡萄球菌、化脓性链球菌、肺炎链球菌、淋病双球菌等引起，多侵犯正常心脏瓣膜，病情呈进行性恶化的脓毒败血症表现，若未能及早诊断和治疗，多于数天至6周内死亡。亚急性型常由毒力较弱的致病菌如草绿色链球菌、肠球菌、表皮葡萄球菌等引起，多侵犯原有心脏瓣膜病变或先天性心血管畸形的患者，病情变化较缓慢，病程常＞6周。近年来，随着对人造瓣膜感染性心内膜炎并发侵入性感染认识的加深和有利于患者的手术、介入治疗的开展，人造瓣膜感染性心内膜炎在手术后的存活率已达75% ~ 80%，而自体瓣感染性心内膜炎的病死率为16% ~ 27%。死亡原因为心力衰竭、肾衰竭、栓塞、细菌性动脉瘤破裂和严重感染。

第二节　并发症风险的表现与防范

一、心力衰竭

并发心力衰竭原因：①瓣膜和瓣环损毁；②腱索和乳头肌断裂；③心肌炎症和脓肿形成；④肺动脉或冠状动脉栓塞；⑤心室充盈受限；⑥炎性细胞因子作用。

有关诊断依据与处理方法参见第3章第二节"心力衰竭"。

感染性心内膜炎并发心力衰竭患者常有瓣膜损毁、穿孔或乳头肌和腱索断裂，因此，对内科治疗效果欠佳、有手术指征的患者，应在积极抗感染治疗的同时争取早期手术治疗。主要预防措施：①积极治疗基础心脏病和感染性心内膜炎，抗感染等治疗无效者及早行手术治疗；②消除心力衰竭的各种诱因如上呼吸道感染、避免输液过快和过量、治疗各种心律失常、纠正水、电解质和酸碱平衡紊乱、避免过度体力活动以及情绪激动等。

二、心律失常

并发心律失常机制：①感染累及心肌组织；②感染累及传导组织；③交感神经兴奋性增高；④冠状动脉栓塞。

有关诊断依据与防治措施参见第3章第二节"心律失常"。

三、动脉栓塞

（一）发生机制

感染性心内膜炎并发动脉栓塞主要是心瓣膜、心内膜或心室壁上较大而脆的赘生物碎落成栓子，随体循环或肺循环血流播散到身体各部位而产生栓塞，尤以脑和肺栓塞多见，其次为脾、肾和肢体动脉栓塞，引起相应脏器的梗死或脓肿。受损瓣膜上的赘生物被内皮细胞完全覆盖需6个月，因此，栓塞可发生在发热开始后数天起至数月内发生，早期出现栓塞的病例大多起病急，病情凶险。

（二）诊断依据

1. **脑栓塞**　起病急骤，大多数无任何前驱症状，起病后常于数秒或很短时间内症状发展到高峰。个别患者可在数天内进行性恶化，是由于反复栓塞所致。脑栓塞可仅发生在单一动脉，也可广泛多发，因而临床表现不一。患者可有头晕、头痛，也有短暂的意识模糊或抽搐，神经系统局灶症状可突然发生，表现为面瘫、一侧肢体瘫痪（偏瘫）、失语、局灶性抽搐等，严重者出现广泛性抽搐、复视、共济失调、昏迷，甚至脑疝而死亡。

2. **肺栓塞**　临床上可表现为突发性胸痛、气急、咳嗽、发绀、咯血或虚脱等，并可引起呼吸窘迫综合征，肺部体征可有呼吸增快，肺部湿性啰音或哮鸣音，肺血管杂音，胸膜摩擦音或胸腔积液的体征。肺小动脉栓塞可发生肺部急性炎症浸润或多发性肺脓肿，可有肺部炎症浸润实变体征及闻及中小水泡音。

3. **脾栓塞**　表现为突然左上腹或左季肋部剧烈疼痛，脾大，部分有发热和脾区摩擦音。极少数可因脾破裂引起腹腔内出血、腹膜炎或膈下脓肿，可有血压下降、进行性贫血、休克等表现。

4. **肾栓塞**　表现为腰痛或腹痛，血尿或菌尿，但较小的栓塞可无任何症状，尿检查也无异常，很容易被漏诊。

5. **肢体动脉栓塞**　表现为肢体疼痛、软弱、苍白而冷、发绀，甚至坏死，患侧肢体远端动脉搏动减弱或消失。

6. **冠状动脉栓塞**　临床上与急性心肌梗死的表现类似，特异性表现为突发压榨性胸痛，可有濒死感，大汗，甚至引起休克、心力衰竭、严重的心律失常或猝死。

CT 扫描是确定动脉栓塞的主要手段，可显示脑栓塞的部位、大小。肺栓塞时 CT 扫描可显示肺动脉充盈缺损。MRI 可显示脑栓塞的部位、大小（尤其较小的栓塞）以及其他脏器动脉栓塞时的充盈缺损。动脉造影是确定动脉栓塞的最特异的手段，主要用于临床和其他检查可疑及需要手术治疗的患者。

（三）处理方法

1. **脑栓塞的治疗**

（1）一般治疗：①休息；②保持呼吸道通畅；③严密观察；④保持营养和水电解质平衡。

（2）低分子右旋糖酐和丹参注射液：可降低血液黏度，改善血液循环。

（3）血管扩张药：可采用钙通道阻断药如尼莫地平口服，昏迷患者可通过鼻插胃管进食。

（4）脱水剂：可降低颅内压，避免脑梗死范围扩大和脑疝形成。可选用 20% 甘露醇静脉滴注，视病情变化和颅内压等情况而决定疗程。有心功能不全表现者可选用甘油果糖。

（5）抗凝药物：一般情况下不应用抗凝药物。

2. **肺栓塞的治疗**

（1）一般治疗：吸氧、镇痛，纠正休克和心力衰竭，扩张支气管药物。

（2）抗凝治疗：早期静脉应用肝素或低分子肝素 4 ~ 5 日，然后采用口服抗凝药如华法林、抵克立得和阿司匹林（最小维持量）等 3 个月。

（3）溶栓治疗：最常用尿激酶和链激酶，此外还有重组组织型纤溶酶原激活药（rt-PA）。溶栓后再进行抗凝治疗。

（4）手术治疗：主要有下腔静脉阻断术，适用于抗凝治疗有致命性出血危险及反复栓塞者，可选用结扎或置以特制的夹子或通过导管置放滤过器等方法。

3．冠状动脉栓塞的治疗

（1）一般治疗：与急性心肌梗死的治疗相似，吸氧、镇痛、卧床休息、保持大小便通畅等。

（2）扩张血管药物：可选用硝酸甘油、血管紧张素转换酶抑制药等，但必须保持血压稳定在正常水平范围内。

（3）抗凝治疗：目前主张采用低分子肝素皮下注射1周左右，然后口服维持。

（4）溶栓治疗：①尿激酶100万～150万U，30～60分钟内滴完；②尿激酶100万～150万U，30～60分钟内滴完；③rt-PA先静脉注射10mg，继而50mg于1小时内滴完，再40mg于2小时内滴完。

（5）介入治疗：目前对于冠状动脉栓塞是否应用PCI和冠状动脉内支架置放术仍有异议。

4．肢体动脉栓塞的治疗

（1）一般治疗：休息、患肢制动及保暖，防压疮护理。

（2）抗凝治疗和溶栓：参见肺栓塞和冠状动脉栓塞的治疗，但肢体动脉栓塞一般禁止抗凝治疗。

（3）手术切开动脉取栓。

（4）导管取栓术：适用于有手术禁忌证者。

5．脾栓塞和肾栓塞的治疗　多数情况下脾栓塞和肾栓塞需要手术治疗，必要时进行脾切除术。也可采用导管取栓术，但需要造影设备及具有对该项技术操作丰富经验的医师，有一定的局限性。

（四）预防要点

1．控制感染　预防动脉栓塞的关键在于积极有效控制感染，因此选用敏感而有效的抗生素治愈感染性心内膜炎是最主要的措施。

2．观察超声心动图变化　一旦发现较大而脆且易脱落的赘生物或附壁血栓，则应考虑及早手术治疗，从而有效预防栓塞的发生。

3．检测C-反应蛋白　最近研究发现，C-反应蛋白对预测感染性心内膜炎并发动脉栓塞的风险有一定的价值。

四、肾小球肾炎

感染性心内膜炎并发肾小球肾炎的主要发生机制有两种：一种是免疫性肾炎，由于致病菌如细菌、真菌等感染，与体内产生的抗体形成免疫复合物沉积在肾小球基底膜的微血管床上，并激活补体形成C3a和C5a化学趋向因子，使中性粒细胞和单核细胞在肾小球毛细血管腔和系膜内聚积，同时感染可激活炎症细胞分泌各种炎症介质如干扰素、肿瘤坏死因子和白细胞介素等细胞因子以及一氧化氮等，从而导致肾小球炎症损害，可表现为弥漫性肾小球肾炎和（或）局灶性肾小球肾炎；另一种是由于细菌栓子引起肾小动脉栓塞而导致肾小球肾炎。部分患者可同时存在2种病变。

有关诊断依据参见第3章第三节"肾小球肾炎"。

感染性心内膜炎并发肾小球肾炎的治疗方法主要是选择有效的抗生素治疗感染性心内膜炎。抗生素使用原则是早期用药、选用杀菌抗生素、联合用药、剂量足够、疗程要长，一般4～6

周。治愈感染性心内膜炎者，并发的肾小球肾炎一般会逆转，甚至痊愈，如果感染性心内膜炎被控制以后肾小球肾炎症状仍无好转者，可加用糖皮质激素。如果已转为慢性或已有肾功能不全者，则按慢性肾炎治疗。

预防感染性心内膜炎并发肾小球肾炎的关键是及时治疗并彻底治愈感染性心内膜炎。

第三节　误诊风险的表现与防范

一、误诊范围及后果

（一）误诊范围

感染性心内膜炎误诊断疾病达 30 多种，个别患者误诊长达半年之上。据 2018 年版《中国误诊大数据分析》的相关研究结果可见，经遴选纳入误诊疾病数据库的 IE 误诊文献共 41 篇，累计误诊病例 194 例，误诊率 36%。IE 是以心脏病变为主的全身性疾病，临床表现复杂，全身并发症多，误诊范围十分广泛，本次纳入的 194 例 IE 误诊为 39 种疾病 202 例次，以呼吸系统疾病、心血管疾病居多，居前三位的误诊疾病为肺炎、上呼吸道感染、心力衰竭。少见的误诊疾病包括伤寒、疟疾、猩红热、肾综合征出血热、黑热病、先天性心脏病、心脏神经症、脑结核瘤、脑脓肿、急性阑尾炎、化脓性关节炎、脊柱骨关节病、脊柱结核、结缔组织病、风湿性多肌痛、过敏性紫癜、系统性血管炎、高脂血症、痛风、淋巴结炎、淋巴瘤、支气管炎。3 例次仅作出发热待查诊断。

（二）误诊后果

感染性心内膜炎是可以治愈的感染性心脏病，一旦确诊，抗生素的应用最为重要，如早期、大剂量、长疗程治疗，则患者预后良好；如误诊，未能使用抗生素等药物治疗，感染病情往往加重，导致败血症及引起其他严重并发症，则可造成患者死亡。由于感染性心内膜炎的误诊主要为肺炎、上呼吸道感染等，在临床上往往采用抗生素治疗。即使感染部位没有得到明确诊断，没有针对感染细菌用药，这些药物也可能会对感染产生不同程度的控制作用，而使病情减轻。

二、误诊原因分析

（一）对临床不典型表现的认识不足

造成误诊、漏诊的主要原因是对感染性心内膜炎认识不足，缺乏应有的警惕。因为感染性心内膜炎常发于心瓣膜病和先天性心脏病，许多患者起病时通常并无典型心脏症状，病情隐匿，有时突然出现各脏器的栓塞，成为本病的首发症状。有时发病数周或数月后，出现免疫功能障碍所引起的各种征象。如果对本病缺乏警惕性，未能及时考虑到，极易造成误诊。感染性心内膜炎是由于各种原因造成病原微生物直接侵犯心内膜、心瓣膜感染引起的一系列临床表现。首先要详细询问病史，仔细查体，从许多杂乱的临床表现中找出主要矛盾。如患者发热、心脏杂音、充血性心力衰竭等感染和心脏方面的表现，常规抗感染和（或）纠正心力衰竭治疗无效时等，就应该重新考虑感染性心内膜炎的诊断，进行一些有鉴别意义的检查。

（二）辅助检查的局限性

1. 血培养阳性率低　血培养阳性是诊断本病的主要指标。遗憾的是感染性心内膜炎的培养阳性率仅为 50% 左右。培养前即使应用 2 日抗生素，也可使培养结果成为阴性而细菌仍存在于病灶中。因此，只满足于一两次血培养阴性是导致误诊的原因之一。

2. UCG 检查的局限性　UCG 检查对本病的诊断具有非常重要的意义，但其检出率为 80%。有相关报道称，在 39 例感染性心内膜炎患者中，UCG 检出 32 例，漏诊 3 例，误诊 4 例，漏误诊率为 18%。其原因是赘生物直径 < 2mm 未检出，手术时间与超声检查时间相隔较长，瓣叶脱垂穿孔等而不表现为赘生物，超声检查结果受仪器条件、操作技术等因素影响较大。尽管超声检查有一定的局限性，但仍是感染性心内膜炎的首选检查方法。因为它能直接提供赘生物的附着部位，累及的瓣膜，赘生物的数目、大小形态、活动方式，瓣膜穿孔，腱索断裂等征象及相应血流动力学变化；对临床表现不典型，未曾怀疑心内膜炎的患者，能及早发现瓣膜损害，能够发现 > 2mm 的赘生物，并能准确定位。但对 2mm 以下的赘生物极易被忽略或难以辨认，此时，应做多切面仔细观察，注意瓣膜有无脱垂，并结合彩色多普勒检查有无较明显的反流，以免漏诊。

3. 不熟悉常见误诊疾病的临床特点　感染性心内膜炎误诊的主要原因是临床因素，由于在临床上对该病的特点认识不足，往往在鉴别诊断分析时思维方法不当，以致发生疾病误诊。

（1）感染性心内膜炎误诊为呼吸系统疾病：亚急性感染性心内膜炎的临床表现多样，常与其他疾病相混淆，早期以发热为主，伴有呼吸系统表现，心脏特征不明显，容易误诊为肺部感染、肺结核等。亚急性感染性心内膜炎可因各种原因使其临床表现不典型，且许多临床征象并不具有特异性，又因多次接受过抗生素治疗，血培养阳性率低，给早期诊断和治疗带来困难。

（2）感染性心内膜炎误诊为肾小球肾炎：感染性心内膜炎可出现肾小球肾炎常见的临床表现，如水肿、蛋白尿、血尿、高血压等，故常误诊为肾小球肾炎。由于感染微生物产生的相应抗体形成免疫复合物，沉积在肾小球内引起免疫性损伤，可表现为局灶性或弥散性肾小球肾炎、肾病综合征，当有大量蛋白尿、镜下血尿而感染性心内膜炎的临床表现不典型时，往往容易误诊为原发性肾小球疾病。

三、误诊防范对策

（一）提高对感染性心内膜炎的认识

提高对本病的认识是避免误诊的关键，不仅要熟知本病的临床典型表现，还要了解近年来出现的新的变异及非典型的临床表现，遇到下列情况者，应高度怀疑感染性心内膜炎。如原无心脏杂音而突然出现心脏杂音，或原有心脏杂音短期内发生变化或出现新的心脏杂音；有器质性心脏病，不明原因发热 1 周以上者；不明原因的动脉栓塞者；心脏病患者出现皮下淤点、脾大、进行性贫血、杆状指（趾）；有长期原因不明发热，近期心脏出现杂音或出现不明原因的心力衰竭且进行性加重者；本病并发肾病变十分常见，血尿可作为本病肾损害的依据，其发生率高达 37% ~ 93%；心脏病患者伴有难以解释的持续性尿液异常和（或）氮质血症，特别是有发热的，应注意本病的可能性。

（二）提高对老年患者的警惕性

老年人感染性心内膜炎的患病率近年来有明显增高的趋势，IE 发病和年龄有关，随着年龄增长，其发病率逐渐增加。60 岁以后每 10 万人在 15 ～ 30 例之间，并在 70 ～ 80 岁达到最高。老年人感染性心内膜炎的早期诊断常常很困难，主要原因是：①老年人感染性心内膜炎的主要症状常与老年人的常见多发病的某些表现相似，容易混淆造成误诊；②老年人感染性心内膜炎经常与其他疾病伴发，易把感染性心内膜炎的症状误认为是伴发疾病的表现；③老年人感染性心内膜炎时的心脏杂音不如中青年感染性心内膜炎者典型。如果机械地沿用经典的诊断标准，易导致误诊。

（三）提高辅助检查水平

1. 重视细菌培养检查　细菌培养是诊断感染性心内膜炎的最直接的方法，改善血培养致病菌技术是提高亚急性感染性心内膜炎（SIE）诊断能力重要的环节。一般认为，对发热、有心脏杂音的患者，两次血培养结果为同一种致病菌，即常见的感染性心内膜炎（IE）的致病菌，其诊断即可成立。即使患者在住院过程中无发热，也未闻及明显的杂音，仅出现个别器官损害，如肾小球肾炎、大动脉栓塞、不明原因的贫血等，两次血培养结果为同一种 IE 常见的致病菌，也应高度怀疑为本病。这时首先做血培养。一般宜在用抗生素之前，连做 4 ～ 6 次血培养。每次采血 10 ～ 15mL，采血时间以寒战或体温骤升时为佳，并将标本分别接种在需氧及厌氧两种培养基上。对应用过青霉素者，宜加对氨苄甲酸以利细菌生长。如果应用抗生素仅 2 ～ 3 日，则停用 48 小时后再做血培养；如果已长期应用，则应停用抗生素 1 周或更长期时间，培养才能获得阳性结果。阴性结果作为排除本病的依据。临床上多数患者病情不允许等待这么长的时间，对临床高度怀疑 IE 而血培养阴性时，只能根据经验采用试验治疗。

2. 充分利用 UCG 检查　超声心动图进行追踪观察是提高诊断正确率的重要方法。IE 早期（病程 2 周内）超声心动图难以发现赘生物，因此临床高度怀疑 IE，1 次超声心动图检查未发现赘生物，绝不能排除 IE，必须进行追踪观察。经胸超声心动图（TTE）对赘生物的检出率明显低于经食管超声心动图（TEE）。另外，赘生物过小（< 2mm）、赘生物位置不易被超声束所探及、仪器分辨率差，操作者的水平均影响检出率。

临床怀疑感染性心内膜炎患者，血培养率也只有 50% 左右。因此，UCG 检查，尤其是动态观察对于发现瓣膜赘生物具有重要意义，可监测瓣膜上赘生物的大小、瓣膜受损情况，对于血培养阴性者更具有诊断价值。

3. 必要时采用抗生素诊断性治疗试验　如果血培养、UCG 检查阴性或条件所限不能做血培养及 UCG 检查，在有明确心脏杂音及其他征象时，可应用抗生素做诊断性试验治疗。心血管内科专家黄永麟曾报道过 2 例心脏病患者合并肾炎尿毒症及脾显著增大，并无体温增高，血培养多次阴性，应用大剂量抗生素后尿素氮完全恢复正常，脾大显著缩小，最后均确诊为感染性心内膜炎。

（四）重视对并发症的诊断

1. SIE 常可使心瓣膜产生新的损害，促使心功能减退，诱发充血性心力衰竭。原有器质性心脏病患者发热后心功能减退，发生充血性心力衰竭，不要把注意力只放在心力衰竭的治疗方面，还要进一步追寻发热的病因。虽然各种感染都可能诱发心力衰竭，但是最常见的病因是风湿活动（如原有风湿性心瓣膜病）、SIE 和肺栓塞。当 SIE 引起心力衰竭时，临床表现已较明显，皮肤黏膜淤点、脾大、显微镜下血尿都是提示 SIE 的诊断线索，当然确诊还要依靠血培养和超声心动图发现赘生物。

2. 大动脉栓塞是 SIE 的常见并发症，见到脑栓塞特别是青年患者一定要排除 SIE 的可能。脑栓塞是 SIE 常见并发症之一。临床见到脑栓塞患者，不要简单地归咎于脑动脉硬化、高血压，一定要全面地观察病情，注意有无发热、心脏杂音，进行超声心动图检查，必要时抽血培养致病菌。对青年患者突发脑栓塞，更要排除其为 SIE 的并发症的可能。

3. 免疫复合物肾小球肾炎见于 15%～25% 的 IE 患者。临床见到肾炎、肾病综合征患者也要排除 SIE，免疫复合物肾小球肾炎与一般的肾炎表现颇为相似，可出现面肿、全身水肿、蛋白尿及显微镜下血尿，有相当数量的 SIE 以"肾炎"为首发症状。临床见到肾炎患者，也应注意有无发热、心脏杂音，必要时进行超声心动图检查，以排除 SIE 的可能。

4. 对出现贫血、出血点、发热的患者不要只考虑血液病可能。上述的表现也常是 SIE 常出现的症状。

第四节　药物性风险的表现与防范

一、抗心力衰竭药

（一）药物不良反应与防范对策
相关内容参见第 27 章第五节"抗心力衰竭药"。

（二）临床用药不良反应举例
米力农
【不良反应】
少数有头痛、室性心律失常、肌无力、血小板计数减少等。剂量过量时可有低血压、心动过速。

【防治措施】
1. 心律失常　因米力农可抑制心肌细胞内的磷酸二酯酶，使环磷酸腺苷增加，故有诱发窦性心动过速、室性心律失常的可能。所以静脉给药时必须减慢速度，并在用药期间观察心率的变化。

2. 低血压　因米力农对血管平滑肌有直接松弛作用，可扩张全身小血管，有诱发低血压的风险，因此用药期间必须观察血压变化，若血压过低应考虑减量，调整滴度或停药。给药后应静卧 10 分钟，不要急于起床活动，以防直立性低血压的发生。

3. 出血　米力农可使血小板减少，故在用药期间应当一方面观察有无皮肤黏膜出血倾向，另一方面复查血小板，若血小板计数明显降低则应减量或停用。

4. 其他　与强利尿药合用时应注意纠正水、电解质平衡紊乱。对有心律失常者应先用或联合应用抗心律失常药物，而有严重低血压或血容量不足者应慎用。

二、抗心律失常药

（一）药物不良反应与防范对策

相关内容参见第 22 章第五节"抗心律失常药"。

（二）临床用药不良反应举例

普罗帕酮

【不良反应】

1．心血管系统　可产生心动过缓、心搏骤停及传导阻滞，尤其原有窦房结或房室结功能障碍者。有促心律失常作用。4.4% 产生低血压，尤其在原有心功能不全者。也可加重或诱发心力衰竭。

2．消化系统　食欲缺乏、恶心、呕吐及便秘，也可产生口干及舌唇麻木。

3．神经系统　头晕、目眩。

【防治措施】

（1）不良反应与剂量相关。一般减药或停药可消失。

（2）如果出现心动过缓、心搏骤停及传导阻滞者，应停药并静脉应用阿托品或异丙肾上腺素，必要时起搏治疗。

（3）低血压可用升压药、异丙肾上腺素等。

（4）心力衰竭者应合用强心药、利尿药。

第12章 病毒性心肌炎的诊疗风险与防范

第一节 临床诊疗的方法和预后

一、诊断依据

（一）临床特点

1. **临床表现**

（1）轻型或一过性心肌受累型：此型患者常有上呼吸道感染史，因发热就医时发现或 1 ~ 3 周后因胸闷、胸痛、乏力就诊，心电图有心动过速，以及 ST-T 改变伴各种期前收缩或不同程度的房室传导阻滞，呈一过性或几日后恢复正常。心尖部第一心音减弱，无心脏扩大，无心力衰竭或阿 – 斯综合征，超声心动图、X 线胸片均正常。经卧床休息及适当治疗 1 ~ 3 个月后可完全恢复，不留后遗症。

（2）亚临床型：感染后一般无自觉症状，心电图发现轻度 ST-T 改变或伴心律失常，房性或室性期前收缩，1 ~ 2 个月后这些改变自行好转。一旦患者再次上呼吸道感染时以上症状又可出现。

（3）隐匿进行型：此型在病毒感染后心肌炎的表现常为一过性或时间很短，以后无心肌炎的症状和体征，未经治疗，数年后出现心脏扩大、心力衰竭，表现为扩张型心肌病，近年来由于心内膜活检的发展及核素标记心肌显像，有 1/3 的扩张型心肌病患者由病毒性心肌炎发展而来，这和病毒感染后细胞介导心肌免疫性损伤有关。

（4）心脏扩大、心力衰竭型：有明确的病毒感染史，多数患者有发烧、乏力、恶心、呕吐、呼吸困难。严重者可有肺间质水肿、窦性心动过速、奔马律或室性心动过速。约半数以上患者未坚持治疗，症状时轻时重，迁延不愈，经数月或数年后，病情进行性加重，心脏扩大、心力衰竭或死亡，也称"扩张型心肌病临床综合征"。如果出现全身感染的症状，临床主要表现为急性呼吸窘迫综合征（ARDS），病情危重，可出现发绀、低氧血症，需人工辅助呼吸，抢救不及时可死亡。

（5）房室传导阻滞型：病毒感染后 1 ~ 2 周内出现胸痛、气短，突然晕厥或晕倒。心率增快或减慢，心律失常或出现房性、室性奔马律。心电图示 ST-T 改变、T 波倒置、房性或室性心动过速。病程中窦性起搏正常，但可见房室传导阻滞最长达 1.5 ~ 2 秒，用阿托品、山莨菪碱、异丙肾上腺素等治疗可好转，但有时不能控制，并可发生阿 – 斯综合征。对此种患者可置入临时起搏器，一般在 3 ~ 4 周可恢复或余有一度房室传导阻滞或完全性右束支传导阻滞。

（6）猝死型：少见，但在儿童、青年猝死病例占重要地位。有的青年患者全身感染的症状不明显，常在正常活动时突然发生猝死，猝死后尸检证实为急性病毒性心肌炎。死亡推测可能与严重的房室传导阻滞或窦房结停搏或心肌大面积坏死、心腔急性扩张、血压下降、心肌缺血、心室颤动有关。

（二）辅助检查

1．心电图

（1）ST-T 变化：T 波倒置或减低常见，有时可呈缺血型 T 波变化。ST 段可有轻度移位。

（2）心律失常：除窦性心动过速与窦性心动过缓外，异位心律与传导阻滞常见。房性、室性、房室交界区性期前收缩均可出现，约 2/3 患者以室性期前收缩为主要表现。期前收缩可有固定的联律间距，但大多数无固定的联律间距，部分符合室性并行心律，这种无固定联律间距的期前收缩可能反映异位兴奋性，患者除期前收缩外无其他发现，可能来自局灶性病变。期前收缩可为单源性，也可为多源性。室上性或室性心动过速比较少见，但室性心动过速有可能引起昏厥。心房颤动与扑动也可见到，扑动相对较少见。上述各种快速心律可以短阵屡发，也可持续不止。心室颤动较少见，但为猝死的原因。一、二、三度窦房、房室传导阻滞，束支或分支传导阻滞都可出现，约 1/3 患者起病后迅速发展为三度房室传导阻滞，成为猝死的另一机制。上述各种心律失常可以合并出现。心律失常可以见于急性期，在恢复期消失，亦可随瘢痕形成而造成持久的心律失常。瘢痕灶是引起期前收缩反复出现的基础之一。

2．心肌损伤标志物监测　急性期或心肌炎活动期血清肌酸激酶及其同工酶、TnT、cTnI 对心肌损伤的诊断具有较高的特异性和敏感性。

3．心脏磁共振成像　磁共振成像检查对诊断心肌炎的敏感性、特异性较高。

4．病毒学检查　包括从咽拭子、粪便或心肌组织中分离出病毒，血清中检测特异性抗病毒抗体滴定度，其中应用间接酶联免疫吸附试验检测血清柯萨奇病毒 IgM，可用于早期诊断。从心肌活检标本中用免疫荧光法找到特异抗原或在电镜下发现病毒颗粒，以及用聚合酶链反应从粪便、血清、心肌组织中检测病毒 RNA。

5．心内膜心肌活检　心肌炎组织学诊断标准：心肌间质炎性细胞浸润伴有心肌细胞坏死和（或）心肌细胞变性。活检标本进行病毒基因探针原位杂交，原位 RT-PCR 有助于病因诊断。

6．其他检查

（1）血常规：白细胞计数可升高，急性期红细胞沉降率可增快。

（2）X 线检查：局灶性心肌炎无异常变化。弥漫性心肌炎或合并心包炎的患者心影扩大，心搏减弱，严重者可见肺充血或肺水肿。

（3）超声心动图：病毒性心肌炎超声心动图改变无特异性。可有左心室收缩或舒张功能异常、节段性及区域性室壁运动异常、室壁厚度增加、心肌回声反射增强和不均匀、右心室扩张及运动异常。

（4）放射性核素心肌显像：铟标记的单克隆抗肌球蛋白抗体心肌显像，对心肌坏死检测的敏感性较高（100%），但特异性较差。

二、治疗方法

（一）治疗原则

治疗原则为卧床休息。增强心肌营养。抗心力衰竭、心律失常治疗。

（二）具体治疗方法

1. 一般治疗　尽早卧床休息，有严重心律失常、心力衰竭的患者应卧床休息1个月，半年内不得参加体力活动。无心脏形态功能改变的，休息时间减半。

2. 抗病毒治疗　干扰素能够阻断病毒复制和调节细胞免疫功能。给予干扰素100万～300万U，每日1次，肌内注射，2周为一个疗程。

3. 应用抗生素　预防链球菌感染。细菌感染是病毒性心肌炎的条件因子，链球菌包膜具有和心肌细胞共同的抗原。为预防细菌感染引起心肌免疫反应，在治疗开始时清除链球菌感染灶或带菌状态，常规用青霉素治疗1周，每次320万U，静脉滴注，每日2～3次。对青霉素过敏者，用大环内酯类或根据咽拭子培养选用有效抗生素。

4. 保护心肌疗法　心肌炎时，心肌产生自由基增多，有些酶活性下降，导致心肌细胞严重受损，再加上病毒在细胞内破坏心肌，产生心肌细胞溶解和坏死。因此，在心肌炎的急性期采用自由基清除剂，如维生素C、泛癸利酮、维生素E等治疗，特别是大量维生素C疗效肯定，症状很快消退，低血压时疗效更明显。

急性期维生素C一般用量为5～10g，加10%葡萄糖溶液50～100mL，静脉注射或快速静脉滴注，每日1次，4周为1个疗程；维生素C用于心源性休克每次100～200mg/kg，静脉注射，血压不理想可0.5～2小时再静脉注射1次，血压平稳后6～8小时1次，24小时用4～6次。

5. 免疫抑制药治疗　在心肌炎早期患者出现完全性房室传导阻滞、严重室性心律失常、心源性休克、心脏扩大伴心力衰竭等严重并发症，此时存在免疫介导心肌损害，可短期应用糖皮质激素治疗。地塞米松对离体心肌细胞病毒感染早期有改善心电活动、减轻细胞病变及减少钙离子内流等心肌保护作用，地塞米松10mg/d或氢化可的松100～200mg/d加5%葡萄糖溶液静脉滴注，短时间应用，以后逐渐减量。

6. 对症治疗

（1）心力衰竭者予以ACEI类药物、β受体拮抗药及利尿药，如患者心力衰竭症状不缓解，可加用小剂量强心药，如地高辛0.125mg，口服。

（2）心律失常者按心律失常类型选用药物。

（3）休克者抗休克治疗，首选静脉注射大量维生素C，血压平稳后改为静脉滴注，疗效不理想者可用升压药。

（4）对心动过速者常选用β受体拮抗药阿替洛尔或卡维地洛，或用钙通道阻断药。

三、预后特点

急性病毒性心肌炎病情轻重悬殊，轻者可无自觉症状，严重者可合并有其脏器损害，表现为猝死，或严重心律失常、心源性休克、心力衰竭而导致急性期死亡，也可表现为各种心律失常、心包炎或急性心肌梗死等。成人病毒性心肌炎临床表现多较新生儿和儿童病毒性心肌炎轻，大部分预后良好。但仍有少数病例急性期死于严重心律失常和（或）心力衰竭，急性期病死率高达 10%～20%。有部分患者可能迁延不愈转为慢性心肌炎，部分患者可出现急性期后持续心腔扩大，心功能不全，而发展为扩张型心肌病综合征。

第二节　并发症风险的表现与防范

一、心律失常

并发心律失常的机制：①心肌病变：心肌间质内炎细胞浸润和心肌细胞变性坏死，出现局限性或弥漫性心肌坏死灶，这些坏死灶引起心肌收缩不协调，影响机械应力的牵张，产生心肌各部位电活动不一致，根据病灶位置不同，产生不同类型的心律失常；②心肌细胞能量代谢异常：心肌细胞受到病毒侵害后，引起心肌细胞能量代谢异常，使细胞内 K^+、Mg^{2+}、Na^+ 和 Ca^{2+} 浓度发生改变，导致心肌细胞的电生理特性发生改变。心肌能量代谢异常，还可导致心肌间连接异常，也是致心律失常的原因。部分心律失常可引起心肌细胞代谢异常，从而又加重心律失常。

有关诊断依据与处理方法参见第 3 章第二节"心律失常"。

增强机体抵抗力、好发季节避免上呼吸道感染（冬春季）和肠道感染（夏秋季），对病毒性心肌炎的预防有积极意义。对有恶性心律失常的患者，可以提早应用抗心律失常药物，如 β 受体拮抗药、胺碘酮等，对于反复发生的室颤或室性心动过速所致心搏骤停的存活者，可以置入埋藏式心脏复律除颤器（ICD）。

二、心力衰竭

病毒感染后，病毒通过血液循环，直接侵犯心肌细胞、心内膜及心包，在细胞内增殖，引起细胞的溶解、水肿、坏死、心肌断裂及炎性细胞浸润，病变范围大小不一，可导致弥漫性或局限性心肌损害。同时伴有心肌细胞膜通透性的增加，使心肌细胞代谢发生明显改变，导致心肌细胞收缩、舒张能力下降。在病毒毒力强、数量多、受侵害范围大、机体抵抗力差及合并有细菌感染等因素下，可以出现急性心脏扩大、心功能下降，甚至引起死亡。快速型心律失常因舒张期明显缩短，左心室充盈不足，左心室射血减少，导致心力衰竭的发生，也同样可引起休克甚至死亡。

有关诊断依据与处理方法参见第 3 章第二节"心力衰竭"。

急性重症心肌炎患者，应特别注意强调卧床休息，补充营养，急性期要积极治疗，可以减少心力衰竭的发生及减轻心肌炎的症状。

三、心脏性猝死

并发心脏性猝死的机制主要为：①严重心律失常。病毒性心肌炎时，心肌细胞由于受到病毒的侵害，使心脏产生灶性或弥漫性损害，使心肌细胞损坏、破坏、溶解等，使心脏的传导系统发生损害，或出现异常的兴奋点，可出现各种严重心律失常；②心力衰竭。重症病毒性心肌炎时病毒毒力强，受损害的心肌细胞范围广，使心肌细胞收缩力，心脏扩大，心脏射血减少，出现心功能不全，有时出现急性心力衰竭，导致患者死亡；③心源性休克。出现心力衰竭以后，由于病毒的弥漫性侵害，使心脏进一步出现收缩舒张功能障碍，可以导致心脏的泵功能急剧下降，心脏射血急剧减少，导致全身灌注明显减少。

有关诊断依据与处理方法参见第 3 章第二节"心脏性猝死"。

诊断病毒性心肌炎的患者，应卧床休息，发现有严重心律失常，应常规心电监护，对有高度房室传导阻滞的患者，积极置入临时人工心脏起搏器或永久人工心脏起搏器。对重症心肌炎患者合并心力衰竭和（或）心源性休克者，应积极治疗，密切观察病情变化，及时调整治疗方案，对有高度猝死危险的患者，可以提早应用抗心律失常药物，如 β 受体拮抗药、胺碘酮等，对于反复发生的心室颤动或室性心动过速所致心搏骤停的存活者，可以置入埋藏式心脏复律除颤器（ICD）。

第三节　误诊风险的表现与防范

一、误诊范围及后果

（一）误诊范围

病毒性心肌炎具有多样性及易变性的特点，临床表现及症状轻重悬殊，重症可猝死，轻症几乎无症状。据 2018 年版《中国误诊大数据分析》的相关研究结果可见，经遴选纳入误诊疾病数据库的病毒性心肌炎误诊文献共 59 篇，累计误诊病例 388 例，误诊率 34.86%。本次纳入的 388 例病毒性心肌炎误诊为 30 种疾病共 394 例次，居前三位的误诊疾病为冠心病（以急性心肌梗死居多）、胃肠炎、上呼吸道感染。较少见的误诊疾病包括扩张型心肌病、先天性心脏病、食管炎、上消化道出血、肠道寄生虫病、维生素 D 缺乏性手足搐搦症、电解质紊乱、糖尿病性昏迷、脓毒症、支气管哮喘、肾炎，8 例次仅作出消化道疾病、贫血、晕厥等原因待查诊断，4 例次初诊诊断不明确。经对误诊疾病数据库全库检索发现，有 220 篇文献 67 种疾病 742 例曾误诊为病毒性心肌炎，涉及 12 个系统或专科，以循环系统、内分泌系统、呼吸系统疾病居多。最易误诊为病毒性心肌炎的疾病为心脏神经症（31.81%），另有 20 例最终确诊为心脏恶性肿瘤、限制型心肌病、感染性心内膜炎、克山病、颈心综合征、结核性脑膜炎、脑胶质瘤、韦尼克脑病、上呼吸道感染、特发性肺含铁血黄素沉着症、甲状旁腺功能减退症、EB 病毒感染、莱姆病、肋软骨炎、脂质沉积性肌病、有机磷农药中毒等。

（二）误诊后果

心肌炎临床表现多样化，轻者可无临床表现，重者可导致心力衰竭甚至死亡。同时心肌炎表现缺乏特异性，可表现为乏力、呼吸困难、心悸、心前区不适等非特异性症状。心电图改变往往呈现一过性，且远比临床心肌受累更为多见。最常见的变化是 ST 段和 T 波异常，也可出现房性特别是室性心律失常、房室传导阻滞和室内传导阻滞，偶尔可见异常 Q 波。因此误诊、漏诊的概率较大。如果临床误诊，心肌炎的并发症在此基础上不恰当的治疗，尤其是不恰当的补液可能加重病情，引起心力衰竭甚至死亡。

病毒性心肌炎目前尚无特异有效的治疗方法，主要是针对病情对症处理。急性患者如果误诊对症处理如抗炎、扩张血管等并发症后，病情也可能有一定帮助。

二、误诊原因分析

（一）对病毒性心肌炎缺乏足够的认识，重视不够

对于病毒性心肌炎首发表现即出现胸闷、胸痛、心悸、气短等心脏表现的病例来说，主要容易误诊为其他心脏病，如心肌病、冠心病等。这主要是由于临床医师主观意识中对病毒性心肌炎的认识不足，重视不够。心肌炎的临床表现可轻，如局灶性感染所致的无症状状态，重者可有弥散性心肌炎引起的暴发性、致命性充血性心力衰竭。病毒性心肌炎的初始发作或许可被忽略和遗忘，以致在首次发现时就可能已经发展到特发性扩张型心肌病。

（二）临床表现多样化，忽视对病史全面分析

病毒性心肌炎实际上可以认为是全身感染的一部分。大多数患者有近期感染的病史或征兆，例如上呼吸道感染或胃肠道感染。而临床医师片面强调某一方面的症状或体征，而且容易受到患者的主观影响。对于轻症患者或疾病早期，可能主要表现为上呼吸道感染或胃肠道感染症状，仅伴有心悸、乏力等非特异性表现，此时，与体温升高不成比例的心动过速可提示本病的可能，而临床医师仅看到局部症状。

（三）不熟悉常见误诊疾病的临床特点

急性病毒性心肌炎误诊的主要原因是临床因素，由于在临床上对该病的特点认识不足，往往在鉴别诊断分析时思维方法不当，以致发生疾病误诊。

1. 急性病毒性心肌炎误诊为冠心病　研究已经表明，心肌炎时心肌受累可为局灶性或弥散性，但心肌损害在心脏中的分布是随机的。急性病毒性心肌炎的心电图表现主要为 ST 段和 T 波异常，通常无特征性。但是少数患者的临床表现（胸闷、胸痛症状明显，心肌酶明显增高，初始心电图改变具有心肌受损的特异性定位改变及节段性室壁运动异常）可酷似急性心肌梗死。

2. 急性病毒性心肌炎误诊为消化系统疾病　大量实验室结果证实，人类病毒性心肌炎大多数为肠道病毒所致，其中以柯萨奇 B 组病毒占大多数。临床医师对胃肠道病毒引起的心肌炎缺乏认识。而有时腹痛、腹胀等消化道症状掩盖了乏力、胸闷、气短等轻微的心脏受损情况，由于认识不足，只注意局部症状或体征及片面强调某一异常结果，未能想到本病而误诊。

3. 急性病毒性心肌炎误诊为呼吸道感染　引起上呼吸道感染的病毒，如流感病毒、柯萨奇病毒、腮腺炎病毒、腺病毒等，均为嗜心肌性病毒，病毒性心肌炎病原体多首先侵犯作为肌体与外界屏障的上呼吸道黏膜，扩散入血引起相应症状，进而感染心肌，导致心肌炎。急性心肌炎早期或心功能代偿期心脏症状不明显，没有特异诊断指征，特别是往往首发表现为

发热、倦怠、咳嗽、头疼、头晕等，容易与"上呼吸道感染"混淆。由于患者心肌炎症状、体征不明显，临床忽略了对患者心脏的诊察。

三、误诊防范对策

（一）提高对病毒性心肌炎的认识

临床医师遇到感染性疾病，尤其是上呼吸道感染、胃肠道疾病等嗜心肌病毒感染时，应想到病毒进一步侵犯心肌的可能。应进一步检查明确有无病毒性心肌炎。病毒性心肌炎临床表现变异范围较大，大多数患者的心肌受累都属亚临床性，但是少数可表现为重症心肌炎。最近的前瞻性尸检资料提示在青壮年猝死组中心肌炎占 8.6% ~ 12%，有一项较大样本的前瞻性调查发现因心肌炎导致的扩张型心肌病占 9%。分子生物学技术也提示炎症的自身免疫过程影响心肌并最终导致急性或慢性扩张型心肌病。临床遇有下列表现应考虑本病的可能：①发热、胃肠道症状、呼吸道症状同时伴有某些心脏症状，如心悸等；②心电图提示各种心律失常：频发室性期前收缩、短阵室性心动过速、房室传导阻滞、束支传导阻滞、窦性心动过速伴 T 波或 ST 段改变等；③胸闷、心悸、心力衰竭、晕厥等。发现与体温升高不成比例的心动过速可提示本病的可能。对临床上首发表现为非心脏症状而血流动力学异常的患者，应立即行心电图检查，任何形式的心电图异常均应考虑重症病毒性心肌炎的可能。

（二）注意辅助检查的异常改变

对临床上首发表现为非心脏症状而血流动力学异常的患者，应立即行心电图检查，任何形式的心电图异常均应考虑重症病毒性心肌炎的可能。有条件者均应行动态心电图检查，其目的是提高阳性率，发现发作性 ST-T 改变及量化心律失常发生的频度及时间，亦可反映心率变异性，其临床价值优于单次或多次心电图检查，可作为心电图的有效补充。有学者建议在疑诊为心肌炎而心电图表现为大致正常或未达到心肌炎诊断标准时更应做动态心电图检查。

（三）注意对病毒性心肌炎的鉴别诊断

应将重症病毒性心肌炎与急性心肌梗死鉴别开来。少数病毒性心肌炎临床表现酷似急性心肌梗死，只有依靠 EMB 和冠状动脉造影才能对两者做出鉴别诊断。对于中年以上的患者，冠心病往往是我们首先考虑的疾病。但是与此同时，临床更加要注意鉴别诊断，应当想到急性心肌炎的可能。近期上呼吸道感染、胃肠道感染的病史可给予一定的提示。当然，对于确实不能鉴别的病例，应该行冠状动脉造影及早明确诊断。

同时，在诊断病毒性心肌炎时必须排除甲状腺功能亢进症、二尖瓣脱垂综合征。不能将不明原因的心律失常诊断为病毒性心肌炎。临床上最常见的心律失常为室上性和室性期前收缩，常为功能性，可能由于过度劳累、情绪刺激、饮酒、饮用咖啡等引起自主神经功能紊乱而诱发。对于初次发作期前收缩患者如超声心动图未见明显病理改变，心电图除期前收缩外，无明显改变或仅有非特异性 ST-T 改变，最好只诊断为室性或房性期前收缩，即使患者发病前有过上呼吸道感染，也不要轻易做出病毒性心肌炎的诊断。

第四节　药物性风险的表现与防范

一、血管紧张素Ⅱ受体拮抗药

（一）药物不良反应与防范对策

相关内容参见第9章第五节"血管紧张素Ⅱ受体拮抗药"。

（二）临床用药不良反应举例

替米沙坦

【不良反应】

1. 心血管系统　可以出现低血压、心动过缓、心动过速，表现为心悸、头晕、无力。对有充血性心力衰竭，正在进行利尿、透析治疗，或低血容量的患者，容易出现眩晕、晕厥、直立性头晕等低血压表现。对于缺血性心脏病或缺血性心血管疾病的患者，过度降血压可以引起心肌梗死或脑卒中。

2. 神经系统　头痛、眩晕比较常见。比较少见的症状有焦虑、晕厥、失眠、抑郁、虚弱、工作效率下降、视觉异常、多汗。

3. 胃肠道系统　较常见的有腹痛、腹泻、消化不良、胃肠功能紊乱，而口干、胃肠胀气，胃部不适、呕吐相对少见。

4. 肌肉骨骼系统　比较常见的不良反应有关节痛、腿痉挛或腿痛、肌痛、后背痛（如坐骨神经痛）、胸痛，少见的有腱鞘炎样症状。

5. 泌尿系统　服用本品可出现泌尿系统感染症状（如尿频、尿急、尿痛等）。

6. 呼吸系统　相对常见症状包括上呼吸道感染样症状、干咳、发热、淋巴结肿大、喉痛等。少数患者可出现呼吸困难。

7. 皮肤　皮肤湿疹较常见，而红斑、瘙痒较少见。

8. 过敏反应　个别病例报道发生嗜酸性粒细胞增多症、血管性水肿、荨麻疹。

9. 其他　可出现血小板减少、高血钾、高氮血症，而少尿、急性肾衰竭罕见。偶尔，替米沙坦还可引起血红蛋白下降或尿酸升高、三酰甘油明显升高、血中胰岛素水平下降、血肌酐或肝酶的升高。

【防治措施】

（1）替米沙坦不能用于胆汁淤积、胆道阻塞性疾病或严重肝功能障碍的患者，因为替米沙坦绝大部分通过胆汁排泄，而这些患者对本品的清除率可能降低。本品应慎用于轻中度肝功能不全患者。

（2）替米沙坦不得用于严重肾功能不全患者。对于肾功能不全的患者，使用本品期间，应定期检测血钾水平及血肌酐值。

（3）对于因应用强利尿药治疗、限制饮食、恶心或呕吐引起血容量不足或血钠水平过低的患者，服用本品，特别是初次服用后，可导致症状性低血压。因而，在使用本品之前，应先纠正血钠及血容量水平。

（4）本品与保钾类利尿药、钾离子补充剂、含钾的盐替代品或其他可升高血钾水平的药物（如肝素）合用，可致血钾水平升高，因此与本品合用应谨慎。

（5）和其他抗高血压药物一样，对于患者有缺血性心脏病患者或缺血性心血管疾病的患者，过度降压可以引起心肌梗死或脑卒中。

二、抗休克药

（一）药物不良反应与防范对策

相关内容参见第28章第五节"抗休克药"。

（二）临床用药不良反应举例

间羟胺

【不良反应】

（1）心律失常，发生率随用量及患者的敏感性而异。

（2）升压反应过快过猛可致急性肺水肿、心跳停顿。

（3）逾量的表现为抽搐、严重高血压、严重心律失常。

（4）静注时药液外溢,可引起局部血管严重收缩,导致组织坏死腐烂或红肿硬结形成脓肿。

【防治措施】

（1）可根据不同的心律失常类型选用抗心律失常药对症处理。

（2）逾量表现严重高血压、严重心律失常，此时应立即停药观察，血压过高者可用5～10mg酚妥拉明静脉注射，必要时可重复。

（3）药液外溢可用0.5%～1%普鲁卡因溶液5～10mL在坏死处上部或渗漏处周围作局部封闭；亦可用妥拉苏林10～25mg或酚妥拉明5mg溶于1%普鲁卡因或生理盐水10～20mL内作局部封闭，若加入透明质酸酶1 000～1 500U，效果更好，同时保护创面使不受感染。

（4）如有蓄积作用，如用药后血压上升不明显，必须观察10分钟以上，才决定是否增加剂量，以免贸然增量致使血压上升过高。

第13章　扩张型心肌病的诊疗风险与防范

第一节　临床诊疗的方法和预后

一、诊断依据

（一）临床特点

1. 中青年人出现心力衰竭、心律失常或心脏扩大者应考虑有心肌病的可能。

2. 依据1995年WHO/ISFC关于心肌病的定义，对于左心室或双心室扩大和心室收缩功能受损为特征的患者，可诊断本病。

3. 需排除风湿性、高血压性、先天性、冠状动脉性、肺源性等心脏疾病或心包疾病。

（二）辅助检查

1. X线检查　心脏扩大为突出表现，以左心室扩大为主，伴有右心室扩大，也可有左心房及右心房扩大。心力衰竭时扩大明显，心力衰竭控制后，心脏扩大减轻。心力衰竭再次加重时，心脏再次扩大，呈"手风琴"效应。心脏搏动幅度普遍减弱，病变早期可出现节段性运动异常。主动脉正常，肺动脉轻度扩张，肺淤血较轻。

2. 心电图　可有各种心律失常，以室性期前收缩最多见，心房颤动次之。不同程度的房室传导阻滞，以右束支传导阻滞常见。广泛ST-T改变，左心室肥厚，左心房肥大，由于心肌纤维化可出现病理性Q波，各导联低电压。

3. 超声心动图　左心室明显扩大，左心室流出道扩张，室间隔及左心室后壁搏动幅度减弱，两者搏动幅度之和小于13mm。病变早期可有节段性运动减弱，二尖瓣前后叶搏动幅度减弱。二尖瓣开口小，瓣叶可有轻度增厚。右心室及双心房均可扩大，心力衰竭时二尖瓣可呈类"城墙"样改变心力衰竭控制后恢复双峰。

4．实验室检查

（1）红细胞沉降率：可增高，肝淤血可致球蛋白异常，偶有心肌酶活性增高。

（2）核素检查：核素心肌灌注显影，主要表现有心腔扩大，尤其两侧心室扩大，心肌显影呈弥漫性稀疏，但无局限性缺损区，心室壁搏动幅度减弱，射血分数降低。核素心肌灌注显影不但可用于诊断，也可用于同缺血性心肌病相鉴别。

二、治疗方法

治疗原则为：①无针对病因的措施；②改善心室重构和心力衰竭症状，降低病死率。

（一）一般治疗

应嘱患者戒酒，停用对心肌有害的药物，改善营养状况，避免过度疲劳。有心力衰竭症状者适当卧床休息。有呼吸急促时吸氧，限制钠盐摄入。注意防治感染。

（二）用药常规

1．心力衰竭治疗

（1）血管紧张素转换酶抑制药（ACEI）：卡托普利每日 25 ～ 37.5mg，分 2 ～ 3 次口服。依那普利每日 2.5 ～ 10mg，分 2 次口服。培哚普利 2 ～ 4mg，每日 1 次，口服。贝那普利 5 ～ 10mg，每日 1 次，口服。

（2）洋地黄：可用地高辛每日 0.125mg，口服，注意此药可引起各种心律失常、食欲缺乏、恶心、呕吐、腹泻等不良反应。

（3）利尿药：呋塞米间断利尿，可用呋塞米 20mg，静脉注射。同时需补钾补镁。

（4）β 受体拮抗药：美托洛尔每日 6.25mg，每日 1、2 次，口服，1 周左右可加倍，直至每日 100mg 或最大耐受剂量。或用比索洛尔以每日 1.25mg，口服，逐渐增至每日 2.5 ～ 5mg，或最大耐受量，每日 1 次，口服。

2．控制心律失常治疗及预防猝死　注意纠正心力衰竭，降低室壁张力，纠正低钾低镁。尽力避免洋地黄、利尿药的不良反应。胺碘酮（每日 200mg，口服）可有效控制心律失常。用药过程中应每月行 X 线胸片检查 1 次，以便及时发现治疗的不良反应，并应停药。

3．心肌保护　美托洛尔（倍他乐克）125mg，每日 2 次，口服，可预防病情恶化，改善症状和心功能，干预免疫介导的心肌损伤。

4．栓塞的防治　阿司匹林每日 75 ～ 100mg，口服，可防止附壁血栓形成。

5．改善心肌代谢　维生素 C、三磷酸腺苷、辅酶 Q_{10}、辅酶 A 等可作为辅助治疗。抗病毒和免疫治疗药物如黄芪、生脉注射液等对改善左心功能有一定疗效。辅酶 Q10 片，10mg，每日 3 次，口服。或用二磷酸果糖注射液 5g 加入 5% 葡萄糖注射液中静脉滴注，每日 1 次，7 ～ 10 日为 1 个疗程。

（三）手术治疗

根据患者的具体情况，可施行下列手术：①心室减容成形术；②背阔肌动力性心肌成形术；③机械性心室或全心功能辅助；④同种原位心脏移植术。同种原位心脏移植是终末期扩张型心肌病的有效治疗方法。

（四）起搏器同步化治疗

主要适用于药物效果不佳、QRS 波群时限延长 > 0.12 秒、EF 值 ≤ 0.35、QRS 波呈 CLBBB 或心室内传导阻滞的扩张型心肌病患者，可考虑置入左右心室同步起搏的双腔、三腔或四腔心腔起搏治疗扩张型心肌病难治性心力衰竭，通过调整左右心室收缩顺序，改善心功能，缓解症状。对伴顽固性持续快速室性心律失常的患者可考虑置入心脏自动转复除颤起搏器（ICD）。

（五）心脏移植

对长期心力衰竭，内科治疗无效者应考虑做心脏移植，术后积极控制感染，改善免疫抑制，纠正排斥，1 年后生存率可达 85% 以上。限制心脏移植的主要原因是供体严重短缺。

（六）左心机械辅助循环

左心机械辅助循环是将左心的血液通过机械性装置引入主动脉，以减轻左心室做功。为晚期扩张型心肌病患者维持全身循环、等待有限心脏供体及不能进行心脏移植患者的一种有效治疗方法。

（七）左心室减容成形术

通过切除部分扩大的左心室，同时置换二尖瓣，减小左心室舒张末容积，减轻反流，以改善心功能，被认为是难治性患者的可选方法之一。

三、预后特点

扩张型心肌病的病程长短不一，发展较快者于 1 ~ 2 年死亡，较慢者可存活达 20 年之久，这主要取决于左心室功能和血流动力学的代偿、稳定性和恶化程度。一般与心功能分级相平行，据国外资料统计，扩张型心肌病 I 级、II 级、III 级、IV 级者 1 年病死率分别为 10%、10% ~ 15%、20% ~ 25%、50%。如果左心室射学分数低于 25% 预后很严重。左心室内径大小、右心室功能保持情况，以及血浆钠水平、心肌耗氧量峰值等与预后均有关。

扩张型心肌病的 1 年生存率为 58% ~ 63%，5 年生存率为 33% ~ 40%，10 年生存率为 20%。而 1 年病死率为 25% ~ 58%，2 年病死率为 30% ~ 48%，5 年病死率为 50% ~ 80%，10 年病死率达 70% ~ 92%。由于扩张型心肌病的自身影响因素很多以及治疗条件的差异，尤其是本病的病因及发病因素尚未阐明，又无特异性的诊断指标，可以理解对生存率及病死率有很多不同报道。扩张型心肌病患者大多数死于顽固性心力衰竭，少数发生猝死，个别死于肺栓塞或其他原因。心力衰竭死亡者多见全心力衰竭，左心力衰竭次之，右心力衰竭较少。猝死大都与恶性室性心律失常发作有关。

第二节　并发症风险的表现与防范

一、心力衰竭

并发心力衰竭的主要机制为：①心肌病变：在家族性遗传性因素、持续性病毒感染和自身免疫反应等因素的作用下，引起心肌损伤和严重心肌病变。心肌病变造成具有正常收缩功能的心肌纤维明显减少，心肌收缩力严重下降，是导致收缩性心力衰竭的基础；②心肌重塑：各种致扩张型心肌病因素引起初始心肌损伤后，启动心肌重塑，加重心肌损伤和心功能恶化，又进一步激活神经内分泌细胞因子，形成恶性循环；③心肌能量代谢紊乱：扩张型心肌病患者存在能量代谢障碍。心肌收缩是一个主动耗能过程，Ca^{2+}的转运和肌丝的滑动都需要ATP，心肌能量代谢紊乱、ATP生成减少，可降低心肌的收缩力。

有关诊断依据与处理方法参见第3章第二节"心力衰竭"。

对有扩张型心肌病倾向或无症状的扩张型心肌病患者进行及早治疗和预防发展为心力衰竭，应注意休息、避免过度劳累，避免喝酒和防治病毒感染，针对免疫介导心肌损伤的早期干预治疗，应用神经内分泌拮抗药如ACEI制剂和β受体拮抗药防止和延缓心肌重塑的发展。

二、心律失常

并发心律失常的机制：①心肌病变；②心脏传导系统的损害；③心腔的扩大和心腔压力异常；④心力衰竭和神经内分泌改变；⑤电解质紊乱和酸碱平衡失调；⑥药物中毒。

有关诊断依据与防治措施参见第3章第二节"心律失常"。

三、心脏性猝死

并发心脏性猝死的机制：①严重心律失常：扩张型心肌病的心肌病变、心内膜改变导致心肌电生理特性的改变，如局灶性心肌自律性的增高、兴奋性的改变，复极化不均匀，兴奋在心肌内传导的不均一以及折返的形成，从而引起心律失常特别是室性心律失常。扩张型心肌病时常累及心脏传导系统，引起各种传导阻滞和停搏等严重心律失常；②循环衰竭：扩张型心肌病的非特异性心肌纤维退行性改变、坏死，心肌纤维不均匀肥大、排列紊乱，伴心肌间质纤维化、心肌内瘢痕形成，使心肌收缩力严重受损，在一些诱因的作用下，扩张型心肌病患者可发生严重的心力衰竭致急性循环衰竭引起猝死；③其他因素：扩张型心肌病患者易形成血栓，可能的原因是血栓脱落堵塞冠状动脉引起急性闭塞，可引起猝死。扩张型心肌病患者血液黏稠可形成周围静脉血栓，血栓脱落回流至右心，如发生急性大面积肺栓塞，可引起猝死。

有关诊断依据与处理方法参见第3章第二节"心脏性猝死"。

至今尚无可作为预测扩张型心肌病心脏性猝死高危人群的理想标准。血流动力学指标对扩张型心肌病总病死率是很有价值的预测指标。晕厥是一个预测扩张型心肌病心脏性猝死很有意义的指标。频发的室性心律失常及非持续室性心动过速对扩张型心肌病发生猝死有较好的预测价值。因此，有心律失常的扩张型心肌病患者，应作24小时动态心电图检查，对发现有危险性室性心律失常或有明确晕厥史的扩张型心肌病患者应列为猝死高危患者，予以相应处理。

四、动脉栓塞

并发动脉栓塞的机制：①心脏结构因素；②心肌收缩功能障碍和血流动力学异常；③血液高凝状态；④心律失常；⑤体力下降和活动受限。

有关诊断依据与处理方法参见第22章第二节。

对高危患者在积极控制心力衰竭的同时，应予小剂量阿司匹林抗血小板治疗，对有栓塞史或超声心动图检查显示有心腔血栓的患者应给予华法林抗凝治疗。

第三节　误诊风险的表现与防范

一、误诊范围及后果

（一）误诊范围

原发型扩张型心肌病目前尚无特异性诊断方法，因临床表现缺乏特征性易与其他心力衰竭的多种心脏病相混淆，基本上是靠排除其他常见的心脏病如冠心病、高血压性心脏病、风湿性心肌病、心包疾病等后方能确诊，临床误诊率高。有相关研究分析，2004—2013年发表在《中文医学》期刊并经遴选纳入误诊疾病数据库的DCM误诊文献共31篇，累计误诊病例344例。15篇文献可计算误诊率，误诊率19.03%。本次纳入的344例DCM误诊为24种疾病，虽然误诊疾病以各种心脏病居多，但也涉及呼吸系统、消化系统、神经系统等系统。少见的误诊疾病包括心律失常、上呼吸道感染、急性肝炎、病毒性脑炎、围生期心肌病、系统性红斑狼疮、甲状腺功能亢进性心脏病、支气管炎；1例次仅作出晕厥待查诊断。

（二）误诊后果

扩张型心肌病目前尚无特异有效的治疗方法，其预后较差。误诊病例的死亡原因也与该病的病情程度及其进展有关。扩张型心肌病大多数误诊为其他心脏病如冠心病、风湿性心瓣膜病、肺源性心脏病、病毒性心肌炎，这些疾病的主要治疗药物的应用与一般情况下扩张型心肌病的应用药物基本相同，虽然对扩张型心肌病的治疗后效果影响不大，但也会产生明显的不良后果。

二、误诊原因分析

（一）临床对疾病认识不足

该病的病因至今尚未明确。该病的发病可能涉及较多的致病因素，病毒性心肌炎发展成该病、免疫机制参与、家族和遗传因素所致等。临床对近年发病率增加的心肌病认识不足，临床诊断思维狭窄，往往单一考虑某一系统症状，没有把其他症状综合考虑。临床病史采集不详细，对病情缺乏认真分析，主观臆断盲目下诊断。多数误诊都是对患者的既往病史，甚至家族史没有详细的询问。

该病临床表现缺乏特异性，如体格检查不全面，发现病理性体征没有加以分析，易发生误诊。多数患者没有进行心肌病理活检，只能根据临床表现、辅助检查诊断。片面注意某些突然症状、体征，缺乏整体考虑，未从形态学改变出发深入研究，定位诊断。在临床上，病理性Q波、ST-T的缺血改变、心肌的节段运动异常以及心肌酶、肌钙蛋白I的增高并非冠心病所特有，其他能引起心肌耗氧增加的疾病也有此表现。

（二）不熟悉常见误诊疾病的临床特点

1. **扩张型心肌病误诊为冠心病**　扩张型心肌病时冠状动脉微血管系统血管扩张储备力下降，也可以出现心绞痛的表现，ST-T发生改变。在误诊为缺血性心脏病的病例中，有的患者出现心力衰竭、心脏大，以左心室大为主，心电图都有或多或少提示ST-T的改变，UCG都有前壁节段性室壁运动减弱，大部分血脂血糖正常，以中年人多见，故易诊断为冠心病。有的患者以进行性加重的心力衰竭为突出表现，左束支传导阻滞，三酰甘油升高，主动脉钙化，心脏超声、放射性核素断层扫描等均提示冠心病，极易诊断为冠心病。

2. **扩张型心肌病误诊为风湿性心瓣膜病**　当扩张型心肌病的一侧心室或双心室扩大时，由于二、三尖瓣环扩大并有异常运动，乳头肌相对缩短而致二、三尖瓣关闭不全，导致反流，出现收缩期杂音，在心力衰竭时较响，心力衰竭纠正后减轻或消失，风湿性心瓣膜病与此相反。在误诊为风湿性心瓣膜病中，有的心尖区可闻及收缩期杂音。有的UCG显示二尖瓣前叶曲线呈城墙样变化，同时因左心房室明显扩大，左心房室瓣口相对狭窄以及心力衰竭、心肌病变则出现二尖瓣狭窄的改变。在病史追问中，未提及慢性咽炎扁桃体炎及游走性关节炎病史，易误诊。

3. **扩张型心肌病误诊为肺源性心脏病**　老年原发性扩张型心肌病患者由于心脏扩大、心力衰竭，特别是伴有咳嗽、气短等呼吸道症状，加上老年人常有肺气肿，很容易误诊为肺源性心脏病，尤其是合并有肺内感染者就更难以鉴别，据有关文献报道，扩张型心肌病初诊时误诊为肺源性心脏病者可达9.7%～22.7%。扩张型心肌病可因左心室舒张末压增高、左心房压亦增高、肺循环静脉压增高和淤血，最终可因肺小动脉病变和反复肺小动脉血栓栓塞，出现肺动脉高压，使右心力衰竭更明显。由于肺源性心脏病患者常在高龄多发，往往与老年原发性扩张型心肌病易相混淆，这两类患者均有心悸、气短、胸闷、呼吸困难及右心功能不全等症状，特别是当心肌病患者合并呼吸道感染时，区别两者就存在一些困难。

三、误诊防范对策

（一）充分认识扩张型心肌病的临床特点

扩张型心肌病属原因不明的一种心肌病，各年龄均可发病，以青年多发，起病多缓慢，早期可无症状，心脏逐渐扩大，收缩功能逐渐减低，多到老年才发病，且病情严重。易误诊为缺血性心脏病、肺源性心脏病、心脏瓣膜病等。UCG对本病的诊断有一定的特殊价值，凡X线示中重度普大型心脏合并室内传导阻滞者要多考虑扩张型心肌病的诊断，并行UCG检查对诊断会有裨益。心内膜活检能明确诊断，应常规开展。对老年患者，必要时应做冠状动脉造影。在临床工作中，首先要提高对扩张型心肌病的认识，做细致全面的病历采集，不能过分依赖某些辅助检查，避免以偏概全。当病毒性心肌炎患者有心悸、胸闷等不适应马上到医院检查，一旦发生心肌病需及时进行必要处理。对不明原因的心脏扩大、心律失常、心力衰竭等表现，应想到扩张型心肌病的可能。

（二）重视对辅助检查结果分析

熟悉本病的临床特点，当患者出现心悸、气促、心脏扩大或充血性心力衰竭而无其他病因可解释时，均应考虑到扩张型心肌病的可能。尤其要重视初发症状的调查，做到早期诊断、早期治疗。分析问题要全面，切忌先入为主。要重视扩张型心肌病病理形态学特点，大、软、重。心脏体积普遍增大呈球形，以心脏扩大为主，心脏房室均显著扩张，尤以左心室显著，心肌肥厚不显著，其他各类心脏病罕见有 4 个心腔普遍中、重度扩大，如重视这点即不难与其他类型心脏病相鉴别。

UCG 对本病诊断价值较大，扩张型心肌病的 UCG 表现为各房室内径普遍扩大，室间隔及左心室后壁搏动幅度减弱，左心室流出道增宽，二尖瓣前后叶开放幅度低等有一定特异性。凡 X 线示普大型心脏要考虑本病的可能性，如能结合 UCG 检查对诊断更有裨益。心肌活检为本病诊断及鉴别诊断的有力手段。但目前难以广泛开展，故扩张型心肌病的诊断必须根据起病时间、症状、体征和有关实验室检查，并排除其他心脏病而确定。可检测血清中抗心肌肽类抗体。

由于诊断扩张型心肌病一般依靠排除其他常见的心脏病，早期诊断比较困难。在疾病早期即无症状阶段，体格检查可以正常，但 X 线检查心影可以轻度增大，心电图有非特异性改变，UCG 测定左心室横径为 5 ~ 6.5 cm，左心室射血分数为 40% ~ 50%，有时闻及第四心音，此时在临床上应高度怀疑扩张型心肌病。可进一步做心内膜心肌活检，对活检标本分析，尤其是近年来分子生物技术应用对该病诊断起到确诊作用。

（三）注意与其他器质性心脏病鉴别

该病易误诊为冠心病，误诊原因乃片面地注意患者心悸、胸闷、心力衰竭及心律失常，冠心病左心室仅有中度扩大，常有劳力型心绞痛或急性心肌梗死的表现，早期出现心房颤动，晚期才出现室性奔马律，冠状动脉造影可见有冠状动脉狭窄证据，多数有冠心病的易患因素，如高血压、糖尿病、高脂血症等。如无高血压、高脂血症，B 超显示左心室、左心房扩大，右心室稍大，室壁运动减弱，则尽可能进行冠状动脉造影，以排除冠心病。

该病也易误诊为肺源性心脏病，由于肺源性心脏病患者常为高龄多发，往往与老年原发性扩张型心肌病相混淆，这两类患者均有心悸、气短、胸闷、呼吸困难及右心功能不全等症状，特别是当心肌病患者合并呼吸道感染时，区别两者就存在一些困难。

第四节　介入诊疗风险的表现与防范

扩张型心肌病介入诊断技术是心内膜心肌活检术。这项介入技术的并发症主要是心脏穿孔、心律失常及房室瓣损伤等。

一、心脏穿孔

（一）发生机制

心内膜心肌活检并发的心脏穿孔，多因术者在活检操作过程中动作粗暴、用力过猛所致，也可能与取材部位不当，取材过多和过深有关，如钳取心壁较薄的部位，如心房、右心室前壁或游离壁、右心室流出道和下壁等处，均容易导致心壁穿孔。心室壁穿孔的程度是不同的。轻者实际上并不是真正的穿孔，只是活检钳取材过深，达心外膜下，从而引起渗血性心包炎。严重的心室壁穿孔可导致大量的心包积血，多引起心脏压塞。心脏压塞的严重程度取决于出血的数量及速度。出血量大或迅速者可引起急性心脏压塞。若出血速度缓慢则可引起亚急性心脏压塞。

（二）诊断依据

深达心外膜下的心室壁穿孔可引起渗血性心包炎。此时患者可有胸痛，出现心包摩擦音。一旦心室壁完全穿孔，受检者可表现为胸痛、气促、呼吸困难、颈静脉怒张、肝区疼痛、心率变快或过慢、血压下降和静脉压上升等急性心脏压塞的征象，且多在活检术后30分钟内出现。亚急性心脏压塞的临床表现类似于右心力衰竭。患者面色苍白、出汗、呼吸急促、喜取前俯坐位。也可有心前区不适或胸痛，声音嘶哑（压迫喉返神经所引起），咳嗽，呃逆，恶心呕吐及上腹胀痛等。常见的体征有颈静脉怒张，偶有吸气时颈静脉膨胀（Kussmaul征），心尖搏动减弱，心界向两侧扩大，心音低，于胸骨左缘第3及第4肋间可闻及心包叩击音。周围血管可扪及奇脉。

（三）处理方法

深达心外膜下心室壁穿孔引起的渗血性心包炎，一般不需特殊处理，嘱患者卧床休息，数日内即可恢复。心脏压塞一经确诊，必须立即终止手术，紧急施行心包穿刺抽液（血液），以解除因心包积血所致的填塞症状。多数患者于穿刺之后症状迅速改善，穿孔的室壁也可逐渐愈合。胸痛明显者可给予镇痛药，血压降低或出现休克者可用升压药，如多巴胺、间羟胺及补液等。但在病情允许的情况下，不宜过早、过多地心包穿刺减压，也不宜将血压维持过高，因为这样做反而使出血加快，甚至导致失血性休克。如心包穿刺抽出积血之后，出血仍不停止，再次引起心脏压塞，则应该开胸探查，修补心脏，同时清除心包腔内之积血，必要时则行心包开窗引流或心包切除术。

（四）预防要点

术者在活检操作过程中切勿动作粗暴、用力过猛。另外，心内膜心肌活检必须在X线监护下进行。术前常规拍心脏X线片，用以了解心脏形态及术后对照。术中的X线监护十分重要，活检钳经穿刺口送入血管之后，即应在X线透视下向前推进。一般采用X线透视的电视屏幕。置于术者正前方。采用股静脉入路、沿下腔静脉入右心室活检者，在透视屏幕下可见活检钳沿脊柱右缘上行，进入心影之后，操纵钳尾，使钳前端变弯曲。透视下可见活检钳向右向下，越过脊柱即标志着已通过三尖瓣口进入到右心室。采用股动脉入路、经腹主动脉等逆行入左心室活检者，透视下可见活检钳沿脊柱左缘上行，至第2肋水平随主动脉弓向右向下弯曲，经主动脉瓣口逆行进入左心室。活检钳进入心室之后，张开钳口，抵贴心室壁，钳咬心内膜心肌组织及撤离退出等一系列步骤，均需在 X 线透视下进行。术中 X 线监护，通过透视屏幕还可随时观察心脏形态改变及舒、缩活动状态。对疑有心脏压塞并发症的患者，术后需再次拍摄 X 线胸片，以便与术前对照。

二、心律失常

（一）发生机制

根据心内膜心肌活检时心律失常的严重程度，可将其分为一过性心律失常、持续性心律失常和致命性心律失常三大类。

1. 一过性心律失常　多发生于术中，几乎全是快速性心律失常，如房性或室性期前收缩、短阵室性心动过速等。其发生原因是活检钳对心内膜的机械性刺激。活检钳进入心室抵贴心室壁时，几乎所有的病例都可出现期前收缩或短阵心动过速。活检器刺激心房壁则可能引起房性期前收缩，短阵室上性心动过速及一过性心房颤动等。但对于限制型心肌病的患者，由于心内膜及心内膜下心肌纤维化、钙化或心腔附壁血栓机化、纤维化和钙化后变得坚硬，此时心内膜心肌活检可能很少或甚至不激发一过性心律失常，同时活检往往也很难获得标本。

2. 持续性心律失常　是指在活检术后无机械刺激的情况下仍然存在的心律失常，持续数小时或数天。常见的有以下几种。

（1）期前收缩：多为室性期前收缩，一般在术前都有期前收缩存在或有期前收缩史，经心内膜心肌活检术后使原有的期前收缩变得更为频发或又重新出现。

（2）室上性心动过速：多为阵发性折返性，病因可能为房室结双径道或预激综合征，而心内膜心肌活检是诱发因素。

（3）心房颤动：不多见，一般为活检钳在心房腔内刺激心房壁所引起。

（4）束支传导阻滞：心内膜心肌活检发生束支传导阻滞不少见，以右心室活检所引起的右束支传导阻滞较多。发生原因可能有二：一是活检钳直接钳夹损伤束支，尤其是右束支易受损伤；二是活检钳钳取组织的部位，太靠近束支，损伤所致局部炎症反应波及束支，产生束支传导阻滞。后一类原因可能更多见。

3. 致命性心律失常　从理论上讲，直接对心脏施加机械性刺激的心内膜心肌活检术极可能引起致命性心律失常，但在实际工作中，就目前所见的文献报道，致命性心律失常十分罕见。国外报道，其发生率不到 0.3%。此处所讲的致命性心律失常包括以下 3 种。

（1）心室颤动及心搏骤停：在心内膜心肌活检术中发生，是活检器直接刺激所引起。这是最为严重的并发症。

（2）室性心动过速：在活检钳抵贴心室壁的瞬间发生，但活检器撤离之后，室性心动过速仍不消失，持续数分钟甚至数小时者，则为一种致命性的严重心律失常。

（3）三度房室传导阻滞：心内膜心肌活检，引起三度房室传导阻滞非常少见，且多为一过性的。发生三度房室传导阻滞的原因，推测可能与活检钳直接损伤希氏束或取材部位太靠近希氏束，局部的炎症反应影响其传导功能有关。

（二）诊断依据

1. 一过性心律失常　如房性期前收缩、室性期前收缩、短阵室上性心动过速、一过性心房颤动或短阵性心动过速发生时，多数患者有心悸及心跳停顿感，有的患者感觉胸闷、胸痛等。持续性心律失常如室性期前收缩患者可有心悸、胸闷等自觉症状。室上性心动过速患者常有心悸、胸闷、头晕、出汗、恐惧和血压偏低等。心率一般在 180 次 / 分左右。心房颤动者可有心悸、胸闷、乏力不适，心室率＞150 次 / 分时，可诱发心力衰竭和心绞痛。束支传导阻滞者通常无症状，心脏听诊可有心音分裂。

2. 致命性心律失常

（1）心室颤动及心搏骤停：患者突然昏厥、意识丧失，继之出现抽搐，迅速出现喘息样呼吸困难及呼吸停止，随之出现发绀。心音及大动脉搏动消失。心电监护示屏幕上出现心室颤动波或心脏静止的直线。

（2）室性心动过速：患者可有心悸、恐惧、头晕、恶心呕吐、心绞痛、心力衰竭及心源性休克，甚至发生阿 – 斯综合征。

（3）三度房室传导阻滞：发生三度房室传导阻滞时，患者常有疲乏、胸闷、头晕、眼花、心绞痛、心力衰竭、晕厥，甚至发生阿 – 斯综合征而猝死。听诊时心率慢而规则，约 40 次 / 分，运动后增加不明显，大炮音。

（三）处理方法

一过性室性期前收缩一般不需做特殊处理，一旦活检钳离开心室壁或钳取组织标本后，心律失常多能自行消失。对于诱发室性心动过速者应立即暂停操作，并静脉注射利多卡因 50～100mg，必要时隔 5～10 分钟重复 1 次，多能奏效，偶尔需同步直流心脏复律。待心律失常消失后，视病情决定是否继续作心内膜心肌活检或改日再做活检。若出现一度房室传导阻滞或二度Ⅰ型房室传导阻滞，对血流动力学影响不大者，在严密观察下，可暂不做特殊处理，必要时可给予阿托品类药物以增加心率。

持续性期前收缩一般不必特殊处理可自行消失。频发性期前收缩或患者症状较为明显者可给予药物治疗：室性期前收缩用美西律、利多卡因等，房性期前收缩则可用维拉帕米、普萘洛尔等。确定为室上性心动过速可首选维拉帕米静脉注射，在没有确定患者是否有预激旁道时，一般不要用洋地黄类药如毛花苷 C 等。药物治疗效果不佳时可应用经食管心房调搏，以超速抑制法或 Burst 猝发脉冲法终止室上性心动过速。心房颤动者，活检结束之后让患者饮些开水，给镇静药如地西泮等使患者充分休息，常可使心房颤动消失。如心室率过快，症状较为明显，则可应用毛花苷 C 及普萘洛尔等减慢心室率，持续数小时或数日不恢复而在术前又无心房颤动者，可应用维拉帕米、胺碘酮等药物，必要时可施行同步直流心脏复律。束支传导阻滞可自行恢复，或应用小剂量皮质激素如地塞米松等治疗。

一旦发生心室颤动及心搏骤停，应当机立断，迅速抢救。在术中发生心室颤动因有周密的抢救计划及准备，抢救多能成功。发生三度房室传导阻滞时，可给予皮质激素如地塞米松，心室率在 40 次 / 分以上者可不予特殊处理。如心室率过慢，尤其是有头晕或发生过阿 – 斯综合征者，则应积极处理，可给予阿托品口服或静脉滴注，异丙肾上腺素 5～10mg 舌下含服，或 1～4μg/min 静脉滴注。效果不佳者可应用临时心脏起搏器，待心脏传导正常后再撤出电极导管。如经过治疗仍不能恢复，心室率过慢，则需置入永久性心脏起搏器。

（四）预防要点

术前应详细了解病情及心电图改变，以充分估计术中可能出现的心律失常，做好急救准备。在手术开展之前，常规描记 12 导联体表心电图，备好急救器械及药品，如心脏除颤器、临时起搏器、人工呼吸器、气管插管器械及氧气等。

心电监护是施行心内膜心肌活检术时主要的监护措施。心内膜心肌活检所选择的病例多有较严重的器质性心脏疾病，常有心脏扩大、期前收缩和传导功能障碍等表现。所以，活检必须在严密的心电监护下进行，以及时发现心律失常并进行处理。最好使用具有示波、图形冻结、延迟性走纸记录以及报警、计时等多种功能的心电监护仪，以随时发现心电变化，并能记录留存资料。术中心电监护须由专人负责。患者消毒、铺巾之前即接好心电监护导联线，调试仪器，使之持续出现稳定、清晰的心电示波图形。监护仪放置的位置，以能使术者观察到示波屏幕为最佳。

操作技术轻、准、快可减少一过性心律失常的发生。活检钳通过三尖瓣口时动作应轻柔迅速，到达心室腔之后应避免不必要的动作以减少对心内膜的刺激。钳取组织时，钳口张开后抵贴室壁的时间应尽量缩短。抵贴室壁之后，如仅有少量期前收缩，则应果断钳取组织后迅速撤离，如出现室性心动过速则不应钳取，立即撤离，待室性心动过速消失后再进行钳取。

三、房室瓣损伤

（一）发生机制

心内膜心肌活检尤其是心脏移植后反复的心内膜心肌活检，容易损伤房室瓣结构，导致房室瓣反流。二尖瓣的损伤常见于反复的左心室活检，但临床上很少见。三尖瓣的损伤见于右心室活检，较为多见。与活检钳进入心房室口时，过分用力、扯拉，或者活检钳口关节夹住其腱索而损伤房室瓣及其腱索有关，严重者可导致房室瓣的关闭不全。

（二）诊断依据

轻度二尖瓣损伤可无反流和症状，即使有轻度反流也多无症状或仅有胸痛、心悸、乏力、头晕和轻微劳力性呼吸困难等，严重反流如乳头肌断裂者很快发生急性左心力衰竭，甚至出现急性肺水肿或心源性休克。此时心尖搏动强而有力，心界不大或仅轻度增大。第二心音肺动脉瓣成分亢进，非扩张的左心房强有力收缩所致心尖区第四心音常见。由于收缩末左心室与左心房的压差减少，心尖区反流性杂音于第二心音前终止，而非全收缩期杂音，低调、呈递减型。严重反流也可出现心尖区第三心音和短促舒张期隆隆样杂音。

轻度三尖瓣损伤也不引起反流和不出现症状，轻度三尖瓣反流者也多无症状，严重反流者可有疲乏、腹胀等右心力衰竭的症状。

体征：①颈静脉怒张伴明显的收缩期搏动，吸气时增强，反流严重者伴颈静脉收缩期杂音和震颤；②右心室搏动呈高动力冲击感；③重度反流时，胸骨左下缘有第三心音，吸气时增强；④三尖瓣关闭不全的杂音为高调、吹风样和全收缩期，在胸骨左下缘或剑突区最响；⑤严重反流时，通过三尖瓣血流增加，在胸骨左下缘有第三心音后的短促舒张期隆隆样杂音；⑥可见肝收缩期搏动及体循环淤血征。

（三）处理方法

若房室瓣损伤较轻，无反流或仅轻度反流者，可严密观察病情变化，一般先不做特殊处理。有症状者可给予内科治疗，以降低肺静脉压，增加心排血量为主。有右心力衰竭者，限制钠盐摄入，应用利尿药、洋地黄类药物和血管扩张药，控制心房颤动的心室率等。确有严重房室瓣关闭不全，则按急性二、三尖瓣关闭不全处理，必要时做瓣膜修补术或瓣膜置换术。

（四）预防要点

避免房室瓣的损伤，关键在于术者要熟悉心脏的解剖结构，最好能在 X 线和（或）超声心动图引导下，在确认心内有关结构的情况下进行心内膜心肌活检。另外术者操作技术熟练、轻柔和准确也可减少房室瓣的损伤。

第五节　药物性风险的表现与防范

一、利尿药

（一）药物不良反应表现

1. 低钾血症

（1）心血管系统：低钾血症引起心肌细胞内外钾浓度差减小，致静息电位降低、心肌细胞兴奋性升高，容易发生异位节律。临床表现为心电图变化、心律失常、对洋地黄类药物耐受性下降、加重心力衰竭，甚至出现心搏骤停，长期低钾血症还可引起心肌病变。此外，低钾还可导致血管平滑肌功能障碍，诱发和加重高血压、脑卒中等。

（2）肌肉：低钾血症引起骨骼肌和平滑肌收缩能力下降。骨骼肌障碍首先表现为乏力、易疲劳、肌肉疼痛、痉挛等，尤以四肢肌肉为著，进一步加重表现为软瘫、麻痹、横纹肌溶解等。低钾引起胃肠道和泌尿道平滑肌功能障碍，表现为肠蠕动减少、腹胀、便秘，甚至麻痹性肠梗阻、尿潴留等。

（3）肾功能障碍：长期低钾可导致所谓"低钾性肾病"。其病理主要表现为肾小管（尤其是近端小管）上皮细胞大空泡变性、间质性肾炎、肾小管囊性变等。临床表现为肾血流量和 GFR 下降、多尿、烦渴、夜尿增多，甚至肾性尿崩。

（4）其他系统：低钾血症患者常有情绪不安、萎靡、嗜睡等，严重时可出现神志不清。低钾可引起胰岛素、醛固酮分泌减少、肾素分泌增多等内分泌系统变化。

2. 低钠血症　临床表现主要取决于低钠血症的程度和发生速度。主要表现为胃肠道症状，如恶心、呕吐等。并发脑水肿时可出现神经系统症状，如头痛、嗜睡、共济失调、震颤、昏迷等。若脑水肿进一步加重，可表现为颅内压增高、脑疝、呼吸衰竭，甚至死亡。

3. 低血压　利尿药引起血压的变化常见于老年人、血容量不足、同时应用血管扩张药或大剂量静脉应用襻利尿药的情况下。主要表现是血压下降或直立时血压偏低，还可伴有站立不稳，视力模糊，头晕目眩，软弱无力，大小便失禁等，严重时会发生晕厥。

4. 高尿酸血症　大剂量、长期应用襻利尿药可能造成高尿酸血症，并诱发痛风，降低肾功能。这与利尿后血容量降低，细胞外液容积减少，导致尿酸经近曲小管的重吸收增加，而尿酸排出减少，使尿酸清除率下降，在体内蓄积过多引起。其临床特点为高尿酸血症及由此而引起的痛风性急性关节炎反复发作、痛风石沉积、痛风石性慢性关节炎和关节畸形，常累及肾引起慢性间质性肾炎和尿酸肾结石形成。

5. **耳毒性**　大剂量静脉注射强效利尿药时，有时可发生耳鸣、听力下降或暂时性耳聋等症状，这与药物引起内耳淋巴液电解质成分改变或与耳蜗管内基底膜上的毛细胞损伤有关。

6. **消化系统**　强效利尿药有时可引起恶心、呕吐、腹泻、腹痛等症状，甚至可引起消化性溃疡和出血。

7. **过敏反应**　偶可发生皮疹、粒细胞减少、血小板减少、溶血性贫血、过敏性间质性肾炎及胰腺炎等。

8. **糖代谢**　葡萄糖耐量异常与利尿药引起的低钾血症有关，低钾血症可抑制 B 细胞分泌胰岛素，对胰岛素敏感性低下，致使血糖升高。

9. **脂质代谢**　大剂量、长期应用噻嗪类或襻利尿药也可引起脂质代谢紊乱，可以使低密度脂蛋白、极低密度脂蛋白和三酰甘油水平升高，高密度脂蛋白降低。

10. **泌尿生殖系统**　①肾功能不全：噻嗪类利尿药可使肾小球滤过率降低，导致肾功能不全；②性功能障碍：应用噻嗪类利尿药可以引起性欲减低、难以勃起、维持和射精。其机制尚不清楚。

（二）不良反应防范对策

1. **水、电解质紊乱**

（1）低钠血症：轻度无症状性低钠血症可停用利尿药，并限制水的摄入量，并恢复丢失的 K^+。伴有晕厥的、严重有症状的低钠血症需急诊处理，加强治疗，但应避免迅速或过度纠正低钠血症，以免引起中枢脑桥脱髓鞘病变。定时监测血 Na^+ 浓度，以决定下一步的治疗方案，避免各种风险的发生。

（2）低钾血症：低钾血症可引起乏力、心律失常、肠蠕动紊乱（甚至肠麻痹）、洋地黄过量等。轻度无症状性低钾血症可停用利尿药，并限制 Na^+ 的摄入量，进食富含钾的食物恢复丢失的钾。如出现严重症状的低钾血症需急需处理，可给予补钾（口服或静脉）治疗。

（3）代谢性碱中毒：治疗利尿药引起的代谢性碱中毒最好是补充钾和氯化钠，也可应用保钾利尿药，偶尔也可用碳酸酐酶抑制药。并定期监测电解质及血气，以了解其纠正情况。

2. **低血压**　一旦发生直立性低血压，应反复测量不同体位的血压，以便明确诊断，对症治疗，避免因晕厥给患者带来不良影响。立刻将患者抬至空气流通处，或将头放低，松解衣领，适当保温，患者一般很快苏醒。

3. **血尿酸升高、痛风**　一般处理：饮食控制很重要，避免进食高嘌呤饮食。宜多饮水以利尿酸排出。避免过度劳累、紧张、饮酒、受冷、受湿及关节损伤等诱发因素。血尿酸过高者应予异嘌呤醇治疗，如果合并有急性痛风性关节炎发作，可给予秋水仙碱及镇痛药物口服。

4. **糖耐量减低**　应尽量减少用药剂量以避免之，对于剂量不能降低的患者，应定期监测血糖，尤其是肥胖患者和糖尿病患者。并注意适当减轻体重、增加活动量。

5. **脂质代谢紊乱**　应定期监测三酰甘油和胆固醇水平，必要时采用调脂药物治疗。

6. **氮质血症**　治疗的方法包括适当减少利尿药或 ACEI 的剂量，必要时适当补液扩容。

（三）临床用药不良反应举例

氢氯噻嗪

【不良反应】

1. **水、电解质紊乱** 低钾血症较易发生，与噻嗪类利尿药排钾作用有关，长期缺钾可损伤肾小管，严重失钾可引起肾小管上皮的空泡变化，以及引起严重快速性心律失常等异位心率。噻嗪类特别是氢氯噻嗪常明显增加氯化物的排泄，低氯性碱中毒或低氯低钾性碱中毒。低钠血症导致中枢神经系统症状及加重肾损害。脱水造成血容量和肾血流量减少亦可引起肾小球滤过率降低。常见有口干、神经衰弱、嗜睡、烦渴、肌肉痉挛、恶心、呕吐和极度疲乏无力、腱反射消失等。

2. **代谢紊乱** 氢氯噻嗪可以引起高糖血症和高尿酸血症。本药可使糖耐量降低（3%），血糖升高，可能与抑制胰岛素释放有关。由于干扰肾小管排泄尿酸，少数患者可出现高尿酸血症，甚至诱发痛风。由于通常无关节疼痛，故高尿酸血症易被忽视。氢氯噻嗪可以升高血中胆固醇、低密度脂蛋白胆固醇（LDL-C）、极低密度脂蛋白胆固醇（VLDL-C）。

3. **心血管系统** 可出现低血压（包括直位性低血压）、休克、心力衰竭、期前收缩、晕厥。

4. **消化道系统** 如恶心、呕吐、腹泻、腹胀。也有急性胆囊炎、胰腺炎报道。

5. **皮肤** 如皮疹、荨麻疹、瘙痒症、红斑、光敏性皮炎等。

6. **高敏感性** 约低于1%的患者出现高敏感性，表现为恶心、呕吐、腹泻、皮疹。极少数患者可出现急性肺水肿、间质性膀胱炎、间质性肾炎以及过敏反应。

7. **泌尿系统** 可出现血尿，结晶尿，血肌酐、尿素氮升高，肾功能不全。

8. **其他** 如胆囊炎、胰腺炎、性功能减退、光敏感、色觉障碍等，但较罕见。血白细胞减少或缺乏症、血小板减少性紫癜等亦少见。

【防治措施】

1. **水、电解质紊乱**

（1）低钠血症：轻度无症状性低钠血症可停用利尿药，限制水的摄入量，并恢复丢失的K^+。伴有晕厥的、严重有症状的低钠血症需急诊处理，加强治疗，但应避免迅速或过度纠正低钠血症，以免引起中枢脑桥脱髓鞘病变。

（2）低钾血症：低钾血症可引起乏力、心律失常、肠蠕动紊乱（甚至肠麻痹）、洋地黄过量等。轻度无症状性低钾血症可停用利尿药，并限制Na^+的摄入量，进食富含钾的食物恢复丢失的K^+。如出现严重症状的低钾血症急需处理，可给予补钾（口服或静脉）治疗。

（3）代谢性碱中毒：治疗利尿药引起的代谢性碱中毒最好是补充钾和氯化钠，也可应用保钾利尿药，偶尔也可用碳酸酐酶抑制药。并定期监测电解质及血气，以了解其纠正情况。

2. **血尿酸升高、痛风** 应定期测定血尿酸水平，必要时加用降尿酸药物，如别嘌呤醇。

3. **糖耐量减低** 应尽量减少用药剂量以避免之，对于剂量不能降低的患者，应定期监测血糖，尤其是肥胖患者和糖尿病患者。并注意适当减轻体重、增加活动量。

4. **脂质代谢紊乱** 应定期监测三酰甘油和胆固醇水平，必要时采用调脂药物治疗。

5. **过敏反应** 本类药物为磺胺类药物，与磺胺类有交叉过敏反应，如皮疹、荨麻疹等，但较为少见。应避免与磺胺类药物、呋塞米、布美他尼、碳酸酐酶抑制药等药物合用。

二、抗心力衰竭药

（一）药物不良反应与防范对策

相关内容参见第 27 章第五节"抗心力衰竭药"。

（二）临床用药不良反应举例

氨力农

【不良反应】

1．消化系统　少数患者可有食欲缺乏、恶心、呕吐、腹泻等胃肠反应。剂量过大可能引起肝毒性。

2．血液系统　大剂量长期应用，可有血小板减少，常于用药后 2 ～ 4 周出现。

3．心血管系统　偶见心律失常、室性期前收缩、低血压及心包炎。

4．其他　胸膜炎、腹水等过敏反应。

【防治措施】

（1）不宜用于严重瓣膜狭窄病变。

（2）合用强利尿药时，可使左心室充盈压过度下降，需注意水、电解质平衡。

（3）对心房扑动、心房颤动患者，因可增加房室传导作用导致心室率增快，宜先用洋地黄类药控制心室率。用药期间应监测心率、心律、血压、必要时调整剂量。

三、β 受体拮抗药

（一）药物不良反应与防范对策

相关内容参见第 14 章第五节"β 受体拮抗药"。

（二）临床用药不良反应举例

拉贝洛尔

【不良反应】

1．消化系统　胃肠道不适反应包括恶心、呕吐、消化不良和腹泻等，发生率在 15% 左右。可发生重度肝损害。

2．心血管系统　直立性低血压、心力衰竭。

3．皮肤　少数患者可出现苔藓状皮疹、狼疮样病变。

4．其他　头部感觉异常,也有报道出现口周麻木及针刺感。间歇性跛行和性功能失调等。

【防治措施】

（1）少数患者出现直立性低血压，但可自愈，个别患者血压下降过低，可用去氧肾上腺素或阿托品予以拮抗。应于卧位注射用药,注射完毕静卧 10 ～ 30 分钟,以防止直立性低血压。

（2）降压效果与剂量有关，用时注意剂量，并监测血压。

（3）静脉滴注时切勿过速，以防降压过快。

（4）肺淤血、心动过缓以及传导阻滞等患者不宜应用。支气管哮喘、肝病患者慎用。

第 14 章　肥厚型心肌病的诊疗风险与防范

第一节　临床诊疗的方法和预后

一、诊断依据

（一）临床特点

1. **劳力性呼吸困难**　与左心室顺应性差、充盈受限、舒张末期压力升高及肺淤血有关。

2. **非典型心绞痛**　常因劳累或体力劳动而诱发，持续时间长，含硝酸甘油后加重，与肥厚的心肌需氧量增加、相对冠状动脉供血不足有关。心尖部肥厚型心肌病的主要临床症状为心绞痛。

3. **频发一过性晕厥**　1/3 患者在较重体力活动或突然站立时发生晕厥，可自行缓解，常是猝死的先兆。

4. **猝死**　患者小于 14 岁猝死发生率为 6%，大于 14 岁则为 1%。多在剧烈运动时或其后发生，猝死前多无症状或症状轻微，且与生理周期有关。猝死可能与儿茶酚胺分泌和心肌电活动不稳定有关。猝死常发生在年龄较轻且有猝死家族史的患者中，部分患者有晕厥病史。有室性心动过速等室性心律失常者是猝死的高危人群。

5. **心力衰竭**　肥厚型心肌病晚期，约 15% 患者表现为心脏扩大，室壁变薄，左心室流出道压差降低，收缩力下降等，类似于扩张型心肌病，出现心力衰竭症状，如气促、心悸、不能平卧、肝大及双下肢水肿等。

（二）辅助检查

1. **心电图**　表现为左心室肥厚和 ST-T 改变，常有长期存在的以 V5 为中心的巨大 T 波倒置，貌似"冠状 T 波"。30% ~ 50% 可出现病理性 Q 波，多见于 Ⅱ、Ⅲ、aVF、Ⅰ、aVL 导联，Q 波深、窄而持久不变。房室传导阻滞和束支传导阻滞也较常见。急性心肌梗死因梗死区阻滞而出现较宽的病理性 Q 波，且有特征性导联相对应，可与肥厚型心肌病的病理性 Q 波相鉴别。

2．X 线检查　示心脏正常或轻度增大，以左心室为主，左心房也可扩大。

3．心内膜心肌活检　诊断率为 80%。组织学发现肥厚区域心肌纤维排列紊乱，心肌细胞奇异肥大。荧光免疫法发现肥厚心肌内儿茶酚胺含量增高。

4．放射性核素心肌显像　铟标记的单克隆抗肌球蛋白抗体心肌显像，对心肌坏死检测的敏感性（100%）较高，但特异性较差。

5．超声心动图　对肥厚型心肌病诊断有重要价值。典型的肥厚型心肌病患者可有下列超声改变。

（1）室间隔非对称肥厚，活动度差，心腔变小，左心室收缩期内径缩小，室间隔与左心室后壁厚度之比（IVS/LVPW）＞ 1.3∶1 或室间隔厚度＞ 15mm。

（2）左心室流出道狭窄＜ 20mm。

（3）二尖瓣前叶收缩期前向移动（SAM 现象）与肥厚的室间隔相接触。SAM 始于收缩期前 1/3 末，在收缩期中 1/3 时与室间隔接触，形成左心室流出道狭窄。主动脉瓣在收缩期提前关闭，呈半闭锁状态，等容舒张期时间延长，反映左心室顺应性降低。

（4）舒张期二尖瓣前叶与室间隔距离较正常者小。

（5）LVEF 下降，心功能改变以舒张功能障碍为主。

6．心导管检查　左心室腔与左心室流出道收缩期压差高，左心室舒张末压增高。左心室造影示心腔缩小变形，主动脉瓣下呈"S"形狭窄，心室壁增厚，室间隔不规则增厚突入心腔，左心房也可同时显影。心尖部肥厚型心肌病患者造影示"黑桃样"改变。冠状动脉造影可合并轻度冠状动脉病变（＜ 30%）。右心室肥厚型需行右心室造影。

7．磁共振成像（MRI）　MRI 能提供更加详细的肥厚型心肌病形态学异常资料，能检测整体收缩正常的肥厚型心肌病患者区域性的左心室不同步运动，对于分析由左心室充盈指标产生的模糊结果更有价值。

二、治疗方法

治疗原则为改善肥厚心肌的顺应性，预防左心室流出道狭窄和梗阻，改善血流动力学，抗室性心律失常，预防心脏猝死。

（一）一般治疗

避免剧烈的体力活动或情绪激动。慎用降低心脏前后负荷的药物。

（二）用药常规

1．β 受体拮抗药　减慢心率，使心肌收缩减弱，从而减轻流出道梗阻，减少心肌耗氧量，增加舒张期心室扩张时间，增加心排血量。普萘洛尔应用最早，开始每次 10mg，每日 3 ~ 4 次，逐步增大剂量，以求改善症状，剂量最多可达每日 200mg 左右。近来应用 β 受体拮抗药有阿替洛尔、美托洛尔等。

2．钙通道阻断药　既有负性肌力作用，以减弱心肌收缩力，并改善心肌顺应性，从而有利于改善舒张功能。维拉帕米每日 120 ~ 480mg，分 3 ~ 4 次口服，可使症状长期缓解。亦可应用地尔硫䓬每日 90～360mg，分 3～4 次口服。后两药对血压过低、窦房功能或房室传导阻滞者慎用。

3．抗心律失常药　用于控制快速室性心律失常与心房颤动，以胺碘酮较为常用。药物治疗无效时可考虑心脏复律。

（三）介入性治疗

1．DDD 起搏　DDD 起搏治疗产生心尖和心底部收缩不同步性，使收缩期左心室流出道增宽，减轻流出道梗阻。但起搏器不能降低猝死危险，只能改变临床过程，故即使是严重病例，起搏治疗也不常作为首选。

2．置入心脏自动除颤器（ICD）　预防肥厚梗阻型心肌病患者猝死。

（四）手术治疗

（1）有流出道梗阻压力阶差在静息时 ≥ 6.7kPa（50mmHg）或应激压差 13.3kPa（100mmHg），室间隔严重肥厚，经药物治疗无效者，行肥厚间隔切开、切除术，或经皮经腔间隔心肌化学消融术（PTSMA），可减少压差，改善症状，但不能降低病死率。严重二尖瓣关闭不全，可行二尖瓣置换术，消除流出道梗阻压差。

（2）应用双腔永久性起搏器进行右心房室顺序起搏，使右心室心尖部抢先激动，改变心室激动顺序，对缓解左心室流出道狭窄和梗阻有效，但目前还没有证据表明起搏器能够降低肥厚型心肌病患者的心脏性猝死发生率，或改善非梗阻型肥厚型心肌病患者的症状。

三、预后特点

肥厚型心肌病的自然病史有高度变异。许多患者病程较缓慢，可多年无症状长期生存，但猝死可发生于病程中的各个时期。有些患者无症状或出现症状后不久即猝死，尸解才确诊本病。肥厚型心肌病的预后多数较好，但约 50% 可出现猝死，其他死亡的原因有充血性心力衰竭、动脉栓塞及感染性心内膜炎。有报道显示，50%～70% 的患者随访数年病情仍然保持稳定，其中 20%～30% 的患者病情恶化或死亡。肥厚型心肌病的年病死率为 2%～4%，而儿童可高至 6%，其中约半数为猝死。目前认为猝死主要由于严重心律失常及急剧的血流动力学障碍所致。

第二节　并发症风险的表现与防范

一、心律失常

并发心律失常的机制：①心肌病变；②左心房结构异常；③心脏传导系统的损害；④心肌缺血；⑤儿茶酚胺代谢紊乱；⑥钙调节紊乱。

诊断依据参见第 3 章第二节。

治疗肥厚型心肌病的常用药物 β 受体拮抗药和钙通道阻断药对预防心律失常有一定作用，可常规应用。胺碘酮是唯一证实对病死率无明显影响，能减少心脏性猝死发生率的药物。

胺碘酮治疗肥厚型心肌病合并的心律失常，能有效减少心律失常的发作，预防和减少猝死。近来还发现胺碘酮对肥厚型心肌病还有减轻症状和改善运动耐量的作用，且不影响静止左心室功能，非常适用于肥厚型心肌病伴发的室性及室上性心律失常的防治。新发的心房颤动对血流动力学影响较大，引起明显症状，故对心房颤动通常应施予药物复律或心脏复律。有高危因素及 75 岁以下心房颤动患者，宜用华法林抗凝治疗，INR 一般控制为 2 ~ 3，而 75 岁以上高龄患者，INR 应控制在 1.6 ~ 2.5 为宜，其他可使用阿司匹林。

自动复律除颤器是预防肥厚型心肌病猝死最为有效的措施，无论对高危的患者还是对低危的肥厚型心肌病患者都同样有效，可明显降低这些患者的心脏性猝死发生率。对高危的患者应置入自动复律除颤器。外科手术或经皮腔间隔心肌化学消融术解除左心室流出道梗阻也可降低心律失常的发生率。

对肥厚型心肌病患者尤其是高危患者，应作 24 小时动态心电图检查，发现危险性心律失常者应予以相应治疗，并定期复查，以明确是否得到有效控制。

二、心脏性猝死

肥厚型心肌病患者心脏性猝死的发生机制还不甚清楚，多数源于严重心律失常，多为室性心动过速或心室颤动，还与动力性左心室流出道梗阻、左心室充盈障碍等因素有关，也可能是多种因素综合作用的结果。

有关诊断依据与处理方法参见第 3 章第二节"心脏性猝死"。

由于晕厥和猝死常在剧烈运动时发生，一旦肥厚型心肌病诊断明确，无论症状是否明显，均应对患者进行生活指导，应叮嘱患者避免剧烈运动、持重或屏气等，减少猝死的发生。在对猝死的预测方面，多数研究认为年龄轻（< 14 岁）、有猝死家族史、明显左心室肥厚、晕厥史、动态心电图监测显示有室性心动过速发作、电生理检查诱发出室性心动过速等是猝死的高危因素。对危险患者，可口服胺碘酮减少心律失常，预防和减少猝死。置入自动复律除颤器是预防肥厚型心肌病猝死最为有效的措施。

三、心力衰竭

肥厚型心肌病早期可出现舒张功能不全，其机制主要与下列因素有关：肥厚型心肌病时，心肌异常肥厚、重量增加、心室容量减少，心肌细胞排列异常，心肌细胞间结缔组织增多、纤维化，使心室僵硬度增加、心室顺应性降低。心肌肥厚致心肌相对缺血，肥厚型心肌病时冠状动脉异常、血管内径缩小而血管壁增厚，甚至闭塞，进一步加重心肌缺血、缺氧，心肌能量代谢障碍，ATP 生成减少，肌球 – 肌动蛋白复合体解离障碍，影响心室主动舒张功能。随着病程进展，肥厚型心肌病晚期可出现心脏扩大、室壁变薄，左心室流出道压差降低，收缩力下降，类似于扩张型心肌病，出现左心室收缩功能障碍和全心力衰竭症状，称肥厚型心肌病扩张期。

有关诊断依据与处理方法参见第 3 章第二节"心力衰竭"。

肥厚型心肌病患者可应用钙通道阻断药和（或）β 受体拮抗药，降低左心室收缩力、室壁张力和左心室流出道梗阻，减少心肌耗氧量，改善左心室顺应性，减轻舒张功能异常。解除左心室流出道梗阻对梗阻性肥厚型心肌病进展到扩张期有预防作用，对这些患者应行外科手术或经皮腔间隔心肌化学消融术治疗。使用钙通道阻断药和（或）β 受体拮抗药，通过降低左心室收缩力、室壁张力、改善左心室顺应性和减少心肌耗氧量而改善心肌缺血，以及避免喝酒和积极防治病毒感染可能对肥厚型心肌病进展到扩张期有一定的延缓或预防作用。

第三节　误诊风险的表现与防范

一、误诊范围及后果

（一）误诊范围

肥厚型心肌病（HCM）较少见，诊断必须依据 UCG，人们对它的认识不足，故易误诊，有资料报道误诊率达 86.5%，最长的误诊时间长达 20 年。有相关研究分析，2004—2013 年发表在《中文医学》期刊并经遴选纳入误诊疾病数据库的 HCM 误诊文献共 86 篇，累计误诊病例 591 例，误诊率 50%。HCM 临床上容易误诊为其他心脏病，本次纳入的 591 例 HCM 被误诊为 17 种疾病共 595 例次，以心脏病居多，其中又以冠心病为主（74.45%），123 例次误诊为急性心肌梗死，5 例次漏诊。在各种误诊疾病中，冠心病是误诊最多的疾病，其次是风湿性心瓣膜病、扩张型心肌病、先天性心脏病、高血压性心脏病等。

（二）误诊后果

许多 HCM 患者的病程较缓慢，可多年无症状长期生存，但猝死可发生于病程中的各个时期，约 50% 可出现猝死，其他死亡的原因有充血性心力衰竭、动脉栓塞及感染性心内膜炎。由于 HCM 患者临床症状不典型而造成误诊、漏诊较多，个别患者临床无或仅有轻微的症状，而且其表现缺乏特异性，出现猝死尸解后方确诊为本病。因此，对于临床上表现有劳累性呼吸困难、非典型性心绞痛、频发一过性晕厥等患者，常规进行 UCG 等相关检查可以最大限度地减少误诊、漏诊，及早给予正确指导和治疗，以期改善预后。

目前针对 HCM 的治疗没有特异有效药物，主要应用 β 受体拮抗药及对症处理。在临床误诊的疾病主要是冠心病、心绞痛、急性心肌梗死，应用的扩冠药物或钙通道阻断药等可能对改善病情有益，但如应用强心药物则可能导致病情加重而发生严重室性心律失常，甚至死亡。

二、误诊原因分析

（一）对 HCM 缺乏认识

本病临床少见，大部分临床医师对其缺乏认识，因而忽略了对病史的详细询问和认真查体，或诊断思路过于狭窄片面，仅满足于常见病、多发病的诊断，以致误诊。HCM 缺乏特异性症状、体征，临床表现多样，从无症状至晕厥、心律失常、心力衰竭乃至猝死。长期以来，人们已习惯地接受了"冠状 T 波"的概念，并将其视为冠心病心肌缺血的特征性表现，再加上患者有高血压、糖尿病、肥胖及吸烟等冠心病易患因素的影响，同时对异常 Q 波了解不够，未充分做好梗死性 Q 波及非梗死性 Q 波的鉴别诊断。HCM 患者由于心肌数量的增加，虽也可出现氧供需不平衡而引起相应症状，但冠状动脉的长期代偿性扩张，致使其缺血症状不如冠心病突出和明显。

（二）重视症状，忽略检查

HCM 临床表现复杂多样化，常见的有胸痛、胸闷、喘憋、心悸、晕厥等，这些症状既可单独出现，亦可兼而有之，大多情况下以某一症状为突出表现。由于上述这些症状无特异性，并非 HCM 所独有，其他常见的心脏疾病如冠心病、高血压性心脏病、扩张型心肌病以及某些神经系统疾病如神经性晕厥等，也常以上述症状或上述某一症状为突出表现，因而临床上遇到上述症状如不全面考虑，细加分析，深入检查，则极易造成误诊。

（三）忽视心电图的鉴别诊断

心电学检查缺乏特异性，尤其 HCM 与冠心病患者心电学表现极为类似，极易误诊。患者心电图提示有左心室高电压，或左心室肥厚时，合并有高血压时易误诊为高血压性心脏病。首诊医师缺乏对 HCM 的认识和警惕，往往根据心电图的特点误诊为心绞痛、心肌梗死，而忽略了心肌梗死的病史，有些即使听到心脏杂音，亦未想到 HCM 的诊断，以致误诊。

HCM 的心电图常有左心室肥厚伴劳损、心房颤动、完全性左束支传导阻滞等，但这些心电图特征缺乏特异性，也常见于其他心血管疾病，如高血压性心脏病、冠心病、扩张型心肌病、病毒性心肌炎、单纯性心律失常以及某些心脏肿瘤等。因此，临床若不注意鉴别，常易混淆而造成误诊。

（四）不熟悉常见误诊疾病的临床特点

1. HCM 误诊为冠心病　HCM 进展缓慢，有相当一部分患者出现症状时已进入老龄期。而本病症状与冠心病、高血压性心脏病相似，且老年人多有高血压、高血脂、糖尿病等冠心病危险因素和相关疾病存在，易造成误诊、漏诊。HCM 由于流出道梗阻，导致心排血量急剧减少，或肥厚心肌需氧量增加而冠状动脉供血相对不足或冠状动脉痉挛，室内小血管受肥厚心肌挤压或管腔增厚而狭窄，加之心肌异常增厚造成氧的供需不平衡，易引起心绞痛发作，而且不易缓解，持续时间长。心电图往往有异常，最常见的是 ST 段和 T 波异常，Q 波异常也较多见，在 20% ~ 50% 的患者中出现。伴流出道梗阻的患者心排血量低，可在起立或运动时出现眩晕，意识丧失。心电图酷似急性心肌梗死，表现为 ST 段抬高，临床难以鉴别。

2. HCM 误诊为高血压性心脏病　HCM 诊断具有不对称室间隔肥厚，室间隔 / 左心室后壁之比为 1.3∶1。二尖瓣前叶收缩期前移。左心室腔缩小流出道狭窄。左心室舒张功能障碍，顺应性降低。此要到成年后方表现出来。有收缩压力阶差的患者左心室肥厚更多见，易发生猝死。误诊为高血压患者的原因是由于原发性 HCM 本身临床特点的非特异性，大多以胸痛、胸闷、心悸为首发就诊原因，且有高血压。部分患者中有出现胸骨左缘第 3、4 肋间或心尖区的 3 级收缩期杂音，且心电图有 ST 段降低，T 波倒置，易误诊为高血压性心脏病引起的继发性 ST-T 改变。

三、误诊防范对策

（一）详问病史，全面分析病情

在临床工作中，要减少 HCM 的误诊率，提高诊断准确率。因此，临床医师应加强对本病的认识，在采集病史、体格检查时尽可能详细全面，使诊断有尽可能多的依据，并合理应用 UCG 检查，提高诊断率。要详细询问病史，包括以前的诊断和治疗经过，对正确诊断、减少失误十分重要。尤其是对以往曾被诊断为某病而治疗效果不佳者，更应引起足够重视。若自己的诊断亦与以前的诊断相同时，应当仔细检查各个环节，搞清诊断是否有误，经过全面分析，再做结论。

（二）借助诊疗技术，减少失误

HCM 的确诊，往往要借助于 UCG、心血管造影等先进的诊断技术。UCG 对本病的诊断有较大价值，可显示室间隔、左心室壁呈非对称性肥厚及其厚度之比，可作为诊断本病的重要标志之一。临床上凡遇到原因不明的心悸、胸闷、胸痛、憋气或上腹部疼痛等非特异性症状，心电图见异常 Q 波和（或）ST-T 改变，均应考虑到本病的可能，并及时做 UCG 等检查，以尽可能减少失误。

（三）掌握特点，注意鉴别

HCM 临床表现虽与许多疾病有相似之处，但也有一定的特点，若能掌握这些特点，注意与其他疾病进行鉴别，即可减少或避免误诊。如本病的心脏杂音具有在胸骨左缘第 3、4 肋间最强，呈喷射状，呈 2～3 级收缩期杂音，不向左腋下传导等特点，据此可与风湿性心瓣膜病二尖瓣关闭不全之吹风样杂音向左腋下传导和先天性心脏病响亮而粗糙的全收缩期吹风样反流性杂音进行鉴别。又如本病心电图出现的病理性 Q 波具有深而窄，较少超过 0.03 秒，且多在 Ⅱ、Ⅲ、aVF 或 V_4～V_5 导联上出现等特点，据此可以与冠心病深而宽的病理性 Q 波，且同导联可出现巨大倒置的 T 波或 ST 段改变进行鉴别。同时本病还可根据听诊有无心脏杂音与冠心病进一步做鉴别诊断。此外，本病与高血压性心脏病均可致左心室非对称性肥厚，但本病可伴流出道梗阻和二尖瓣前叶收缩期向前运动现象，而高血压性心脏病则无该特征，若能掌握这一特点，则不难对两者做出鉴别。

第四节 介入诊疗风险的表现与防范

HCM 的介入诊疗技术是肥厚型梗阻性心肌病化学消融术。但这项介入诊疗技术存在引发并发症的缺点。

由于化学消融部位接近右束支，因而化学消融术最常见的并发症为右束支传导阻滞。据报道右束支传导阻滞发生率在 50% 左右；其他的并发症包括非目标间隔心肌的梗死，室间隔穿孔，急性心力衰竭等。化学消融发生房室传导阻滞的概率较外科手术高，一旦发生房室传导阻滞，则需植入永久起搏器。并且第一次进行化学消融的患者，有一部分不能完全解除其梗阻，缓解其症状，可能需要多次化学消融来达到完全解除梗阻及其症状的目的。有一组 19 位患者中有 4 例发生了完全性房室传导阻滞，1 例发生了心脏压塞。考虑到该研究的样本量较小以及随访时间短（随访时间为术后 6 个月），无法准确评估经皮心肌内室间隔射频消融术（PIMSRA）对于肥厚型梗阻性心肌病患者长期预后的影响。

PIMSRA 是利用射频高温造成肥厚心肌细胞凝固性坏死，即人为造成心肌细胞坏死以达到室间隔变薄的目的，因此很难避免损伤心肌功能，尤其是在术后即刻和 3 个月内。但是随着室间隔变薄、左心室流出道增宽和梗阻解除，左心室腔内压力减低，心内膜供血改善，左心室心肌发生重构，左心室收缩功能逐渐恢复。PIMSRA 术后 6 个月室间隔变薄、左心室流出道增宽、梗阻解除，左心室收缩射血需要克服的后负荷减低，心肌收缩所需扭转力减少，Twist 接近于正常水平。GRS 反映心肌短轴心外膜至心内膜的朝向圆心方向的心肌收缩能力的大小，HCM 患者由于心肌细胞肥大和间质纤维化导致心肌僵硬度增加、顺应性下降和心肌收缩功能障碍，其 GRS 较正常人群有所减低。

与单纯药物治疗相比，PIMSRA 治疗梗阻性 HCM 效果确切，心功能与血流动力学指标也明显改善，同时可降低血清 GGT 水平，减少并发症，降低死亡率，在心源性相关生存方面更具优势，且不会增加猝死风险，但可导致 cTnI 升高。

一、心律失常

PTSMA 术中、术后常出现室性期前收缩、短阵室性心动过速（总发生率为 40% ~ 60%），大部分为术中一过性，给予利多卡因静脉注射或静脉滴注后很快消失。偶尔出现室颤，经除颤及药物治疗可消失，但亦曾有报道可导致死亡。

室性心律失常的机制是消融后心室肌急性缺血、缺氧，细胞膜功能受损，快通道失去活性而慢通道仍能被激活，本来属快反应纤维的心室肌细胞转变为慢反应纤维，使心室肌细胞的自律性增高、传导性降低，导致室性冲动形成、冲动传导障碍和折返现象，引发室性心律失常。

房室传导阻滞和室内传导阻滞的发生，是因为被消融的前间隔支动脉参与了房室交界区、希氏束和左、右束支的血液供应。房室交界区和希氏束除受前降支的间隔支供血外，还有左冠状动脉回旋支的房室结动脉、右冠状动脉后降支等参与供血，阻断前降支的间隔支后，血液供应并未完全中断，因此 AVB 大多为术中一过性。而且，随着侧支循环的建立，术后仍存在的 AVB 也有可能恢复正常传导。左束支的血供特点与房室交界区、希氏束相似，而右束支细而长，且其中部、下部在大多数人中仅由左冠状动脉前降支的间隔支动脉单一供血，这可能是完全性右束支传导阻滞（CRBBB）的发生率远高于完全性左束支传导阻滞（CLBBB）发生率的原因。

PTSMA 术中三度房室传导阻滞的发生率较高，故消融前置入临时起搏器是必要的。尽管三度房室传导阻滞的发生主要与房室交界区和希氏束是否主要由被消融的间隔支供血有关，但对于同一个体，随着无水乙醇注入量的增多，发生三度房室传导阻滞等较严重并发症的概率可能也会增大，所以在术中采用无水乙醇的注入剂量逐步递增的方法，待房室传导恢复后，再增加剂量，并持续测定左心室流出道压力，一旦左心室流出道压力阶差（LVOTPG）明显下降（> 50%）或消失，则停止消融。

二、急性心肌梗死

（一）发生机制

前壁心肌梗死可能是乙醇溢出至左前降支引起，乙醇可以经间隔支之间的交通支向前流入左前降支，也可能因球囊封闭不严密或破裂逆向流入左前降支。出现下壁心肌梗死，可能是在间隔支内注入乙醇时速度过快、压力过大，乙醇通过前间隔支和右冠状动脉之间的交通支损及下壁心肌。

（二）诊断依据

结合患者临床表现、心电图与心肌坏死标志物的动态变化即可诊断。具体参见第8章第一节"诊断依据"内容。

（三）处理方法

剧烈胸痛者可给予吗啡 5～10mg 或者哌替啶（杜冷丁）50～100mg 静脉或肌内注射可缓解。若出现心力衰竭者，则给予吸氧及呋塞米静脉注射（对消融后 LVOTPG 降至 0 或很小者，可酌情应用多巴酚丁胺静脉滴注）。心律失常参照前述处理措施。术后的低血压、休克，首先应具体分析引起低血压、休克的常见病因，如血容量不足、左心室流出道梗阻加重、心律失常、泵衰竭等，再针对病因治疗。对消融后 LVOTPG 降为 0 或很小者，可试应用多巴胺、多巴酚丁胺等升压药物，若血压上升则证明有效，可短期、适量应用，至血流动力学稳定后减量、停药。若症状加重，立即停药。相反，对消融后 LVOTPG 仍较大但心功能较好者，可给予 β 受体拮抗药、维拉帕米等治疗。血压仍然不升、休克难于纠正时，可用主动脉内气囊反搏术（IABP）辅助循环。

（四）预防要点

减慢乙醇的注射速度（≤1mL/min）、适时终止消融以减少乙醇用量，可能会减少前壁、下壁急性心肌梗死。在预阻断试验中，对心功能和血压急剧下降、V_1～V_5 导联 ST 段同时弓背向上型抬高者，为避免大面积心肌梗死，应终止手术或改消融其他间隔支。在注射无水乙醇前行心脏超声造影，避开供应心肌面积过大的间隔支，选择恰当的靶血管进行消融，可降低心肌坏死范围。在预阻断试验中，经球囊中心腔内注入 1mL 左右的造影剂，有助于发现间隔支之间的交通支，包括前间隔支之间的交通支以及前间隔支与后间隔支之间的交通支，还可以发现乙醇有无可能逆向泄露。该方法简单、有效. 建议常规采用。

三、二尖瓣反流

（一）发生机制

乙醇消融的间隔支供应乳头肌或腱索，或是由于心力衰竭导致左心迅速扩大，瓣环扩张所致。

（二）诊断依据

术中、术后出现心悸、气短、呼吸困难，超声心动图或心室造影可以发现二尖瓣反流，结合术前超声心动图，可鉴别二尖瓣反流为原有的还是新发生的。

（三）防治措施

无症状或症状轻微者，无须处理，随诊观察。症状较重者，可给予呋塞米 20～40mg 静脉注射，并可重复应用，若无效，可置入主动脉内气囊反搏泵辅助循环，必要时紧急外科手术，行二尖瓣置换术。

第五节　药物性风险的表现与防范

一、β 受体拮抗药

（一）药物不良反应表现

1. **心血管系统**　β 受体阻断药减慢心率、抑制异位起搏点自律性、减慢传导和增加房室结不应期，阻滞交感神经并不对抗迷走神经的活性，因此可造成严重心动过缓和房室传导阻滞，主要见于窦房结和房室结功能已受损的患者。β 受体阻断药阻断血管 β2 受体，α 受体失去 β2 受体拮抗从而减少组织血流，可出现肢端发冷、雷诺现象，伴严重外周血管疾病者病情恶化如间歇性跛行恶化等。

2. **内分泌、代谢系统**　在非糖尿病患者中，β 受体拮抗药所致的低血糖不良反应是罕见的，但可发生于饥饿或强体力运动之时。对胰岛素有依赖性的糖尿病患者应用 β 受体拮抗药是有危险性的，因为低血糖的报警信号被阻滞，可掩盖低血糖的一些警觉症状（如心房颤动、心动过速），而不易辨认低血糖症，但低血糖的其他症状（如出汗）依然存在。非选择性的 β 受体拮抗药可升高三酰甘油和降低高密度脂蛋白胆固醇水平。

3. **呼吸系统**　β 受体拮抗药有干扰支气管平滑肌的作用，可诱发或加重支气管痉挛，非选择性 β 受体拮抗药可使支气管炎或哮喘严重恶化，甚至危及生命。支气管哮喘患者应用 β 受体拮抗药可发生严重的气道阻塞，甚至导致死亡。

4. **神经系统**　β 受体阻断药神经系统不良反应包括疲劳、头痛、睡眠紊乱、失眠和多梦，以及压抑等。虽然有些偏头痛患者应用普萘洛尔治疗有效，但也有些患者在用此药时发生偏头痛或停药后出现反跳性加重。高脂溶性的 β 受体拮抗药（普萘洛尔、美托洛尔）更容易进入中枢，中枢不良反应可能更多见。水溶性药物此类反应较为少见。患者的疲劳可能与骨骼肌血流减少有关，也可能与中枢作用有关。

5. **消化系统**　大多数报道为轻度的可耐受的胃肠紊乱，如消化不良、便秘或腹泻，减少剂量或改用其他 β 受体拮抗药，这些症状常可缓解。硬化性腹膜炎是最严重的胃肠紊乱，常表现为小肠梗阻或腹部肿块。剖腹探查时的典型所见为脏层腹膜被致密的白色纤维组织所代替，狭窄的、变短的肠管及其他腹部脏器被大量的纤维组织包绕。应用阿替洛尔、普萘洛尔、美托洛尔、索他洛尔及噻吗洛尔，并包括点眼用药也可发生腹膜后纤维化。

6. **泌尿系统**　β 受体拮抗药对慢性肾衰的作用尚有争议，有报道指出普萘洛尔能导致明显的、持久的菊粉清除率下降。肌酐清除率持续下降是停用 β 受体拮抗药的条件。应用 β 受体拮抗药进行急性治疗时，可使肾血流量及肾小球滤过率减低。

7. **生殖系统**　出现性功能异常，阳痿，与 ACE 抑制药和钙通道阻断药近似。

8. **皮肤**　β 受体拮抗药对皮肤的影响很不常见，可能出现"酒糟鼻"样皮疹、斑丘疹、"荨麻疹"样皮疹、湿疹样疱疹、大疱疹、"牛皮癣"样或"苔癣"样皮疹、红斑狼疮综合征及皮肤血管炎。

9. **过敏反应**　立即过敏反应不常见。有报道应用吲哚洛尔、醋丁洛尔、普萘洛尔及拉贝洛尔发生狼疮样综合征者。

10．反跳综合征　长期治疗后突然停药可发生，表现为高血压、心律失常和心绞痛恶化，可能会使慢性心力衰竭病情恶化并增加心肌梗死和猝死的危险。其发生机制：① β 受体数量和敏感性增加；② RAAS 活性增强；③血中儿茶酚胺水平增高；④血小板聚集性增加；⑤血中甲状腺素增多等。

（二）不良反应防范对策

1．直立性低血压　直立性低血压比较常见，尤其在老年患者、剂量比较大时，为避免其发生，应嘱患者在体位变化时动作应缓慢，必要时减少用药剂量。停用 β 受体拮抗药，多数患者可恢复正常血压，必要时可用升压药，如麻黄碱，严重时亦可用多巴胺、多巴酚丁胺、间羟胺或联合应用，如以心肌收缩力受抑制为主要原因，尚可用异丙肾上腺素。合并心力衰竭时可加用洋地黄类药。

2．支气管痉挛　为药物对 β2 受体阻滞作用所致。因此，一般来说禁用于患支气管哮喘和慢性阻塞性肺疾病的患者。而对于一些肺部疾病较轻，而同时具有 β 受体拮抗药治疗强烈适应证（如慢性左心室功能不全、急性心肌梗死）时，可以考虑小剂量试用对 β1 受体选择性较高的药物如比索洛尔，用药后应密切观察患者症状，如无不适，可以进行长期用药。

3．加重外周循环性疾病　为药物对 β2 受体阻滞，导致外周血管收缩，在原来患有闭塞性外周血管病的患者，可以使肢端苍白、疼痛、间歇性跛行症状加重。因此对这类患者，也禁用或慎用 β 受体拮抗药。

4．心动过缓、传导阻滞　应根据心室率的下降程度来决定 β 受体拮抗药的用药剂量。如果不存在 RR 长间歇（指大于 2 秒的长间歇），可以考虑继续原剂量维持用药。如果用药后出现明显的窦房阻滞或窦性停搏，应考虑停用或减量 β 受体拮抗药。应用 β 受体拮抗药后如出现二度或二度以上的房室传导阻滞，应停用或减量 β 受体拮抗药。病态窦房结综合征、曾有心脏传导阻滞病史或存在二度房室传导阻滞者均禁用。一旦发生，静脉滴注阿托品有效，必要时可用异丙肾上腺素或予临时心脏起搏治疗。

5．心力衰竭　为避免这一不良反应的发生，在心力衰竭患者应用 β 受体拮抗药时应特别注意以下几点：①充分利尿，无明显的液体潴留的证据，基本获得患者的干体重；②病情相对稳定，已经停用静脉用药，并已经开始口服的 ACEI、地高辛和利尿药的治疗，维持稳定剂量已经 2 周以上；③治疗开始时应采用很低的起始剂量，如果患者对小剂量药物耐受良好，以后逐渐增量（通常每 2 周增加剂量 1 次）至目标剂量或最大耐受剂量；④需要注意可能发生的不良反应包括低血压、液体潴留、心力衰竭恶化或心动过缓和心脏阻滞，并根据情况适当调整利尿药和（或）ACEI 的剂量；⑤对症状不稳定或需要住院治疗的心功能Ⅳ级患者，不推荐应用 β 受体拮抗药；⑥对急性左心力衰竭患者，禁用 β 受体拮抗药。

6．脂质代谢异常　一般来说与药物对 β2 受体的阻滞作用有关。表现为血三酰甘油、胆固醇升高，HDL 胆固醇降低。在大剂量长期用药时可以发生。建议选用 β1 选择性或 β1 高选择性的 β 受体拮抗药，可以减轻或减少药物治疗带来的脂质代谢紊乱。必要时可以考虑选用调血脂药物治疗。

7．抑郁　这是由于药物对神经突触内 β 受体的阻断影响神经递质的释放或灭活所致。出现明显的症状时，应考虑停药，也可以考虑换用水溶性 β 受体拮抗药如阿替洛尔。

8．乏力、阳痿　大剂量长期应用可能发生。必要时停药。对具有 β 受体拮抗药治疗明确适应证的患者，可以考虑试用另一种 β 受体拮抗药。

9．反跳综合征　长期应用时如欲中断治疗，须逐渐减少剂量，一般于 7～10 日内撤除，至少也要经过 3 日，尤其是冠心病患者骤然停药可致病情恶化，出现心绞痛、心肌梗死或室性心动过速。如已发生则应立即恢复用药，且开始剂量宜较大，起效后渐减量。反跳性高血压，严重时可用酚妥拉明静脉滴注。如发生心绞痛可用硝酸甘油、硝酸异山梨酯。

（三）临床用药不良反应举例
普萘洛尔
【不良反应】

1．心血管系统

（1）血压：血压过低时，患者可出现心悸、四肢无力、疲乏、体位性头晕，甚至晕厥和休克，还可发生心绞痛或原有的心绞痛发作加重。对于收缩压低于 90mmHg 的患者应慎用或禁用。普萘洛尔引起休克的发生率很低，患者感觉心前区不适、烦躁、恶心、呕吐、多汗、四肢发凉、血压迅速下降。

（2）心率：普萘洛尔可减慢心率。由于该药剂量个体差异较大，少数患者应用小剂量时就可出现明显的心跳减慢。心电图显示心动过缓、房室传导阻滞，严重者可引起心搏骤停，尤以静脉注射时发生率高。心率过慢患者可有头晕、黑矇甚至晕厥。

（3）心功能：由于该药可降低心肌收缩力和心排血量，故对于心力衰竭患者，当剂量较大时可诱发或加重心力衰竭，出现喘憋、气促、不能平卧、双下肢水肿、少尿等症状。

2．呼吸系统　普萘洛尔属非选择性 β 受体拮抗药，在阻滞心肌细胞的 β1 受体的同时，可阻滞支气管平滑肌的 β2 受体，促进肥大细胞脱颗粒，并可抑制中枢对二氧化碳的反应，从而引起支气管痉挛或痉挛加重，诱发哮喘发作或加重。如患者有慢性喘息性支气管炎、肺气肿，用药时可能出现呼吸困难。

3．神经系统　少数患者有头晕、乏力、失眠、嗜睡、晕厥和抑郁。服药早期可能产生神经官能症或致精神病发作。主要表现为头痛、眩晕、疲倦、耳鸣、视力减弱、感觉异常等。

4．消化系统　患者可出现恶心、腹痛、腹泻、腹部不适、食欲缺乏、便秘或腹胀，以及溃疡样症状等，还可能出现消化性溃疡。可有假性血清转氨酶增高的表现。肝硬化患者服用普萘洛尔还容易诱发肝昏迷。

5．血液系统　偶见血小板和粒细胞减少。

6．胆固醇与血糖异常增高　长期应用普萘洛尔可致血胆固醇与血糖增高，特别是在与利尿药合用时，易使血中三酰甘油异常增高，并使高密度脂蛋白降低，从而加速动脉粥样硬化形成。低血糖症主要好发于糖尿病患者应用降糖药物后及饥饿状态时，正常人服用普萘洛尔不会引起低血糖症。

7．其他　由于普萘洛尔可收缩外周血管，因此会引起下肢厥冷甚至雷诺现象。少数患者有皮疹与发热。

【防治措施】

（1）禁用于已洋地黄化而心脏高度扩大、心率不稳的患者，因其可增加强心苷的毒性作用。

（2）禁用于窦性心动过缓、重度房室传导阻滞、心源性休克、低血压症、哮喘及过敏性鼻炎患者。

（3）慎用于妊娠及哺乳期妇女，因普萘洛尔能抑制新生儿呼吸，而此药能分泌到乳汁。

（4）无心力衰竭的患者在用本药期间，一旦出现心力衰竭症状应立即停药或给患者加用强心苷类药及利尿药。

（5）应用本药的心绞痛患者突然停用本药可致心绞痛恶化甚至诱发心肌梗死，因而不可骤然停药，停药应在一定期间内分阶段逐渐进行。如果出现因过快停药而出现上述问题时，可考虑重新恢复本药的治疗。

（6）低血糖时机体的代偿性升血糖反应是通过肾上腺素实现的，本药可阻断这种代偿性升血糖作用，并可掩盖心悸、震颤等低血糖的早期症状，因而有引起严重低血糖的危险。糖尿病患者用胰岛素或口服降糖药物时应避免应用本药。

（7）药物过量时应尽快排空胃内容物，预防吸入性肺炎。心动过缓给予阿托品，慎用异丙肾上腺素。必要时置入心脏起搏器。室性期前收缩给予利多卡因或苯妥英纳。心力衰竭时应用洋地黄或利尿药。低血压时给予升压药。支气管哮喘给予肾上腺素或氨茶碱。

二、钙通道阻断药

（一）药物不良反应与防范对策

相关内容参见第9章第五节"钙通道阻断药"。

（二）临床用药不良反应举例

氨氯地平

【不良反应】

1. 心血管系统　可有心律失常（包括心动过速、心动过缓或心房颤动）、胸痛、心悸、低血压、外周缺血、昏厥、口干、体位性头晕、晕厥、出汗增加、脉管炎、虚弱无力等。

2. 神经系统　感觉减退、周围神经病变、感觉异常、震颤、眩晕、疲倦、嗜睡、共济失调、张力过高、偏头痛等。

3. 消化系统　食欲缺乏或食欲增加、便秘、消化不良、吞咽困难、腹泻、胃胀气、腹痛、胰腺炎、胃炎、恶心、呕吐、牙龈增生等。

4. 骨骼肌系统　关节痛、关节炎、肌肉痛性痉挛、肌痛等。

5. 精神状态　失眠、紧张、抑郁、梦魇、焦虑、淡漠、激动、健忘、人格异常、性功能障碍等。

6. 造血系统　白细胞减少、紫癜、血小板减少等。

7. 皮肤及附属物　面部潮红和水肿多见，其他皮肤的反应有血管性水肿、瘙痒、皮疹、斑丘疹、风疹、皮肤干燥、皮肤炎、脱发等。

8. 特殊感官　视觉异常、结膜炎、复视、眼痛、视觉调节失常、眼干燥症，以及耳鸣、嗅觉倒错、味觉颠倒等。

9. 泌尿系统　尿频、排尿障碍、夜尿增多等。

10. 自主神经系统　口干、盗汗等。

11. 代谢和营养　高血糖、口渴等。

【防治措施】

1. **皮肤反应**　服药后如出现持续性皮肤反应，应停药。

2. **低血压**　立即进行心电、血压监测，抬高四肢，补液，必要时可给予血管收缩药物，监测循环血量和尿量。静脉给予葡萄糖酸钙可能有助于逆转钙通道阻断。

3. **心动过缓**　给予阿托品、异丙肾上腺素及氯化钙，如有适应证应置入心脏起搏器。

4. **药物过量**　由于本药与血浆蛋白高度结合，因此血液透析不能奏效。

第15章 限制型心肌病的诊疗风险与防范

第一节 临床诊疗的方法和预后

一、诊断依据

世界卫生组织（WHO）将限制型心肌病分为两类：①限制型心肌病应为心肌病变，原因不明，表现为心室充盈受限制，无心室肥厚和心室扩大的疾病，又称原发性限制型心肌病；②特异性心肌疾病中心肌病变有时与全身其他系统疾病有关，如心肌淀粉样变、血色病、放射性心脏病、结节病等。一般认为，限制型心肌病应包括心内膜心肌纤维化（EMF）、嗜酸性粒细胞增多性心内膜心肌病或称 Löffler 心内膜炎、心内膜弹性纤维增生症、Becker 心血管胶原症、特发性限制型心肌病等。

限制型心肌病的早期和晚期临床表现差异很大。早期仅有疲劳、劳力性呼吸困难、间歇性浮肿，晚期可出现严重体循环和肺循环淤血症状，表现为严重呼吸困难、肝脏增大伴搏动、腹水和高度周围性水肿。心导管检查及造影显示右和 / 或左室腔心内膜和心肌形态学变化或提示心室壁僵硬、舒张功能障碍等证据；同时可见三尖瓣关闭不全、右房压和静脉压升高、双心室舒张压升高。心内膜心肌活检有助于诊断。按受累心室的不同，分为单纯左或右心室病变的左心型、右心型及双侧心室均有病变的双心型。

该病主要与缩窄性心包炎、肥厚型心肌病等鉴别。

二、治疗方法

（一）药物治疗

限制型心肌病治疗以对症为主。急性病变时往往伴有嗜酸性粒细胞增多，应用激素有效，如与细胞毒性药物（尤其羟基脲）联合应用，能减轻心内膜及心肌炎症、水肿，可改善病情。少数对标准疗法无反应的患者，用干扰素治疗可能有效。心力衰竭的治疗主要是改善心脏舒张功能。洋地黄对并有快速型心房颤动者疗效较好。宋有城等报告 10 例限制型心肌病患者，

8 例以慢性心力衰竭为主要表现，经以强心、利尿和扩血管等综合措施治疗，控制心力衰竭后病情好转。使用改善心肌舒张功能的药物 β 受体阻滞剂和钙拮抗剂时必须十分谨慎。由于患者常合并心源性肝硬化，易产生继发性醛固酮增多症，因此对有浮肿和腹水者应用利尿剂时联合使用排钾和保钾药为佳。应用利尿剂或血管扩张剂时应注意防止心室充盈压下降过多而影响心功能。心律失常时可使用抗心律失常药物，严重心律失常者可酌情安置永久性心脏起搏器、心室除颤器。有附壁血栓或已有栓塞病史者应进行抗凝治疗，多应用华法林。

（二）外科手术

限制型心肌病一旦进展到心内膜心肌纤维化阶段，外科手术治疗可能有助于改善症状，因而是一种治疗选择。手术切除纤维化的心内膜和置换二尖瓣及 / 或三尖瓣可改善症状，以左室受累为主者尤其如此。手术后心导管检查提供的客观依据表明，患者的血流动力学有所改善，表现为心室充盈压降低、舒张功能改善、心输出量增加，心血管造影像可以正常。除上述方法以外，外科手术尚有上腔静脉与肺动脉分流术、右房肺动脉吻合术，术后均可缩小右房，延缓心房颤动发生。心包开窗、心包切除、心包腔引流术等可减轻症状。对晚期病变心脏损害严重者，心脏移植是唯一有效的治疗方法。

三、预后特点

本病病程长短不一，重症者可因心力衰竭和 / 或肺栓塞而突然死亡，有报告存活长者可达 25 年。起病隐匿，进展缓慢，临床表现取决于受累心室及其病变程度。如能早期诊断进行治疗，疗效较好。在心肌纤维化期如进行手术治疗可延长寿命。从自然病程看，本病患者一般在确诊后 1 ~ 4 年死于终末期心力衰竭，44% 在症状出现后 1 年内死亡，40% 死于 1 ~ 3 年。Siegel 的资料显示本病的病程较长为 4 ~ 14 年，平均 9 年，充血性心力衰竭发生后存活期 3 ~ 8 年，平均 5 年。9% 的患者可猝死。国内报道的一组 12 例尸检患者，3 例死于剖胸探查后心力衰竭，1 例可能死于心律失常引起的猝死。本病一旦出现心力衰竭预后较差，但未发现心力衰竭表现时诊断比较困难。肺栓塞、心律失常也是本病较常见的死因。单纯左心病变者存活期最短，具有右心病变引起体循环淤血征者预后较好。但也有持相反意见者。但不论是左心或右心病变，如心肌破坏性过程持续进展则预后较差。确诊时心功能已达Ⅲ ~ Ⅳ级（NYHA）、严重二尖瓣或三尖瓣关闭不全、有栓塞征者预后凶险。Ammash 对 94 例患者进行随访（平均随访 68 个月），结果显示近半数（50%，47 例）病例死亡，心血管病因死亡者占 68%，非心血管病因死亡 32%。其中心力衰竭致死 22 例、猝死 8 例、心律失常致死 5 例、脑血管意外死亡 2 例。47 例存活者中，NYHA 心功能等级Ⅰ ~ Ⅱ级占 74%，其中 4 例接受心脏移植。

虽然内科治疗不能根本改变本病的预后，但可以改善病情并提高生活质量。在本病初始阶段（坏死期）及血栓期，如能查出嗜酸性粒细胞增多症的原因并加以治疗，可以减少嗜酸性粒细胞，有利控制本病的发展；对于原因不明的嗜酸性粒细胞增多症采用强的松、羟基脲、强地松龙、长春新碱亦有助于减少嗜酸性粒细胞，对控制病情进展十分重要。嗜酸性粒细胞增多症的患者经过治疗其生存率提高，预后比未治疗者明显改善。限制型心肌病凡有严重房室瓣返流或明显心功能不全（Ⅲ或Ⅳ级）者宜行手术治疗。外科治疗的目的是切除引起心腔梗阻的增厚内膜和恢复房室瓣功能。

第二节　并发症风险的表现与防范

一、心包积液

（一）发生机制

本病的心包积液与心内膜及心内膜下心肌纤维化，导致心室舒张受限，充盈受阻，肺循环和体循环淤血，静脉压力升高有关，久病的患者长期营养不良可伴低蛋白血症。

（二）诊断依据

1. 临床表现　决定于积液数量和积聚速度。少量积液可无症状，积液量超过 200 ~ 300mL 或积聚迅速时可使心脏以及邻近脏器受挤压，常有乏力、不安、上腹胀痛、恶心、呼吸困难、喜采取前俯坐位。并经常有咳嗽、声音嘶哑和吞咽困难等症状。体征视积液量多少而定。一般有不同程度的静脉压升高，颈静脉怒张，心尖搏动减弱或消失。心浊音界向两侧扩大，相对浊音界消失，心尖搏动位于扩大的心浊音界左缘以内。同时常有肝脏肿大、皮下水肿和腹水等。

2. 诊断与鉴别诊断　心包积液的诊断主要根据呼吸困难、心动过速、心浊音界增大和体循环静脉淤血等表现。心包积液应与伴有心脏扩大的扩张型心肌病鉴别。心电图中 QRS 波明显低电压、T 波普遍降低或倒置、电交替，或有 T 波变化而 Q-T 间期不延长等。超声心动图、放射性核素扫描等检查有助于两者的鉴别。

（三）防治措施

本病并发心包积液，利尿剂及血管扩张剂的效果较差。必要时进行心包穿刺抽液、心包引流、心包开窗、心包切除、心包腹腔引流术等。心包穿刺抽液有助于了解积液性质，解除心脏压塞症状。

二、心力衰竭

（一）发生机制

限制型心肌病是由于心内膜及心内膜下心肌广泛的纤维化，导致心肌的顺应性降低，心室舒张受限，充盈受阻，出现肺循环和（或）体循环淤血以及组织血液灌注不足等舒张功能严重受损的表现，而收缩功能保持正常或仅轻度受损。

（二）诊断依据

1. 临床表现　与心肌病变的部位和程度有关。左心病变时，主要有二尖瓣关闭不全、肺循环淤血和肺动脉高压的表现：心悸、胸闷痛；劳力性呼吸困难、咳嗽、咳痰和咯血，疲乏无力、头昏失眠、苍白、尿少、发热；血压降低，心界向左下或两侧扩大、心率增快、心音减弱或遥远、心尖部 II ~ III 级收缩期杂音、轻度舒张期杂音及舒张期奔马律、肺动脉瓣区第二心音亢进；两肺有湿性啰音、哮鸣音和干性啰音，严重者有紫绀，交替脉等。侵犯右心时则有三尖瓣关闭不全和体循环淤血的表现：食欲不振、恶心、呕吐、体重增加、腹胀、腹痛、尿少、夜尿、劳力性呼吸困难；颈静脉充盈或怒张、肝肿大和压痛、水肿、胸水和腹水、紫绀；心界向两侧扩大、心音减弱或遥远、胸骨左缘 3、4 肋间可听到舒张期奔马律、三尖瓣区有 Ⅱ～Ⅲ级收缩期吹风性杂音等，酷似缩窄性心包炎。同时累及左右心时则具有两组病变的综合表现，但因右心衰时右心排血量减少，阵发性夜间呼吸困难等肺淤血的症状反而减轻。

2．辅助检查

（1）心电图：可有原发病的心电图表现及左心室肥厚劳损、右心室增大，$PtfV_1$（V_1 导联 P 波终末负电势）增大（≤ -0.04mm/s）等。

（2）胸部 X 线：左心型者有肺淤血，心影呈球形或烧瓶形增大，心尖搏动减弱，左心房增大；右心型者肺血少，心影呈球形或烧瓶形增大，心尖搏动减弱，右心房增大，上腔静脉影增宽。肺间质水肿时在两肺野下部肋膈角处可见密集而短的水平线（Kerley B 线）。有肺泡性肺水肿时出现蝴蝶状肺门阴影。可有胸腔积液。

（3）超声心动图：心房扩大，心房内有附壁血栓，心室心内膜增厚、回声增强，心室流入道增厚、狭窄，流出道增宽，房室瓣叶呈多层反射，瓣叶不动或瓣尖气球样改变，房室瓣下移及反流，室间隔矛盾（异常）运动，心包积液等。

3．诊断与鉴别诊断

（1）诊断：根据临床表现，呼吸困难和心源性水肿的特点，一般不难作出诊断。诊断应包括：基本心脏病的病因诊断、病理解剖诊断、病理生理诊断和心功能分级。

（2）鉴别诊断：左心室衰竭引起的呼吸困难应与肺部疾病引起的呼吸困难相鉴别，特别是慢性阻塞性肺气肿，后者虽亦可有夜间呼吸困难，但咳痰后就缓解，不一定需要坐起。心源性哮喘有时难以与支气管哮喘鉴别，但若患者咯粉红色泡沫痰，则可判断为心源性哮喘。右心衰竭引起的水肿、腹水应与肾性水肿、心包疾患和肝硬化所引起者相鉴别。肾性水肿多出现于眼睑、颜面部组织较疏松的部位，且以晨起较明显，故不同于心力衰竭的重力性水肿；心包疾患和肝硬化腹水征常较外周水肿为明显。

（三）防治措施

限制型心肌病并发心力衰竭的内科治疗常较困难，效果往往较差。洋地黄甙对充血性心衰症状的改善是令人失望的。当出现充血性心衰时，常需要利尿剂，但对治疗腹水并无特效，因此，应避免过多的利尿，因为循环血容量耗竭可引起低血压和循环衰竭。当病变发展到纤维化期，手术被认为是最好的治疗方法，一般认为手术的主要指征是未能改变血流动力学和引起衰竭的瓣膜关闭不全。传统的手术技术包括：切除房室瓣，完全切除增厚的纤维化组织和瓣膜替换或瓣环成形术。单独瓣膜替换而没有施行心内膜剥脱术者效果并不满意。

三、心律失常

（一）发生机制

限制型心肌病并发心律失常与心内膜及心内膜下心肌的进行性纤维化和钙化有关。已知的几种心律失常发生机制可能都参与其中，如冲动形成异常（自律性增高和触发激动）和冲动传导异常（折返激动）等。

（二）诊断依据

1. **临床表现**　各种各样的心律失常都可以发生，较常见的有窦性心动过速、心房扑动或颤动、右束支阻滞和早搏等。心房颤动者可有心悸、胸闷、乏力不适，心室率＞ 150 次 / 分时，可诱发心衰、心绞痛等。心脏听诊第一心音强度变化不定，心率快慢不一致，心律极不规则，脉搏短绌。右束支传导阻滞一般无症状。早搏者可有胸闷、心悸，尤其是心力衰竭伴频发室性早搏者可出现昏厥、低血压、心绞痛、心衰加重和猝死等。心脏听诊可听到提早搏动后出现长间歇，第一心音亢进，有间歇脉等。

2. **辅助检查**

（1）心电图：可显示各种类型的心律失常。如窦性心动过速、心房扑动者、心房颤动、右束支传导阻滞、室性早搏者。

（2）胸部 X 线：限制型心肌病的胸部 X 线改变：左心型者肺淤血，心影呈球形或烧瓶形增大，心尖搏动减弱，左心房增大，肺动脉段下的左心缘上段膨凸，搏动加强。右心型者肺血少，心影呈球形或烧瓶形增大，心尖搏动减弱，右房增大，上腔静脉影增宽，右房段搏动加强。同时累及左右心室则具有两组病变的综合表现。

（3）超声心动图：限制型心肌病特征性的超声心动图改变：心尖四腔心、两腔心切面显示心室长径缩短，横径可以正常，一侧或双侧心房明显扩大，室壁增厚，心内膜增厚，回声增强，心尖部可充满异常回声，并于收缩期闭塞。受累房室瓣增厚，回声增强，变形，乳头肌腱索缩短，导致房室瓣关闭活动障碍。室壁运动僵硬，舒张期活动明显受限，运动幅度减低。心室舒张功能明显减低。心包积液等。

3. **诊断与鉴别诊断**

（1）诊断：根据临床表现，呼吸困难和心源性水肿的特点，一般不难作出诊断。诊断应包括：基本心脏病的病因诊断、病理解剖诊断、病理生理诊断和心功能分级。

（2）鉴别诊断：左心室衰竭引起的呼吸困难应与肺部疾病引起的呼吸困难相鉴别，特别是慢性阻塞性肺气肿，后者虽亦可有夜间呼吸困难，但咳痰后就缓解，不一定需要坐起。心源性哮喘有时难以与支气管哮喘鉴别，但若患者咯粉红色泡沫痰，则可判断为心源性哮喘。右心衰竭引起的水肿、腹水应与肾性水肿、心包疾患和肝硬化所引起者相鉴别。肾性水肿多出现于眼睑、颜面部组织较疏松的部位，且以晨起较明显，故不同于心力衰竭的重力性水肿；心包疾患和肝硬化腹水征常较外周水肿为明显。

（三）防治措施

窦性心动过速可能是机体的代偿性反应，可能与疾病本身、心力衰竭和心包积液等有关，一般不需作特殊处理。急性心房扑动或心房颤动者可根据患者情况选择处理：出现急性心功能不全时应首选电复律，但复律前应详细了解有无附壁血栓及栓塞病史，以及转复后能否维持窦性心律等。心功能好者，则先静脉应用洋地黄、β 受体阻滞剂或钙通道阻滞剂减慢心室率。心房颤动发作频繁、心室率很快、药物治疗无效者，可施行心内膜剥脱加瓣膜置换或瓣环成形术，从根本上治疗心房颤动。如果心房颤动时心室率较慢，患者耐受良好者，除预防栓塞并发症外，通常无需特殊治疗。

四、动脉栓塞

（一）发生机制

本病并发的栓塞属于心源性和非心源性，与本病心内膜及心内膜下心肌纤维化，导致心室舒张受限，充盈受阻，肺循环和体循环淤血，心腔和周围静脉血栓形成脱落有关。另外，嗜酸性粒细胞脱颗粒时释放的阳离子蛋白还可影响凝血系统，易形成附壁血栓。尤其是晚期患者常合并心房颤动，左、右心房扩大，血流缓慢淤滞，形成涡流，易形成附壁血栓，加以心房颤动时血流不规则易使栓子脱落形成栓塞。此外，本病少数患者可合并亚急性感染性心内膜炎，其瓣膜上的炎性赘生物质脆易脱落，形成栓子。

肺栓塞对肺循环影响的大小，与血管阻塞的部位、面积、肺循环原有的储备能力以及肺血管痉挛的程度有关。当肺动脉两侧的主要分支突然被巨大的血块栓子阻塞以及血块表面的血小板崩解释放的体液因子如组胺、5- 羟色胺、多种前列腺素、血栓素 A2 等进入肺循环，可引起广泛肺细小动脉栓子，或因大量的小栓子同时发生肺小动脉栓塞造成肺循环横断面积阻塞过半时，均可使肺动脉压急剧升高，引起右心室扩张与右心室衰竭。栓子进入脑循环，进入颈内动脉的栓子绝大多数（73% ～ 85%）进入大脑中动脉及其分支。栓子阻塞血管后，所支配的脑组织发生缺血、软化和坏死。因受损的血管壁通透性增高，大量红细胞渗出，使原缺血区有血液渗出，形成出血性梗塞。

（二）诊断依据与处理方法

具体诊疗方法与栓塞动脉的大小、部位和程度等有关。参见各论第 11 章第二节中"动脉栓塞"内容的介绍。

（三）预防要点

积极防治静脉血栓形成或血栓性静脉炎，防治各种原发疾病以消除栓子来源。抗凝治疗应该强调，尤其是当已知有附壁血栓存在的时候或栓塞已成为其临床表现的一部分时，抗凝药（华法林）和抗血小板药（潘生丁）都可选用。华法林对心房颤动的患者尤为必要。

第三节　误诊风险的表现与防范

一、误诊范围及后果

（一）误诊范围

限制型心肌病误诊率较高，有人报告高达 98%。限制型心肌病的临床表现无特异性，主要有静脉压增高、肝大、腹水、心脏有或无增大等，但早期不明显，诊断较困难，表现类似充血性心力衰竭，常易误诊为缩窄性心包炎、缺血性心肌病和高血压性心肌病。限制型心肌病病理生理上类似缩窄性心包炎，故临床上多数误诊为缩窄性心包炎。有学者收治 6 例限制型心肌病患者，基本上入院后均被误诊为缩窄性心包炎，最终是在缩窄性心包炎手术过程中，取心肌病理活检确诊的。

（二）误诊后果

由于本病在临床上缺乏特征性表现，因此在散发区患者生前很少能获得正确的诊断，误诊率很高。本病病程长短不一，重症者可因心力衰竭和（或）肺栓塞而突然死亡，有报告称生存期长者可达 25 年。本病起病隐匿，进展缓慢，临床表现取决于受累心室及其病变程度。如能早期诊断进行治疗，疗效较好，如在心肌纤维化期进行手术治疗可延长寿命。本病一般在确诊后 1 ~ 4 年死于终末期心力衰竭，患者 44% 在症状出现后 1 年内死亡，40% 死于 1 ~ 3 年，平均 2 年；充血性心力衰竭发生后生存期 3 ~ 8 年，平均 5 年；9% 的患者可猝死。限制型心肌病在病程早期即急性期，对皮质类固醇、细胞毒性药物反应较好，早期积极治疗，预后尚好。早期诊断是改善本病预后的关键。但本病起病隐匿，早期症状不典型，UCG 无明显改变，心肌活检可为确诊本病提供确切依据。若疑及本病，需尽早做心肌活检。

二、误诊原因分析

限制型心肌病由于临床表现无特异性，类似缩窄性心包炎，可被误诊为缩窄性心包炎。缩窄性心包炎的病理改变是心包脏层和壁层广泛粘连、纤维化增厚，甚至钙化，于心脏外形成一坚硬的外壳，以限制心脏的舒张活动。而限制型心肌病的病变主要表现为心内膜弥散性增厚，心内膜增厚的程度有时可高达正常人的 10 倍，且伴有心内膜下心肌纤维化，限制了心脏的收缩、舒张功能，尤其是心脏的舒张功能严重受限，心排血量减少，进而引起心功能不全，再者，如果有结核病或上呼吸道感染病史，则更易于诊断为心包炎。病理活检多数患者不接受，也会干扰疾病的诊断。

三、误诊防范对策

尽管该病临床上不多见，常被误诊，但掌握本病的特点仍是诊断本病排除他病的关键。避免限制型心肌病的误诊，首先是提高对该病的警觉。在了解该病的病理生理及临床表现的基础上，对诊断过程中发现的任何疑点都应进一步分析。由于限制型心肌病与缩窄性心包炎在临床和体征方面极为相似，故仪器检查显得格外重要。如 UCG、多普勒检查、心导管和心血管造影等项检查，均会对鉴别诊断有很大帮助，必要时需通过心内膜心肌活检来诊断，避免造成误诊，延误病情。

第四节　药物性风险的表现与防范

限制型心肌病的一些患者病情需要应用抗肿瘤药，以缓解病情。

（一）药物不良反应表现

常用抗肿瘤药物的主要不良反应有：

（1）胃肠道反应，如恶心、呕吐、食欲不振、腹痛、腹泻，甚至血性腹泻、便秘等。

（2）骨髓抑制作用，如化疗药物引起的受影响最大的是白细胞，尤其是中性粒细胞最为严重。也可以导致血小板、红细胞的下降。

（3）神经炎、口腔炎、末梢神经炎等近期毒性反应。

（4）肾毒性，一些药物如顺铂、丝裂霉素 C 可引发长期的肾毒性，有时可引起严重的肾衰竭。

（5）对免疫的抑制作用。

（6）引起皮肤色素沉着、内分泌改变等长期毒性反应。

（7）致畸和致癌作用。

（8）可引起脱发。

（9）对心、肺、膀胱等的毒副作用。

（10）过敏反应等。

（二）不良反应防范对策

由于单一药物治疗肿瘤的效果往往不理想，所以应当采取联合化疗，以取得理想的疗效。一般应当从细胞增殖动力学、药物作用原理、药物毒性等方面考虑，以进行药物的选用及应用。其一般原则为：

（1）其联合用药的每一种药物应当在单独使用时有效且应具有不全相同的药理作用和毒性。

（2）联合使用药物时不能相应减少疗效和相互抵抗，应协同发生作用以增加疗效。

（3）设计的联合化疗方案应经过严密的临床试验以证明其有使用价值。

（4）在给药途径方面，除口服、肌注、静注给药外也可以采用动脉注射、腹主动脉阻断给药和分离灌注以提高疗效。

（5）在治疗用量上，应当依据肿瘤性质、敏感程度、病情轻重进行多种合理又不会互相交叉耐药的化疗方案以提高疗效。

（三）临床用药不良反应举例

羟基脲

【不良反应】

（1）主要为骨髓抑制，表现为白细胞减少、血小板减少、贫血、巨幼红细胞病等。

（2）有胃肠道反应、皮肤反应、肾功能受损、肺水肿、中枢神经系统功能紊乱（头痛、眩晕、定向障碍、幻觉和抽搐），还可加重放疗引起的红斑等。

【防治措施】

治疗前和治疗时，每周应监测骨髓象和肝、肾功能。如白细胞计数低于 $2.5 \times 10^9/L$ 或血小板计数低于 $100 \times 10^9/L$ 时，必须停用本药。停药 1 ~ 2 周可恢复。

第 16 章　急性心包炎的诊疗风险与防范

第一节　临床诊疗的方法和预后

一、诊断依据

（一）临床特点

1. **胸痛**　是急性心包炎最主要的主诉，多见于急性非特异性心包炎及感染性心包炎炎症变化的纤维蛋白渗出阶段。胸痛表现为明显心前区疼痛，深呼吸和吞咽动作时加剧，前倾坐位时常可缓解。

2. **呼吸困难**　是心包炎心包渗液时最突出的症状，主要为避免心包和胸膜疼痛而产生的呼吸变浅变速。呼吸困难有时也可因发热、心脏及邻近脏器受挤压而加重，表现为面色苍白、烦躁不安、胸闷、大汗淋漓等。患者常喜前倾坐位。

（二）辅助检查

1. **心电图**

（1）ST 段移位：因炎症累及和心包渗液压迫心外膜下心肌，产生损伤和缺血。

（2）T 波改变：由于心外膜下心肌纤维复极延迟出现 T 波改变。

（3）急性心包炎的心电图演变：典型演变可分 4 期：① ST 段呈弓背向下抬高，T 波高。一般急性心包炎为弥漫性病变，故出现于除 aVR 和 V_1 外所有导联，持续 2 日 ~ 2 周；② 几日后 ST 段回复到基线，T 波减低、变平；③ T 波呈对称型倒置并达最大深度，无对应导联相反的改变（除 aVR 和 V_1，直立外）。可持续数周、数月或长期存在；④ T 波恢复直立，一般在 3 个月内。病变较轻或局限时可有不典型的演变，出现部分导联的 ST 段、T 波的改变和仅有 ST 段或 T 波改变。

（4）QRS 波群：呈低电压，推测为心包渗液的电短路作用。如抽去心包渗液仍有低电压，应考虑与心包炎症纤维素的绝缘作用和周围组织水肿有关。

（5）电交替：P、QRS、T波全部电交替为大量心包渗液的特征性心电图表现。心脏收缩时有呈螺旋形摆动的倾向，正常时心包对它有限制作用。当大量心包渗液时，心脏似悬浮于液体中，摆动幅度明显增大，如心脏以心率一半的频率做"逆钟向转回复"的反复规律性运动时，引起心脏电轴的交替改变。

（6）心律失常：窦性心动过速多见，部分发生房性心律失常，如房性期前收缩、房性心动过速、心房扑动或心房颤动。在风湿性心包炎中可出现不同程度的房室传导阻滞。

2．X线检查　当心包渗液超过 250mL 以上时，可出现心影增大，右侧心膈角变锐，心缘的正常轮廓消失，呈水滴状或烧瓶状，心影随体位改变而移动。

3．超声心动图　如在整个心动周期均有心脏后液性暗区，则心包腔内至少有 50mL 液体，可确定为心包积液。舒张末期右房塌陷和舒张期右室游离壁塌陷是诊断心脏压塞的最敏感而特异的征象。

4．特殊检查

（1）心包穿刺：有心包积液时，可做心包穿刺，将渗液做涂片、培养和寻找病理细胞，有助于确定病原。

（2）纤维心包镜检查：有心包积液需手术引流者，可先行纤维心包镜检查，心包镜可以观察心包急性病变特征，并在镜下对病变部位进行心包活检。

二、治疗方法

（一）治疗原则

①有心脏压塞时首先解除心脏压塞；②病因治疗；③对症治疗。

（二）具体治疗方法

1．病因治疗　结核性心包炎应积极抗结核治疗，急性化脓性心包炎应用大量有效的抗生素。肿瘤性者应合理选用化疗或放疗或手术治疗方案等。

2．对症治疗　应卧床休息，胸痛时给予阿司匹林 0.5 ~ 1.0g 或吲哚美辛 25mg，每日 3 次，口服。必要时可应用强效镇痛药，如吗啡或哌替啶，少数非特异性心包炎者可考虑应用糖皮质激素。

3．一般治疗　①若为结核性应常规抗结核治疗；②重症患者应取半卧位；③纠正水、电解质平衡紊乱，改善营养状况，必要时分次少量输血或输白蛋白；④腹水和（或）水肿患者可使用利尿药，同时补钾，术前可使用洋地黄类药物，以防术后发生心肌扩张致急性心力衰竭。

4．手术治疗　心包剥脱术。

三、预后特点

急性心包炎的预后主要决定于病因，如并发于急性心肌梗死、恶性肿瘤或系统性红斑狼疮等，则预后严重。如为结核性或化脓性心包炎等，及时有效的治疗，包括必要的心包穿刺抽液或心包切开排脓，可望获得痊愈。部分可遗留心肌损害和发展成缩窄性心包炎。

第二节　并发症风险的表现与防范

一、心脏压塞

心脏压塞可出现于各种病因引起的心包炎，可以急性或慢性形式出现。临床上急性心脏压塞主要由创伤、医疗操作引起，也可为某些疾病如胸主动脉夹层或急性心肌梗死并发心脏游离壁破裂所致。慢性心脏压塞的常见病因为：恶性疾病（占 32%）、特发性心包炎（占 14%）、尿毒症（占 9%），其他依次为细菌性、结核性、放射性、黏液性水肿，系统性红斑狼疮等。各种病因心包炎并发心脏压塞的概率相差较大，如心脏手术后为 1%、结核性心包炎为 7%、化脓性心包炎高达 38%、组织胞质菌性心包炎为 40%、尿毒症性心包炎为 17%、系统性红斑狼疮心包炎不到 10%、类风湿关节炎心包炎为 3% ~ 5%。已经认识到某些因素如低血容量、阵发性心动过速、心包炎反复发作以及围术期应用抗凝剂可促发心脏压塞。

心脏压塞发生与否受心包积液量、积液发展速度以及心包的僵硬程度等因素影响。心包内迅速积液或积血以及心包由于慢性炎症而僵硬度增加时，心包不能扩张，少量积液就可发生急性心脏压塞。严重心脏压塞时，心排血量下降，代偿机制不足以维持动脉压，生命器官灌注不足，患者可出现严重低血压、极度心动过缓、电机械分离以至死亡。

有关诊断依据与防治措施参见本章第四节"心肌损伤与心脏压塞"。

二、心律失常

心律失常是心包疾病的常见并发症之一，与交感神经兴奋、心房扩大、心外膜炎症、心肌缺血以及机械性压迫等有关。心律失常多为房性心律失常（房性期前收缩、心房颤动、心房扑动），其次为窦性心动过速、室性期前收缩等，也可并发束支传导阻滞。心室颤动、心室扑动及心室静止多为急性心脏压塞者的临终前表现。患者可无症状，也可出现心悸、胸闷、气促、晕厥等症状。大多数心律失常无须特殊治疗，针对心包疾病病因的治疗可使部分心律失常得到有效控制。快室率心房颤动或心房扑动可给予 β 受体拮抗药、洋地黄类药或非二氢吡啶类钙通道阻断药控制心室率。心室颤动、心室扑动及心室静止者按心肺复苏的原则及方法急救处理。

有关诊断依据与防治措施参见第 3 章第二节"心律失常"。

第三节　误诊风险的表现与防范

一、误诊范围及后果

（一）误诊范围

急性心包炎由于病因种类较多，部分心包炎，特别是表现为心包积液时缺乏特异性临床表现，或被同时存在的心脏外表现所掩盖，故误诊较常见。据 2018 年版《中国误诊大数据分析》

的相关研究结果可见，经遴选纳入误诊疾病数据库的心包炎误诊文献共 39 篇，累计误诊病例 189 例，误诊率 58.05%。急性心包炎的误诊率受人群特点、各地区感染性疾病流行特点以及经济、医疗水平等因素影响，易被误诊为急性心肌梗死、心绞痛、心肌炎、急腹症等。急性心包炎的病因也易被误诊，最常见的情况是将肿瘤性心包炎误诊为结核性心包炎。本次纳入的 189 例心包炎误诊为 24 种疾病 192 例次，居前三位的误诊疾病为冠心病、肝硬化和心肌炎，少见的误诊疾病包括下肢深静脉血栓形成、上呼吸道感染、肺炎、甲状腺功能减退症、甲状腺功能亢进症、营养不良性水肿，1 例次化脓性心包炎误诊为结核性心包炎，3 例次仅做出发热待查诊断，5 例次漏诊。

（二）误诊后果

　　急性心包炎由于病因众多、临床表现复杂多样、缺乏简单而准确性高的检查手段，所以易发生误诊。急性心包炎可被误诊为其他的常见心脏病如急性心肌梗死、心绞痛、心肌病等，也可被误诊为非心脏疾病如急腹症、感染性休克等。一方面急性心包炎误诊将延误心包炎的治疗，可导致心脏压塞等并发症或演变为慢性缩窄性心包炎。有时急性心包炎是某些危重疾病的首发表现，延误诊断可导致患者死亡。Saner 报道 5 例以心包炎为首发表现的胸主动脉夹层患者，3 例心包炎的症状在夹层所致的致死性心包积血前 4 ~ 5 日出现，1 例在症状出现后 35 日术后死亡，另 1 例患者诊断慢性缩窄性心包炎 7 个月后死亡，尸检证实陈旧性主动脉夹层。另一方面，急性心包炎误诊为急性心肌梗死、急腹症等急诊情况可导致给患者进行不必要甚至有害的检查和治疗，如冠状动脉造影、溶栓、外科手术等。国内外均有将急性心包炎误诊为急性心肌梗死而进行经皮介入治疗（经皮冠状动脉腔内成形术）或溶栓治疗的报道。虽然经皮介入治疗除增加患者经济负担和有一定创伤外，不至于引起严重不良后果，但是溶栓治疗则可导致心包积血和心脏压塞，临床医师不可不警惕。

二、误诊原因分析

（一）临床表现多样，缺乏典型性

　　急性心包炎的临床表现可大致分为 3 种情况：①心包作为多系统疾病的受累器官之一，或因邻近器官病变的波及而受累，在原发病症状、体征的基础上出现心脏方面的表现；②心包疾病的血流动力学改变导致的非心脏表现，如低血压、腹痛、呼吸困难等；③所谓原发性心包疾病，仅表现出急性心包炎的症状、体征。但这 3 个方面并不是孤立不变的，如开始时表现为急性心包炎，间隔一段时间后才出现系统性疾病或原发病的表现。已有白血病、炎症性肠病、胸主动脉夹层、带状疱疹、非心脏肿瘤等首先表现为急性心包炎的报道，在这种情况下容易误判急性心包炎的病因。另一方面，某些情况下也可以先出现原发病表现，继之出现急性心包受累的表现，然后表现出其引起的血流动力学障碍的症状。若原发病表现及心包炎引起的心脏外表现突出，而急性心包炎的表现隐匿，此时也易导致误诊。

　　急性纤维蛋白性心包炎的典型症状为胸膜性胸痛，该症状的发生率因基础疾病的不同而有很大差异，类风湿关节炎伴发的心包炎、结核性及肿瘤性心包炎可没有胸痛症状，而特发性心包炎患者 90% 可有胸痛。胸痛平均见于约 50% 的急性心包炎患者。缺乏胸痛症状这一重要诊断线索可导致漏诊或误诊，有胸痛症状的老年患者易被误诊为急性心肌梗死或心绞痛，而年轻患者易被误诊为胸膜炎或肺炎。另一方面,胸痛可时轻时重，并可有一定的压榨性感觉，此时更易与心肌缺血相混淆。急性心包炎的另一种临床类型——急性渗出性心包炎，其胸闷、气短、下肢水肿等症状更是缺乏特异性，加之心界扩大的体征，易被误诊为心肌疾病。

心包摩擦音是急性心包炎的特异性体征，但其敏感性较低，可能是因为多数急性心包炎有多少不等的心包积液的缘故。另外，心包摩擦音时常容易消退，往往是出现快，消失也快，有时只在短期内听到或在数小时或1日当中摩擦音的性质和强度发生不同的变化，所以人们常常形容它"时隐时现"。因其变化不定，故须在急性炎症病程中反复听诊才易于发现。Saviolo等报道1例急性心包炎患者误诊为缺血性心脏病而行极量运动实验，心包摩擦音在运动后出现，并伴有抬高的ST段恢复。在少数情况下，心包摩擦音可被误认为心室收缩期杂音，或患者同时存在响亮的心脏杂音时，容易掩盖或漏听心包摩擦音。

（二）临床思维局限

1. **对急性心包炎病因的流行病学特点缺乏认识**　急性心包炎的病因主要为结核性和肿瘤性，特发性心包炎所占比例较低，不同地区可能有一些特殊病因的心包疾病。随着我国卫生经济条件的改善，结核性心包炎发病率有所降低，而肿瘤性、医源性、创伤性心包炎的发病率相应升高。随着获得性免疫缺陷综合征的流行，人类免疫缺陷病毒相关的心包炎也应引起临床工作者的关注。因为心包疾病病因的变迁、病因与临床表现之间并无特异的对应关系或者病因隐匿，充分了解本地区心包疾病的流行病学情况有助于选择适当的诊疗方法和提供正确的诊断评估。

2. **对其他系统疾病病程中心脏可能受累认识不足**　急性心包炎是常见的心血管疾病之一，在更多的情况下是作为多系统疾病的一部分或由邻近器官的病变累及所致，患者因原发病就诊或因非心脏症状就诊，故首诊医师特别是并非心血管医师，缺乏对急性心包炎多种多样的临床表现的认识，对于在其他系统疾病病程中心脏受累的可能性认识不足，不能客观全面地检查及观察疾病的动态演变过程。

3. **受典型表现的误导**　疾病的典型临床表现是一种简单的、理想化的模式，而人体是一个复杂的有机体，实际临床表现受病程发展的具体阶段、致病因子作用的强弱、机体的反应性、同时存在的疾病或并发症等因素的影响，故临床上典型表现少，而非典型表现多。如果囿于教科书所描述的典型临床表现，就容易发生误诊的情况，特别是对于急性心包炎这样一个病因众多、背景复杂、临床表现多样的疾病来说更是如此。

4. **过于依赖辅助检查**　对于心包积液病因的诊断，临床医师常寄希望于心包穿刺抽液检查。但该措施对诊断的意义究竟如何，目前的看法并不一致。一组包含231例患者的前瞻性研究表明，心包穿刺对诊断病因的作用很有限。心脏压塞加血性积液、结核菌素试验阳性，固然对结核的诊断有利，但特发性心包炎亦可如此。血性积液固然有提示肿瘤的意义，特发性也不在少数。国外相关资料表明，液体内找到肿瘤细胞的机会很少尤其在疾病早期。与之相反，国内的几组资料均强调心包穿刺对病因诊断的有益作用，可能是与后者主要由结核性及肿瘤性心包炎患者组成有关。

另一个常被临床医师关注的辅助检查是血清肌钙蛋白，因为它是诊断急性心肌梗死的必备条件之一，故不少医师把它作为鉴别急性心包炎和急性心肌梗死的指标，因之将肌钙蛋白阳性的急性心包炎误诊为急性心肌梗死。肌钙蛋白是急性心肌梗死敏感而非特异的指标，在其他一些伴有心肌损伤的临床情况，如心肌炎、心包炎、心力衰竭等也可升高。Bonnefoy等报道连续 69 例特发性急性心包炎中近 50% 患者肌钙蛋白水平 > 0.5ng/mL，22% 患者 > 1.5ng/mL，1 ~ 2 周恢复正常，持续时间及幅度均与急性心肌梗死相仿。年轻及有感染史的患者升高更明显。肌钙蛋白升高者更可能出现 ST 段抬高，提示肌钙蛋白升高为心外膜心肌受累所致。

5. 治疗效果产生的假象　治疗结核性心包炎时，为了减少渗出及减轻中毒症状，在予以抗结核治疗的同时常给予皮质激素治疗。另一方面，我国为结核高发地区，当心包积液的病因不能明确时，常予以经验性抗结核治疗，同时加用糖皮质激素，后者可使患者部分症状缓解，产生抗结核治疗有效的假象，导致对心包积液病因的误诊。

三、误诊防范对策

（一）临床医师应具备急性心包炎流行病学知识

急性心包炎是常见的心血管疾病之一，具有独特的流行病学特点，多作为其他疾病的并发症或多系统疾病病变的组成部分而存在，故其发病率、病因、临床表现、预后等受其他疾病如结核、肿瘤流行情况，地域、卫生经济条件等因素的影响。因此，在对急性心包炎患者做出确定的诊断试验指征之前，医务人员对本地区心包疾病的流行情况进行充分了解至关重要，有助于选择适当的诊治方法和提供正确诊断性评估，例如进行心电图、胸部 X 线和心脏超声检查，以及实施心包穿刺和心包活检等检查。

（二）充分了解急性心包炎表现的临床特点

主要有：急性心包炎原发病的表现，如感染性疾病的发热、全身中毒症状；风湿性疾病的关节痛、皮疹等急性心包炎的表现；以及心包疾病引起的血流动力学障碍的表现如呼吸困难、腹痛等。故其临床表现复杂，多为不典型表现。另外，心包疾病的分类、分型均不够完善，有的按病因分类，有的按病理解剖分类，还有的按症状、体征、并发症分类等，给诊断和治疗带来一定的困难。因此，在急性心包炎的诊治中应遵循个体化原则，充分了解急性心包炎临床表现的特点，避免片面地根据某一方面的表现草率地下结论。

（三）综合分析临床资料，合理使用辅助检查手段

每一种疾病随着病情的演变，其临床表现可以由不典型变得较典型。另一方面，新出现的表现也有可能起误导作用，使诊断思维偏离正确的方向。因此，当患者表现出新的症状、体征时，既不能一味坚持最初的印象，也不能被复杂的表象所迷惑，这就要求接诊医生必须详细地收集临床资料，综合分析病情。换而言之，无论是已明确诊断心包炎的患者还是存在易患因素如感染、尿毒症、自身免疫性疾病的患者，不能满足于最初的诊断，应注意动态观察及全面分析。在分析辅助检查结果时也应如此，不能仅以最先的阳性结果为依据做出结论。

（四）培养正确的思维方式

导致心包疾病的原因繁多，发病机制复杂，临床表现多种多样，医师面对每一例患者要具备正确的临床思维方式。在病史收集、体格检查时，应尽量避免医师的主观意识的影响，积极收集符合客观事实的可靠的临床资料。既要及时提出假设又必须防止因假设的影响，而任意地取舍临床资料。需要正确地识别临床上遇到的假象，以免受其影响引入歧途，特别是

当心包炎的症状体征不典型而心脏外表现突出时。分析辅助检查结果时，应当避免片面地强调某一种检查手段，耽搁诊断与治疗时间，更不应淡化积极的临床思维活动，不可使结论的推理简化为对某一结论性检查结果的期盼与依赖。

（五）提高对特殊人群的警惕性

对于一些特殊人群，如应用糖皮质激素患者或感染艾滋病毒的免疫抑制患者，缺乏对感染等致病因子的正常反应性，心包炎往往起病隐匿，胸痛和心包摩擦音可不明显。此外，小儿不能准确描述症状的性质，并且由于胸壁薄弱可使心包积液导致的心音低钝、遥远等体征不明显。老年心包炎患者的乏力、呼吸困难等症状或被当作正常的衰老表现，导致就医延迟，或者被认为是其他常见心脏病如冠心病、心肌病的表现，导致误诊。因此对这些特殊患者要格外注意。

（六）注意规范治疗及正确判断疗效

糖皮质激素可短期内改善患者的一般状况，减轻结核性心包炎的结核中毒症状及缓解特发性心包炎的症状，但对于按结核性心包炎经验性治疗的患者，则可能产生抗结核治疗有效的假象。此外，还有抑制免疫反应，导致感染播散。也有研究表明，糖皮质激素的应用是导致特发性心包炎反复发作的因素。故临床上应规范糖皮质激素的应用。糖皮质激素应用主要应限于以下患者：①明确诊断结核性心包炎、中毒症状重、同时给予规范的抗结核治疗；②基础疾病须糖皮质激素治疗；③特发性心包炎不能耐受非甾体抗炎药或应用非甾体抗炎药仍有复发。

第四节　介入诊疗风险的表现与防范

一、左心功能不全

左心功能不全是心包穿刺术介入诊疗急性心包炎的主要并发症之一。

（一）发生机制

1. 潜在心肌损害　早期即在狗的模型中观察到，心脏压塞时由于动脉压降低，心室舒张压升高，跨室壁灌注压降低，冠状动脉血流减少，可产生心肌损伤，表现为显微镜下缺血和心内膜下出血。与产生相同程度循环障碍的出血性休克比较，心脏压塞时冠状动脉血流减少更显著。此外，冠状动脉血流减少导致的心肌顿抑、长期心室舒张受限导致的心肌萎缩以及某些化疗药物的心肌毒性作用，均可产生不同程度的心肌功能受损。当损伤程度较轻时，心包穿刺抽液前可不出现左心功能不全的表现。

2. 心脏负荷增加　心包积液或心脏压塞时，心室充盈受限，心腔缩小，前负荷及室壁张力减少。血压降低，后负荷减少，心脏做功减少。快速大量心包抽液后，在心包腔的负压吸引作用以及高静脉充盈压作用下，静脉回流增加，心腔急性扩张，室壁张力增加。由于右心室室壁薄，顺应性好，快速大量心包抽液时，左、右心室舒张末期容积增加的比例不匹配，如存在肺动脉高压，进一步引起左、右心室排血量不匹配，最终导致左心室舒张末压升高和左心收缩功能不全。另外，心脏压塞解除后血压恢复，心室后负荷也相应增加。

3．交感神经保护作用的消失　Martins 发现在心脏压塞时，给予外源性儿茶酚胺可使冠状动脉血流增加，但心室充盈压不变，心排血指数仅轻度增加，据此推测心脏压塞时交感神经－内源性儿茶酚胺系统已充分激活。交感神经激活可加速心室舒张，使心率和心排血指数增加，有助于维持心排血量，使心功能得以代偿。心包穿刺缓解心脏压塞后，解除了交感神经对心脏的刺激，使潜在的心功能不全表现出来。

（二）诊断依据

1．症状　心包穿刺后血压恢复但劳力性呼吸困难持续存在，或呼吸困难等症状短期缓解后又复发。

2．体征　心率增快，心尖搏动向外移位，可闻及第三心音，双肺可闻及湿性啰音。重症患者可表现为急性肺水肿或心源性休克。

3．辅助检查

（1）X 线检查：心脏扩大，构成心脏边缘的各弓和段均存在；有肺淤血或肺水肿表现。

（2）心电图：与心包穿刺前无变化或原有的电交替恢复正常。

（3）超声心动图：与心包穿刺抽液前比较，心包积液消失或明显减少，左心室扩大，室壁变薄，有节段性室壁运动障碍；射血分数降低。

快速大量心包穿刺抽液后临床症状短期缓解后又复发，体格检查心脏扩大，有第三心音，双肺可闻及湿性啰音，应考虑并发急性左心功能不全。超声心动图检查可见左心室扩大、室壁运动障碍、射血分数降低等有助于明确诊断。如心包穿刺前超声心动图检查心功能检查正常则更有诊断意义。

（三）处理方法

症状轻者无须特殊治疗，注意避免加重心脏负荷，患者多可在 2 周内逐渐恢复。急性肺水肿可给予以下处理：①呋塞米 40mg 静脉注射；②吗啡 5～10mg 静脉注射；③静脉放血 100～200mL、双腿下垂、四肢轮流束扎；④扩血管剂硝普钠或硝酸甘油等酌情给予；⑤小剂量洋地黄快速制剂；⑥如心包腔内引流管仍保留，可从引流管内注入 0.9% 氯化钠溶液 100～200mL；⑦心源性休克患者可考虑主动脉内球囊反搏治疗，辅以大剂量多巴胺和利尿药。

（四）预防要点

慢性心包积液或心脏压塞者，心包穿刺抽液时应从少量低速开始。主张一般首次不宜超过 100mL，如果心包大量积液或心脏压塞症状明显，抽液量可达到 500mL。对存在血流动力学异常或合并有器质性心脏病者，应做血流动力学监护。

二、急性右心室扩张

急性心包炎的介入诊疗技术是心包穿刺术，而急性右心室扩张是这项介入诊疗技术的又一大并发症。

（一）发生机制

心包的生理功能之一即为维持心腔的几何形状和防止心脏急性扩大。心脏压塞时，心包及心包积液的共同作用使其对心脏的限制作用加强。心包穿刺引流后，随着积液的消除，有效心包内容量增加，导致心腔容量增加，从而引起顺应性更好的右心室急性扩张。原有的心脏器质性疾病亦参与或促进其发生。与心包穿刺并发的急性左心功能不全不同，急性右心室扩张并非仅限于大量心包引流的患者，也可见于缩窄性心包炎心包切除后和先天性心包缺如的患者，说明机械性限制作用的解除在急性右心室扩张中起主导作用。

（二）诊断依据

1. **症状**　心脏压塞行心包穿刺引流后，多数患者原有的气促、胸闷等症状明显缓解。少数重症患者有心悸、大汗、恐惧等休克样表现。

2. **体征**　心包引流后，心率无相应减慢，血压除休克者进行性降低外均有不同程度回升。可闻及右室奔马律，无奇脉，颈静脉扩张。

3. **辅助检查**　超声心动图检查在急性右心室扩张的诊断中有重要意义。其 M 型超声心动图表现为右心室室腔扩大，内径大于 2.3cm，室壁运动减弱，左心室室腔大小可正常或缩小，室间隔收缩早期快速前向运动，室间隔增厚。当大量心包积液心脏运动幅度加大以及超声束切面方向不正确时也可产生以上表现，结合二维超声心动图检查可避免上述人工伪像。二维超声心动图检查于心室短轴切面显示室间隔在舒张期变扁平，左心室室腔变形，收缩期左心室恢复正常的圆形几何形状。超声心动图测得的右心室射血分数降低或不随心包引流而好转。

（三）处理方法

病情轻、血流动力学稳定者，可给予扩血管剂及利尿药治疗，减少右心室回心血量。严重低血压休克者予以升压、补液治疗，顽固病例可考虑右心室辅助循环装置。

（四）预防要点

心脏压塞行心包穿刺引流出一定量的心包积液后，如症状缓解，但血压仍低、静脉压不降者,应警惕有无急性右心室扩张，及早复查超声心动图。如误认为是引流量不够而继续抽液，可导致血流动力学急剧恶化。

三、心肌损伤与心脏压塞

在用心包穿刺术这项介入诊疗技术介入诊疗急性心包炎时，心肌损伤与心脏压塞也是容易引起的并发症之一。

（一）发生机制

心包穿刺时心肌损伤发生的概率主要受穿刺途径、积液的分布部位等因素影响。观察表明，经胸骨旁途径穿刺时心肌、冠状动脉损伤的概率大于经剑突下途径和心尖部途径，左心室后壁的局限性积液心包穿刺成功率低于全心包积液和其他部位的局限性积液，并发症也较后者多。此外，使用大号穿刺针、由缺少经验的医师操作也增加心肌损伤的机会。

多数心肌损伤临床上无特征性表现，仅在尸检中可见到心室全层的损伤，镜下可见横纹肌的断裂，可能与穿刺针的切割作用有关。冠状动脉损伤多为心外膜冠状动脉小分支，因为血管很小，一般来说即使完全闭塞也不至于引起明显的心肌梗死。心包穿刺术中及术后发生的典型心肌梗死其原因是否与冠状动脉损伤有关，目前尚缺乏专门的研究。心包穿刺引起明显的心肌撕裂或大的冠状动脉损伤，可引起心脏压塞，其发生率为 1% ~ 5%。根据穿刺点所在的部位，心肌损伤只有右心房和右心室，及罕见的情况为左心室。心房内压力很低，即使心房壁全层穿透，一般不至于引起心脏压塞，而心室内压力较高，穿透性损伤后心室内血液可快速或缓慢地流出，达到一定量时即形成心脏压塞。取决于心包内出血速度的快慢，临床上可表现为急性或亚急性心脏压塞。个别心包内出血缓慢的病例，粘连的心包和血凝块可通过心肌撕裂口与心室腔相通，形成假性室壁瘤。理论上，假性室壁瘤也可能是冠状动脉损伤后心肌梗死所致，但在临床上未能得到证实。穿刺针直接刺激心肌以及受损伤的心肌作为致心律失常基质，可发生各种心律失常。

（二）诊断依据

1. **症状**　心肌损伤轻微者临床上无特殊表现。可因心律失常出现心悸，严重心律失常如心室扑动、心室颤动可引起患者突然死亡。冠状动脉损伤者表现为术后突然胸痛，胸痛性质类似于心绞痛，与呼吸、体位改变等无关。心脏压塞时有心前区不适、气促、虚弱、乏力等症状，可有吞咽困难、咳嗽、声音嘶哑等压迫症状。假性室壁瘤者表现为突发的充血性心力衰竭，也可有胸痛及邻近器官的压迫症状。

2. **体征**　心肌梗死者心界可轻度至中度增大，心率多增快，心尖区第一心音减弱，可出现第四心音奔马律，少数有第三心音奔马律。心脏压塞者心界扩大，心尖搏动微弱，心音低，心率快，颈静脉怒张，血压低，脉压差变小，可出现奇脉。心肌损伤形成假性室壁瘤者心界扩大，心前区可见弥散性搏动，心尖及胸骨左缘可闻及杂音，可闻及奔马律。

3. **辅助检查**

（1）实验室检查：冠状动脉损伤引起心肌梗死时，血清心肌损伤标志物如肌钙蛋白可升高，超过正常值上限 2 倍以上。心脏压塞者血清肌钙蛋白也可升高，但很少达到心肌梗死时的水平。

（2）心电图：心肌梗死者心电图 ST 段可抬高或压低，并有 ST-T 波的动态改变，因梗死范围小，一般没有病理性 Q 波。心脏压塞者心电图有 QRS 波低电压、PR 段压低、ST-T 改变、束支传导阻滞等表现，可有 QRS 波电交替。假性室壁瘤者心电图有 ST 段抬高、T 波直立、高尖等变化。心电图还可记录到各种心律失常，多为室性和房性期前收缩，偶有室性心动过速，心室扑动、心室颤动或心室静止多为临终前表现。

（3）X 线检查：单纯冠状动脉损伤者 X 线检查无特殊表现。心脏压塞者心影可增大或正常，心脏搏动减弱，上纵隔影增宽。假性室壁瘤者心影增大，心缘可见局限性膨隆，搏动减弱。

（4）超声心动图：心包穿刺并发的心肌梗死一般范围小，超声心动图可无异常表现。心脏压塞者可见围绕心脏的液性暗区，内有血凝块产生的增强回声，有右心房及右心室舒张期塌陷，心脏运动幅度增大可产生假性二尖瓣脱垂，多普勒超声心动图检查可见吸气时三尖瓣和肺动脉瓣流速增加以及二尖瓣流速降低，呼气时相反。假性室壁瘤者可见心室壁结构回声中断、瘤壁变薄、膨隆，多普勒检查可见心室腔与瘤腔之间的双向血流束。

（三）处理方法

（1）心包穿刺时如针尖明显感到心脏搏动或针尖有"吱、吱"的感觉以及抽得全血性且能迅速凝固的液体，提示穿刺针损伤心肌或进入心腔，此时应立即退出穿刺针，密切观察。

（2）并发心肌梗死时给予镇痛、镇静等对症治疗，如考虑有冠状动脉痉挛，可静脉滴注硝酸甘油或地尔硫䓬。溶栓剂及抗栓、抗凝药物有引起心包内出血和心脏压塞的危险，使用时应谨慎。如心电图提示大的冠状动脉受累，可做冠状动脉造影后予以灌注球囊或带膜支架治疗。

（3）心脏压塞的治疗方法为再次穿刺引流。如引流后血流动力学持续恶化或引流量大，提示心肌撕裂严重，须做外科手术修复撕裂口。

（4）穿刺针刺激心肌发生的心律失常多在退出穿刺针后消失，其他的心律失常如没有明显的器质性心脏病常无需特殊处理，症状重者可以应用镇静药。

（5）假性室壁瘤者可考虑外科手术治疗。

（四）预防要点

①术前超声检查准确定位及指导穿刺途径；②如无特殊情况，尽可能选择非胸骨旁途径；③在 X 线或超声监测下穿刺，如有心导管室，可在心导管室进行穿刺；④将穿刺针与心电图 V_1 导联连接，监测术中 ST 段变化和有无室性期前收缩；⑤穿刺时带负压缓慢进针，有液体回流即停止进针；⑥选用小号穿刺针。

四、其他并发症

（一）气胸与心包积气

气胸的发生率为 1%～5%，为穿刺针损伤胸膜腔所致，一般不至于特别严重，患者可出现呼吸困难，多数患者无需穿刺抽气即可自行吸收。

胸膜腔的损伤也可引起心包积气，积气量少者无特殊症状，体格检查心前区叩诊呈鼓音，听诊可闻及击水音。张力性心包积气表现为心脏压塞。积气量少、症状不重者不需特殊处理，张力性心包积气者需做心包穿刺或闭式引流。

（二）胸腔积液

心包积液可有针孔渗入胸腔或者由于多孔引流导管骑跨于心包腔与胸腔之间，将心包积液引流至胸腔。前者胸腔积液量一般较少，无需特殊处理。后者积液量大，可产生胸痛、胸闷、气促等症状，需做胸腔穿刺引流。

（三）内脏损伤

内脏损伤常发生于剑突下穿刺过程中，以肝损伤较多见，肺损伤居其次。可表现为局部疼痛伴全身不适，其确诊有一定困难。如症状较轻无需特殊处理。预防方法是在剑突与左肋弓交界处下 1～2cm 处进针，穿刺针与腹壁成 45°角，向上、稍向后刺入，可避免损伤肝及腹部器官。

（四）伤口感染

伤口感染是导管保留期间的常见问题。心包引流导管的保留时间过长，超过 1 周时，局部感染的概率明显增加，这对那些需要长期保留引流管的患者极为不利。严格无菌操作，伤口定期消毒是防止感染的重要前提。心包引流术后由于伤口内部不断有心包积液从引流导管的旁边漏出，这种液体是很多致病菌的良好培养基，所以对这种患者的伤口每天都应做换药处理，以保持局部伤口的清洁。如伤口周围出现皮肤红肿，应尽快拔除引流管。

第五节　药物性风险的表现与防范

一、利尿药

（一）药物不良反应与防范对策

相关内容参见第 13 章第五节"利尿药"。

（二）临床用药不良反应举例

呋塞米

【不良反应】

1. 水、电解质紊乱　尤其是大剂量或长期应用时，如直立性低血压、休克、低钾血症、低氯血症、低氯性碱中毒、低钠血症、低钙血症以及与此有关的口渴、乏力、肌肉酸痛、心律失常等。

2. 过敏反应　包括皮疹、间质性肾炎，甚至心搏骤停。

3. 神经系统　视物模糊、黄视症、光敏感、头晕、头痛、指（趾）感觉异常等。

4. 消化系统　食欲缺乏、恶心、呕吐、腹痛、腹泻、胰腺炎、肝功能损害等，长期应用可致胃及十二指肠溃疡。

5. 血液系统　骨髓抑制导致粒细胞减少，血小板减少性紫癜和再生障碍性贫血。

6. 高糖血症　尿糖阳性，原有糖尿病加重。

7. 耳鸣、听力障碍　多见于大剂量静脉快速注射时，多为暂时性，少数为不可逆性，尤其当与其他有耳毒性的药物同时应用时。

8. 其他　高尿酸血症。在高钙血症时，可引起肾结石。加重特发性水肿。

【防治措施】

（1）水、电解质紊乱的具体方法与氢氯噻嗪相似。

（2）本品有交叉过敏。对磺胺药和噻嗪类利尿药过敏者，对本药可能亦过敏。

（3）大剂量静脉滴注过快时，可出现听力减退或暂时性耳聋。不宜与氨基糖苷类抗生素配伍应用，因更易引起听力减退。

（4）药物剂量应从最小有效剂量开始，然后根据利尿反应调整剂量，以减少水、电解质紊乱等不良反应的发生。

（5）本药为加碱制成的钠盐注射液，碱性较高，故静脉注射时宜用氯化钠注射液稀释，而不宜用葡萄糖注射液稀释。

（6）存在低钾血症或低钾血症倾向时，应注意补充钾盐。

（7）少尿或无尿患者应用最大剂量后 24 小时仍无效时应停药。

二、抗休克药

（一）药物不良反应与防范对策

相关内容参见第 28 章第五节"抗休克药"。

（二）临床用药不良反应举例

多巴酚丁胺

【不良反应】

可有心悸、恶心、头痛、胸痛、气短等。剂量过大时可有收缩压增加及心率增快。

【防治措施】

（1）慎用于梗阻性肥厚型心肌病、高血压病、严重的机械梗阻，如重度主动脉瓣狭窄。

（2）用于心房颤动患者时，由于其能加快房室传导，导致心室率加速，应先给予洋地黄类药。低血容量时应先加以纠正。可能加重室性心律失常，心肌梗死后大量应用可能使心肌耗氧量增加而加重缺血，故用药期间应监测心电图、血压、心排血量，必要或可能时监测肺楔嵌压。

第17章　缩窄性心包炎的诊疗风险与防范

第一节　临床诊疗的方法和预后

一、诊断依据

1. **病史**　有急性心包炎后出现心包缩窄的症状和体征。但结核性者往往起病隐蔽，可缺乏明确的急性心包炎史。

2. **症状**　可有不同程度的呼吸困难、乏力、头晕、纳差、腹胀、肝区疼痛等。

3. **体征**　颈静脉怒张多较明显；心浊音界正常或略增大，心音减轻，心动过速，可有心房期前收缩或心房颤动；血压低，脉压变小，脉搏细弱，可有奇脉；肝大明显，可并有腹水及明显下肢水肿。

4. **X线检查**　心影正常或稍大，透视下心搏微弱，心缘僵直不规则，有时一侧心缘僵直，而另一侧膨出；部分患者或见心包盔甲样钙化影。

5. **心电图**　QRS波低电压，ST段轻度下降，T波低平、倒置；早期心动过速，晚期或出现心房颤动。

6. **超声心动图**　心包钙化者可见反光增强。

7. **右心导管检查**　各心腔舒张压增高，右心房压力曲线呈W或M形，右室压力曲线呈舒张早期下陷、后期高原波。

8. **实验室检查**　可有肝功受损，白蛋白减少；胸腹水为漏出液；静脉压增高。

二、治疗方法

（一）药物治疗

1. **有关原发疾病的治疗**　如结核性心包炎，有结核活动时抗结核治疗；化脓性心包炎的抗感染治疗；结缔组织疾病的免疫治疗等，可参照第16章中急性心包炎有关部分的内容。

2．围手术期治疗

（1）改善心功能：由于慢性缩窄的心包长期束缚心脏，导致心肌萎缩，易出现低心排综合征，术后早期应充分利尿减轻心脏负荷，避免心包剥脱后外周大量淤积的液体进入心脏。适量限制液体，尤其是晶体输入量，严格限制短时间内快速补液。适当应用血管扩张剂，尤其是术后早期。虽然研究表明延长正性肌力药物的使用并不影响长期预后，但多数学者仍然主张对中重症患者应用足够长时间的多巴胺或洋地黄以帮助度过急性期。

（2）治疗伴随疾病：①纠正电解质紊乱；②合并大量胸腹水者，主张麻醉诱导后、手术操作前适当排除胸腹水，既避免过早放除而外周静脉压未改善致使胸腹水迅速再生，导致大量体液及蛋白丢失，又可避免心包剥除后大量液体进入心脏；③对于重症患者和有肺部并发症者，可给予适当的呼吸机辅助。

（3）改善全身状况：缩窄性心包炎患者因长期慢性病变，多脏器功能不全，全身情况差，术前应尽可能改善全身状况。胃肠道淤血吸收不良者可给予静脉高营养及补充白蛋白、血浆，纠正低蛋白血症。

（4）其他：类癌综合征患者并发的缩窄性心包炎，由于大量5-羟色胺、激肽等血管活性物质释放，可引起严重循环和呼吸功能障碍（类癌危象），此时可给予奥曲肽治疗，而拟肾上腺素药物属于禁忌。除非低血压是由于心肌抑制所致。

3．对情况不适合手术或不愿手术的患者作对症治疗　包括改善营养、限制活动、低盐饮食和使用利尿剂，必要时排除胸水及腹水。如处理得当，患者能在痛苦较少的情况下生存若干年。

（二）外科手术

心包切除术治疗缩窄性心包炎，手术切口有左前胸肋间切口、双侧开胸横切口和胸骨正中切口3种，各有其优缺点。①左前胸切口：损伤小，进胸快，左房室及心尖部显露好，若心包粘连不紧，通过心包片的牵拉一般可切除足够的右心心包。但如果心包粘连紧密，则对右房室面及腔静脉口的显露差，有时需横断胸骨以扩大暴露，致使创伤较大。由于暴露不好，术中有时会撕裂右房或上腔静脉，并发致命的大出血。②双侧开胸横断胸骨切口：手术野显露好，但因创伤重且对呼吸循环影响大，对病重及年龄大者不宜采用。③胸骨正中切口：对心包左右侧及上下腔静脉入口均可充分显露，也方便术中根据需要切除松解缩窄心包的不同部位。这种切口不需进入胸腔，对肺功能影响小，可大大减少肺部感染及胸腔积液等并发症，同时做瓣膜等手术时做心肺转流较方便。但该切口有时对左室显露较差，需加横断左侧胸骨以扩大显露。目前，尚缺乏设计良好的临床试验来证明哪一种切口更好。不过，已有一项小规模临床试验表明，左前胸肋间切口5年生存率优于胸骨正中切口（100% vs 82%）；而另一项单中心的临床试验显示，胸骨正中切口较左前外侧切口治愈率更高（87% vs 28%）。临床上可根据术前无创检查估计的心包缩窄范围、患者全身状况以及术者经验来决定。

三、预后特点

虽然慢性缩窄性心包炎在临床上并不十分常见，但是为数不多的确诊患者却可以通过手术而治愈。目前，关于慢性缩窄性心包炎预后的资料大多数来源于手术治疗的病例，少数来源于尸检资料。而更多的患者可能因为误诊、症状轻微或手术风险大未接受手术治疗，导致评价缩窄性心包炎预后存在一定困难。另外，由于基本病因、患者的临床状况、手术方式及随访时间等各种因素的差异，文献报道的生存率或病死率不尽相同。但总的看来，慢性缩窄性心包炎如不能手术治疗则预后严重，病情逐渐恶化，患者渐趋衰弱，需屡次抽除腹水以解除大量腹水给患者造成的痛苦。多数患者会在 6 个月至 2 年间因心功能不全或并发感染而死亡，少数患者可在虚弱、衰竭的状态下与疾病缠绵多年。

外科治疗，尤其是适当早期的手术治疗可使预后大为改善。国外一组 79 例缩窄性心包炎平均随访（3.8 ± 2.9）年，结果显示 1 年生存率（89.9 ± 3.4）%，5 年生存率（74.9 ± 5.7）%，10 年生存率（55.4 ± 13.5）%，随访中 88% 的患者心功能状况得到改善，80% 无严重心力衰竭。缩窄性心包炎围手术期病死率为 4% ~ 18%，死亡原因多为手术后低心排出量综合征，少数发生败血症、不能控制的出血，个别死于肾功能衰竭、呼吸功能不全或心室颤动。后期因心脏原因死亡者多数死于进行性心力衰竭，其次为猝死。

心包切除术已成为缩窄性心包炎患者治疗的根本方法。心包切除术住院病死率为 5% ~ 16%，术后存活者 50% 症状完全缓解，90% 可获改善，5 年生存率为 74% ~ 89%。如前所述，术前心功能状况、心包缩窄的程度、心肌是否受累及其程度是决定手术效果的主要因素。

缩窄性心包炎随着时间的进展均存在不同程度的心肌萎缩，后者所致的低心排综合征与大多数的早期死亡相关。因此，非结核性缩窄性心包炎在严重缩窄和心肌萎缩之前，即应早期做心包切除术。同时存在心肌和心包病变者，手术与否取决于心包缩窄在心内压升高中所起作用的大小。

对于结核性心包炎患者而言，一旦诊断为缩窄性心包炎应根据结核的控制程度和病程来选择手术时机。

第二节　并发症风险的表现与防范

一、心脏压塞

（一）发生机制

心脏压塞发生与否受心包积液量、积液发展速度以及心包的僵硬程度等因素影响。心包内迅速积液或积血以及心包由于慢性炎症而僵硬度增加时，心包不能扩张，少量积液就可发生急性心脏压塞。

（二）诊断依据

所有心包炎的病因均可引起渗出缩窄性心包炎，其中以放疗最常见，其次为心脏外科手术所致，结核和其他感染因素所致者报道也较多。感染因素所致者，是由急性心包炎经历数天或数周的演变，渗出物机化，形成的渗出缩窄性心包炎，可能为急性心包炎和慢性缩窄性心包炎的中间阶段。患者多为脏层心包缩窄，当心包腔内同时有积液存在，致使心包腔内压力增加，可产生渗出缩窄性心脏压塞。在我国多见于结核性心包炎和进行血液透析的患者。临床表现类同慢性心脏压塞，但心包穿刺抽液后心包内压与心房压分离、心脏充盈受限的表现不能缓解。因此，心包穿刺诊疗结果是诊断该病的重要依据。

（三）防治措施

渗出缩窄性心脏压塞需手术切除全部壁、脏层心包。局限于后壁的渗液或积血也须由外科予以消除。其他的保守治疗措施包括血压降低时给予扩容、升压和正性肌力药物治疗，但其疗效有限，只能作为临时辅助处理措施。

二、肝硬化

（一）发生机制

慢性缩窄性心包炎时，肥厚、僵硬的心包限制心脏充盈，使右室舒张压及右房压升高，肝静脉回流受阻，血流在肝静脉窦停留的时间延缓。加上心输出量减少，血氧饱和度降低，肝小叶中央区含氧量进一步减少，该区肝细胞萎缩以至消失，慢慢形成肝脏内网状支架的塌陷与纤维组织增生。随着时间的延长，纤维化向邻近小叶发展并与邻近的中央静脉周围纤维组织彼此连接起来，包围原有的门脉区，形成反常小叶。该表现被认为是心源性肝硬化的病理特征。与门脉性肝硬化及坏死后肝硬化不同，缩窄性心包炎时肝细胞缺氧是缓慢而不完全的，故不发生急性广泛或大量坏死，炎症反应也较轻，无明显肝细胞增生。

缩窄性心包炎时肝静脉回流受阻，肝内血窦扩张及淤血，压迫邻近肝细胞，促使肝细胞萎缩及加剧纤维组织增生。另外，肝窦通透性增加，高蛋白质的液体渗入血管围腔（Disse腔），肝窦旁水肿，阻碍营养物从血浆向肝细胞弥散，加重肝损害。肝细胞处于缺氧状态时，对有害物质敏感性增加。缩窄性心包炎时胃肠道广泛淤血，易于并发某些细菌性或病毒性感染，从门静脉血流侵入肝脏，故认为这些有毒害物质对肝脏的影响在心源性肝硬化的发生与进展中所起的作用也是不可忽视的。

（二）诊断依据

1. **临床表现**　在缩窄性心包炎临床表现基础上出现如下症状及体征：

（1）症状：右上腹不适、腹胀、食欲不振、恶心和呕吐，可有轻度黄疸，病程后期、肝脏严重受损者黄疸深。少数肝性脑病或低血糖症者有昏睡、谵妄和昏迷等症状。

（2）体征：早期肝脏肿大且有触痛，发生心源性肝硬化时肿大之肝脏体积可逐渐缩小，硬度逐渐增加，触痛减轻或消失，肝表面不易触及细小结节；当肝脏体积逐渐缩小时，脾脏可日渐肿大；缩窄性心包炎并发的严重心源性肝硬化者可有腹壁静脉曲张等门脉高压征表现，但上消化道出血少见；常出现顽固性腹水。

2. **辅助检查**

（1）超声检查：早期肝淤血时肝脏体积增大，发生心源性肝硬化后，超声测得肝脏各内径缩小，表面光滑或有细小结节。肝脏内回声增强、增多，分布均匀。肝静脉各分支及下腔静脉管径增宽，随呼吸变化的幅度减少。多普勒检查示肝静脉血流慢，可见右房返流束。

（2）病理检查：肝穿刺活检或腹腔镜直视下活检可获组织标本做病理诊断，对诊断心源性肝硬化有很大价值。

3. **诊断与鉴别诊断**

（1）诊断：本病临床诊断较困难，特别是早期病例，Kaletsky认为生前确诊率仅10%。

当出现肝脾肿大及腹水时，往往与单纯缩窄性心包炎不易鉴别。目前，诊断心源性肝硬化尚无统一的标准。不过多数学者认为，缩窄性心包炎致肝脏淤血持续时间超过 6 个月，应慎重考虑心源性肝硬化。

（2）鉴别诊断：注意与肝炎后肝硬化、布 – 加综合征（Budd-Chiari syndrome）、酒精性肝硬化鉴别。

（三）防治措施

本病的治疗以针对原有心脏病为主，辅以一般支持及对症治疗。所以只要患者情况允许，应争取及早做心包切除术，改善心功能，尽量减轻肝淤血程度，缩短肝淤血时间。围手术期注意改善心功能及全身营养状况。慢性缩窄性心包炎患者因胃肠道淤血、低盐饮食、药物影响及水与电解质平衡失调等因素，致使患者长期进食减少，加上肠道内蛋白质丢失、营养物质吸收不良等因素，更加促使肝硬化的发生与恶化。对每个心源性肝硬化患者应予以易于消化及高热量的饮食，补充足够的蛋白质、高糖与维生素，鼓励患者进食，必要时给予静脉内高营养疗法，可有益于减轻肝硬化的程度。

一旦发展为缩窄性心包炎则应在积极治疗原发疾病的基础上，争取尽早手术。病程早期进行心包切除术治疗可逆转或改善肝脏的组织学变化。

三、肺动脉狭窄

（一）发生机制

慢性缩窄性心包炎可发生类似肺动脉狭窄的临床和血流动力学变化。肺动脉狭窄部位可位于肺动脉主干、左右肺动脉中的一支或两侧肺动脉同时受累。此外，有报道称心包内脂肪瘤压迫肺动脉会导致肺动脉狭窄。

肺动脉狭窄引起肺血流减少，通气与血流比例失调，死腔增加，产生低氧血症，肺小动脉反射性收缩，肺血管阻力增加，肺动脉压升高，右心室收缩压增高，导致右室代偿性肥厚，失代偿时出现右心功能不全。

（二）诊断依据

1. 临床表现

（1）症状：有劳力性呼吸困难、乏力、晕厥等症状，严重低氧血症或有心房（卵圆窝重新开放）、心室（室间隔缺损）水平右向左分流者可有紫绀。个别患者有胸痛、心悸表现。

（2）体征：心界扩大或正常，胸骨左缘第三、四肋间可闻及Ⅱ～Ⅲ级收缩期杂音，可向广泛心前区、左腋下、右胸及背部传导。一般无颈静脉怒张、肝脾肿大、下肢浮肿等。

2. 辅助检查

（1）心电图：电轴右偏，T 波倒置或低平，可有右束支传导阻滞或右室肥厚表现。

（2）X 线检查：心影大小正常或扩大，心尖上翘，肺动脉段略平直或凹陷，双肺野清晰，常可见两侧肺血管分布不对称，肺门血管窄而远端扩张；透视可见各房室段搏动正常而肺门搏动轻；可见心包钙化。

（3）超声心动图：心包增厚或正常；右心室室壁均匀增厚，多普勒测得跨肺动脉瓣压差增大。

（4）肺灌注扫描：一侧肺动脉受累时，肺扫描示病侧肺形态失常，体积缩小，放射性普遍稀疏；肺动脉主干或两侧肺动脉同时受累者，肺扫描两肺放射性分布可无明显差别。

（5）右心导管检查：右心各部位无异常血氧差，右心室收缩压升高，甚至可达到主动脉压水平，舒张压正常，肺动脉狭窄前后收缩压有明显压差；右心室造影可见肌小梁显著肥厚粗大，主肺动脉或左右肺动脉起始部可见局限性缩窄，狭窄后的肺动脉及主要分支明显扩张；病侧肺内血管分支较对侧普遍充盈延迟且较细小，肺静脉显影亦延迟；如同时存在卵圆窝未闭或室间隔缺损可见右向左的分流。

3．**诊断及鉴别诊断**　注意与周围肺动脉狭窄、原发性肺动脉高压、二尖瓣狭窄、多发性大动脉炎、肺栓塞鉴别。

（三）处理方法

主要为外科手术切除缩窄的心包或压迫肺动脉的心包肿瘤。

（四）预防要点

关键在于预防慢性缩窄性心包炎，可参见本节"肝硬化"。

四、其他并发症

心包疾病的其他并发症有心律失常、心肌缺血、心房血栓形成、蛋白丢失性肠病等。

（一）心房内血栓形成

慢性缩窄性心包炎时，由于心房显著扩大，心室充盈受限、心房血流缓慢，加上易并发房颤导致血液在心房内淤积，容易形成血栓并发症，血栓可达到几乎填满整个心房的程度。患者表现为肺或体循环的栓塞症状，可反复多次发作。增强CT扫描有助于明确诊断。治疗须外科手术清除血栓，同时切除缩窄的心包，术后华法林抗凝治疗。

（二）蛋白丢失性肠病

慢性缩窄性心包炎时体循环静脉压升高，肠黏膜淋巴管因回流受阻而扩张，淋巴液漏于肠腔内，淋巴液中的蛋白质或乳糜微粒丢失即造成大量蛋白质的丢失。患者表现为重度浮肿，有腹胀、腹泻等胃肠道症状以及全身乏力、贫血、抽搐等全身表现。实验室检查血浆白蛋白、γ-球蛋白、纤维蛋白原、脂蛋白、α1抗胰蛋白酶等均降低，血浆淋巴细胞减少，粪便蛋白总量增加，结合同位素标记法测定、α1抗胰蛋白酶清除率等检查可明确诊断。治疗在于缩窄性心包炎的手术治疗，也可给予利尿剂、补充白蛋白等对症治疗。

第三节　误诊风险的表现与防范

一、误诊范围及后果

（一）误诊范围

慢性缩窄性心包炎发病率相对较低，文献报道缩窄性心包炎占心脏病的 0.5% ~ 1.6%。且起病隐匿，临床表现复杂多样，临床上常规检查如心脏超声等敏感性不高，故容易误诊、漏诊。20 世纪 80 年代前，由于缺少心脏超声、CT、磁共振等检查设备，缩窄性心包炎的误诊率为 31% ~ 84.4%。近年医学影像学的发展为诊断缩窄性心包炎提供了非常有效的方法，但该病仍有较高的误诊率。韦铁民等报道误诊率达 43.8%，华靖等报道误诊率达 57.7%。误诊时间可长达 20 ~ 30 年。慢性缩窄性心包炎常被误诊为肝硬化、冠心病、心肌病等，也可误诊为风湿性心脏瓣膜病、先天性心脏病、胸膜炎、腹膜炎，少数情况下误诊为肺栓塞、上腔静脉综合征、下腔静脉综合征、肾病综合征、布 – 加综合征。

（二）误诊后果

慢性缩窄性心包炎由于起病隐匿，发展缓慢，临床表现因缩窄部位、程度不同而多种多样，常规心脏检查技术缺少简单、特异的诊断指标，如临床医生缺乏对缩窄性心包炎这些特点的认识或临床思维方式简单、局限则易导致误诊。慢性缩窄性心包炎误诊的疾病具有种类多、时间长的特点。误诊的患者不能得到及时的手术治疗，预后较差。随着时间的延长，缩窄的心包影响心脏的活动和代谢，导致心肌萎缩、纤维变性、脂肪浸润和钙化，心肌萎缩所致的低心排血量综合征是缩窄性心包炎患者围手术期死亡的主要原因。严重的心肌萎缩致心包不能完全切除，其预后与未手术者一样。

二、误诊原因分析

（一）对心包炎认识不足，临床思维局限

慢性缩窄性心包炎的病程可长达数十年，而且慢性缩窄性心包炎所致的体循环淤血表现不同于一般右心力衰竭，腹腔积液较皮下水肿出现早并且量大。如临床医生对慢性缩窄性心包炎的这些特点了解不够，往往导致误诊。此外，缩窄性心包炎缺乏相对特异性的临床表现，反而可以表现出其他疾病的特征如心尖区舒张期杂音。如不了解缩窄性心包炎临床表现与缩窄部位、程度、病因及其时期的关系，可将表现为房室环、大血管缩窄的病例误诊为风湿性心脏瓣膜病、先天性心脏病、冠心病等。

一些慢性缩窄性心包炎误诊的病例，由于接诊医生忽视颈静脉的检查、检查方法不正确或因患者体形肥胖，导致遗漏颈静脉怒张这一重要的提示缩窄性心包炎的线索，片面地根据肝大、腹水、黄疸等临床表现诊断为肝硬化。由于传统上认为缩窄性心包炎的特点是"小而静"，对于心脏大小正常或扩大、肺部有湿性啰音、颈静脉怒张、下肢水肿的缩窄性心包炎患者，临床上易将它误诊为心肌病。对于一些体征的错误解释也是误诊的常见原因，如心包叩击音是缩窄性心包炎的特异性体征，认识不准可导致误诊，有报道将心包叩击音判断为第三心音

而误诊为心肌病，或将它判断为开瓣音而误诊为二尖瓣狭窄。部分病例以胸、腹腔积液为突出表现，因体检不全面，遗漏体循环静脉压升高的表现，被误诊为胸膜炎或腹膜炎。

（二）临床表现多样，缺乏典型性

多数慢性缩窄性心包炎病例起病隐匿，缺乏心包急性炎症阶段的临床表现，经历急性炎症后数月至数年发生心包缩窄，表现出非特异性的体循环淤血和心排血量下降的表现，如肝大、呼吸困难等。因心包慢性炎症增生的部位、范围、程度差别极大，导致患者临床表现极其多样，可以从全无症状、偶尔于检查或手术中发现到表现为严重的循环功能不全，病程可以从数月到数十年。因慢性缩窄性心包炎所致的体循环淤血表现不同于一般右心力衰竭，腹腔积液较皮下水肿出现早并且量大，加之肝淤血所致的肝大和肝功能损害，易被误诊为肝硬化。如患者因心包缩窄导致心肌萎缩、纤维化或心包缩窄主要累及左心室，临床表现以心排血量下降及肺淤血为主，易被误诊为心肌炎或原发性心肌病。缩窄性心包炎形成的局限性瘢痕钙化带，因狭窄的部位不同，临床表现更是多种多样。左右心房室沟缩窄表现为类似风湿性心脏瓣膜病的症状和体征，心底大血管处缩窄带压迫上腔静脉出现颜面部水肿、颈胸静脉怒张，易误诊为纵隔肿瘤、上腔静脉阻塞综合征，压迫下腔静脉可表现为下腔静脉阻塞综合征，压迫冠状动脉可被误诊为冠心病，压迫肺动脉可被误诊为先天性心脏病。

（三）过于依赖辅助检查，不重视鉴别诊断

缩窄性心包炎患者心电图检查大多数有非特异性广泛 T 波改变，QRS 波群低电压约见于 30% 的病例。同时有 T 波改变和 QRS 波群低电压对疑有缩窄性心包炎的患者是很好的辅助诊断证据，仅有 T 波改变而无低电压也增加临床诊断的可能性，但也有很多病例根据 T 波异常误诊为冠心病或心肌病。缩窄性心包炎患者胸部 X 线常呈非特异性改变。心影呈缩小、正常或增大，60% 患者有胸腔积液，5% ~ 50% 患者可见心包钙化。心包钙化检出率的高低与各种病例中结核性心包炎所占的比例大小有关。透视下心脏的一侧或两侧搏动微弱或消失，搏动最微弱的部位及心左缘最易找到钙盐沉着，在左侧位及斜位易找到。如有心影缩小或心包钙化可提示缩窄性心包炎，但缺乏这些征象或检查时非最佳投照体位可引起误诊和漏诊。

UCG 诊断心包积液极其有用，但对心包缩窄的诊断价值较小。典型病例有心房扩大、心包增厚钙化、左心室后壁舒张期平直等相对特异性表现，但后者出现的概率为 40% ~ 70%。严重类型的心包缩窄由于左右心室相互作用增强，在 UCG 上可见到室间隔的反常回弹，及二尖瓣口血流速度吸气时下降，虽然该征象在缩窄性心包炎中不少见，但不是缩窄性心包炎所特有的超声征象，不能作为诊断指标。心脏超声测到心包增厚是缩窄性心包炎的直接影像证据，但是当没有积液时难以准确测量心包厚度，并且文献报道还有 4% ~ 18% 经手术证实的缩窄性心包炎患者心包不增厚。CT 和磁共振在评估心包增厚及钙化方面优于心脏超声，但对于心包不厚的缩窄性心包炎诊断价值有限。此外，还发现部分患者有心包增厚，但不引起心包缩窄，由于目前的 CT 和磁共振技术还不能评估心包的病理生理学状态，对此类患者的诊断也无帮助。

（四）不熟悉常见误诊疾病的临床特点

1. 慢性缩窄性心包炎误诊为肝硬化　77% 以上的缩窄性心包炎患者有淤血性肝大，在

70% 的患者中可以发现显著的与颈静脉搏动一致的肝搏动。其他肝功能不全的表现包括腹水、黄疸、蜘蛛痣和肝掌也可见于缩窄性心包炎患者，通常是由于肝淤血和心排血量下降所致。长期肝静脉回流受阻及心排血量减少导致肝小叶中央区肝细胞因缺氧而萎缩、消失，慢慢形成肝内网状支架的塌陷与纤维组织增生。随着时间的延长，纤维化向邻近小叶发展并与邻近的中央静脉周围纤维组织彼此连接起来，包围原有的门脉区，形成反常小叶，产生心源性肝硬化。有人估计缩窄性心包炎致肝淤血持续时间达到 6 个月即可导致心源性肝硬化。因此，缩窄性心包炎易误诊为肝硬化。在李复红等报道的 88 例缩窄性心包炎误诊病例中，64 例误诊为肝硬化。

2. 慢性缩窄性心包炎误诊为胸膜炎　腹腔积液是缩窄性心包炎常见体征之一，其发生与静脉回流受阻使静脉压升高，以及心脏充盈受损致舒张期顺应性和心排血量降低、肾对水和钠潴留增加有关。在病程中迟早会出现胸水，有报道称 60% 的缩窄性心包炎患者有胸腔积液，大部分为对称性双侧积液，右或左侧单侧积液均可发生，多发生在右侧胸腔。胸水通常为漏出液，但使用利尿剂或大量放液导致血容量不足时可使其呈现渗出液的表现。有些患者胸水呈乳糜性，可能是由于静脉压升高使淋巴液生成增加以及胸导管淋巴回流淤积所致。当积液为渗出液时往往考虑局限于浆膜腔的炎症，以及当积液表现为乳糜性或有胸腔积液而无皮下水肿时，均易导致误诊。

三、误诊防范对策

（一）全面采集病史和体检

缩窄性心包炎的病因多种多样，几乎所有的急性心包炎病例都可产生不同程度的心包缩窄。约半数患者病因不能明确，但结核病依然是缩窄性心包炎的主要病因，在西方国家发病率约 20%，国内报道约占 42%。其他病因包括特发性、放射治疗、心脏直视手术、创伤、各种原因引起的心包积血等。缩窄性心包炎的发病过程隐匿，在患者出现不明原因的劳累性气短、心悸伴周围性水肿、肝大、腹水或不明原因的体循环淤血时，应注意询问结核病或结核中毒症状病史，以及外伤、手术、胸部放射治疗病史。体检时注意有无颈静脉怒张、心包叩击音等体征，可做简易的外周静脉压测定。

慢性缩窄性心包炎的临床表现明显不同于其他常见心脏病导致的体、肺循环淤血表现，与其特殊的病理生理机制有关。未充分理解缩窄性心包炎的病理生理学特点，以一般的充血性心力衰竭的规律去套用，是引起误诊或漏诊的常见原因。缩窄性心包炎病例在相当长的时期内，心肌萎缩、纤维化并不十分突出，心室的收缩功能和心肌内在的收缩状况保持正常或基本正常，部分患者通过应用利尿剂可以无症状生存多年或仅表现为颈静脉扩张和外周水肿。同样，淤血所致的肝细胞变性、坏死、间质增生较其他肝病轻，进展慢。因此，缩窄性心包炎病例多长时间被误诊、漏诊。

（二）综合分析临床资料，合理使用辅助检查手段

胸片发现心包钙化高度提示缩窄性心包炎，但应注意用多个体位投照或透视下观察。没有心包钙化时，一些间接表现如心缘僵直、搏动减弱、上腔静脉影增宽等也有重要提示意义，不应疏忽。UCG 检查在大多数情况下是一种有价值的检查手段。M 型超声和 UCG 检查可显示心包增厚，但当不存在心包积液时，其敏感性和特异性均有限。M 型超声的其他表现如舒

张早期或晚期室间隔的异常切迹（室间隔矛盾运动）、左心室后壁舒张早期快速弛缓及突然停止，均有一定诊断价值。UCG 检查的意义还在于区分缩窄性心包炎之外的其他情况如心包积液、心肌肥厚、心脏瓣膜病变，以及评估心脏腔室形态及左、右心室的收缩功能。多普勒UCG 可以评价缩窄性心包炎的充盈异常以及呼吸对充盈的影响，结合 M 型超声和 UCG 检查可使缩窄性心包炎的诊断准确率大大提高。多普勒二尖瓣血流频谱分析显示 E 峰速度明显增加、减速加快，A 峰速度减慢，同时有随呼吸时相变化的增减，后者有助于对缩窄性心包炎做出诊断。对于临床上不能排除缩窄性心包炎，而 X 线、UCG 等检查未提示有意义的改变者，应进一步做心包 CT、磁共振或心导管检查。

（三）提高鉴别诊断水平

如患者表现为肝大、腹水、颈静脉怒张和静脉压显著升高等体循环淤血体征，而无显著心脏扩大或心脏瓣膜杂音时，应考虑慢性缩窄性心包炎。结合急性心包炎病史、心尖搏动减弱、听到心包叩击音、脉压差变小、奇脉和下肢水肿，X 线检查发现心包钙化时，常可明确诊断。进一步可行 CT 和磁共振检查有无心包增厚。个别不典型病例需进行心导管检查。临床上常需与肝硬化、充血性心力衰竭及结核性腹膜炎相鉴别。限制型心肌病的临床表现和血流动力学改变与本病很相似，鉴别可能十分困难，必要时可通过心内膜活检进行鉴别。近年来，有报道介绍应用多普勒超声技术可有助于诊断，尤其是经食管超声根据较大的肺静脉收缩期/ 舒张期流速和较大的肺静脉流速呼吸改变诊断心包缩窄。

第四节　药物性风险的表现与防范

（一）药物不良反应表现

结核病是慢性缩窄性心包炎的常见病因，这些患者往往需要抗结核病类药物治疗。目前临床应用抗结核病药物中，异烟肼、吡嗪酰胺、乙胺丁醇、链霉素（参见抗生素类）等，因其疗效高、不良反应少、应用方便，为治疗结核病的首选药物，被列为国内第一线抗结核病药，多用于初始病例。其余抗结核病药，有的因疗效较差，有的因毒性较大，仅用于对第一线抗结核病药产生耐药或过敏的患者，以及和第一线药联用，故称为第二线抗结核病药，基本用于复治病例。链霉素，卡那霉素、卷曲霉素及紫霉素均属氨基苷类抗生素，对第八对颅神经都具有毒性，故不宜联用；异烟肼、利福平、吡嗪酰胺、对氨基水杨酸钠、氨硫脲、乙硫异烟胺及丙硫异烟胺等，对肝脏均可引起毒性反应。

（二）不良反应防范对策

1. 早诊断、早治疗　早期病灶内结合分枝杆菌处于生长期，对药物敏感；药物又易于渗入病灶达较高浓度，可发挥良好的抗菌作用。

2. 联合用药　一般采取两种或 3 ~ 4 种抗结核病药联合应用，可增强联系并防止和延缓结核菌产生耐药性。在联合应用时，应定期检查肝功能。

3. 坚持全程规律用药　为保证抗结核病化疗效果。开始治疗阶段，一般持续用药 2 ~ 3 个月，危重病例需 4 ~ 6 个月；以后改为 2 种或 1 种抗结核病药连续或间歇应用，以巩固疗效，防止复发。全程需 1 ~ 2 年，具体时间视病情而定。服药期间，不能时用时停或中途随意改变药物品种和用量，以避免病变迁延和复发。

4．用量要足　必需时血液和病灶中有较高的血药浓度，才能充分发挥药效，延缓和减少耐药菌株的产生。常用药每日用量：异烟肼 0.3g，利福平 0.45 ~ 0.6g，乙胺丁醇 15 ~ 25mg/kg，对氨基水盐酸钠 8 ~ 12g，链霉素 0.75 ~ 1g。

（三）临床用药不良反应举例

异烟肼

【不良反应】

1．**交叉过敏反应**　对乙硫异烟胺、烟酸或其他化学结构有关药物过敏者，也可能对本品过敏。

2．**肝脏毒性**　发生率约为 10% ~ 20%。本品可引起轻度一过性肝损害，表现为食欲不佳、异常乏力或软弱、恶心或呕吐（肝的前驱症状）及深色尿、眼或皮肤黄染。可使血清胆红素、丙氨酸氨基转移酶及门冬氨酸氨基转移酶的测定值增高。

3．**神经系统毒性**　周围神经炎多见于慢乙酰化者，并与剂量有明显关系。较多患者表现为步态不稳、麻木针刺感、烧灼感。此种反应在动脉硬化、甲亢、糖尿病、酒精中毒、营养不良患者及孕妇等人群中较易发生。

4．**血液系统症状**　如贫血，白细胞减少，嗜酸性粒细胞增多，引起血痰、咯血、鼻出血、眼底出血等。

5．**变态反应**　发热、多形性皮疹、淋巴结病、脉管炎等。

【防治措施】

（1）有精神癫痫病史者、严重肾功能损害者应慎用。

（2）服药期间饮酒可使肝损害增加，应劝告患者避免饮酒。

（3）一旦发生变态反应应停药，如需再用应从小剂量开始，逐渐增加剂量。

（4）出现中枢神经系统不良反应（如头昏或嗜睡），需调整剂量，并密切观察神经系统征象。维生素 B_6 可防治神经系统反应的发生，每日用量 10 ~ 20mg，分 1 ~ 2 次服。

第18章 肺栓塞的诊疗风险与防范

第一节 临床诊疗的方法和预后

肺栓塞通常又称肺血栓栓塞症（PE），为心肺血管病中常见的急症。肺栓塞、肺梗死和急性肺源性心脏病三者之间关系密切。由于肺动脉主干或其分支广泛阻塞，和并发广泛肺细小动脉痉挛，使约 50% 以上肺动脉突然阻塞，肺动脉压急剧增高，引起急性右心室扩张和右心力衰竭，称为急性肺心病。

一、诊断依据

PE 最典型的症状是所谓的"肺梗死三联征"，即呼吸困难、胸痛及咯血。在临床实践中，患者如有易患因素存在。如外科手术、长期卧床、心房颤动、下肢静脉曲张和高龄、肥胖、妊娠等，且伴有突发性呼吸困难、紫绀、阵发性呛咳、胸痛、咯血、血压进行性下降，并结合 X 线胸片、心电图、超声心动图、血气分析等，可做出明确诊断。

PE 所致急性肺源性心脏病的临床表现，需与其鉴别的疾病各不相同。以肺部表现为主者，常被误诊为其他胸肺疾病；以肺动脉高压和肺心病为主者，则易诊为其他心脏病。其中最需与其鉴别的疾病，有肺炎、胸膜炎、肺不张、冠状动脉供血不足、急性心肌梗死、心肌炎、原发性肺动脉高压等。

因此，临床上需根据 PE 患者症状、体征结合 D- 二聚体、心电图、动脉血气分析、X 线胸片等基本检查，才可以初步疑诊 PE 或排除其他疾病。对疑诊病例应及早进行胸部增强 CT，或核素肺通气 / 灌注扫描检查，少数情况下做肺动脉造影可确诊。

二、治疗方法

PE 患者病情危急，必须积极治疗，才能挽救患者的生命。应立即给氧、止痛、对症治疗，同时给予溶栓抗凝治疗。一旦确诊，先给肝素 5 000 ~ 10 000U 冲击，然后以大约 1 000U/d

的速度连续滴注，开始每 6 小时监测凝血酶原时间（PT），使 PT 稳定在正常 1.5 ～ 2.0 倍之间。肝素治疗开始后 12 ～ 24 小时加服华法林，两种药物联合应用 4 ～ 5 天后，停用肝素，然后单独长期口服华法林至少 3 个月；对有血流动力学障碍，右心室功能不全，大的肺动脉栓塞或严重深静脉血栓（DVT）者，使用溶栓治疗，可作为肝素疗法的补充治疗；对少数大的急性 PE 对溶栓疗法无反应或有禁忌证者，可考虑行肺动脉血栓摘除术。对因 PE 引起的肺动脉高压者，也可考虑肺血栓动脉内膜切除术，以缓解肺动脉高压；对于新近大块 PE，也可试行经导管肺动脉血栓切除术；PE 所致急性肺源性心脏病及其并发症的急症表现，需及时对症处理。

三、预后特点

PE 的病程长短不一，发展较快者于 1 小时内死亡。较慢者可存活达 15 年之久。这主要取决于是否伴有肺动脉压、右心室压、右心房压和静脉压增高，引起右室扩张，右心衰竭，以及复发性肺栓塞及慢性肺动脉高压。文献报道称，PE 所致急性肺心病的自然史、病程及预后，受患者选择、所用诊断标准，患者入选时的病期及随访时间等各种因素的影响，生存率或病死率不尽相同。

许多研究结果表明，PE 所致急性肺心病的起病急，病死率较高，预后较差。根据文献资料统计，1 小时以内的病死率达 11%，1 小时以上病死率 8%；病死率 2 年 15%，3 年 20%，5 年 28.7%，10 年 53.8%。且大多数患者死于心力衰竭、休克，少数发生猝死，个别死于心律失常或其他原因。心力衰竭死亡者多见急性右心室扩张、右心衰竭，左心衰竭较少；猝死大部分患者与恶性室性心律失常发作有关。

第二节　并发症风险的表现与防范

一、右心衰竭

（一）发生机制

由于肺动脉血栓阻塞后，通过神经反射，体液因子如组胺、5- 羟色胺、缓激肽、血小板激活因子等释放，肺动脉痉挛，肺血流减少，肺泡通气不良，肺泡表面活性物质减少，肺萎缩，通气 / 血流灌注比失调，肺内分流增多，心搏量急剧下降，肺动脉阻力增高，肺动脉压、右心室压、右心房和静脉压增高，右心室功能失代偿，出现右心衰竭。

慢性栓塞性肺动脉高压时，由于肺血管阻力逐渐增高，心脏代偿性增生肥厚，可使每搏做功增加，产生更高的肺动脉压力，可部分抵消肺循环阻力升高引起的病理生理改变。但是此时右心室腔扩大，心室壁增厚，心脏储备功能差，再发相同程度急性 PTE 时，较心脏未增大肥厚时，更易出现右心衰竭。

（二）诊断依据

1. 症状　右心衰竭缺氧时，主要表现为紫绀、心悸、胸闷和呼吸困难，而腹胀、食欲不振、恶心、呕吐更是右心衰竭最常见的症状。

2．体征　体静脉压力升高，使皮肤等软组织出现水肿。颈静脉搏动增强，充盈、怒张是右心衰时的主要体征，肝颈静脉反流征阳性则更具有特征性，并可见肝脏肿大；持续慢性右心衰可致心源性肝硬化，晚期可出现黄疸，肝功能受损及大量腹水；右心室显著扩大，可出现三尖瓣关闭不全的反流性杂音。

3．辅助检查

（1）X线检查：肺动脉高压表现：如肺动脉总干弧突出，右下肺动脉横径≥15 mm，或其横径与气管横径比值≥1.07，或动态观察较原右肺下动脉干增宽2 mm以上，为该支扩张。心脏呈垂直位，早期心脏都不见增大；当右心室流出道增大时，表现为肺动脉圆锥部凸出受到影响，有时还可见右心房扩大；心力衰竭时可有全心扩大，但在心力衰竭得到控制后，心脏可恢复到原来大小。

（2）心电图：常见改变为：额面P波电轴右偏，Ⅱ、Ⅲ、avF导联中P波高尖，呈"肺型P波"。右胸导联出现高R波，V_5呈深S波，显示右心室肥大。

（3）超声心动图：可显示肺总动脉舒张期内径明显增大，右肺动脉内径增大，右心室内径增大和右心室前壁和室间隔厚度增加，搏动幅度增强；多普勒超声心动图出现三尖瓣返流及右室收缩压增高；多平面经食道三维超声心动图可显示右室功能射血分数下降。

（三）处理方法

右心衰竭的一般治疗原则：减轻心脏负荷，增加心排血量及控制体内的钠和水。心脏功能主要依靠心肌的收缩力，心肌（心室壁）收缩的协调性、前负荷、后负荷以及心率这五个因素进行调节。大量的临床研究表明，纠正心力衰竭时的血流动力学异常，缓解症状的短期治疗并不能改善患者的长期预后和降低死亡率。因此，治疗心力衰竭不能仅限于缓解症状，必须采取综合治疗措施，包括病因治疗，消除诱因；控制体力活动和钠盐摄入；利尿剂、血管扩张剂（以血管紧张素转换酶抑制剂为主），正性心肌力药、β受体阻滞剂及醛固酮受体拮抗剂的应用。对于顽固性心力衰竭患者应努力寻找潜在的原因，并设法纠正、调整心衰用药，强效利尿剂和血管扩张剂及正性肌力药物联合应用等。对不可逆心衰患者大多是病因无法纠正者，其唯一的出路是心脏移植，有报道称其术后5年存活率可达75%以上。另外，有心脏移植指征的患者在等待手术期间，可应用体外机械辅助泵可维持心脏功能，以有限延长患者寿命。

（四）预防要点

积极而有效地避免或控制心力衰竭的诱发因素，是预防心力衰竭最有效的方法。如患者过去有充血性心力衰竭的病史，或现在其心脏功能已接近心力衰竭的阶段，甚至已有早期心衰的某些表现时，则每天应有适当的卧床休息时间，必要时还可考虑低盐饮食、应用洋地黄类药物及其他治疗。

二、心源性休克

（一）发生机制

由于肺循环阻塞，经肺静脉回流至左心房的血流减少，左室舒张末期充盈压下降，体循环压力趋于下降，通过兴奋交感神经使心率和心肌收缩力增加，以维持心排出量的相对稳定。

当心脏通过正性频率和正性肌力作用无法弥补回心血量进一步下降带来的改变时，心排出量明显下降、血压下降、内脏血管收缩，外周循环阻力增加，严重时出现休克症状。由于休克是肺循环阻塞所引起，因此称之为心外梗阻性休克。另外，右心室扩张也可以影响到左心功能。当右心室舒张末压明显升高时，心室腔扩大，室间隔向左移动，导致室间隔和左室游离壁之间的距离缩小。此时左室前后壁间距可增宽，维持左室容积的相对稳定。但由于心包腔腔内间隙有限，在心包的限制下，左室舒张末期容积缩小，或左室舒张期顺应性降低，可影响到左室舒张期充盈，进而影响到心排出量而出现休克。

（二）诊断依据

具体参见总论第 3 章第二节中"心源性休克"内容的介绍。

（三）防治措施

尽快诊断可引起休克的病因，并及时予以治疗，是防止发生休克的最有效措施。休克的治疗必须争分夺秒，采取综合措施，提高血压、改善微循环和细胞代谢以及预防弥散性血管内凝血（DIC）等并发症的发生。休克的治疗开始愈早愈好，最好在休克症状尚未充分发展前就给予治疗，力求避免休克发展到晚期难以逆转的地步；对在休克不同阶段要针对当时的病理生理变化，给予适当的处理。密切观察患者，特别注意中枢神经系统、心、肺和肾功能情况，针对病因进行治疗。

三、心脏性猝死

（一）发生机制

在急性 PTE 肺动脉高压的形成过程中，血栓栓子中富含纤维蛋白和血小板，同时血栓在血管内移行时，其表面吸附了大量血小板。由于纤维蛋白和血小板之间的相互作用，使这些血小板活化脱颗粒，释放血管活性物质，导致肺动脉产生广泛而强烈的收缩，致使肺循环阻力在栓子机械阻塞的基础上迅速而强烈地升高。这种作用可能是栓塞早期（1 小时内）引起患者猝死的主要原因之一。

（二）诊断依据

1. **临床表现**　导致患者发生猝死的均为大面积 PTE，可毫无症状到突然发生猝死。临床上以休克和低血压为主要表现，即体循环动脉收缩压 < 90mmHg，或较基础血压下降超过 40mmHg，持续 15 分钟以上，同时出现恶性心律失常等血流动力学障碍的表现。

2. **辅助检查**　心电图大多数病例表现有非特异性异常。较为多见的表现 $V_1 \sim V_4$ 的 T 波改变和 ST 段异常；部分病例可出现 S I、Q III、T III 征，完全性或不完全性右束支传导阻滞；以及有多发室性早搏等。胸片提示右下肺动脉干增宽或伴截断征；肺动脉段膨隆以及右心室扩大征。

3. **诊断与鉴别诊断**　PTE 并不直接影响心脏的生物电活动，但是由于严重的循环障碍、缺氧以及它们直接引起或通过迷走神经反射引起的严重心律失常，可表现为室性心律失常。如，多形性室性早搏、室性心动过速等，均有突然死亡的危险，主要是室性心动过速发展成为心室颤动所致，但亦有因心动过缓及心脏停搏而猝死者。猝死的直接原因多为心室颤动，也有个别报道严重的心律失常可恶化心功能，并导致严重的血流动力学障碍而出现猝死。

（三）处理方法

对 PTE 患者发生猝死的抢救同其他病因所致猝死的抢救方法一样。具体治疗方法详见上篇第 3 章第二节"心脏性猝死"。在积极抢救的同时，考虑手术治疗。手术方法是开胸后在体外循环的条件下短期中断肺部血流，切开肺动脉取出栓子。术前必须明确诊断，并了解栓子所在部位，因此需要先作选择性肺动脉造影或放射性核素扫描检查，先不用溶血栓制剂治疗。

（四）预防要点

由于猝死可以随时发生，一旦发现则立即就地抢救，对挽救患者的生命有重大意义。对有可能演变为心脏骤停的心律失常要及时发现，如用心电图监测或用动态心电图连续记录发现有发展为心室颤动或室性心动过速可能的室性早搏（多源、连发、落在 T 波易损期上，落在 P 波上等），或用临床心脏电生理检查发现心室的异常兴奋灶。并及时选用相应的治疗措施，对预防猝死的发生很有帮助。

第三节　误诊风险的表现与防范

一、误诊范围及后果

（一）误诊范围

PE 误诊率高。据 2018 年版《中国误诊大数据分析》的相关研究结果可见，经遴选纳入误诊疾病数据库的 PE 文献 524 篇，总误诊例数 7 623 例，误诊率 53.00%。误诊疾病达 86 种，共 7 878 例次；涉及 10 余个系统或专科，其中循环、呼吸系统疾病占 92.18%。居误诊疾病前三位的是冠心病、肺炎、心力衰竭，冠心病中又以误诊为急性心肌梗死或急性冠脉综合征居多；少见误诊疾病包括癔症、气胸、糖尿病、心源性脑缺血综合征、带状疱疹、排尿性晕厥、退行性心脏瓣膜病、病毒性脑炎、脑瘤、药物过敏反应、胰腺炎、纵隔肿瘤、围绝经期综合征、肾功能不全、腰椎病、尿潴留、肋间神经痛、丹毒、肝硬化、猝死，肌肉损伤、骨折、肺出血 - 肾炎综合征、低血糖症、低氧血症、弥散性血管内凝血、偏头痛、睡眠呼吸暂停低通气综合征、通气过度综合征；108 例次仅作出晕厥、咯血、胸痛、呼吸困难、头晕、休克待查等症状性诊断；101 例次诊断不明；34 例次漏诊 PE。经对误诊疾病数据库全库检索发现，121 篇文献 31 种疾病共 202 例曾误诊为 PE，主要病种为主动脉夹层、肺癌、多发性大动脉炎等。

急性肺源性心脏病是大块栓子或广泛性 PE 的必然结果。肺动脉突然阻塞后，引起急性肺动脉高压，导致右心室急性扩张和急性右心衰竭。若发生于原有器质性心脏病的患者，则易被认为系心力衰竭加重，而遗漏 PE 的诊断。

（二）误诊后果

急性肺源性心脏病是来自身体其他部位的栓子进入肺循环，造成肺动脉主干或其分支的广泛栓塞，且并发广泛肺细小动脉痉挛，使肺循环受阻，肺动脉压急剧增高而引起的右心室急性扩张和右心衰竭。常表现为突然呼吸困难、胸闷、窒息感、剧烈胸痛等。急性巨大肺栓塞时，可发生低氧血症和心排血量降低，引起低血压或休克，加上右心室扩张增加了心肌耗氧量，可致右心室和左心室心肌缺血，从而出现 ST 段抬高和 T 波倒置。

本次纳入的 7 623 例 PE 患者中，文献描述了 4 497 例（58.99%）误诊与疾病转归的关联，余下的 3 126 例预后与误诊关联不明确。按照误诊数据库对误诊后果的分级评价标准，可统计误诊后果的病例中，4 156 例（92.42%）为Ⅲ级后果，未因误诊误治造成不良后果；52 例（1.16%）造成Ⅱ级后果，因误诊误治导致病情迁延；因 PE 病情危重且致死率高，故 289 例（6.43%）的患者因延误诊断而死亡，造成Ⅰ级误诊后果。如果得到及时的诊断和治疗，可使 PE 的病死率明显下降，因此快速诊断和鉴别诊断对于 PE 的预后有重要意义。

二、误诊原因分析

造成误诊的原因有主观人为因素，也有检查设备滞后等客观原因。PE 患者呼吸困难、胸闷等症状与冠心病很相似，且 PE 少见而冠心病多见，故临床医生对 PE 的认识不足，在鉴别诊断上很少考虑。PE 的临床症状和体征常常是非特异性的，而且变化较大，症状轻重不一，与心肺疾患的症状、体征有许多相似之处，很容易造成误诊、漏诊的发生。

心电图是 PE 诊断的双刃剑，恰当应用可以辅助 PE 的诊断，相反则造成误诊，其中最容易误诊为冠心病和心肌梗死。有学者认为，胸前导联心电图出现 T 波倒置是 PE 的"诊断陷阱"。对这种变化临床医生应该加强认识，鉴别诊断时必须考虑 PE，而不能一概而论诊断为冠心病或心内膜下心肌梗死。

PE 约有 10% 的患者出现晕厥，远低于 PE 主要症状——呼吸困难的发生率（约 85% ~ 90%），因而极易被忽视，鉴别诊断时也不易考虑到 PE。PE 发生晕厥的主要原因：①急性右心室衰竭，影响左心室充盈，使心输出量下降，导致脑动脉供血减少；② PE 加重心脏负荷，导致一些引起血流动力学不稳定的快速或缓慢心律失常，继而出现晕厥；③ PE 可以引起血管迷走性反射，导致晕厥；往往是大栓子阻塞肺动脉所致，也是致命性 PE 的一种征兆。

在 PE 的栓子中，血栓栓塞占 82.2%，而肿瘤栓塞位居第 2 位，占 13.3%，故对没有明确血栓形成危险因素的 PE 患者，易忽略肿瘤所致的可能。因此，对患者应仔细询问有无血栓形成的危险因素，若经仔细检查仍未发现明确栓子来源的患者，应做肿瘤的筛查，密切随访有无肿瘤迹象，有条件者做进一步相关检查。

PE 的临床表现错综复杂，常缺乏典型症状，无明显规律性，不少患者合并有心血管或其他病情较重的基础疾病，故极易造成误诊或漏诊。因此，仅根据临床症状来诊断 PE 显然并不可靠，必须结合体征和适时结合辅助检查进行诊断。

三、误诊防范对策

（1）对有高危因素的患者出现不明原因的呼吸困难、胸痛、晕厥甚至休克，或伴有单侧或双侧不对称下肢肿胀、疼痛对诊断具有重要的提示意义。约半数或以上的下肢深静脉血栓形成患者无自觉症状和明显体征。对存在危险因素，特别是并存多个危险因素的病例，需要结合心电图、X 线胸片、动脉血气分析等基本检查，方可初步疑诊肺血栓栓塞症或排除其他疾病。同时宜尽快进行常规的 D– 二聚体检测，以据此作出可能的排除诊断。

（2）不明原因的肺部阴影或抗生素治疗无效的肺炎应考虑到肺血栓栓塞症的可能，尤其是存在较明显的呼吸困难症状、动脉血气异常；X 线胸片中部分区域肺血管纹理稀疏及肺动脉高压的相应影像学改变时，应考虑行相关检查。

（3）年龄较大的急性 PE 患者易被误诊为冠心病。此时应注意 PE 患者心电图的表现除 ST-T 改变外，同时还可见右心室负荷升高的相应表现，如典型的 S I Q Ⅲ T Ⅲ 波形及肺性 P 波，而无心肌梗死的心电图及心肌酶学的动态演变。

（4）临床上如遇到难以解释的腹痛，特别是有 PE 易发因素如骨折、创伤、长期卧床、肿瘤、妊娠、心肺疾病、静脉曲张、静脉炎等，要高度警惕 PE 的存在，应及时查动脉血气、ECG、X 线胸片、UCG、螺旋 CT 及肺动脉造影等检查，以尽快确诊。因 PE 的临床表现缺乏特异性，故必须结合病史、临床表现及各项辅助检查进行综合分析，以作出正确的诊断。

（5）合理进行病情评估和危险分层，结合临床严重程度评分、Wells 评分和 Geneva 评分及简化版、超声心动图、CT 和生物标志物等确定患者危险分层，指导进一步的诊断和治疗。

第四节　药物性风险的表现与防范

溶栓药

（一）药物不良反应与防范对策
相关内容参见第 8 章第五节"溶栓药"。

（二）临床用药不良反应举例
链激酶
【不良反应】
（1）主要不良反应为出血，注射局部出现血肿或手术部位出血。
（2）由于本品为异性蛋白，具有抗原性，易引起过敏反应（如皮疹、荨麻疹等）。
【防治措施】
（1）如出现发热、寒战、头痛、不适等反应，可给予解热镇痛药对症处理。
（2）有严重高血压、出血性疾病、近几天内做过手术者、亚急性感染性心内膜炎、严重肝病、有出血倾向的胃溃疡、空洞型肺结核、糖尿病视网膜病患者禁用。
（3）为避免过敏反应，须提前给予氢化可的松或地塞米松等预防；治疗结束后 4 小时内用抗凝药（如肝素）以防血栓再形成。
（4）使用本品应避免肌注及动脉穿刺，以防血肿。
（5）本品不能并用抗凝药或血小板聚集抑制药，如肝素、双香豆素、阿司匹林等。

第19章 慢性肺源性心脏病的诊疗风险与防范

第一节 临床诊疗的方法和预后

一、诊断依据

（一）临床特点

1. **功能代偿期** 患者均有慢性咳嗽、咳痰或哮喘史，逐步出现乏力、呼吸困难。体格检查示明显肺气肿表现，如桶状胸、肺部叩诊呈过度清音、肝浊音上界下降、心浊音界缩小，甚至消失。听诊呼吸音低，可有干、湿性啰音。心音遥远有时只能在剑突下听到。肺动脉区第二心音亢进，剑突下有明显心脏搏动，是病变累及心脏的主要表现。颈静脉可有轻度怒张，但静脉压并不明显增高。

2. **功能失代偿期**

（1）呼吸衰竭：多见于急性呼吸道感染后。缺氧早期主要表现为发绀、心悸和胸闷等。病变进一步发展时发生低氧血症，可出现各种精神神经障碍症状，称为肺性脑病。

（2）心力衰竭：亦多发生在急性呼吸道感染后，因此常并发有呼吸衰竭，以右心力衰竭为主，可出现各种心律失常。此外，由于肺源性心脏病是以心、肺病变为基础的多脏器受损害的疾病，因此在重症患者中，可有肾功能不全、弥散性血管内凝血、肾上腺皮质功能减退所致面颊色素沉着等表现。

（二）辅助检查

1. **血液检查** 红细胞计数和血红蛋白增高，血细胞压积正常或偏高，全血黏度、血浆黏度和血小板黏附率及聚集率常增高，红细胞电泳时间延长，红细胞沉降率一般偏快。动脉血氧饱和度常低于正常，二氧化碳分压高于正常。在心力衰竭期可有丙氨酸氨基转移酶和血浆尿素氮、肌酐、血及尿 β2 微球蛋白（β2-MG）、血浆肾素活性（PRA）、血浆血管紧张素Ⅱ含量增高等肝肾功能受损表现。并发呼吸道感染时，可有白细胞计数增高。在呼吸衰竭不同阶段可出现高钾、低钠、低钾或低氯、低钙、低镁等变化。

2. 痰细菌培养　旨在指导抗生素的应用。

3. 肺功能　检查时间肺活量、最大通气量下降，残气量增加等。

4. 血气分析　可有动脉血氧分压降低，二氧化碳分压升高。

5. X线检查　①肺、胸基础疾病的表现；②桶状胸表现：肋间隙增宽，横膈下移，肺透光度增高心脏呈垂悬位；③肺动脉高压表现：右下肺动脉横径≥15mm或与支气管横径之比值≥1.07，肺动脉段凸出高度≥3mm，中央肺动脉扩张而外围分支纤细、对比鲜明。肺动脉圆锥凸出高度≥7mm（右前斜位45°）；④右心扩大。

6. 心电图检查　右心室肥大表现：QRS波额面平均电轴≥90°，极度顺时针转位（VsR/S≤1），$V_1R/S≥1$，$R_{V1}+S_{V5}≥1.05mV$、aVR R/S或R/Q≥1，$V_1～V_3$呈Qs、Qr或qr。肺型P波。可有低电压和右束支传导阻滞。诊断特异性高，但敏感性低。

7. 超声心动图　可显示右心室增大、右心室壁增厚、三尖瓣关闭不全。

8. 磁共振成像　能提供最好的右心室图像，被作为测定右心室的金标准。

9. 右心导管检查　经静脉送入漂浮导管至肺动脉，直接测定肺动脉和右心室压力，可作为肺源性心脏病的早期诊断。

10. 其他　肺阻抗血流图及其微分图的检查，用放射性同位素做肺灌注扫描，均可作为肺源性心脏病诊断时的参考。

二、治疗方法

治疗原则：①积极控制感染，通畅呼吸道，改善呼吸功能，纠正缺氧和二氧化碳潴留。控制呼吸衰竭是关键；②翻身、叩背、体位引流的护理措施极为重要。

（一）缓解期治疗

缓解期治疗是防止肺源性心脏病发展的关键。可采用：①冷水擦身和膈式呼吸及缩唇呼气以改善肺脏通气等耐寒及康复锻炼；②镇咳、祛痰、平喘和抗感染等对症治疗；③提高机体免疫力药物如核酸酪素注射液（麻疹减毒疫苗的培养液）皮下或肌内注射，或核酸酪素口服液10mL，每日3次，3～6个月为1个疗程，气管炎菌苗皮下注射、卡介苗素注射液肌内注射等；④中医中药治疗，宜扶正固本、活血化瘀，以提高机体抵抗力，改善肺循环情况。对缓解期中的患者进行康复治疗及开展家庭病床工作能明显降低急性期的发作。

（二）急性加重期

1. 控制感染　参考痰细菌培养及药物敏感试验结果选择抗生素。在培养结果尚未报告前，根据感染的环境及痰细菌涂片革兰染色结果选用抗生素。院外感染以革兰阳性菌占多数。院内感染则以革兰阴性菌为主。或选用两者兼顾的抗生素。常用的有青霉素类、氨基糖苷类、喹诺酮类及头孢类抗生素。原则上选用窄谱抗生素为主，选用广谱抗生素时必须注意可能继发真菌感染。

2. 通畅呼吸道，纠正缺氧和二氧化碳潴留　翻身、叩背、体位引流的护理措施对于引流痰液极为重要。此外，在痰液堵塞气管、排除痰液极为困难、缺氧和二氧化碳潴留急剧加重时，应及时给予气管切开，可以方便吸出痰液，排除气管堵塞，并方便使用呼吸机。持续低流量吸氧为呼吸衰竭患者的供氧原则。

3．**控制心力衰竭**　肺源性心脏病心力衰竭一般在积极控制感染，改善呼吸功能后心力衰竭便能得到改善。患者尿量增多，水肿消退，肿大的肝缩小、压痛消失。不需加用利尿药，但对治疗后无效的较重患者可适当选用利尿药或血管扩张药。

（1）利尿药：可减少血容量并减轻右心负荷，消除水肿。原则上宜选用利尿作用轻的利尿药，小剂量应用。如氢氯噻嗪 12.5 ～ 25mg，每日 1 次。尿量多时需补钾或用保钾利尿药，如选用螺内酯 20 ～ 40mg，每日 1 ～ 3 次。重度而急需利尿的患者可用呋塞米 20mg 静脉注射。利尿药应用后出现低钾、低氯性碱中毒，使痰液黏稠不易排痰和血液浓缩，应注意预防。

（2）强心药：肺源性心脏病心力衰竭患者由于慢性缺氧及感染，对洋地黄类药物耐受性很低，疗效差，且易发生心律失常，原则上不用洋地黄。若伴有左心力衰竭时，应用洋地黄前应注意纠正缺氧、低钾和酸中毒，以免发生毒性反应。若肺源性心脏病心力衰竭伴有低氧血症、感染等，不宜应用洋地黄药物治疗时，可以短期采用非洋地黄类正性肌力药物，如多巴酚丁胺。

（3）血管扩张药：血管扩张药减轻心脏前、后负荷，降低心肌耗氧量，增加心肌收缩力，可能对心力衰竭有一定效果，但是血管扩张药在呼吸衰竭时应用，有可能加重缺氧，并使二氧化碳分压上升，因而限制了血管扩张药在肺源性心脏病的临床应用。

4．**改善呼吸功能，抢救呼吸衰竭采取综合措施**　包括缓解支气管痉挛、清除痰液、畅通呼吸道，可用沐舒坦 15mg，每日 2 次，雾化吸入。或 60mg，每日 2 次，静脉滴注。持续低浓度给氧，应用呼吸兴奋剂，BiPAP 正压通气等，必要时施行气管切开、气管插管和机械呼吸器治疗等。

5．**控制心律失常**　除常规处理外，需注意治疗病因，包括控制感染、纠正缺氧、纠正酸碱和电解质平衡失调等。病因消除后心律失常往往会自行消失。此外，应用抗心律失常药物时还要注意避免应用普萘洛尔等 β 受体拮抗药，以免引起气管痉挛。

6．**增加心肌收缩力，提高心排血量**　肺源性心脏病患者由于低氧、感染、电解质紊乱，对洋地黄类强心药敏感，较易引起中毒。应用洋地黄类强心药的原则是剂量小，约为常规量的 1/2。选用作用速度快，代谢快类药如毛花苷 C 0.2mg，或毒毛花苷 K 0.125mg，均加 10% 葡萄糖 20 ～ 40mL 静脉注射或静脉滴注，每日 1 ～ 2 次。

7．**纠正酸碱失衡及电解质紊乱**

（1）呼吸性酸中毒：一般不需补充碱性药物，应积极通畅气管，改善呼吸功能多可纠正，若血气 pH 在 7.20 以下时，可小剂量补充 5% 碳酸氢钠 50 ～ 100mL 观察。

（2）呼吸性酸中毒并发代谢性碱中毒。首先要消除诱发因素，补充氯化钾，每日 5 ～ 10g，直至纠正。单纯补钾不能纠正的低钾血症要静脉同时滴注硫酸镁 2 ～ 5g，每日 1 次。并发代谢性酸中毒的补碳酸氢钠。对心力衰竭引起的稀释性低钠血症限制水的入量及改善心功能为治疗的根本措施。

8．**抗凝治疗**　对血流动力学具有高黏血症的肺源性心脏病患者宜应用小剂量肝素治疗，应用方法：每日 50 ～ 100mg 肝素加入 500mL 葡萄糖溶液内静脉滴注，疗程 7 ～ 10 日，其疗效已较肯定。也有用蝮蛇抗栓酶 0.5U 溶于 250mL 葡萄糖内静脉滴注，每日 1 次，疗程 7 ～ 10 日。

9．**能量与营养素的补充治疗**　肺源性心脏病急性发作期呼吸肌疲劳问题越来越受到注意，呼吸肌疲劳的原因是由于食欲缺乏、进食少所致能量供应不足。治疗可给予高蛋白高热量饮食，补充不同疗程的氨基酸、脂肪乳。人体产能营养要素：糖类、脂肪和蛋白质的呼吸商（氧消耗/二氧化碳排出量）分别为1、0.7、0.84，因而高脂营养相对能降低二氧化碳的产生，从而减轻呼吸肌的工作负担。一般20%的脂肪乳250mL，每日1次静脉滴注。

三、预后特点

肺源性心脏病在病程中常因各种急性并发症而反复就诊和住院。以往由于治疗不满意，肺源性心脏病住院病死率很高，平均在30%左右，随着肺源性心脏病治疗抢救技术的不断提高，至20世纪80年代初已下降至15%以下，但合并肺性脑病的病死率下降仍较少。近年来慢性肺源性心脏病的发病日益增多，且半数以上在确诊后10年内死亡。国内近年的资料显示COPD，急性发作期使用机械通气者的病死率为15%～25%。但这类患者缓解后复发率高，远期预后不容乐观，5年生存率仅约为30%。

我国肺源性心脏病的住院病死率为13.3%～44.1%。有学者分析了我国肺源性心脏病性别、年龄死亡情况，结果证明我国肺源性心脏病的病死率随着年龄增长呈指数曲线增高，中老年肺源性心脏病病死率较高，农村肺源性心脏病各年龄组的病死率均高于城市，50岁年龄组分别为30.79/10万、15.24/10万，60岁年龄组分别为134.20/10万、69.37/10万，75岁年龄组分别为721.68/10万、463.29/10万。

第二节　并发症风险的表现与防范

一、心力衰竭

并发心力衰竭的机制：①肺血管器质性改变；②低氧和氢离子对肺血管功能的影响；③神经激素分泌异常；④右心室失代偿。

有关诊断依据与防治措施参见第3章第二节"心力衰竭"。

慢性肺源性心脏病处理的重点为祛除肺动脉高压诱发因素，如低流量吸氧治疗低氧性血管收缩，解除支气管痉挛，减少气道阻力，避免呼吸肌疲劳，营养支持，康复治疗和降低肺动脉压力。但目前应用的肺动脉压降压药多引起通气/血流灌注比值失调，在临床中宜结合具体情况选药。

二、呼吸衰竭

（一）发生机制

1. 缺氧的发生机制　①通气障碍：呼吸动力减弱、生理死腔气量的增加、气道阻力的增加；②弥散障碍；③通气/血流比值失调。

2. CO_2潴留的发生机制　CO_2潴留引起肺泡CO_2分压（$PaCO_2$），也即动脉血CO_2分压（$PaCO_2$）的增高。$PaCO_2$的高低取决于两个因素：体内CO_2产生量与肺泡CO_2通气量。如体内CO_2产生量增加，而肺泡CO_2通气量不能相应增加，则引起肺泡与动脉血CO_2分压增高。如体内CO_2产生量不增加，而由于通气障碍，肺泡CO_2通气量减少，也可引起肺泡CO_2

分压增高。

（二）诊断依据

呼吸衰竭的临床表现除了原发病的症状外，主要由缺氧和二氧化碳潴留而引起的多个脏器功能紊乱的表现。

慢性肺源性心脏病患者一旦出现急性呼吸道感染、呼吸困难加重或急性心力衰竭时，即应高度警惕呼吸衰竭的可能性。轻症呼吸衰竭者，靠临床症状判断常较困难，故此时血气分析成为判断呼吸衰竭的唯一指标。只要 $PaO_2 < 8.0kPa（60mmHg）$ 均可诊断为 Ⅰ 型呼吸衰竭，如果同时伴有 $PaCO_2 > 6.67kPa（50mmHg）$ 即可诊断为 Ⅱ 型呼吸衰竭。同时伴有 $pH < 7.35$ 或 $pH > 7.45$，诊断为失代偿性呼吸衰竭，pH 为 $7.35 \sim 7.45$ 时诊断为代偿性呼吸衰竭。

（三）处理方法

1. 慢性呼吸衰竭缓解期的治疗原则

（1）减少呼吸做功：①增加水分；②降低痰液黏度；③解除支气管痉挛；④减少分泌物；⑤控制感染。

（2）氧疗：临床上常用的吸氧方法有鼻导管、普通面罩、Venturi 面罩，吸氧浓度通常控制在 24% ～ 35%。力争通过氧疗使 $SaO_2 \geqslant 90\%$ 和（或）PaO_2 达 $8.0 \sim 8.66kPa$（$60 \sim 65mmHg$），但在吸氧期间 $PaCO_2$ 升高不应超过 $1.33kPa（10mmHg）$，应 $pH > 7.25$。如果在氧疗期间高碳酸血症继续恶化，在诱发因素未纠正前，应考虑应用呼吸兴奋剂或机械辅助通气。

2. 慢性呼吸衰竭急性发作的治疗　①控制肺部感染；②改善呼吸功能：对 Ⅱ 型呼吸衰竭患者开始吸氧、呼吸兴奋剂的应用、雾化疗法；③应用糖皮质激素；④酸碱平衡失调的治疗；⑤气管插管（切开）和辅助呼吸；⑥营养疗法。

（四）预防要点

消除诱发呼吸衰竭的各种因素是防治慢性肺源性心脏病呼吸衰竭的重要环节。加强营养可减少呼吸道感染、呼吸肌疲劳的产生。对可疑发生呼吸衰竭的慢性肺源性心脏病患者，预防性应用表面活性物质刺激剂对防止呼吸衰竭发生有一定作用。

三、肺性脑病

（一）发生机制

1. 肺性脑病常见的病因和诱因　①急性呼吸道和肺部感染；②合并有左心功能不全使脑血流减少，加重脑的缺氧和二氧化碳潴留；③原有 Ⅱ 型呼吸衰竭的急性恶化（应用了较强的中枢抑制药），或因休克、上消化道大出血、大量利尿、肺栓塞等因素加重缺氧和二氧化碳潴留；④氧源性高碳酸血症。

2. 发病机制　①二氧化碳对脑的作用；②脑细胞酸中毒；③缺氧对脑细胞的作用。

3. 病理改变　肺性脑病的脑组织形态学改变无特异性，主要病理改变为脑水肿、淤血，脑细胞肿胀及变性，小血管周围漏出性出血及小圆细胞或小间质细胞渗出或增生、浸润。

（二）诊断依据

缓慢起病者常有注意力不集中、记忆力减退、定向功能障碍、精神抑郁等。CO_2 潴留出现头痛、扑翼样震颤，以及中枢抑制前的兴奋症状，如烦躁、失眠、睡眠倒错等，当 $PaCO_2$ 增高为正常值的 2 倍即达到 10.7kPa（80mmHg）时，患者表现为神志模糊、嗜睡、肢体颤动、心动过速、球结膜充血等。如 $PaCO_2$ 继续增高至正常值的 3 倍即达到 16.0kPa（120mmHg）时，则出现腱反射抑制、病理神经反射、昏迷、视盘水肿等。肺性脑病通常依据下列情况进行诊断。

1. **病史**　有无急性呼吸道感染、应用大量利尿药、肾上腺皮质激素、碱性药物或镇静药等病史。

2. **体征**　肺性脑病早期可出现不同程度的球结膜水肿，血压升高或正常，肢体温暖、多汗。休克者则血压下降，四肢湿冷。应注意有无神经定位体征，严重碱中毒及低镁血症者肢体可呈强直性痉挛。

3. **脑脊液或颈静脉血气体分析**　脑压多升高，两者 pH 均降低，呈失代偿性呼吸性酸中毒。

（三）处理方法

1. **合理的氧疗**　持续低流量给氧可用鼻塞或双腔鼻导管。慢性呼吸衰竭患者的呼吸中枢对 CO_2 刺激的敏感性已降低，其兴奋性依靠低氧状态来维持。如单纯给氧，尤其是高浓度、高流量吸氧，反而抑制了呼吸中枢。缺氧现象虽能短暂改善，但 CO_2 潴留更加严重，最后导致呼吸性酸中毒和肺性脑病。所以现仍主张低浓度（24% ~ 28%）、低流量（1 ~ 2L/min）持续给氧。

2. **应用呼吸兴奋剂**　呼吸兴奋剂可直接或间接刺激呼吸中枢。常用尼可刹米静脉滴注。近年来多主张应用多沙普仑静脉滴注。

3. **气管插管和机械辅助通气**　肺性脑病患者常因神志意识障碍难以有力咳痰，痰液引流不畅，常使呼吸道感染难以有效控制，并加重通气障碍。经鼻或口行气管插管，并经常的吸引，可保证痰液的引流，避免气道阻塞。气管插管封闭气囊以后还可接呼吸机，机械通气是纠正体内 CO_2 潴留和呼吸性酸中毒的最有效方法。

4. **控制感染**　呼吸道感染是肺性脑病发生的主要诱因，也是导致患者死亡的主要原因。抗菌治疗原则为：抗球菌和抗杆菌药联合应用、大剂量、静脉滴注，待痰细菌培养检查结果出来后，应根据药敏试验调整抗生素。

5. **治疗脑水肿**

（1）脱水降低颅内压：通过利尿使机体脱水，脑组织随之脱水，降低颅内压。可用呋塞米静脉滴注。应用过程中需注意肾功能情况及预防低钾血症的发生，避免大量利尿导致血液浓缩、痰液黏稠阻塞气道和加重电解质紊乱。可用高渗脱水剂 20% 甘露醇。呋塞米与甘露醇或地塞米松联用，可延长甘露醇的降压作用，防止"反跳"现象。

一般主张对肺性脑病患者短期应用糖皮质激素。常用氢化可的松或地塞米松静脉给予。疗程一般 3 ~ 5 日。同时可口服雷尼替丁或奥美拉唑静脉给予，以预防消化道出血。

（2）改善脑细胞代谢：三磷腺苷静脉滴注。胞磷胆碱静脉滴注，10 次为 1 个疗程。

6. **纠正电解质紊乱和酸碱失衡**　肺性脑病患者最容易出现的酸碱失衡为呼吸性酸中毒、呼吸性酸中毒合并代谢性酸中毒和呼吸性酸中毒合并代谢性碱中毒，后者多为不恰当利尿导致低氯、低钾和低钠，从而造成呼吸性酸中毒合并代谢性碱中毒。对单纯呼吸性酸中毒，只要积极控制感染、改善通气和合理给氧即可纠正。呼吸性酸中毒合并代谢性酸中毒者，应适当补充碳酸氢钠（每次 5% 碳酸氢钠 20 ~ 60mL）。对呼吸性酸中毒合并代谢性碱中毒者，应积极补充钾和氯，并酌情应用精氨酸或醋氮酰胺。

（四）预防要点

预防肺性脑病发生、发展的最根本措施是防止呼吸衰竭的发生。对已存在呼吸衰竭的患者，则是防止和纠正肺性脑病的各种诱发因素（尤其是呼吸道感染），及早发现肺性脑病的早期征象采取积极的干预措施，是防止肺性脑病发生、发展的有效办法。

四、其他并发症

（一）心律失常

心律失常的机制：①肺源性心脏病的严重感染，导致肺动脉高压，右心室肥厚，甚至右心力衰竭。在另一方面也可加重呼吸衰竭，使缺氧和高碳酸血症产生。如在此时纠正心力衰竭而应用洋地黄类药物，很容易发生心律失常；②由于进食少或利尿过快，引起电解质紊乱，而发生心律失常如低血钾症等；③由于机械通气应用不当，造成血压降低，缺氧反而加重，如过度通气引起的呼吸性碱中毒引起心律失常；④肺源性心脏病合并冠心病者，由于心肌缺氧和酸中毒等，可引起心肌缺血坏死，容易发生房性、室性期前收缩或传导阻滞等；⑤治疗过程中，某些药物应用欠妥也可产生心律失常，如平喘药麻黄素过量、氨茶碱应用过量。

有关诊断依据与处理方法参见第 3 章第二节"心律失常"。

预防要点包括：①除去医源性因素，如利尿过快、洋地黄中毒、呼吸机应用不当等；②积极治疗引起心律失常的病因，如纠正缺氧，补充电解质，加强抗感染等；③危重患者加强监测，防止交叉感染，翻身防止压疮产生等。

（二）上消化道出血

肺源性心脏病并发上消化道出血主要是呼吸衰竭引起的缺氧和高碳酸血症以及右心力衰竭所致的循环淤滞，造成上消化道黏膜糜烂、坏死，发生弥漫性渗血。或因高碳酸血症，胃壁细胞碳酸酐酶的活性增加，氢离子释放增多，胃酸分泌增加。由于长期低氧血症，胃肠道血管收缩，胃黏膜细胞供氧不足，使细胞内三羧酸循环不能正常进行，导致细胞膜通透性增加，从而引起氢离子反渗作用。当氢离子进入黏膜层后，刺激肥大细胞释放组胺，同时刺激胃壁细胞分泌更多的盐酸。此外，肾上腺皮质激素的应用，可增加胃酸及胃蛋白酶的分泌，并减少胃黏液的分泌，从而使胃黏膜失去了保护屏障，在缺氧时，胃黏膜抗酸力低下极易产生应激性溃疡。

有关诊断依据与处理方法参见第 3 章第三节"心脏病所致消化道出血"。

预防要点主要有：①缺氧可引起黏膜失去保护屏障，易产生应激性溃疡发生，氧疗可纠正呼吸衰竭及高碳酸血症，故正确氧疗是重要预防措施之一；②在有腹胀、食欲缺乏、恶心、呕吐的肺源性心脏病患者，应防止应用对胃刺激强的药物，如解热镇痛药，氯化钾等。若非用不可时，一是要在进餐后，二是应与对胃黏膜有保护作用的药物联合应用，从而减少产生胃溃疡的概率；③给必要的营养支持，加强食疗营养，如容易消化的食品，含有多种维生素的新鲜蔬菜、水果、乳制品等。

第三节　误诊风险的表现与防范

一、误诊范围及后果

（一）误诊范围

肺源性心脏病的特点是病程长，常伴慢性咳嗽、喘息，并逐渐出现心悸、活动后气促、发绀等缺氧现象。但肺源性心脏病的临床表现缺乏特异性，如合并有其他疾病时出现心悸、胸闷、呼吸困难、心律失常，肺部湿性啰音等表现，易相互重叠，容易混淆。慢性肺源性心脏病的诊断。一般情况下，晚期典型的肺源性心脏病较易诊断，但并发其他心血管疾病的肺源性心脏病和早期肺源性心脏病的诊断则不甚容易。国内一组40例肺源性心脏病尸检资料中，正确诊断为肺源性心脏病33例，占82.5%。漏诊7例，占17.5%。可见诊断上仍需慎重。有学者尸检35例肺源性心脏病，其中3例合并有冠心病，占8.6%。35例中正确诊断为肺源性心脏病33例，占94.3%。漏诊和误诊各1例，占5.7%。

（二）误诊后果

对肺源性心脏病合并冠心病及其他并发症，如不及时处理可使病情恶化，影响治疗效果，造成不良后果，影响预后。肺源性心脏病合并急性心肌梗死病情危重，进展迅速并发症多，病死率极高，而肺源性心脏病与急性心肌梗死的治疗又互相矛盾，一旦误诊、漏诊，可加重病情，失去心肌梗死早期诊断和抢救机会，或治疗不当而使肺源性心脏病急剧恶化，诱发肺性脑病、弥散性血管内凝血而死亡。并发症可使病情更加严重及复杂，增加诊断上及治疗上的困难。如肺源性心脏病并发低血钠血症时，如只考虑原发疾病加重时其病情变化而不去行整体分析，进一步行脱水、利尿治疗，将形成恶性循环，出现难以纠正的低钠血症而死亡。

二、误诊原因分析

尽管目前对肺源性心脏病的诊断手段多样且较先进，但该病的误诊率仍然较高。其主要原因是：①临床医师对病史、临床表现、心电图、X线胸片及UCG检查等资料缺乏全面分析；②临床医师缺乏心血管疾病的基础理论和基本技能；③对肺源性心脏病的定义及诊断标准理解和认识不足；④对肺源性心脏病的并发症认识不够，特别是肺源性心脏病合并冠心病、心律失常，片面注重专科情况。

（一）对肺源性心脏病缺乏全面的认识

肺源性心脏病由慢性广泛肺、胸疾病发展而来，呼吸和循环系统的症状常混杂出现，要确定肺源性心脏病是否已出现，早期诊断比较困难。一般认为，凡有慢性广泛性肺、胸疾病患者，一旦发现有肺动脉高压，右心室增大而同时排除了引起右心增大的其他心脏病可能时，即可诊断为本病。肺源性心脏病在我国是常见病、多发病，平均患病率为0.47%。这与肺源性心脏病的发病年龄向高龄推移、多脏器并发症、感染菌群的改变等多种因素有关。肺源性心脏病在病程中常因各种急性并发症而反复就诊和住院。

（二）对肺源性心脏病常见并发症和合并疾病的特点缺乏了解

1. 肺源性心脏病合并心肌梗死误诊原因　肺源性心脏病患者常有冠心病的易患因素，肺源性心脏病并发急性心肌梗死时心肌梗死症状常不典型。肺源性心脏病本身加重时有许多症状与急性心肌梗死相似而易引起误诊，如肺部感染加重时引起的胸痛、发热。通气功能障碍引起的呼吸困难，心律失常如房性期前收缩、阵发性室上性心动过速、心房颤动等也常见。

2. 肺源性心脏病并急性肺水肿误诊原因　对肺源性心脏病并发左心功能不全的认识不足，只认为肺源性心脏病是右心病变，从而放松两者并存的警惕性。伴有左心病变的肺源性心脏病患者，常有持续的呼吸困难、气短，左心力衰竭体征常被原发病掩盖。原无左心病变的肺源性心脏病患者住院期间出现的心悸、气短、呼吸困难等，临床症状不易与肺部重度感染以及呼吸衰竭加重者鉴别，而易造成临床上的误诊。即使考虑到肺源性心脏病并发左心力衰竭，因顾及肺源性心脏病患者强心、利尿后更易造成水、电解质紊乱而不积极治疗左心力衰竭。

3. 肺源性心脏病合并肺癌误诊原因　肺癌早期症状无特异性，其呼吸道症状常被误认为慢性支气管炎急性发作而被忽略。

4. 肺源性心脏病合并脑梗死误诊原因　由于慢性肺源性心脏病合并肺性脑病、低渗性脑病等出现精神神经症状容易与脑梗死的临床表现相混淆，临床医师对慢性肺源性心脏病合并脑梗死临床认识不足，警惕性不高，易误诊为肺性脑病、低渗性脑病等，延误治疗，使病情加重恶化。

三、误诊防范对策

防止肺源性心脏病误诊的关键在于提高对该病的认识。

（1）对在老年肺源性心脏病患者病情加重时应常规行心电图及心肌酶检查，以防漏诊合并不典型急性心肌梗死。

（2）对肺源性心脏病患者无明显诱因出现胸痛、呼吸困难明显加重、心律失常，尤其伴有急性左心力衰竭或心源性休克表现时应首先考虑是否合并急性心肌梗死，尽早进行心电图检查及血清心肌酶测定，以防误诊而失去最佳抢救时机。

（3）肺源性心脏病患者咳嗽性质改变，尤其是阵发性刺激性咳嗽或出现咯血，肺部 X 线有阴影而无急性炎症如发热、咳嗽、咳脓痰表现时，应及时完善相关检查排查肺癌。

（4）肺源性心脏病出现神经系统症状应积极完善相应辅助检查，除肺性脑病、电解质紊乱等因素外，要及时行头部 CT 检查，以明确诊断，避免误诊。

第四节　药物性风险的表现与防范

一、抗心力衰竭药

（一）药物不良反应与防范对策

相关内容参见第 27 章第五节 "抗心力衰竭药"。

（二）临床用药不良反应举例

毒毛花苷 K

【不良反应】

毒性较大，有恶心、呕吐，过量可引起期前收缩、逸搏等。具体参见 "地高辛" 部分。

【防治措施】

（1）严重的心血管病变、急性心肌炎、细菌性心内膜炎、晚期心肌硬化患者禁用。

（2）房性期前收缩患者慎用。3 ～ 10 日内用过洋地黄类药及肾功能不全患者应减量或慎用。

（3）不宜与碱性溶液配伍，1 ～ 2 周内用过洋地黄类药者慎用。

（4）本品毒性剧烈，应注意。静脉注射时，药液要稀释，速度要放慢。

（5）药物的相互作用、用药注意事项参见洋地黄毒苷。

二、抗凝血药

（一）药物不良反应与防范对策

相关内容参见第 8 章第五节 "抗凝血药"。

（二）临床用药不良反应举例

肝素

【不良反应】

1. **出血**　应用肝素导致出血与患者自身情况有关，而且这种关系主要与部分凝血活酶时间有关。容易发生出血的患者包括近期手术或创伤，同时应用抗血小板药物（如阿司匹林、氯吡格雷等），其他临床情况包括消化性溃疡、隐匿性的恶性肿瘤、肝疾病、止血功能缺陷、肝素诱发的血小板减少、年龄大于 65 岁的女性。自发性出血表现为黏膜出血（血尿）、关节腔积血和伤口出血等。

2. **诱发血小板减少**　表现为患者血小板计数低于正常范围或降低至基础值的一半以上。可分为两种：一种是早期、良性、可逆的非免疫性血小板减少，多在治疗后 1 ～ 4 日出现。发生原因不明，停用或不停用肝素，血小板计数就可恢复正常，可能与肝素直接聚集血小板的作用有关。另一种是晚期、较严重的免疫球蛋白 G（IgG）抗体介导的免疫性血小板减少，多在使用肝素后的 7 ～ 11 日出现，提示其发生机制为免疫反应。临床上患者可出现静脉或动脉血栓扩大或出现新的血栓，甚至出现严重后果，如截肢或死亡。

3．骨质疏松　骨质疏松出现在长期应用肝素者，尤其妊娠期妇女，造成骨骼无机盐丢失，可出现脊柱骨折或长骨骨折，特别是股骨颈骨折。肝素引起骨质疏松的原理与甲状旁腺兴奋、肝素激活胶原代谢酶和肝素抑制氨基葡糖甘氨酸的代谢酶（如透明质酸酶）、碱性磷酸酶等有关。

4．变态反应　一部分患者可出现变态反应，除了血小板减少外，还可出现荨麻疹及皮肤瘙痒、鼻炎、哮喘、结膜炎及发热等。

5．皮肤　肝素相关性皮损最常见于皮下注射处淤斑、红斑、结节，有轻压痛，重者皮肤坏死，于用肝素 4 ~ 10 日在肢体、腹壁、鼻、手背突发红斑很快发生水泡和坏死。

6．其他　少部分患者应用肝素可引起转氨酶升高、阴茎异常勃起。极少数患者在应用肝素后（2 ~ 12 周）可出现暂时性脱发。

【防治措施】

（1）局部血肿。肝素可采用静脉注射、静脉滴注和深部皮下注射，但一般不主张肌内注射，因可招致注射部位血肿。皮下注射应深入脂肪层，例如髂嵴或腹部脂肪组织，注入部位需不断更换，注射时不要移动针头，注射处不宜搓揉。给药期间应避免肌内注射其他药物。

（2）肝素过量处理。肝素过量的最常见表现为出血，最早出血常见于肾及消化道。如何判断是 DIC 未控制导致的出血还是肝素过量所致出血，一般要监测血中肝素水平才能较准确地判断，或做试管法凝血时间。若缺乏实验室监测条件，如下情况可供参考。

1）如 2 小时内静脉注射肝素已超过 12 500U，观察已超过 4 小时，病情无明显改善，原有出血加重，虽积极补充凝血因子，也未能使出血症状改善，应考虑肝素过量的可能。

2）如 2 小时内静脉注射肝素已超过 12 500U，又有积极补充凝血因子，而临床出血情况未见改善，特别原有未见出血的部位发生明显的出血，出血量增多，且试管法凝血时间超过 30 分钟，应考虑肝素过量的可能。

（3）对肝素反应过敏者应提高警惕，遇有过敏素质者，特别对猪肉、牛肉或其他动物蛋白质过敏者，可先给予 750 ~ 1 800U 作为测试量，如 30 分钟后无特殊反应，才可给予全量。

（4）因不同个体的 AT- Ⅲ 浓度与体内肝素清除状况不同，故相同用药剂量所取得的抗凝活性因人而异，需多加监测。

（5）需长期抗凝治疗时，可在肝素应用的同时，加用双香豆素类口服抗凝，3 ~ 4 小时后停用肝素，而后单独用口服抗凝药维持抗凝。

（6）治疗期间应测定红细胞压积、粪便潜血试验、尿隐血试验及血小板计数等。

（7）变态反应。应立即停用肝素，并予以抗过敏治疗，包括激素类药物（如地塞米松）、异丙嗪静脉注射。出现过敏性休克时可给予 0.1% 的肾上腺素 0.3 ~ 0.5mg，皮下注射。

（8）出现代偿性 DIC 时，立即停用肝素，换用其他抗凝药。有血栓形成者可考虑手术摘除或进行溶栓治疗。

（9）血小板减少血栓形成综合征　一旦出现或诊断肝素诱发的血小板减少，应立即停用任何肝素，血小板计数一般在停用后的 4 日恢复正常，90% 在 1 周内恢复，少数在数周后才恢复至正常水平。

第 20 章　先天性心脏病的诊疗风险与防范

第一节　临床诊疗的方法和预后

一、诊断依据

（一）房间隔缺损

1. **临床表现**　单纯的继发性房间隔缺损者，可相当长的时间内耐受良好，不出现症状，少数患者可活至 60 ~ 70 岁仍无感觉。40 岁后常会出现轻重不一的症状，如劳力性呼吸困难、活动后易于疲劳、反复发作的呼吸道感染。

2. **辅助检查**

（1）心电图：P 波可增宽、变尖。PR 间期往往延长，QRS 间期常延长达到正常上限。平均 QRS 电轴垂直向下，稍偏左或偏右。若左至右分流量较小，肺动脉压不高，V_1 导联 QRS 波群多呈 rSr 型。若左至右分流量大或肺动脉压增高，则多呈 rSr 型。若分流量极少，肺动脉压正常时，则呈 rS 型。可有多种心律失常，多见于 40 岁以上的患者。尚可合并预激综合征。

（2）X 线检查：右心房、右心室扩大，肺动脉段突出，肺野充血，左心房不太大，左心室不大，主动脉结偏小。

（3）超声心动图：可见右心室大。流出道增宽，室间隔与左心室后壁呈同向运动。左心室由正常的圆形变为椭圆形甚至是半月形，房间隔连续中断。

（4）右心导管检查：可显示右心房血氧含量高于上、下腔静脉血氧含量，心导管可经缺损入右心房。

（二）室间隔缺损

1．临床表现

（1）小型室间隔缺损（缺损面积 ≤ $1.0cm/m^2$，血液从左向右心室分流存在一定的阻力，右心室和肺动脉的收缩压远低于左心室收缩压）：又称 Roger 病，患者多无症状。

（2）大型室间隔缺损（缺损面积 ＞ $1.0cm/m^2$，血液从左向右心室分流常无阻力，右心室和肺动脉的收缩压接近或高于左心室收缩压）：婴儿期表现为频发的呼吸道感染和反复发生的心力衰竭，患儿心跳加快，鼾声呼吸，大量出汗，喂养困难及生长发育障碍，部分患儿 1 岁内死亡。1 岁存活者，随时间推移病情逐渐减轻。

2．辅助检查

（1）心电图：小型缺损时，心电图大多正常。大型缺损时，可有下述不同表现，①左心室肥大；②正常心电图；③双室肥大；④右心室肥大。

（2）X 线检查：小型缺损，肺血管和心影均属正常。大型缺损，肺野充血，肺动脉扩张，肺动脉段隆起，透视可见"肺门舞蹈征"。心影可表现为左心房、左心室扩大，左心房、左心室、右心室扩大，或左、右心室扩大等不同类型。主动脉结正常或偏小。

（3）超声心动图：不仅可显示室间隔缺损的部位，还可判断有无其他合并畸形。

（4）右心导管检查：发现从右心室开始至肺动脉，血液氧含量较右心房高出 0.9% 容积以上，即显示右心室水平由左向右分流。肺动脉和右心室压可增高。

（三）动脉导管未闭

1．临床表现

（1）导管细，分流量小，可无症状。

（2）导管粗，分流量大，可于婴儿期即发生心力衰竭，若能存活，则此后症状逐渐减轻。青少年时期，发生感染性心内膜炎的危险性较大。20 岁后，可发生肺动脉高压和右心力衰竭。

（3）动脉导管未闭合并肺动脉高压，出现右向左分流，常主诉下肢乏力、咯血、声嘶。并诉两下肢肿胀、发热、疼痛、触痛，类似肥大性脊椎关节病。

2．辅助检查

（1）X 线检查：导管细，分流小，X 线表现正常。导管粗，左向右分流大，则 X 线显示肺血流量明显增多，肺动脉段及其主要分支增粗，主动脉结大。左心房、左心室扩大。若有显著肺动脉高压，表现为右向左分流，则肺血不多，但主动脉及其主要分支扩大，主动脉结不大，右心室肥厚，但扩大不明显，左心房、左心室不大或稍大。此外，在年长的患者中，可见导管钙化。

（2）心电图：取决于左心容量负荷和右心压力负荷的轻重及持续时间。肺动脉压力不甚高，主要表现为左心房大、左心室大。如果左向右分流量大，肺动脉压又高，则表现为双房大、双室大。如果肺动脉压显著升高，左向右分流转为右向左分流，则主要表现为右心房大、右心室大。

（3）超声心动图：除可以提示相应的房室扩大外，还可以发现主动脉和肺动脉增宽，以及室间隔与心室后壁呈逆向运动。

（4）右心导管检查：肺动脉血氧含量高于右心室（＞ 0.6% 容积），有时导管可通过未闭动脉进入降主动脉中。逆行主动脉造影：可清楚显示导管的形态和大小。

二、治疗方法

（一）房间隔缺损

1. 治疗原则　中小型缺损且年龄较小者可先行内科处理，无自然闭合可能者应及早行根治性治疗。

2. 内科治疗　主要针对其合并症，如心力衰竭、心律失常等。

3. 手术治疗

（1）继发孔缺损：①诊断明确，心电图示右束支传导阻滞或右心室肥大，X 线检查示心影扩大，肺门血管充血，即使无症状，也应施行手术；②肺动脉高压仍有左向右分流者，应争取手术；③ 50 岁以上患者如有症状，甚至出现心房颤动、心力衰竭，经内科治疗控制后亦应手术治疗。

（2）原发孔缺损：应争取早日手术。

4. 介入治疗　非开胸介入治疗 ASD。严格掌握介入治疗适应证，介入治疗时防范并发症。

（二）室间隔缺损

1. 治疗原则

（1）巨大的室间隔缺损 25% ~ 50% 在 1 岁内因肺炎、心力衰竭而死亡。因此，心力衰竭反复发作婴儿应行缺损修补治疗。

（2）约半数小缺损可能自行闭合，除并发细菌性心内膜炎外，可观察到 10 岁再考虑手术治疗。很小的缺损可终身无须手术。

（3）分流量超过 50% 或伴有肺动脉压力增高的婴幼儿应早日手术，以防肺动脉高压持续上升。如已发生重度肺动脉高压，为缺损修补手术的禁忌证。

2. 内科治疗

（1）无症状或症状轻微的室间隔缺损患儿可暂缓手术治疗，随访 4 ~ 10 岁后酌情手术。

（2）预防和治疗合并症，如感染性心内膜炎，心力衰竭等。

3. 外科治疗　治愈标准为经手术修补缺损，症状消失，无残余分流及重要并发症，一般活动不受限。

4. 介入治疗　室间隔缺损（VSD）的介入治疗有室间隔缺损堵闭术。

（三）动脉导管未闭

1. 治疗原则　为防止心内膜炎及心力衰竭，无自然闭合可能的应及早行根治性治疗。

2. 内科治疗　积极治疗并发症。有报道在早产婴儿的动脉导管未闭，应用抗前列腺素药物治疗，动脉导管可于 24 ~ 30 小时内关闭。具体做法：吲哚美辛每次 0.3mg/kg 或水杨酸每次 20mg/kg，每 6 小时 1 次，口服。

3. 介入治疗　介入治疗技术有动脉导管未闭（PDA）堵闭术。

4. 手术治疗　单纯导管结扎术或导管切断术。对无症状的婴幼儿，应推迟到 5 岁再施行手术。对有心脏扩大、心力衰竭、反复呼吸道感染者，明确诊断后可于任何年龄手术。闭胸式动脉导管关闭术目前应用于儿童和成人。

三、预后特点

（一）房间隔缺损

房间隔缺损是各种先天性心脏病中预后相对较好的一种。小、中型缺损在 1 岁内有自然闭合的可能，1 岁以上者自然闭合的可能性很小，尤其是临床症状明显和已有右心扩大者常无自然闭合的可能。未闭合的房间隔缺损绝大多数预后也较好，其中仅有少数分流量特别大的患儿可并发反复呼吸道感染，但少有因此致死者。患者多在成年后逐渐出现右心房、右心室明显扩大伴心功能衰竭，少数尚可出现严重肺动脉高压，甚至进展为艾森门格综合征。患者常因此出现心悸、气促、胸闷、乏力、发绀等，死亡的比例逐渐增加。有学者统计房间隔缺损患者 40 岁后病死率每年递增 6%，75% 死于 50 岁以前，90% 死于 60 岁以前。死于肺动脉高压者占 15% ~ 20%，其余多死于心力衰竭。房间隔缺损患者平均寿命为 40 岁左右，较正常人群缩短寿命 20 多年。

（二）室间隔缺损

室间隔缺损有自行缩小和闭合的趋势。已有的研究多数认为，室间隔缺损自然闭合主要发生在 6 岁以前，此后闭合的可能性较小。通常缺损越小，自然闭合率越高，但即使是大型室间隔缺损，甚至较早就已出现充血性心力衰竭的婴幼儿仍有 7% 可自行闭合，未闭合的缺损也常常有所缩小。室间隔缺损缩小与闭合主要是由于三尖瓣向缺损处黏附及室间隔肌肉肥厚或纤维组织生长，较少是由于主动脉瓣脱垂、感染性心内膜炎、室间隔膨出引起的。缺损自行闭合后将不再造成危害，未闭合者的预后则与缺损大小密切相关。持续存在的小缺损对生命威胁小，预后较好，这类患者虽有发生感染性心内膜炎的危险，但恰当预防可使这个并发症的发生率低于 1%。持续存在的大型室间隔缺损患者的预后可表现为：①婴幼儿期死于心力衰竭；②成人期死于阻塞性肺血管病变→右心室衰竭；③ 5% ~ 10% 的患者发生右心室流出道狭窄，进展为法洛四联症；④少数患者合并感染性心内膜炎；⑤另有 5% 左右的患者合并主动脉瓣（右冠瓣）脱垂并产生进行性加重的主动脉瓣反流。患者多因这些继发病变而死亡。

（三）动脉导管未闭

本病预后一般较好，许多患者并无症状，部分患者寿命如常人。但未闭动脉导管粗大者可发生心力衰竭，肺动脉高压而发生右向左分流者预后均差，个别患者肺动脉或未闭动脉导管破裂出血可迅速死亡。动脉导管未闭的自然病程差异较大，这主要取决于导管粗细、并发症的有无和多少，以及是否合并存在其他心脏畸形。小到中型的导管在 8 岁以内自然闭合率较高，闭合后即与正常小儿无异。但粗大的导管可在婴幼儿期即诱发心力衰竭而致死。据统计，未闭合又未经治疗的动脉导管未闭在婴儿期病死率高达 30%，仅约 50% 可生存到成年，但也很少超过 50 岁，极少数导管细、分流量小的轻症患者才可达正常人寿命。患者在病程经过中可发生多种并发症，如充血性心力衰竭、感染性心内膜炎、肺动脉高压、导管动脉瘤自发破裂、反复呼吸感染等，并常因这些并发症而死亡。

第二节　并发症风险的表现与防范

一、肺动脉高压

（一）发生机制

1．肺血流量增加。

2．肺血管阻力增加　①血液黏度增加；②血管数目减少；③管腔内径缩小。

3．肺静脉压增高　长期、明显的肺静脉高压可逆转地引起肺毛细血管平均压和肺动脉压增高。由于肺静脉压增高，血管内液体向组织间隙渗出增多，降低肺的顺应性，并形成小气道周围水肿，结果引起肺泡缺氧及肺血管收缩，使肺小动脉阻力增加，进而加重肺动脉高压。

（二）诊断依据

1．症状　肺动脉高压本身并无特异性症状，多为原发病的表现。只有当肺动脉压力等于或超过正常2倍时才出现症状。劳力性呼吸困难为肺动脉高压最早出现的症状。重度肺动脉高压的患者因心排血量下降、组织缺氧，可出现疲乏无力、劳力性晕厥、心绞痛样发作（右心室间隔缺损）和头晕等症状，若有肺动脉扩张压迫喉返神经，可有声音嘶哑。

2．体征　可见皮肤苍白、发绀，脉搏弱而颈静脉搏动增强，有胸骨左缘抬举性搏动与肺动脉区搏动，触诊可发现肺动脉瓣区关闭振动击壁感。心脏听诊：肺动脉瓣区第二心音亢进，肺动脉瓣区收缩期喷射音及相对性肺动脉瓣关闭不全所引起的舒张期杂音。当出现右心功能不全时，可见颈静脉怒张、肝增大、肝颈静脉反流、双下肢浮肿等。

3．辅助检查

（1）心电图：可见心电轴右偏，P波高尖（右心房扩大）。右心室肥厚或双室肥厚，V_1导联呈R、RS或qR型，TV_1直立或倒置。

（2）X线检查：肺血流增多性肺动脉高压：肺动脉段突出，肺动脉分支血管扩张伴迂曲。肺毛细血管阻力增加：肺动脉段呈显著突出，肺门血管粗大，搏动增强，周围肺野显著清晰缺血。可见右心系统扩大。

（3）超声心动图：此项检查对本病有重要诊断价值。可以发现原发心血管畸形，并且可显示肺动脉高压的一些特征。彩色多普勒超声检查既可以定性，又可以根据肺动脉瓣反流束及右心房反流束的频谱特点进行半定量分析，间接测定肺动脉压力。

（4）心导管检查：右心导管检查是诊断肺动脉高压最可靠的手段，能准确测量肺动脉压和计算肺循环阻力。通过吸氧试验或药物试验可判断重症肺动脉高压是否可逆。吸100%氧可部分减少肺血管阻力，降低肺动脉压力。

（三）处理方法

1．病因治疗　手术根治先天性心脏病。但是，肺动脉高压对手术及其效果有重要影响，有些手术虽然很成功，但由于肺动脉高压不能缓解而导致死亡。对这些患者术前应对肺高压程度有充分估计。

2. **血管扩张药**　目前尚无特异性扩张肺血管的药物，故疗效均不满意，而且尚有一些不良反应，如体循环低血压、加重低氧血症，甚至升高肺动脉压等。直接作用于平滑肌的血管扩张药如硝普钠、α 肾上腺受体兴奋药如妥拉苏林、钙通道阻断药、血管紧张素转换酶抑制药、前列腺素 E 等均可在一定程度上降低肺动脉高压。

3. **吸氧治疗**　长期吸氧，可用鼻导管及口罩吸氧，氧流量 1 ~ 3L/ 分，每次 30 分钟，每日 3 次，对缓解肺动脉高压可能有一定效果。

4. **心肺移植**　适用于先天性心脏病并发艾森门格综合征（Eisenmenger syndrome）患者。

（四）预防要点

把握手术机会，及时根治先天性心血管畸形，是预防先天性心脏病病肺动脉高压的关键。

二、艾森门格综合征

（一）发生机制

原有的室间隔缺损、房间隔缺损、主肺间隔缺损或未闭动脉导管等均较大，初期存在大量左向右分流，肺循环血流增多，肺小动脉发生代偿性痉挛收缩，管壁肌层增厚形成充血性肺动脉高压。如肺动脉高压持续不降，久之肺小动脉内膜增厚，管腔缩小，内膜纤维样变而使管腔阻塞，形成梗阻性肺动脉高压，周围肺动脉纤细呈残根样改变，常伴肺动脉瓣关闭不全。当肺动脉压力等于或超过体循环压力时，即出现双向或逆向分流。右心室负荷加重，逐渐出现右心室肥厚、增大，可致右心力衰竭。

（二）诊断依据

1. **症状**　本病青紫发生较晚，往往在学龄期后开始出现发绀和杵状指（趾），于劳累后加重。室间隔缺损和房间隔缺损的青紫为全身性，而动脉导管未闭的发绀，下半身重于上半身。由于肺血容量增加和肺动脉压力增高，患者常有气急、咳嗽、咯血等症状。当扩张的肺动脉压迫喉返神经时，可引起声音嘶哑。

2. **体征**　心浊音界扩大，心前区有抬举性搏动，原发疾病的杂音变轻，甚至消失。如室间隔缺损患者，随肺动脉压升高，两室压力差变小，左向右分流减少，胸骨左缘收缩期杂音减轻。动脉导管未闭者，杂音的舒张期成分消失，甚至收缩期和舒张期均无杂音。肺动脉瓣第二心音显著亢进，有收缩早期喷射音和收缩期吹风样喷射性杂音，还可有肺动脉瓣关闭不全产生的舒张期杂音，三尖瓣区可有相对性关闭不全的收缩期杂音。

3. **辅助检查**

（1）X 线检查：心脏增大，以右心室为主，肺动脉段显著突出，肺门血管影增粗，周围肺动脉内径纤细，与肺门血管不成比例，呈残根样改变。

（2）心电图：心电轴右偏，右心室肥大伴劳损，右心房肥大。

（3）超声心动图：显示右心室增大，右心室流出道、肺动脉增宽，肺动脉瓣血流频谱峰值前移。彩色多普勒显示三尖瓣反流，肺动脉瓣关闭不全，并可显示原发心血管畸形缺损处有双向或右向左分流彩束。

（4）心导管检查：显示动脉血氧降低（一般低于 85%）。右心室及肺动脉压力升高，接近或超体循环压力，肺总动脉阻力增高，导管可通过异常通道。选择性心血管造影，可准确判断右向左分流的水平。

（三）处理方法

本征手术治疗仅适用于极早期患者，原为动脉导管未闭的患者如发绀不太严重，可先试行阻断未闭动脉导管 15 ～ 20 分钟，观察肺动脉压变化，如肺动脉压下降，即可行未闭动脉导管的切断缝合术。其他心血管畸形引起本征者均不宜手术治疗。有报道心肺联合移植取得成效，但效果尚不理想。内科治疗主要针对肺动脉高压引起的心力衰竭和防治肺部感染，控制可能存在的亚急性感染性心内膜炎和一般对症治疗。

（四）预防要点

预后差，往往死于心力衰竭、肺部感染和肺出血等并发症。左向右分流型先天性心脏病，一旦出现双向分流或右向左分流，矫治手术病死率很高，术后病情改善也不明显，治疗主要是对症，如控制心力衰竭，防治肺部感染等。

三、感染性心内膜炎

感染性心内膜炎经常易发生在有压力阶差的心脏病患者，原因在于血流喷射引起心内膜损伤，局部易出现赘生物。容易发生感染性心内膜炎的先天性心脏病有室间隔缺损、动脉导管未闭、主动脉瓣狭窄、法洛四联症、肺动脉瓣狭窄等。

患者本身有先天性心脏病基础，受血流冲击的心内膜或病变的瓣膜均可使细菌在此停留、生长繁殖，如在动脉导管未闭的肺动脉面、室间隔缺损的右心室面心内膜处，细菌与血小板白细胞纤维蛋白一同形成赘生物，病原体可不断向血中播散并释放毒素，引起一系列临床症状，赘生物可以不断脱落引起栓塞现象。

有关感染性心内膜炎的临床诊断及处理方法参见第 11 章第一节。

有先天性心脏病的患者，有手术适应证者要尽早接受手术治疗。平时要注意口腔卫生，及时清除隐藏病灶。对心内膜炎易患者进行可能引发菌血症的操作前，如拔牙、扁桃体摘除等，应给予抗生素预防治疗，可选用青霉素肌内注射。

四、心律失常

（一）发生机制

并发心律失常的机制有以下几种。

1. **房间隔缺损**　房间隔缺损患者，长期的左向右分流加重右心负荷，导致右心房和右心室扩张，可出现各种心律失常。

2. **室间隔缺损**　室间隔缺损可发生在室间隔的各个部位，缺损对心脏传导系统的影响和发生心律失常的危险可能与血流动力学效应有关，与缺损的部位几乎无关。

3. **房室间隔缺损（心内膜垫缺损）**　心内膜垫缺损时，房室传导系统多受累。常见为房室结和左束支向后下移位，以及左前分支发育不良，致心电图 QRS 电轴左偏。

4. **Ebstein 畸形**　Ebstein 畸形又称三尖瓣下移畸形。畸形瓣膜以上的心室腔"心房化"，常可导致严重的三尖瓣关闭不全。部分 Ebstein 畸形病例，右心房发育不全和房室旁路可能并存。这种解剖和生理学上的异常易致心律失常。

5．肺动脉瓣狭窄　肺动脉瓣狭窄时由于严重的流出道阻塞致右心室压力负荷增加，右心室肥大。本病心电图变化取决于病变程度、病程长短和右心室的压力改变。

6．动脉导管未闭　由于主动脉压力高，无论在收缩期或舒张期，均为左向右分流，从而导致左心房和（或）右心室容量负荷增加。在婴幼儿和青少年患者中，心律失常尤其是快速性房性心律失常极少见。

7．法洛四联症　其病理基础为室间隔缺损、肺动脉狭窄、主动脉右位和右心室肥大。

8．艾森门格综合征　在艾森门格综合征患者可有室上性和室性心律失常，其原因可能与继发性红细胞增多和心肌严重缺氧有关。

（二）诊断依据与防治措施

有关诊断依据与防治措施参见第 3 章第二节"心律失常"。

及早纠正先天性心血管畸形，纠正异常血流动力学，在一定程度上消除心律失常解剖基础。

五、心力衰竭

心力衰竭是先天性心脏病的常见并发症之一。导致心力衰竭的基本病因包括压力负荷过重如主动脉瓣缩窄、主动脉瓣狭窄、肺动脉瓣狭窄、肺动脉高压等及容量负荷过重如左向右分流组先天性心脏病。

心力衰竭常见诱因有：感染如上呼吸道感染、肺炎，酸中毒、电解质紊乱，心脏负荷过重如输液过多、过快与快速性心律失常等。

先天性心脏病心力衰竭临床表现：婴儿期患者表现常呈突发性，患儿可烦躁不安，呼吸频率、心跳加快、心脏扩大、肝大。年长儿、成人患者主要表现为活动后心悸、气促，亦可突然出现呼吸困难，易出汗、疲劳、心率增快、浮肿、伴心脏扩大、肝大等。根据症状、心脏杂音及辅助检查如 X 线胸片、超声心动图等，对先天性心脏病心力衰竭可做出诊断。

先天性心脏病心力衰竭治疗：接受外科手术或介入治疗纠正先天性畸形、纠正血流动力学障碍，从而消除心力衰竭基本病因。内科治疗方法与其他原因引起心力衰竭相同：增强心肌收缩力，减轻心脏前后负荷，纠正神经体液因素的变化及消除心力衰竭诱因等。

第三节　误诊风险的表现与防范

一、误诊范围及后果

（一）误诊范围

先天性心脏病的误诊率不高，一般根据临床表现、心脏听诊、X 线胸片、心电图、心脏超声，少数患者经心导管造影检查，CT、磁共振检查均能确诊，各种报道显示先天性心脏病的误诊率 ＜10%，为 1% ～ 4.6%。各种先天性心脏病具有相对特征性的临床表现、心脏杂音性质与病理解剖特点，但在某些复杂性先天性心脏病、先天性心脏病伴有重度肺动脉高压、瓣膜疾病、既往不知道有先天性心脏病史的成人中，由于心肌代偿性肥厚、扩张，瓣膜狭窄、关闭不全，肺血管病变，肺动脉高压等原因可被误诊为多种疾病，应引起重视。临床上可见误诊为其他心脏病，如风湿性心瓣膜病、心肌疾病、肺源性心脏病、冠心病等，也可误诊为其他系统疾病，如原发性肺动脉高压、小儿肺炎、支气管扩张等。

（二）误诊后果

临床上，先天性心脏病之间的误诊时有发生，虽然某些误诊不一定会造成严重后果，但多数误诊对患者造成的后果却是危险、致命的，如心内型完全性肺静脉异位引流误诊为房间隔缺损、双室双腔误诊为室间隔缺损，术中就有可能把扩大的冠状静脉窦或双室双腔的狭窄环当作房间隔缺损、室间隔缺损修补，结果人体的血液循环通路被阻断，由此产生的严重后果可想而知，临床医师应避免此类误诊。

先天性心脏病由于症状不明显，年幼时未发现，或伴有肺动脉高压和瓣膜疾病时易误诊为风湿性心瓣膜病、心肌病、肺源性心脏病、原发性肺动脉高压及支气管扩张症等，虽然有时误诊不会给患者带来严重后果，如需要瓣膜置换手术的先天性瓣膜疾病误诊为风湿性心瓣膜病，治疗结果都是一样的。但大多数情况误诊不仅浪费患者的时间、医疗费用、最佳治疗时机，甚至威胁患者的生命，如先天性心脏病伴肺动脉高压患者，若没有发展到艾森门格综合征时，应有手术指征，但此时误诊为心肌病、原发性肺动脉高压、肺源性心脏病等，给患者带来的后果将不堪设想，如误诊时间长，使本该有手术机会的患者失去宝贵的手术机会。

二、误诊原因分析

（一）对既往病史的采集不仔细

随着许多先进仪器陆续问世，相应提高了心脏病的诊断水平，但临床医师不能只依靠仪器，而忽视病史的询问。医师缺乏对病史的详细采集分析，容易只考虑常见病，而忽略少见病或其他的一些并存疾病。因为病史的认真采集，可以为诊断提供许多有价值的信息，拓宽医师的诊断思路，减少不必要的误诊。在临床工作中应养成详细询问病史的好习惯，特别是对诊断、鉴别诊断有意义的病史，这样可使医师在诊断上少走弯路。

（二）诊断思维局限，对临床症状、体征缺乏全面的分析

诊断思维局限表现在以下几个方面：①只考虑常见病。如1例患者因反复咳嗽、咯血就诊，医师未仔细询问病史及体格检查，很容易做出支气管扩张的诊断，但如果听诊发现胸骨左缘第3～4肋间有收缩期杂音，肺动脉瓣区第二心音亢进，询问病史得知咳嗽、咯血病程不长，既往无反复发热、咳脓痰，就会想到先天性心脏病伴肺动脉高压造成咯血的可能；②受临床初诊的影响或自己主观臆断的诱导。医师往往受初诊的影响较深，常带有倾向性寻找支持依据，当获得的某些临床信息与初诊相符时，就会轻易地维持原先的诊断，以至于将一些可靠性不强、似是而非的发现当成了诊断依据，造成误诊；③对自己的判断过于自信。医师查体的基本功不扎实，过分相信自己所发现的问题并轻易做出结论。如扩张型心肌病患儿因气急、喂养困难、活动受限或出现发绀来就诊，查体时发现有心脏杂音，X线及心电图检查发现有心脏扩大，医师会很自信地诊断为先天性心脏病。但事实上听到的杂音并非像常见先天性心脏病如室间隔缺损、动脉导管未闭等的杂音那样粗糙，杂音最响的部位在胸骨左缘第2～4肋间，而扩张型心肌病产生杂音的主要原因是由于心脏扩大引起二尖瓣的相对关闭不全，所

以杂音在心尖区最响，性质相对柔和；④没有考虑并存疾病。临床上一旦确诊一种疾病，往往就不会再去寻找有无其他畸形，或注意力集中于主要病变而忽略次要病变，甚至找到小问题漏掉大问题。例如：心内膜弹力纤维增生症与各种先天性心脏病并存时响亮的杂音成为较明显的体征，这时往往只考虑先天性心脏病而忽视了心内膜弹力纤维增生症的诊断。此时应注意临床症状和心力衰竭的程度是否与心脏畸形相平行，如心脏畸形较轻，血流动力学改变不足以引起严重心力衰竭时，应想到心内膜弹力纤维增生症的可能；⑤过分依赖医技检查结果。临床医师既要重视医技检查，又不能把医技检查作为唯一的诊断根据，必须结合临床症状及体征，因为医技检查也有一定的误诊率。临床上许多先天性心脏病伴肺动脉高压超声心脏超声检查时发现右心室肥厚，由于肺动脉高压而未探测到分流束，往往诊断为肥厚型心肌病。但两者的发病年龄、杂音部位、性质、传导方向等均有助于鉴别，肥厚型心肌病55%有家族史，幼儿发病多表现为反复发生充血性心力衰竭，杂音多位于心尖区及胸骨左缘第3～4肋间，为喷射性杂音，不传导。先天性心脏病伴肺动脉高压的杂音多在3岁以内发现，向各部位传导明显，肺动脉瓣区第二心音亢进；⑥忽视疾病的诊治过程。一种疾病按初诊治疗后，如效果不佳，应考虑其他疾病的可能。

（三）对先天性心脏病缺乏正确的病理解剖概念或足够的重视

先天性心脏病的种类繁多，各种先天性心脏病有其病理解剖基础，基层医院及接触先天性心脏病较少的医师对本病的认识不足，警惕性不高，认为先天性心脏病只见于婴幼儿或儿童，对成人、中老年人查体发现的心脏杂音从不考虑先天性心脏病的可能，正因为对先天性心脏病的重视程度不够，才会造成误诊。其实，临床上许多误诊是由于没有想到可能的诊断，如果每种可能的诊断都想到了，就会想方设法去予以排除或证实，这样才有可能尽量减少误诊。

（四）过分依赖心脏超声检查，忽视其他的辅助检查结果

1. **超声诊断技术上的制约**　目前，综合应用超声技术已能够从解剖、功能、血流动力学、心肌组织特征等方面诊断心血管疾病，然而受各地超声条件、超声科医师的技术水平和对先天性心脏病认识不同的影响，有时医师往往局限于某一两种异常超声现象，未能做出较全面的诊断。CDFI和PDE是心脏外科术前诊断先天性心脏病的重要检查手段，诊断符合率高，但仍存在不可忽视的误诊。丁云川报道1 873例常见的先天性心脏病术前行CDFI和（或）PDE检查，误诊18例，后经心脏外科手术、心血管造影或右心导管检查证实。超声科医师除了应具备扎实的超声理论基础、操作技术和丰富的临床知识外，认真、仔细地检查至关重要。有的超声医师检查技术不熟练，造成声束角度较大偏差，二维图像声束与界面的入射角90°时最佳，检测心脏血流时声束与血流方向的入射角＜20°为佳，如角度过小，易将房间隔的超声伪像误诊为房间隔缺损。

2. **不重视其他的辅助检查**　临床往往对超声心动图检查结果较为信赖，所以通常对其他的症状、体征、辅助检查未加仔细分析，如果超声检查有误或诊断不全时，容易造成误诊，虽然误诊率很低，但是一旦出现就会给患者带来严重后果。如冠状动脉瘘的患者，经心脏超声多普勒检查的阳性率较低，如果未发现异常的冠状动脉血流分流束，就有可能误诊为其他的疾病，但仔细询问病史患者有不同程度心肌缺血的临床表现，听诊可发现连续性的心脏杂

音，血流动力学呈左向右分流性的改变，X线胸片、心电图可有心房、心室肥厚，再结合患者的年龄就会想到冠状动脉瘘的可能，若怀疑该病则建议早期进行冠状动脉造影，可以明确诊断，且可以显示患侧冠状动脉形态、走行、瘘口位置及瘘入部位等，有助于治疗方案的选择。

三、误诊防范对策

（一）提高对先天性心脏病病因的认识

先天性心脏病的病因尚不十分明确，目前认为本病是多因素疾病，属外界因素与遗传因素相互作用的结果。外界因素：子宫内病毒感染，以风疹病毒感染最为突出，其他病毒如巨细胞病毒、柯萨奇病毒、疱疹病毒等的感染也有致病可能。妊娠早期应用抗惊厥药尤其是苯妥英钠和三甲双酮，其他药物如锂盐、黄体酮、华法林和苯丙胺等也可致心血管畸形。高原地区氧分压低，高龄产妇，患糖尿病、苯酮尿病、高钙血症的产妇，营养不良，羊膜病变，胎儿受压，妊娠早期先兆流产，辐射的影响等都有致先天性心脏病的可能。遗传因素：患先天性心脏病的父母其子女的先天性心脏病患病率分别为 3% ~ 16% 和 1% ~ 3%，远高于其他人群的患病率。

（二）仔细询问病史，认真体格检查

先天性心脏病患者心、肺储备能力有限，活动能力弱，剧烈活动后可出现口唇发绀，抵抗力差，平素易上呼吸道感染，偶尔会现有水肿、尿少、呼吸困难等症状，这些临床表现有时在幼年就出现。虽然有的先天性心脏病出现症状较晚，但出现症状以前并无其他心、肺疾病，症状随年龄增长有缓慢加重的趋势。先天性心脏病最典型的体征是心脏杂音，有的患者有发绀、杵状指（趾）、发育不良、心前区隆起等。临床医师有时工作繁忙，就诊患者较多，往往根据患者的主诉，未经仔细体格检查，就轻易地诊断为一些常见病或维持初次诊断，有时虽未造成严重后果，但增加了患者经济负担，浪费了患者宝贵的时间。如果通过仔细询问病史，认真体格检查，一般都可以发现先天性心脏病的一些临床特点，从而避免误诊。

（三）不要忽视各种辅助检查，提高综合分析能力

临床医师根据病史、体格检查结果往往只能做出初步诊断，而各种辅助检查结果对于疾病的确诊起到关键性的作用。医师不能只根据简单的询问病史及查体就轻易地做出某一两种诊断，还要选择必要的辅助检查予以证实或排除。随着影像技术的发展，心导管和造影技术已不再是先天性心脏病的主要诊断方法，心脏 UCG 成为目前诊断心血管疾病最常用的无创检查手段，特别是 PDE、CDFI 技术的应用大大提高了先天性心脏病的确诊率，但受超声医师的操作技术、超声设备、患者体型、疾病本身等的影响，仍存在一定的误诊率。近年的研究证实，经食管 UCG 对于多种先天性心血管疾病具有重要的价值，与经胸超声相比更具优越性。通过仔细询问病史、查体（特别是心脏听诊）及 X 线胸片、心电图检查虽然可以排除一些疾病，但由于目前先天性心脏病的诊断主要依靠超声心动图、彩色多普勒超声检查，一旦超声诊断出现错误，就很容易误导临床医师。

（四）注意先天性心脏病的早期诊断

随着医疗技术与诊断水平的不断进步，使先天性心脏病的早期诊断成为可能。先天性心

脏病的早期诊断使先天性心脏病能够得到及时、有效的治疗。同时可以避免今后不必要的误诊。近年来，随着 UCG 技术的发展，尤其是高分辨率解剖图像和现代多普勒技术的发展，运用该技术可对胎龄 16 周以上的胎儿心脏进行检查，产前一旦诊断胎儿心脏病，可采取必要的干预措施。临床医师也要提高新生儿、婴幼儿先天性心脏病的检出率。

（五）动态观察疾病的诊治过程

任何疾病都有其发生、发展过程，因此动态观察疾病的诊治过程，可以观察各种医疗手段对疾病的治疗效果，治疗效果的好坏可以从一个侧面证实原先的诊断是否正确，或经过治疗后更有利于获得正确的诊断。如先天性心脏病伴肺动脉高压的患者，由于肺动脉压力的增高使左、右心系统之间的分流减少或消失，UCG 检查若没发现异常分流束，而 X 线胸片检查示右心扩大，肺动脉段隆起，心电图检查示右心室肥厚，就容易误诊为原发性肺动脉高压。但通过各种降低肺动脉压力的治疗后，患者症状改善，复查 UCG 示肺动脉压力有所降低，说明肺动脉高压的诊断可以确立。另外，由于肺动脉压力的降低，使左、右心系统之间的压力阶差增大，UCG 检查容易发现心血管的异常分流束，从而减少误诊的发生。

（六）提高对成人患者的警惕性

成人先天性心脏病的发病率明显低于儿童及婴幼儿，一般儿童如出现心、肺功能不全，听诊有心脏杂音都会想到先天性心脏病的可能，而在医疗条件差的地区、对机体血流动力学影响小的患者，不一定在儿童期前就能获得诊断。由于在幼年没有明显的临床症状，到了成年后如出现活动后胸闷、气促、咳嗽、咯血，或听诊有心脏杂音，就会首先考虑风湿性心瓣膜病、肺源性心脏病、支气管扩张等，但通过仔细的心脏听诊、必要的一些辅助检查，不难诊断出先天性心脏病。

第四节　介入诊疗风险的表现与防范

先天性心脏病介入治疗技术有动脉导管未闭（PDA）堵闭术、房间隔缺损堵闭术、室间隔缺损堵闭术等。这类介入治疗技术的并发症包括封堵器脱落、心脏压塞及瓣膜关闭不全等。

一、封堵器脱落

（一）发生机制

对 PDA 大小、房间隔缺损及室间隔缺损最大直径测量欠准确，选择过小的封堵器。房间隔缺损、室间隔缺损堵闭术中，Amplatzer 封堵器的双盘未夹住或仅部分夹住缺损边缘，导致堵闭器脱落。封堵器脱落时，可出现心律失常，最常见的是房性期前收缩、室性期前收缩、短阵性房性心动过速、室性心动过速，原因在于心房、心室壁受封堵器机械刺激所致。

（二）诊断依据

患者可有心悸、胸闷、胸痛等症状。X 线透视下，可见异位的封堵器，房间隔缺损堵闭术中，脱落的封堵器多数随血流漂至主肺动脉。PDA、室间隔缺损封堵器一旦脱落，可漂至远离心脏的大动脉内如降主动脉、肢体动脉等。封堵器脱落后，若不及时处理，可导致严重阻塞表现，如胸痛、肢体疼痛，阻塞远端动脉搏动消失等。

（三）防治措施

立即应用网篮装置，将脱落的封堵器套出体外，如不成功，需要外科手术将其取出体外。

严格按照操作规程，选择合适的堵闭器。在释放堵闭器前，通过 X 线透视及床边超声心动图监测，反复观察堵闭器位置是否合适。在房间隔缺损堵闭术中，严格执行 Amplatzer 双面伞完全释放前的牵拉试验（反复回撤、推送堵闭器，观察堵闭器是否移位进入左心房或右心房）。

二、心脏压塞

（一）发生机制

并发心脏压塞的原因主要由于导管操作不当，如在房间隔缺损堵闭术中，建立堵闭器输送轨道，输送堵闭器到左心房，反复推送堵闭器等，均有可能损伤右心房、左心耳部、肺静脉等，导致心脏压塞。在 PBPV 中，由于肺动脉重度狭窄，球囊难于通过肺动脉瓣，在右心室流出道反复操作导管，可导致心脏破裂。有文献报道，房间隔缺损堵闭术后，随访中发现极少数病例由于 Amplatzer 双面伞堵闭器对心房的慢性侵蚀可引起左或右心房顶部穿孔，导致心脏压塞。

（二）诊断依据与处理方法

有关诊断依据与处理方法参见第 5 章第二节"心肌损伤与心脏压塞"。

（三）预防要点

严格按照操作规程，导管操作幅度不能过大，推送鞘管、输送堵闭器应在 X 线透视下进行。房间隔缺损堵闭器直径要合适，避免上缘过度接触心房顶部。房间隔缺损、室间隔缺损堵闭术后病例需认真随访，及时发现堵闭器对心房壁有无侵蚀作用。在 PBPV 术中，选择合适的球囊，在右心室流出道操作导管，动作要轻柔，幅度不能过大。

三、瓣膜关闭不全

（一）发生机制

房间隔缺损、室间隔缺损堵闭术病例选择不适当，如房间隔缺损下部残余边缘过少，室间隔缺损位置过于靠近主动脉瓣、三尖瓣隔瓣与二尖瓣。堵闭器大小选择欠合适，过大的堵闭器边缘阻碍主动脉瓣、三尖瓣、二尖瓣关闭。在 PBPV 术中，由于心导管穿过三尖瓣腱索，球囊扩张时引起三尖瓣腱索损伤、断裂，或者由于采用过长的球囊导管，球囊扩张时，其球囊下端伤及三尖瓣。球囊过大、扩张过度，可导致肺动脉瓣关闭不全。在室间隔缺损堵闭术中，如果导丝穿过三尖瓣腱索未及时发现，沿导丝推送长鞘，上行至右心室受阻，强行推送可损伤瓣膜腱索，引起明显的瓣膜反流。

（二）诊断依据

患者即使无特殊表现，随着时间的推移，可有瓣膜慢性关闭不全表现，如心脏扩大、心功能不全等。心脏听诊，在相应瓣膜区可闻及收缩期或舒张期杂音。超声心动图在术中或病例随访中，可发现瓣膜关闭不全。

（三）防治措施

1. 处理方法　在堵闭术中，通过超声心动图探查，一旦发现有瓣膜关闭不全，先调整堵闭器位置，若瓣膜关闭不全不能消失，则需更换堵闭器或终止堵闭术。由于导管操作不当，致三尖瓣腱索断裂，引起重度三尖瓣反流，需外科手术治疗。堵闭术后发现堵闭器引起瓣膜关闭不全，需严密随访，必要时接受外科手术治疗。

2. 预防要点　在房间隔缺损、室间隔缺损堵闭术中，应严格掌握适应证，选择合适病例。术前应详细行超声心动图探查，必要时行经食管超声检查，详细了解缺损位置、缺损周围解剖结构。术中选择合适的堵闭器。在室间隔缺损堵闭术中，建立输送轨道时，尽可能避免导丝或导管穿过三尖瓣腱索。经导丝推送长鞘在右心室受阻，应考虑导丝穿过三尖瓣腱索可能，应及时调整导丝位置及方向。在 PBPV 术中，亦应注意导丝有无穿过三尖瓣腱索，球囊不能过长、过大，不能过度扩张。

四、心律失常

（一）房性、室性心律失常

各种心脏介入术中均可见，由导管、充盈球囊、堵闭器输送系统、堵闭器等，均可刺激心房壁和心室壁引起心律失常，大多为一过性的房性期前收缩、房性心动过速和室性期前收缩、短阵室性心动过速，将导管撤离心房壁或心室壁即可消失。术中操作轻柔，减少刺激心房壁和心室壁，缩短操作时间可减少此并发症的发生。术后的室性心律失常较少见，大多为 Lown Ⅰ级室性期前收缩，一般不需特殊治疗，若为较严重的室性心律失常，则按室性心律失常治疗。

（二）窦性心动过缓

在 PBPV 术中，多在球囊扩张时（尤其应用单球囊）出现，多为一过性，随着球囊的抽吸而消失，必要时可静脉注射阿托品 0.5 ~ 1mg。

（三）房室传导阻滞

在 PBPV 术中，可发生于婴幼儿及儿童患者，多为球囊过长或过大，扩张时造成右心室及流出道内膜下缺血影响传导功能，大多为一过性，停止操作可恢复，少数不能立即恢复的，需应用异丙肾上腺素或地塞米松，一般可恢复正常，造成永久性完全房室传导阻滞需置入心脏起搏器的罕见。术中选择大小适当的球囊是避免此并发症的关键。在房间隔缺损、室间隔缺损堵闭术中，缺损位置靠近正常传导系统，堵闭器直径过大，堵闭器局部机械压迫致水肿等，均有可能导致此并发症。选择合适堵闭器，术后可预防性应用激素，减轻机械刺激所致的心肌水肿，从而预防房室传导阻滞的发生。术中若出现非一过性房室传导阻滞，应取出堵闭器，予以观察，并终止堵闭术。

五、血管损伤

（一）肺动脉损伤

在 PBPV 术中，特别是婴幼儿患者，可发生肺动脉损伤，常由于球囊选择过大或过长及操作粗暴所致。若造成肺动脉撕裂或肺动脉瓣环撕裂需急诊手术。在 PDA 堵闭术中，由于封堵器过多突入肺动脉，可造成左肺动脉狭窄。轻度狭窄（跨狭窄处压差小于 15mmHg）可严密观察，如狭窄较重则需要接受外科手术。术前对 PDA 解剖结构的认真了解及堵闭器的恰当选择，可以避免该并发症的发生。

（二）主动脉损伤

在 PDA 堵闭术中，堵闭器过多突入降主动脉可造成降主动脉瓣狭窄，在婴幼儿多见，选择恰当的堵闭器，可避免此并发症的发生。在房间隔缺损堵闭术中，极少数病例 Amplatzer 双面伞堵闭器可对主动脉壁产生侵蚀作用，引起主动脉根部穿孔。

（三）下肢动脉搏动消失

在 PDA、室间隔缺损堵闭术病例，由于容量不足、股动脉受阻时间过长或术后压迫止血不当所致，大多经解除压迫或适当补充容量后可好转。少数有动脉血栓形成，此时除下肢动脉搏动消失外，尚有皮肤变冷，颜色苍白伴下肢运动障碍出现，需接受静脉溶栓治疗。此并发症主要发生在婴幼儿。

（四）股静脉闭塞、静脉撕裂

在 PBPV 术中，使用单球囊多见，多与操作粗暴、球囊大小选择不适当有关。因而强调操作时要细心，动作轻柔，术中应用半量肝素（250U/kg 左右），球囊大小选择适当。在房间隔缺损堵闭术中，Amplatzer 双面伞体内回收困难，在伞没有完全回收入输送长鞘时，将伞拉出体外，可导致血管撕裂、断裂。如果出现此种情况，可在输送钢丝后再连接 1 根输送钢丝，回撤偏小的输送长鞘，交换送入另一较大输送长鞘，将伞回收送入长鞘。

六、其他并发症

（一）残余分流

Amplatzer 膜部室间隔缺损堵闭器关闭膜部室间隔缺损后 24 小时残余分流的发生率约为 1%。经导管关闭膜部室间隔缺损后残余分流的发生通常与堵闭器的选择有关，选择了较小的堵闭器是发生手术后残余分流的最常见的原因。手术后堵闭器的位置改变也是手术后残余分流的一原因。一般情况下，少量的残余分流对血流动力学的影响不大，也不增加感染性心内膜炎的风险，可以随访观察。少数的残余分流量较大患者，则应外科取出堵闭器同时关闭室间隔缺损。PDA 堵闭术，亦可因选择了过小的堵闭器而发生残余分流。认真了解 PDA 结构，选择合适堵闭器是预防该并发症的关键。

（二）溶血

主要见于 PDA 堵闭术后患者，由于封堵术后残余分流过大或封堵过多突入主动脉造成，发生率为 0.3% ～ 0.9%。较易溶血，在严密观察下可逐渐减少或保守治疗（降压、激素应用）可治愈。残余分流较大者，内科药物控制无效时，可再置入 1 个或多个封堵器封堵残余缺口后溶血可治愈。如置入堵闭器失败或置入堵闭器后仍有难以控制的溶血，需行外科手术将封堵器取出。

（三）反应性漏斗部狭窄

PBPV 术后瓣膜狭窄早已解除，但即刻或短期内右心室压下降不满意，要考虑反应性漏斗部狭窄的可能。与如下因素有关：重度肺动脉瓣狭窄时右心室漏斗部反应性明显增高。右心室流出道刺激可引起反应性漏斗部痉挛、低氧血症。当球囊扩张术后右心室收缩压下降不满意时，需做由肺动脉到右心室连续测压，若为漏斗部狭窄，则肺动脉与漏斗部之间压差应明显较扩张前减小，而漏斗部与右心室流入道之间有明显压差。必要时做右心室造影以证实右心室流出道狭窄。普萘洛尔试验对诊断右心室流出道狭窄有帮助。若为 PBPV 术后漏斗部反应性狭窄，则静脉注射普萘洛尔（0.05 ～ 0.1mg/kg）后，肺动脉与右心室压差明显减少。术中操作轻柔，避免长时间及反复刺激右心室流出道可减少反应性漏斗部狭窄的发生。多数患者在术后 1 ～ 6 个月狭窄能逐渐缓解，右心室压力逐步下降。术后应用普萘洛尔10 ～ 20mg/ 次，3 ～ 4 次 / 日，1 ～ 6 个月有一定疗效。

（四）Amplatzer 双面伞体内回收困难

是少见的并发症，主要与选择了偏小的输送长鞘有关。如果出现此种情况，只要在输送钢丝后再连接 1 根输送钢丝，回撤偏小的输送长鞘，交换送入另一较大输送长鞘，一般很容易将伞回收输送入长鞘。切忌在伞没有完全回收入输送长鞘时，将伞拉出体外，否则将严重损伤血管，甚至导致血管断裂。

第五节　药物性风险的表现与防范

一、硝酸酯类药物

（一）药物不良反应与防范对策

相关内容参见第 7 章第五节"硝酸酯类药物"。

（二）临床用药不良反应举例

亚硝酸异戊酯

【不良反应】

常见有面红、头痛、头胀、心悸、血压下降、头晕、眩晕、软弱无力、昏厥、心悸及呼吸抑制，还有恶心、呕吐、激动不安、心血管性虚脱、心动过速、眼内压增高等。

【防治措施】

（1）该药可增加眼压和颅内压，因此对该药或其他亚硝酸类制剂过敏、青光眼、头部外伤、脑出血、急性冠状动脉栓塞、严重贫血、甲状腺功能亢进及急性乙醇中毒患者禁用。接触该药可导致接触性皮炎。该药降低血压，故老年人和心血管疾病患者应慎用。

（2）超剂量可致高铁血红蛋白症，此时可静脉注射1%亚甲蓝注射液5～10mL，必要时给氧和输血。

（3）该药吸入后，收缩压立即下降，应先让患者坐下或卧倒后再用药。让患者活动腿脚，利于静脉回流增加脑血流量。

（4）用药后，短时间内的脉率增加是正常反应。

（5）由于该药作用猛烈，一般用于紧急或患者不能配合时。通常情况应用硝酸甘油。

二、钙通道阻断药

（一）药物不良反应与防范对策

相关内容参见第9章第五节"钙通道阻断药"。

（二）临床用药不良反应举例

地尔硫䓬

【不良反应】

1. *心血管系统*　房室传导阻滞、心动过缓、束支传导阻滞、充血性心力衰竭、心电图异常、低血压、心悸、晕厥、心动过速、室性期前收缩。

2. *神经系统*　多梦、遗忘、抑郁、步态异常、幻觉、失眠、神经质、感觉异常、性格改变、嗜睡、震颤。

3. *消化系统*　食欲缺乏、便秘、腹泻、味觉障碍、消化不良、口渴、呕吐、体重增加、碱性磷酸酶、乳酸脱氢酶、谷草转氨酶、谷丙转氨酶轻度升高。

4. *皮肤*　淤点、光敏感、瘙痒、荨麻疹。

5. *其他*　弱视、CPK升高、口干、呼吸困难、鼻出血、易激惹、高血糖、高尿酸血症、阳痿、肌痉挛、鼻充血、多尿、夜尿增多、耳鸣、骨关节痛、脱发、多形性红斑、锥体外系综合征、齿龈增生、溶血性贫血、出血时间延长、白细胞减少、紫癜、视网膜病变、血小板减少、剥脱性皮炎。

【防治措施】

1. *房室传导阻滞、心动过缓、束支传导阻滞*　常在与β受体拮抗药合用、长期大量应用或存在基础的窦房结、房室结功能障碍时发生，出现后应减量或停用。严重者可给予阿托品、异丙肾上腺素对症处理，必要时给予起搏治疗。对存在窦房结、房室结病变的患者，禁止使用。

2. *充血性心力衰竭*　可停药并给予强心、利尿、扩血管等对症处理。

第 21 章　主动脉夹层的诊疗风险与防范

第一节　临床诊疗的方法和预后

一、诊断依据

（一）临床特点

1. 疼痛　夹层分离突然发生时患者突感疼痛，A 型多在前胸，B 型多在背部、腹部。疼痛剧烈难以忍受，呈刀割或撕裂样。少数起病缓慢者疼痛可以不显著。

2. 高血压　初诊时 B 型患者 70% 有高血压。患者因剧痛而出现焦虑不安、大汗淋漓、面色苍白、心率加速。如外膜破裂出血则血压降低。

3. 神经系统　主动脉夹层延伸至主动脉分支颈动脉或肋间动脉，可造成脑或脊髓缺血，引起偏瘫、昏迷、神志模糊、截瘫、肢体麻木、反射异常、视力与大小便障碍。A 型患者中 2% ~ 7% 有晕厥，但未必有其他神经症状。

4. 心血管系统　主动脉瓣关闭不全，夹层血肿涉及主动脉瓣环或影响心瓣叶的支撑时发生，故在主动脉瓣区可突然出现舒张期吹风样杂音，脉压增宽，急性主动脉瓣反流可以引起心力衰竭。脉搏改变，一般见于颈动脉、肱动脉或股动脉，一侧脉搏减弱或消失，可有心包摩擦音，夹层破裂入心包腔可引起心脏压塞。

5. 压迫症状　主动脉夹层压迫腹腔动脉、肠系膜动脉时可引起恶心、呕吐、腹胀、腹泻、黑便等症状。压迫颈交感神经节引起霍纳综合征。压迫喉返神经致声嘶。压迫上腔静脉致上腔静脉综合征。累及肾动脉可有血尿、尿闭及血压增高。

（二）辅助检查

1. 心电图　左心室肥大及非特异性 ST-T 改变。病变累及冠状动脉时，可出现急性心肌缺血甚至心肌梗死改变。大约 20% 的 A 型主动脉夹层患者有急性心肌缺血或急性心肌梗死图形。心包积血时可出现急性心包炎的心电图改变。

2．X线胸片　见上纵隔或主动脉弓影增大，主动脉外形不规则，有局部隆起。如见主动脉内膜钙化影，可准确测量主动脉壁的厚度。

3．MRI检查　是一种诊断所有类型主动脉夹层敏感性、特异性均很高的显像方法，最常用在血流动力学稳定的情况下和慢性主动脉夹层的随访。

4．超声心动图　应用超声心动图诊断升主动脉夹层分离有重要临床价值，非常可靠，且常易于识别出并发症，如心包积血和填塞、主动脉瓣关闭不全、胸腔积血等。

5．CT检查　常用于诊断主动脉夹层的工具之一。CT可显示病变的主动脉扩张。

6．血、尿常规　血常规白细胞计数常迅速增高，可出现溶血性贫血或黄疸。尿常规尿中可有红细胞，甚至肉眼血尿。

二、治疗方法

（一）治疗原则

阻止夹层血肿的进行性分离，采用药物有效降低左心室收缩力和收缩压。

（二）具体方法

1．内科药物治疗　主动脉夹层的严重并发症多发生在发病后数小时内，因此积极的药物治疗以降低血流对主动脉的冲击极为重要。

（1）缓解疼痛：疼痛严重时可给予吗啡类药物镇痛并镇静、制动，患者应于重症监护室（ICU）内监护，密切注意神经系统、肢体脉搏、心音等变化，监测生命体征、心电图、尿量等，采用鼻导管吸氧，避免输入过多液体以免升高血压及引起肺水肿等并发症。

（2）降压治疗：治疗的关键是控制血压和降低心率，可联合应用血管扩张药和 β 受体拮抗药。对有不能耐受 β 受体拮抗药者（如支气管哮喘、心动过缓或心力衰竭），可应用艾司洛尔观察患者对 β 受体拮抗药的反应情况。为降低血压，钙通道阻断药如维拉帕米、地尔硫䓬、硝苯地平等也可应用，尤其对于支气管哮喘患者。如果 β 受体拮抗药单独不能控制严重高血压，可联合应用血管扩张药。通常联合应用硝普钠和 β 受体拮抗药，硝普钠持续静脉滴注，开始剂量为每分钟按体重 $0.2 \sim 0.3mg/kg$，逐渐增加剂量，以使血压下降到最低而又不影响心、脑、肾灌注为度。

（3）急救：严重血流动力学不稳定患者应马上插管通气，补充血容量。有出血如心包、胸腔或主动脉破裂者应输血。排除由于主动脉分支阻塞导致的假性低血压非常重要，故应监测双侧血压。超声心动图一旦发现心脏压塞，无需再行进一步影像检查，直接行胸骨切开外科探查术。

（4）巩固治疗：病情稳定后可改用口服降压药控制血压，及时做血管造影等检查，决定下一步诊治。

2．外科手术治疗　外科手术曾是治疗夹层动脉瘤的经典方法，但近年有了一些变化。目前认为，A型夹层应该手术治疗，B型夹层应选择药物治疗，但出现下列情况时应该手术治疗：①主动脉夹层导致重要器官缺血；②动脉破裂或是将要破裂，如形成梭状动脉瘤；③主动脉夹层逆行延展累及升主动脉。

3．介入诊疗

（1）血管造影：一般应该做双侧股动脉穿刺造影，完整的造影检查包括真腔、假腔造影，真假腔测压，一般应该做双侧股动脉穿刺造影、重要脏器动脉（腹腔动脉、肾动脉、肠系膜上动脉）选择性血管造影。一般应该做双侧股动脉穿刺造影，股动脉搏动弱的一侧可将导管插入真腔，股动脉搏动强的一侧则代表假腔。当双侧股动脉搏动无差别时，可先穿刺一侧股动脉做造影，待明确真、假腔的关系和假腔出口的部位后再穿刺对侧。一般当真腔造影显示夹层破口位置后，导管不难进入假腔。经股动脉途径不能进入真腔时，可采用经肱动脉穿刺进入真腔。

（2）血管内支架置入：置入受压迫的血管分支，使塌陷的血管开通。如果分支血管从假腔发出，而且血流良好，则无须再置入支架，即使真腔完全闭塞。

（3）内膜片造口术：适应于假腔明显扩大并影响远侧血液供应或假腔持续扩大有破裂危险者。造口的目的不仅在于降低假腔的绝对压力，更重要的是降低假腔与真腔之间的压力差。目前应用最多的是在腹主动脉分叉处造口，以缓解急性下肢动脉缺血。

（4）带膜支架封闭原发撕裂口：主要适用于B型夹层。术前要确定入口的位置、近端无夹层主动脉段的直径，估计带膜支架的长度。可以采用螺旋CT或是磁共振成像的显影方法。

三、预后特点

本病患者一般不能在生前得到正确的诊断，往往是在尸体解剖时才发现。因此本病曾被认为是一种罕见的、病死率极高的严重疾病。在长期随访中，5年生存率为50%，10年生存率为25%，20年生存率为50%。晚期病死率与患者年龄大、多伴有高血压及病变广泛，如心、肺、脑、肾等重要器官供血不足有关。主动脉夹层的预后十分凶险。在病变发生后有50%患者在24小时后死亡，84%将于1～7日内死亡，仅10%～15%可由急性病变转为慢性动脉瘤而获生存，而生存的病例中，大多数都因夹层内血流又破入内膜之故。死亡原因多数由于夹层动脉瘤向外穿破达胸腔、心包和腹腔等，95%死于大出血。近年来由于对本病及时诊断的水平提高，特别是裂口水平的血栓封闭率提高，使本病度过急性期，从不治之症到可以挽救生命，仅内科治疗也使存活10年以上的病例数增多。采用积极内、外科治疗急性主动脉夹层的总生存率至少应达到70%～80%。急性期死亡原因多为主动脉外膜撕裂出血引起致命性心脏压塞、血胸、血腹以及出血性休克，并发急性心肌梗死、脑血管意外、急性肾功能不全和肠坏死等。威胁患者生命并导致后期死亡的主要因素来自受累主动脉及相关的心血管疾病，常见的有夹层主动脉持续性扩张破裂，受累脏器血流灌注进行性减少以致其功能不全，严重主动脉瓣关闭不全导致左心力衰竭等。

第二节　并发症风险的表现与防范

一、主动脉瓣关闭不全

（一）发生机制

主动脉夹层常发生于主动脉根部扩张，主动脉瓣扩大的患者（马方综合征和主动脉中层囊性坏死）发病前就有可能伴有轻中度主动脉瓣关闭不全，在急性主动脉夹层发生时，内膜常可逆行撕脱至主动脉瓣环和交界处，甚至越过瓣环进入左心室，引起主动脉瓣叶脱垂或突然加重，导致急性主动脉瓣关闭不全，诱发急性心力衰竭。

（二）诊断依据

急性主动脉瓣关闭不全的主要症状是气促，呼吸困难，不能平卧等急性肺水肿症状。由于交感神经兴奋，常有窦性心动过速，约20%患者可出现心绞痛。

呼吸急促，半卧位或端坐呼吸。心界大小正常或稍增大。主动脉瓣第一、二听诊区，可听到舒张期泼水样杂音，呈高调、递减型，向心尖部传导，心率增快，脉压差正常或增大，出现第三心音，第一心音降低。双肺常可闻及湿性啰音。伴有慢性主动脉瓣关闭不全，可有外周血管体征，脉压差增大，颈动脉搏动，水冲脉，股动脉枪击音等。

超声心动图可直接观测到升主动脉、主动脉弓和主动脉瓣病变。明确主动脉的扩张程度，真假腔大小，主动脉瓣叶关闭的裂隙、脱垂及反流程度，测定左心室容积和判断左心室的功能。如果病情允许，结合食管超声心动图检查，可看见破口及胸降主动脉情况，提高诊断准确率。

大多数不需行心导管检查。疑有冠心病时，可逆行升主动脉造影及冠状动脉造影检查。

（三）处理方法

1．一般治疗　急性主动脉夹层伴主动脉瓣关闭不全和急性心力衰竭的患者，一经诊断立即进入重症监护室（ICU），监测各种生命体征，床边完成必要的X线胸片、超声心动图、常规化验等检查，严重急性左心力衰竭（肺淤血）患者应取半卧位，对烦躁不安、焦虑，可应用镇静药和镇痛药，如地西泮、吗啡等。

2．吸氧　应用血管扩张药和利尿药仍有严重的呼吸困难和发绀者，可行气管插管，呼吸机辅助呼吸和采用呼气末正压呼吸（PEEP）。

3．血管扩张药　扩血管疗法是一种非常有效的方法。可降低体循环阻力，减轻心脏后负荷，减少左心室的射血压力，对与主动脉瓣关闭不全，能减少血液反流量。在严密测血压情况下，剂量由小到大，直到控制血压在100/60mmHg，平均动脉压70mmHg，肺水肿缓解。常用药物有：硝普钠、硝酸甘油、酚妥拉明、利尿药、应用正性肌力药物。

4．手术治疗　主动脉夹层伴主动脉瓣关闭不全和急性心功能衰竭，预后不良，可在数小时或数天内死亡。在积极内科治疗，诊断明确后，急诊手术治疗才是最根本的解决办法。

（四）预防要点

主动脉夹层并发的急性主动脉瓣关闭不全和急性心力衰竭，由于大多是突然发生，基本上无法预防，在可能发生主动脉夹层的患者，定期随访，适当限制体力活动可预防主动脉夹层发生，在发生主动脉夹层后，及时控制血压和应用β受体拮抗药可减缓内膜剥离的范围，防止主动脉瓣关闭不全和急性心力衰竭的进展。

二、心包压塞、胸腔积液和主动脉破裂

（一）发生机制

主动脉夹层的基本病理变化就是血肿在动脉壁中层剥离和蔓延，大多在中层的内1/3和

外 1/3 之间这一层面发展。由于左心室射血对主动脉壁的冲击和主动脉壁中层的病理改变，血流的顺向和逆向剥离范围越来越大，逆行剥离至主动脉根部后，血液可从动脉壁中层的外 1/3 和外膜中渗出进入心包，形成血性心包积液。

心包渗出的增加使心包腔的压力上升，如渗血速度较快，心包腔的扩展不能适应渗血的迅速积聚，使心包腔内压力急骤升高，即将明显降低心肌的顺应性，妨碍心脏舒张期的血液充盈而产生急性心脏压塞症状，甚至心搏骤停、猝死。

心包腔内压力升高，主要妨碍心脏的舒张，使血液充盈减少，心排血量下降，引起代偿性心动过速，以维持正常的排血量。心排血量的减少，使收缩期血压下降，但舒张期血压变化不大，故脉压差变小。另一方面，心包腔内压力增高，使静脉血回流困难，静脉压升高，出现颈静脉怒张等症状。

胸腔的渗血，小至中量对呼吸影响不大，大量胸腔积血、积液，可产生肺压缩和肺扩张不全。

（二）诊断依据

1. 症状　主动脉夹层伴发心包积液、胸腔积液，早期的症状常被主动脉夹层的症状所掩盖。随着积液、渗血的增加，呼吸困难成为最突出的症状。患者表现呼吸表浅、急速，严重时被迫坐起，端坐呼吸，面色苍白，神情烦躁不安，甚至有发绀。

2. 体征　心尖搏动弱，心浊音界向两侧扩大，心音可轻而远，心动过速，血压低，脉压差小，静脉怒张，一侧或双侧肺呼吸音减低或消失，叩诊一侧或双侧胸部浊音。

3. 辅助检查

（1）胸部 X 线：少量心包、胸腔渗液时，X 线难以发现。心包渗液达 300mL，胸腔渗液超过 500mL 时，可见心影向两侧增大，纵隔影增宽，肋膈角消失或胸腔积液征象。

（2）超声心动图：彩色超声心动图检查迅速可靠，可发现心包和胸腔内的液性暗区，并便于床旁检查和随访观察其动态变化。

（3）CT 或 MRA：CT 或 MRA 在检查主动脉夹层同时，可准确的发现心包腔、胸腔及纵隔的积液情况。大多数患者心包是中等量积液，胸腔是少至中量积液。

（三）处理方法

主动脉夹层伴发的心包压塞、胸腔积液和纵隔积液除非是大量的，引起循环不稳定，一般无须特殊治疗。

1. 心包穿刺术　急性心包压塞时，一次抽出 100mL 就可能使患者症状减轻。但主动脉夹层的患者渗出会继续迅速增加，所以一旦条件允许，应立即手术治疗主动脉夹层以解除心包积液。

2. 胸腔穿刺术　少至中量胸腔积液，不需穿刺抽吸，若积液量较多，一般也不主张胸腔穿刺抽液。若对呼吸功能有影响，进行胸腔穿刺，抽除部分积血、积液，促使肺部扩张，以改善呼吸功能。否则，可在手术中打开胸膜腔，吸除积液。

3. 主动脉夹层的治疗　主动脉夹层破裂，一般在几分钟内死亡。但有部分 Stanford B 型主动脉夹层破入左侧胸腔，由于纵隔胸膜的阻挡，出血是个相对缓慢的过程，在快速输血，抗休克的情况下可以存活，特别是年轻病例。

（四）预防要点

预防主动脉夹层并发的心包、胸腔、纵隔积液和主动脉破裂，主要是针对原发病主动脉夹层的预防。

第三节 误诊风险的表现与防范

一、误诊范围及后果

（一）误诊范围

主动脉夹层误诊率高。有相关研究分析，2004—2013 年发表在《中文医学》期刊并经遴选纳入误诊疾病数据库的 AD 误诊文献共 504 篇，累计误诊病例 3 776 例，误诊率 38.62%。本次纳入的 3 776 例 AD 误诊范围非常广泛，误诊疾病达 100 余种，涉及 12 个系统或专科，对误诊疾病的系统分布统计可见，误诊疾病主要集中在心脑血管疾病和急腹症方面。居前 3 位的误诊疾病为急性冠状动脉综合征（其中急性心肌梗死占总误诊病例的 19%）、脑血管病、急性胰腺炎；39 例次仅作出晕厥、腰背痛、胸痛、意识障碍等症状查因诊断；25 例次入院初期诊断不明确；19 例次漏诊 AD。临床误诊主要表现有以下类型：①因饱餐后突发性上腹部疼痛，被误诊为急性胰腺炎；②因活动后出现胸痛而误诊为急性心肌梗死；③因腹痛、呕血而误诊为上消化道出血；④因腹痛、呕吐、少尿、水肿，血尿素氮增高而误诊为肾炎、尿毒症；⑤因气管、纵隔移位，出现声音嘶哑、吞咽困难，为此常被误诊为纵隔肿瘤；⑥因咳嗽、咯血、肺内包块而误诊为肺内肿瘤。

（二）误诊后果

主动脉夹层患者在就诊初期几乎都被误诊，多误诊为主动脉走行区域附近器官的常见病和多发病，文献也屡见主动脉夹层误诊致死的报道。临床资料证明，未经治疗的主动脉夹层患者，发病的第 1 个 24 小时内每小时病死率约为 1%，半数以上在 1 周内死亡。约 70% 在 2 周内死亡。约 90% 在 1 年内死亡。主动脉夹层是常见心脏急症，多在住院监护处理后，病情得到确诊及及时药物对症治疗或手术治疗，但病死率较高，误诊病例主要按急性心肌梗死、心绞痛发作等治疗，使胸痛表现、血压情况的观察及对症处理有一定帮助，死亡者往往因为病情危重得不到及早手术而死于严重并发症，药物治疗往往没有效果。如果病情较轻，其夹层可在观察对症处理后得到缓解。

二、误诊原因分析

（一）对主动脉夹层认识不足

临床对主动脉夹层的认识不足。此病多见于中年人，往往以剧烈而持续性胸背痛或上腹部疼痛为主要表现，伴有血压升高或降低，如患者有上述表现，加之心电图表现异常易误诊为心绞痛或心肌梗死。有腹部慢性病变史，B 超检查又发现异常时易误诊为急腹症，如胆石症、肾绞痛。也可以表现为神经系统症状或消化系统症状，如双下肢瘫痪、晕厥、呕吐、柏油样便、腹胀等。有时表现为低血压或休克状态，在应用升压药的过程中疼痛加重，未引起重视。

超声可把夹层分离迅速扩展所致主动脉内膜破口误认为发育不良的主动脉瓣。

（二）急症就诊及时检查困难较大

主动脉夹层临床表现复杂。主动脉夹层具有起病急、进展迅速、易致猝死的特点，很多患者在常规检查未完成或多专科会诊之前就已经死亡。加之本病具有病因复杂、临床表现多样的特点，没有特异性的表现来帮助医师确诊，容易和临床上的许多常见病相混淆，如呼吸道、胰腺、胃肠道的疾病和心脏本身的疾病等，这在很大程度上增加了诊断难度，而且易引发医疗纠纷。主动脉瓣区突然出现吹风样舒张期或收缩期杂音是诊断本病最有价值的体征。16%～67%的近端主动脉夹层的病例可听到主动脉瓣反流杂音。

（三）过分相信辅助检查结果，忽视临床综合分析

胸片显示进行性主动脉增宽或外形不规则，胸片不具有诊断价值。本病诊断有赖于影像诊断技术包括 UCG、增强 CT、磁共振等。磁共振无创伤，成像质量好，有卓越的诊断准确率，诊断主动脉夹层的敏感性和特异性为 98%，识别内膜撕裂部位的特异性为 100%，多数人将磁共振作为当今确定主动脉夹层撕裂的金标准。主动脉夹层撕裂临床表现复杂多变，缺乏特异性，临床诊断较为困难，因此必须详细了解病史，密切观察体征，合理应用胸片、UCG、磁共振等检查，排除其他疾病，才能做出正确诊断。

（四）不熟悉常见误诊疾病的临床特点

1. **主动脉夹层误诊为冠心病**　主动脉夹层根据病变部位可分 3 型，其中 Ⅰ 型中约有 20% 患者有急性心肌缺血或急性心肌梗死表现，患者常因心电图异常以心肌缺血住院导致误诊。如被误诊为急性心肌梗死予以了静脉溶栓治疗。疼痛是主动脉夹层最常见的临床症状，占 74%～90%。典型疼痛是突然发生，几乎无法忍受呈撕裂样，有濒死感，有的患者出现烦躁不安、大汗淋漓、面色苍白、心悸等临床表现。近端主动脉夹层的内膜撕裂，可累及冠状动脉口，使患者合并心肌梗死，由于夹层常累及右冠状动脉，故多表现为右心室或下壁心肌梗死，而继发性的心肌梗死症状可掩盖原发性夹层表现，因此溶栓更会增加该病风险。因此在对急性心肌梗死，尤其是右心室或下壁心肌梗死进行溶栓或抗凝治疗之前，应排除主动脉夹层可能。

2. **主动脉夹层误诊为神经系统疾病**　主动脉夹层指主动脉腔内的血液通过内膜破口进入主动脉壁中层而形成的血肿，因撕裂范围，组织供血障碍的范围不同，临床表现不一样，神经病学的临床表现在所有主动脉夹层分离中多达 19%。一组资料 36 例主动脉夹层中有神经症状 6 例，占 16.7%。发生机制如下：①当升主动脉夹层扩展至弓部分支，任何一分支因受夹层血肿压迫或内膜破片堵塞其起源发生狭窄，都可引起脑部或上肢供血不足出现偏瘫、意识改变、晕厥，甚至昏迷；②当远端主动脉夹层分离危及脊柱动脉灌注，局部缺血的脊髓坏死会产生下肢轻瘫、截瘫，腹部感觉平面或大小便障碍。主动脉夹层分离延伸至主动脉分支颈动脉或肋间动脉，可造成脑或脊髓缺血，引起偏瘫、昏迷、肢体麻木及反射异常，易误诊为神经系统病变。

3. **主动脉夹层误诊为消化系统疾病**　主动脉夹层临床表现多样，没有特异性的表现，容易和临床上的许多常见病相混淆，如胰腺、胃肠道疾病等，这在很大程度上增加了诊断难度。主动脉夹层多发病突然，出现剧烈的胸背和（或）腹部撕裂样或刀割样疼痛，呈持续性，伴

随烦躁不安、大汗淋漓，患者有濒死感，此为主动脉内膜突然撕裂的表现，疼痛可由前胸或脊柱旁主动脉走行向腰部或腹部传导放射，有时与急腹症的腹痛相似，但主动脉夹层很少有腹部压痛和反跳痛，此为重要鉴别点。

三、误诊防范对策

（一）提高对主动脉夹层的诊断意识

临床医师在疾病的诊治过程中，需时刻警惕主动脉夹层的存在，根据疾病的临床表现特点、体征及相关的医技检查，迅速判断有无主动脉夹层的可能性，特别是在病情危急时间紧迫的情况下，诊治更需果断。临床医师应充分认识并保持对主动脉夹层的高度重视。在临床上出现以下情况，应怀疑本病：①剧烈胸痛、腹痛，起病急骤，吗啡不能缓解，而体征轻微；②虽有胸痛、腹痛，并出现休克征象，但血压无明显下降，或不下降甚至反而升高；③突然出现主动脉瓣关闭不全的体征或伴心力衰竭进行性加重；④胸骨上窝触及搏动性肿块；⑤两侧颈动脉、肱动脉及股动脉搏动强弱不一致，甚至出现无脉症。对可疑病例及时做 UCG 等相应检查以助诊断。综合分析以明确诊断，给予积极降压或急症手术治疗。

（二）迅速完善特异性医技检查

1. 超声心动图　包括经胸主动脉和经食管主动脉彩色超声检查。超声诊断主动脉夹层的准确性和特异性较高，优点是可以在床边无创进行，无须造影剂，可定位内膜裂口，显示真假腔的状态及血流情况，并可显示并发的主动脉瓣关闭不全、心包积液及主动脉弓分支动脉的阻塞。但对于局限于主动脉弓和降主动脉的夹层诊断率较低。

2. CT检查　CT可显示病变的主动脉扩张，发现主动脉内膜钙化优于X线平片，如果钙化内膜向中央移位则提示主动脉夹层，如向外围移位提示单纯主动脉瘤。CT还可显示由于主动脉内膜撕裂所形成的内膜瓣，此瓣将主动脉夹层分为真腔和假腔。CT对降主动脉夹层的诊断准确性高，升主动脉和主动脉弓由于动脉扭曲，可产生假阳性或假阴性。

3. 磁共振检查　磁共振能直接显示主动脉夹层的真假腔，清楚显示内膜撕裂的位置和剥离的内膜片或血栓，能确定夹层的范围和分型，以及与主动脉分支的关系。有报道磁共振检查对早期主动脉夹层诊断准确率近100%，有替代动脉造影称为主动脉夹层诊断金标准的趋势。但缺点是扫描时间长，不适用于体内有金属置入物的患者。

（三）掌握主动脉夹层的临床特点，全面细致分析病情

要提高对主动脉夹层复杂多变临床表现的认识，尤其是特殊类型主动脉夹层。对高血压患者如遇到下列情况应高度怀疑本病：①突然出现的持续性剧烈胸背部或腹部疼痛，且对吗啡类镇痛药无效，如疼痛呈转移性则更支持本病；②有出汗、面色苍白等休克表现而血压升高；③四肢血压或脉搏突然出现非对称性变化；④突然出现主动脉瓣区杂音；⑤腹部触及无痛搏动性肿块或闻及血管杂音；⑥多脏器损害而无其他原因可解释。如出现上述情况，应尽早做相关方面检查（B超、CT或磁共振等）进一步确诊，减少误诊。

（四）提高对主动脉夹层的鉴别诊断水平

主动脉夹层是由于主动脉中层弹力纤维黏液性变、囊性坏死，造成血液渗入主动脉中层

形成夹层血肿，并沿着主动脉延伸剥离的严重心血管急症。因撕裂范围、组织供血障碍的范围不同，临床表现复杂多样，极易误诊。根据夹层累及的部位不同，可以出现下列体征：①夹层累及锁骨下动脉可出现一侧上肢无脉或脉弱；②累及髂总动脉时，可出现病侧肢体低血压；③主动脉弓部血管受压，临床表现为头晕、晕厥、吞咽困难、声音嘶哑、霍纳综合征；④累及肾动脉可出现血尿、无尿及急性肾功能不全；⑤损伤胃及腹腔动脉可出现恶心、呕吐、肠麻痹等急腹症表现；⑥瘤体向外膜破裂可引起心脏压塞、左侧血胸及纵隔血肿；⑦夹层扩展到冠状动脉，造成冠状动脉管腔狭窄，可引发急性心绞痛及心肌梗死；⑧近端型可在主动脉瓣区出现收缩期及舒张期杂音；⑨远端型则在背部及腹部听到收缩期杂音。鉴于上述特点，临床应行详细的鉴别诊断。

第四节 介入诊疗风险的表现与防范

主动脉夹层的介入诊疗技术有经皮腔内隔绝术（TEVAR）。这项介入诊疗技术的并发症主要有内漏及截瘫等。

一、内漏

（一）发生机制

引起各型内漏的原因不同。Ⅰ型内漏的常见原因包括：①主动脉弓成角。Ⅰ型内漏多发生于主动脉弓的小弯侧，移植物被弯曲后有一个恢复原状的弹性力，这个力使得其在小弯侧的径向力较小，不易与动脉壁贴合紧密。尤其当支架锚定在近、远端血管成角区域时，血管成角可造成置入的支架型移植物不能与自体弯曲的主动脉内壁紧密贴合，同时也造成支架型移植物的折曲，在成角大的近端瘤颈甚至可能造成支架的折叠而导致主动脉瓣狭窄，成角越大越易造成漏血；②瘤颈过短。近端瘤颈过短造成支架不能与自体血管紧密贴合是引起近端Ⅰ型内漏的另一重要原因。腔内治疗时近端颈部血管长度应以大于1.5cm为宜，如果瘤颈过短，可采取杂交或旁路移植的方法延长瘤颈，瘤颈越短发生内漏及其他并发症的可能越大；③颈部血管形态。颈部锥形/梯形或不规则形引起内漏风险增加。严重的异常血管形态可能是腔内治疗的禁忌证。一般进行腔内治疗时这种瘤颈被限制在瘤颈近远端直径差异在4mm以内的条件下；④血管钙化。当钙化斑块位于支架型血管的锚定区域可造成支架不能与自体血管紧密贴合；⑤支架型血管直径选择不当。当近、远端锚定部位支架直径选择过小或过大均可造成内漏。

（二）诊断依据

术中造影及术后主动脉增强CT（CTA）检查是发现内漏的常见手段。如果术中发现造影剂进入支架型血管外瘤腔或假腔内即可诊断为内漏，内漏诊断明确后对内漏进行分型有利于采取进一步的治疗手段，术中发现内漏后进行多方位数字减影血管造影（DSA）检查及对可能发生的漏血部位分别检查有助于发现漏血的来源。术后规律随访是发现内漏的主要措施，主动脉腔内治疗后必须规律随诊，CTA是随诊的重要检查手段，可观察有无内漏、主动脉瘤或主动脉夹层的愈合情况。CTA是诊断内漏的精确方法，任何类型的内漏在CTA成像上均表现为移植物外、瘤腔或假腔内出现造影剂。薄层CT及三维重建常能提示漏血的来源。同时CTA对血管壁的变化、血栓形成状况、瘤体直径的变化等均能提供准确的信息。DSA及腔内血管超声同样是诊断内漏的可靠方法，但由于是有创检查，一般术后随诊不作为常规手段，除非准备二次腔内治疗处理内漏前，造影进一步明确内漏的部位及来源。一般对于术中未发现内漏的患者，建议腔内治疗后1、6、12个月复查CTA，其后每年随访1次，如果发现内漏，应根据内漏的分型及漏血量的多少缩短随诊的间隔时间。

（三）处理方法

内漏的处理措施及时机取决于内漏的类型、流量及位置，理论上讲任何类型的内漏只要引起瘤体或假腔的进一步扩张均应积极治疗，因此随诊中对漏血量和瘤体直径的测量有利于治疗时机的选择。I型内漏是引起腔内治疗失败的主要原因，因此一旦发现，应早期积极治疗。处理I型内漏的原理是增加锚定区支架型血管的支撑力和接触面积，处理方法包括球囊扩张、加用延长的支架型移植物。在腹主动脉腔内治疗时，如果瘤颈较短或迂曲，易发生近端I型内漏，应选择近端带裸支架的支架型血管，以裸支架跨越肾动脉。如果发现内漏但无再次腔内治疗的条件时，要早期进行外科治疗。

（四）预防要点

内漏的预防是从术前评估开始的。严格的手术适应证选择、充分的器械准备以及术中支架型血管的精确定位和释放是预防内漏的关键。保证锚定区条件，包括锚定区的长度和构型，如果术前影像学评估锚定区条件不佳，则应考虑通过封闭左锁骨下动脉甚至左颈总动脉扩展锚定区，术前提前做好这些动脉转流重建有利于避免内漏的形成。术后内漏多因术中内漏未能妥善处理，瘤腔无法完全血栓化而演变为术后持续性内漏。继发性内漏则是在随诊过程中新出现的内漏，原因多为血流、自体血管与移植物之间长期相互作用造成贴附不牢或移植物发生移位。术后支架型移植物发生移位和接口部血管直径发生了进一步扩张是术后内漏的少见原因。因此预防术后内漏的根本问题是争取术中一期消除内漏，同时术者在设计治疗方案时应力求有利于提高置入移植物的长期稳定性。除II型内漏外其他内漏均与移植物有关，因此还应进一步改善产品的设计。

二、截瘫

截瘫是主动脉腔内治疗灾难性的并发症，有报道表明，胸主动脉腔内治疗后截瘫的发生率为0.8%～7.5%，主动脉腔内治疗后截瘫发生的具体机制尚不十分明确，截瘫可能与支架型血管覆盖了脊髓的供血血管（根大动脉、肋间动脉、腰动脉）、介入术中低血压或者脊髓供血血管发生了栓塞或急性血栓形成有关。有些操作方面的因素可能与截瘫有关，包括移植物的长度、置入支架的数量、术中是否覆盖左锁骨下动脉以及是否进行过腹主动脉腔内治疗或置换。

截瘫一旦发生，应立即采取有效措施逆转疾病的发展或改善预后。脊髓灌注压等于平均动脉压减去脊髓内压，故维持脊髓的血供可通过提高平均动脉压或减低脊髓内压来实现。有研究证明，通过升高血压来提高脊髓灌注压从而缓解脊髓缺血是有效的，具体可使用扩容和血管收缩药物等。脑脊液引流通过降低脊髓内压同样可以增加脊髓灌注。对于可能发生脊髓缺血损伤的高危患者，可常规行脑脊液引流，增加脊髓血流灌注来预防这一并发症的发生。另外应用类固醇激素也有助于缓解截瘫的症状。

截瘫严重影响了腔内治疗的预后和患者的生活质量，因此预防至关重要。患者入院后即应采取有效的预防措施，详细评估患者是否存在导致截瘫风险增加的因素，如果存在这些危险因素，应采取有效的措施避免，腔内治疗时如果可以充分覆盖病变，尽量选择短支架，如果长支架或多个支架置入不可避免，则介入术后一定要严密监测脑脊液压力。此外，行腔内治疗时，覆膜移植物尽量不要覆盖胸椎 T9 ~ T12 节段，如果必须覆盖降主动脉远端，则应使用裸支架，以避免封闭肋间动脉。如果既往接受过腹主动脉瘤修复的患者，脊髓的血供或侧支循环可能已受影响，介入术中尽量不要覆盖左锁骨下动脉，如果必须覆盖，介入术前最好行旁路移植治疗。也有学者建议围介入期保持平均动脉压在 90mmHg 以上以利于脊髓动脉的供血。

第五节　药物性风险的表现与防范

一、钙通道阻断药

（一）药物不良反应与防范对策
相关内容参见第 9 章第五节"钙通道阻断药"。

（二）临床用药不良反应举例
维拉帕米
【不良反应】
1. 心血管系统　心悸，可致心跳过慢，严重者可低于 50 次 / 分，偶尔发展成二度或三度房室传导阻滞及心搏骤停，能使预激综合征伴心房颤动或心房扑动者旁路传导加速，以致心率增快，还可导致低血压、肺水肿，加重心力衰竭。

2. 消化系统　可出现牙龈增生、便秘、非梗阻性麻痹性肠梗阻等。罕有肝毒性作用。转氨酶升高，伴或不伴碱性磷酸酶和胆红素的升高，这种升高有时是一过性的，甚至继续使用维拉帕米仍可消失。

3. 神经系统　可致轻度头痛、头晕或眩晕，偶可致肢体冷痛、麻木及烧灼感。

4. 皮肤　外周水肿、颜面潮红，皮疹，罕有多形性红斑。

5. 变态反应　偶可发生恶心、轻度头痛及关节痛、支气管痉挛、皮肤瘙痒及荨麻疹。

6. 内分泌系统　偶可致泌乳素浓度增高或溢乳。

7. 其他　牙龈增生。女性患者踝部水肿，而无体液潴留。

【防治措施】
1. 房室传导阻滞、窦性心动过缓　出现后应减量或停用。严重者可给予阿托品、异丙肾上腺素对症处理，必要时给予起搏治疗。

2. 便秘　给予改善胃肠动力药物对症处理。

二、β 受体拮抗药

（一）药物不良反应与防范对策

相关内容参见第 14 章第五节"β 受体拮抗药"。

（二）临床用药不良反应举例

阿罗洛尔

【不良反应】

1. 心血管系统　偶见心力衰竭、房室传导阻滞。有时可见心动过缓。有时出现胸痛、胸部不适感、眩晕、站立不稳、低血压。偶见心房颤动、末梢血循环障碍（雷诺病、冷感等）、心悸、气喘。

2. 精神神经系统　有时出现乏力、倦怠感、头痛、头重、嗜睡。偶见忧郁、失眠。

3. 消化系统　有时出现软便、腹泻、腹部不适、腹痛、恶心、呕吐。偶见食欲缺乏、消化不良、腹胀感、便秘。有时可见 GOT、GPT 升高。偶见 ALP、LDH 升高。

4. 呼吸系统　偶见支气管痉挛、喘息、咳嗽。

5. 眼睛　可见泪液分泌减少。偶见视物模糊、眼睛疲劳。

6. 过敏　偶见皮疹、荨麻疹、瘙痒、灼热感，出现此类症状时应停药。

7. 其他　水肿，麻木，心胸比例增大，肌肉痛，口渴，脱发。有时出现三酰甘油、尿酸升高。偶见总胆固醇、BUN、空腹血糖值、CPK 升高及白细胞增多。

【防治措施】

（1）对本药成分有过敏史的患者，严重心动过缓，房室传导阻滞，窦房传导阻滞，糖尿病性酮症，代谢性酸中毒，有可能出现支气管哮喘及支气管痉挛的患者，心源性休克，肺动脉高压所致右心力衰竭的患者，充血性心力衰竭的患者禁用。老年人一般不宜过度降压，宜从小剂量开始。

（2）有充血性心力衰竭可能的患者、特发性低血糖症、控制不充分的糖尿病、长时间禁食状态的患者、严重肝、肾功能障碍的患者、有末梢血循环障碍的患者（雷诺病,间歇性跛行等）慎用。

（3）长期给药时，须定期进行心功能检查（心率、血压、心电图、胸部 X 线等）。在出现心动过缓及低血压时，须减量或停药。必要时可应用阿托品。须监测肝、肾功能。

（4）手术前 48 小时内不宜给药。如出现头晕或疲劳，应避免驾驶或从事危险性工作。

（5）用于嗜铬细胞瘤患者时，须始终联合应用 α 受体阻断药。

（6）心绞痛和缺血性心脏病患者长期服用本品时，突然停药可能会出现心绞痛加重和心肌梗死。因此，对于这类患者，若要停药，应逐渐减量至停用。

第22章　心房颤动的诊疗风险与防范

第一节　临床诊疗的方法和预后

一、诊断依据

临床表现：①有心悸、头晕、疲乏、气急等相关的临床症状；②心脏听诊示心律绝对不整、心音强弱不等、脉搏短绌，还伴有基础心脏病的相关体征；③心电图可明确诊断。

二、治疗方法

治疗原则为阵发性心房颤动和持续性心房颤动应恢复窦性心律，对永久性心房颤动则应采用利伐沙班、华法林等药物抗凝治疗。

（一）一般治疗

主要是通过治疗纠正可能的病因和发作诱因。

（二）控制心室率

适应于初发心房颤动或阵发急性心房颤动、维持窦性心律失败的持续或慢性心房颤动、无症状老年患者、无转复适应证者。药物治疗可应用包括洋地黄类药物、钙通道阻断药、β受体拮抗药等药物，目标是使静息时心室率 60 ～ 80 次 / 分，运动时 90 ～ 115 次 / 分。

1. 洋地黄类药物　静脉注射毛花苷 C 0.4mg。或用地高辛 0.125 ～ 0.25mg 口服，每日 1 次。注意预激综合征并发心房颤动时禁忌应用洋地黄类药物。

2. 钙通道阻断药　常用的为维拉帕米 5mg，稀释后静脉注射。或用维拉帕米每日 40 ～ 80mg，分次口服。或用地尔硫䓬每日 60 ～ 120mg，分次口服，但要注意此类药物的负性肌力作用。房室传导阻滞及预激综合征患者禁用。

3．β受体拮抗药　常用药物为美托洛尔 25 ~ 50mg，每日 2 次，口服。或用阿替洛尔 12.5 ~ 25mg，口服每日 2 次。在有严重心动过缓和高度传导阻滞、失代偿性充血性心力衰竭、支气管哮喘时，禁用 β 受体拮抗药。注意有严重外周血管病和跛行者，β 受体拮抗药应慎用。

（三）心房颤动转复为窦性心律和窦性心律的维持

心房颤动持续时间越长，越容易导致心房电重构而不易转复。因此，复律治疗宜尽早开始。阵发性心房颤动多能自行转复，如果心室率不快，血流动力学稳定，患者能够耐受，可以观察 24 小时。如 24 小时后仍不能恢复窦性心律，则需进行心律转复。持续时间超过 1 年的心房颤动，即永久性心房颤动，转复为窦性心律的成功率不高，即使转复成功也难以维持。心房颤动复律治疗前，应查明并处理可能存在的诱发因素或加重因素，如高血压、缺氧、过量饮酒、炎症、急性心肌缺血、甲状腺功能亢进、胆囊疾病等。上述因素去除后，心房颤动可能消失。无上述因素或去除上述因素后，心房颤动仍然存在者则需要复律治疗。对器质性心脏病，如冠心病、风湿性心瓣膜病、心肌病等，应加强病因治疗，然后再考虑复律治疗。

1．**抗心律失常药物转复心律**

（1）胺碘酮：0.2g，每日 3 次，口服 1 周后改为 0.2g，每日 2 次，口服，1 周后再改为 0.2g，每日 1 次，口服维持。该药可能有低血压、心动过缓、QT 间期延长、胃肠道反应等不良反应。

（2）普罗帕酮：每日 450 ~ 600mg，分 3 ~ 4 次口服。或用普罗帕酮以 1.5 ~ 2mg/kg 静脉注射，持续 10 ~ 20 分钟，可有低血压及负性肌力作用等不良反应。

（3）奎尼丁：每日 0.75 ~ 1.5g，6 ~ 12 小时内分次口服，通常与减慢心率药物合用，注意奎尼丁应用时可引起 QT 间期延长、尖端扭转型室性心动过速、胃肠道反应、低血压等不良反应。

2．**直流电转复心律**　血流动力学不稳定，或心功能明显降低，或心房颤动并发预激综合征的患者应首选心脏复律，能量 150 ~ 200J，同步除颤。电转复心律需要抗凝治疗，通常是转复前 2 周，成功转为窦性后继续抗凝治疗 2 ~ 4 周。

3．**心律转复后维持窦性心律**　①奎尼丁每日 600 ~ 1 500mg，分 3 ~ 4 次口服，维持窦性心律效果较好，但因可能诱发扭转型室性心动过速；②普罗帕酮每日 450 ~ 900mg，分 3 ~ 4 次口服；③胺碘酮以 0.2g，每日 3 次口服，1 周后改为 0.2g，每日 2 次口服，1 周后再改为 0.2g，每日 1 次口服维持；④其他药物如索他洛尔等，但观察时间均不够长，优势尚不能确定。

4．**不同病情复律处理**　①急性心肌梗死可用静脉胺碘酮或直流心脏复律；②有心力衰竭时应首选直流心脏复律；③"特发"阵发性心房颤动自行复律率高，发作＜ 48 小时者 76% 的患者可自行复律，因此认为无需特殊处理。

（四）心室率过快所致并发症的治疗

阵发性心房颤动发作心室率过快时，可能引起血压降低甚至晕厥，这在并发预激综合征经旁路快速前传或肥厚梗阻型心肌病心室率过快时容易发生，应该紧急处理。对于预激综合征经旁路前传的心房颤动或任何引起血压下降的心房颤动，立即施行心脏复律。无心脏复律条件者可静脉应用胺碘酮。无预激综合征的患者也可以静脉滴注毛花苷 C，效果不佳者可静脉滴注地尔硫䓬或 β 受体拮抗药。

（五）心房颤动血栓栓塞并发症的预防

1．华法林　2.5mg，每日 1 次，口服，以国际标准化比值（INR）维持在 2.0～3.0 为宜，用药 3 日后必须测定 INR，若在 1.5 以下应增加华法林用量，若在 3.0 以上应减少剂量。

2．利伐沙班　近年来，新型口服抗凝剂，包括利伐沙班等应用，预防卒中和体循环栓塞的获益大于出血风险。利伐沙班推荐剂量 10～15mg，1 次 / 日。

3．超过 48 小时未自行复律的持续性心房颤动，在进行直流电或药物复律前，应给予华法林抗凝 3 周（保持 INR 为 2.0～3.0），复律后继续服用华法林 4 周，以避免心房形成新的血栓。

三、预后特点

由于心房颤动本身可引起心脏结构和心功能的变化，使血流动力学状态恶化，且易发生血栓栓塞，严重地影响着患者的生活质量且危及患者生命。心房颤动可加重心力衰竭和心肌缺血症状，在少数病例可出现循环衰竭和猝死（特别是预激综合征合并特快室率者），而且增加血栓栓塞事件的发生率。有随访结果发现，慢性心房颤动每年栓塞发生率为 5%，且以高龄多见。17% 的脑栓塞患者和 75% 的周围血管栓塞患者并发心房颤动。心房颤动使脑卒中发生的危险增加 5 倍，并且在最初卒中发作后的 6 个月内再发是常见的。死因主要为肺炎并发呼吸衰竭或感染性休克、恶性肿瘤、心肌梗死、脑栓塞、肾栓塞致肾衰竭。可见阵发性心房颤动的远期预后较好。死亡的主要原因为严重的心力衰竭和致命性心律失常。许多资料显示，心房颤动死亡原因大多与原发疾病恶化有关，其中栓塞者占总死亡人数的 30% 左右。

第二节　并发症风险的表现与防范

一、脑梗死

脑梗死的危险因素包括高龄、既往有脑卒中或短暂性脑缺血发作（TIA）病史、高血压、充血性心力衰竭、糖尿病、冠心病及心房颤动等。心房颤动是心源性脑梗死肯定的危险因素。心房颤动时心房失去收缩功能，导致心房内血流缓慢、血流淤滞是形成血栓的重要因素。血流淤滞后，被激活的凝血因子不能被循环血流稀释，单核 - 吞噬细胞系统对这些因子清除作用无法实现，天然抗凝物质被消耗后得不到补充，局部凝血活化而使淤滞的血液发生凝固。由于心房颤动引起显著的血流动力学改变，造成约 33% 的心房颤动患者并发左心房血栓。当这些附壁血栓脱落后沿血液循环进入脑动脉，造成脑血流阻塞，进而发生脑梗死。大面积栓塞多伴有出血（占 30%～50%）为出血性栓塞，其发生机制多认为是栓子破碎或向远端移动后血管再通，以及栓塞使远端血管壁发生缺血性损害，通透性增高，引起血液外渗。

有关诊断依据与处理方法参见第 3 章第三节"心源性脑梗死"。

脑梗死的预防应从剔除危险因素着手，转复并维持窦性心律，纠正其血流变化。有效地进行抗凝和抗血小板治疗，预防栓塞发生。有效的抗凝治疗可使脑卒中的发生率降低 65%～80%。因此，除有禁忌证外，心房颤动患者应接受抗凝治疗或抗血小板治疗。有明显血栓栓塞危险的心房颤动患者，应首选口服抗凝剂华法林进行预防。

二、周围动脉栓塞

（一）发生机制

心房颤动发生急性动脉栓塞时，栓塞的部位与栓子的大小密切相关。一般情况下，小栓子易沿升主动脉，通过无名动脉、右颈总动脉，最后流入脑部动脉（占20%），6% ~ 7% 小栓子流向内脏动脉（主要为肠系膜上动脉和肾动脉），少部分流向上肢动脉（其中肱动脉约占2%）。较大的栓子常流向腹主动脉，最终，在腹主动脉末端或下肢动脉（约占70%以上）形成动脉栓塞。绝大多数栓塞位于动脉分叉处。

（二）诊断依据

血栓栓塞部位不同而致临床表现不同。动脉血栓栓塞临床表现的轻重与栓塞的位置、程度、侧支循环情况及栓塞后的病理生理变化等因素有关。主要表现可描述为5个"P"，即疼痛（pain）、苍白（pallor）、无脉（pulselessness）、麻痹（paralysis）、感觉异常（paresthesia）。疼痛往往是最早出现的症状。栓塞的动脉管腔愈大，引起障碍愈严重。

超声多普勒方向性血流仪、超声血管成像仪和超声多普勒血管诊断仪可精确地做出栓塞的定位。

血流动力学、高凝状态分子标志物主要了解患者血液的流变学、高凝状态及纤溶状态的情况，对判断血栓形成等有一定价值。

（三）处理方法

诊断明确后对患者心功能做出评价，制订保护心功能措施，同时积极采用手术或非手术方法解除栓塞。整个治疗要兼顾局部与全身、原发病（心脏病）与栓塞后果，尽量减轻该病的危害。

1．一般治疗　将患者置于27℃左右室温环境中，嘱其卧床休息。监测生命体征，观察患肢病情变化。使患肢体位稍低于心脏平面，如患肢为上肢，可抬高床头15 ~ 20cm，如患肢为下肢，采用平卧位较适当。应禁止使用局部冷敷，以避免加重血管收缩。

2．溶栓疗法　在发病48 ~ 72小时内给予溶栓药物。常用药物有rt-PA及UK。剂量和方法尚无统一。

3．手术治疗　主要取栓术有切开动脉直接取栓术和Fogarty气囊导管取栓术，其他的方法有经皮吸引取栓术与超声波溶栓术等尚待验证。

4．抗凝疗法　肝素抗凝治疗：①在动脉栓塞急性期，可在栓塞处近侧有搏动的动脉内注入1%肝素。亦可全身应用；②在手术取栓前和术中肝素静脉滴注；③在取栓过程中用肝素氯化钠溶液局部冲洗取栓动脉。

5．血管扩张药　罂粟碱或妥拉唑林注入栓塞处近段动脉内。如有效可重复应用。亦可选用交感神经阻断药，如苯苄胺或酚妥拉明静脉注射。

6．其他　低分子葡聚糖对降低血液黏度、预防新的血栓形成有一定作用。10%低分子葡聚糖静脉滴注。

（四）预防要点

1/4 体循环栓塞为反复发作和多部位、多发栓塞，故预防显得格外重要。在预防心房颤动患者发生栓塞方面，华法林的效果明显优于阿司匹林。

三、心力衰竭

并发心力衰竭的原因主要是心房颤动时其有效收缩消失，丧失房室同步，可使心室充盈不足，心脏的排血量急剧减少达 25% 或以上，活动耐量下降，导致心力衰竭和呼吸困难。快速心房颤动时，心室充盈时间缩短，舒张功能不良，左心室舒张末压（LVEDP）迅速升高，心房压和肺静脉压突然升高，肺毛细血管压随之升高使血管内液体渗入到肺间质和肺泡内形成急性肺水肿。心排血量进一步下降导致急性左心力衰竭。如果心房颤动的快速心室率长期持续，心脏负荷增加、导致心脏结构的变化，心房、心室重构，如心腔扩大和心肌病变，引起心功能不全。

当心脏排血量不足，心房压力升高时，机体全面启动神经体液机制进行代偿，激活神经内分泌和细胞因子，如交感神经系统激活，释放去甲肾上腺素，增强心肌收缩力等，肾素 – 血管紧张素醛固酮系统（RAS）激活维持动脉血压和重要器官的灌注。而心肌的肥厚和重塑发展缓慢，需数周或数月，在长期代偿血流动力学负荷的过程中扮演重要作用，然而这些代偿机制作用有限，一旦心力衰竭发展为慢性，神经内分泌 – 细胞因子系统长期激活促进心肌重塑，加重心肌损伤和心功能恶化，又进一步激活神经内分泌 – 细胞因子等，形成恶性循环。

有关诊断依据与处理方法参见第 3 章第二节"心力衰竭"。

心房颤动的复律并维持窦性心律和控制快速心房颤动的心室率可明显预防心力衰竭发生和改善患者的心功能及症状。同时，积极有效地治疗原发病，也能有效预防心力衰竭发生。一旦诊断心力衰竭，近期与长期的预后均很差。

四、心脏性猝死

心脏性猝死最常见的基础心脏病是冠心病，尤其是心肌梗死。90% 以上的心脏性猝死的直接死因由恶性室性心律失常所致。其机制可能是缺血性的、机械性或心电性的。快速心房颤动时，心室率加快，有效的心排血量减少，冠状动脉灌注量减少，可导致心搏骤停。心排血量减低、冠状动脉灌注不足、心功能减退以及心律失常是引起心搏骤停的 4 个彼此相关的因素。一般在一个主导因素作用下，多个因素同时作用，造成有效的心功能减退以致完全丧失。心房颤动导致心脏性猝死的主要原因包括：①心房颤动合并预激综合征；②肺动脉栓塞；③急性心功能不全；④神经、精神因素；⑤其他：急性心肌梗死、急性冠状动脉综合征、病态窦房结综合征、缓慢性心律失常（慢速心房颤动）等均可导致心房颤动患者发生心脏性猝死。

有关诊断依据与防治措施参见第 3 章第二节"心脏性猝死"。

第三节　误诊风险的表现与防范

一、误诊范围及后果

（一）误诊范围

（1）心房颤动发生室内差传误诊为室性异位心搏。

（2）心房颤动伴心律规整误认为恢复窦性心律。

（3）出现长 RR 间期误诊为合并二度房室传导阻滞。

（4）f 波极为纤细，漏诊了心房颤动的诊断。

（5）预激综合征伴心房颤动误诊为室性心动过速。

（二）误诊后果

心房颤动如出现下述情况时对预后有一定影响。

（1）器质性心脏病及预激综合征合并心房颤动，慢性心房颤动并发体循环或肺循环栓塞，预后差。发生于健康人及甲状腺功能亢进患者的阵发性心房颤动预后好。

（2）器质性心脏病的持续性或慢性心房颤动或反复发作的阵发性心房颤动，易诱发或加重心力衰竭。

（3）慢性心房颤动或发作时间较长（3 日以上）的持续性心房颤动．心房内常可发生附壁血栓，血栓如果脱落则会发生体、肺循环栓塞。

（4）慢性心房颤动当出现缓慢心室率时，又排除药物的因素以及心房颤动心脏复律后不能维持窦性心律者，提示可能合并有病态窦房结综合征。

（5）心房颤动患者在应用洋地黄过程中，如果出现室内差异性传导，提示洋地黄剂量不够；当出现室性期前收缩、心室率慢、节律齐，或出现阵发性交接区性心动过速等，提示可能有洋地黄中毒。

（6）心房颤动如心律规则，提示可能已转复为窦性心律，或已转成心房扑动伴规则心律，或已发生三度房室传导阻滞。

（7）心房颤动患者如心室率小于 60 次 / 分，并排除了药物的因素，提示房室传导系统有病变。如果心室率大于 200 次 / 分（极速型心房颤动），提示有预激综合征伴心房颤动。

（8）年龄较大者出现的心房颤动，如果未用洋地黄类药及抗心律失常药物，其心室率只有 60 ～ 70 次 / 分，则提示房室交接区有纤维化病灶或退行性改变。

（9）极少数的心房颤动可恶变成室性心动过速或心室颤动。

二、误诊原因分析

（1）由于发生室内差传而误诊为室性异位心搏。心房颤动发生室内差传应与室性异位心搏做出鉴别，特别是应用洋地黄患者，前者往往反映洋地黄量不足，后者反映洋地黄过量。

（2）心房颤动患者由于并发症而致心律规整误认为恢复窦性心律。持续多年的心房颤动应用洋地黄后很难恢复窦性心律，如心律突变规整，多半是并发了完全性房室传导阻滞或非阵发性交接性心动过速。

（3）由于偶然出现长 RR 间期而误诊为合并二度房室传导阻滞。心房颤动患者由于房室结隐匿性传导致使 RR 间期长短不一，有时 RR 间期可很长，＞1.5 秒，但不意味合并二度房室传导阻滞。

（4）由于 f 波极为纤细而漏诊了心房颤动的诊断。房颤有时 f 波极为纤细而不易辨认，可能漏诊了心房颤动的诊断。

（5）由于预激综合征伴心房颤动而误诊为室性心动过速。由于心室率增速，QRS 波宽大畸形可被误诊为室性心动过速。

三、误诊防范对策

（1）心房颤动合并宽大畸形 QRS 波群。应区别其为合并室内差传或室性异位心搏。

（2）心房颤动患者心律突变规整要多考虑其并发其他心律失常的可能。慢性心房颤动患者特别在服用地高辛后心律突变规整，应考虑其可能合并完全性房室传导阻滞或非阵发性交接性心动过速，体表心电图即可做出明确诊断。

（3）心房颤动房颤出现长 RR 间期应确定有无二度房室传导阻滞。心房颤动合并二度房室传导阻滞的诊断对治疗有重要参考价值：①避免应用抑制房室结传导的药物；②严密观察，如病情发展，应考虑安置置入人工心脏起搏器。有学者提出心房颤动合并二度房室传导阻滞的诊断标准为：①平均心室率＜50 次 / 分；②＞1.5 秒的心动周期出现 3 次以上；③交接性或室性逸搏出现 3 次以上（见于常规描记的一份心电图）。

（4）对无心房电活动的患者应描记食管导联心电图。持续多年的心房颤动 f 波可极为纤细而不易辨认，心电图上看不到心房电活动，持久性窦性停搏的可能性很小，多半是由于各种病变导致心房肌纤维化致使心房电位过低而不易辨认，描记食管导联心电图常可显示心房的电活动。

（5）类似疾病的鉴别诊断。①心房颤动合并室内差传与心房颤动合并室性期前收缩的鉴别；②预激综合征伴心房颤动与室性心动过速的鉴别。

第四节　介入诊疗风险的表现与防范

一、心脏射频消融术

心房颤动介入诊疗技术主要有心脏射频消融术。这项介入诊疗技术的并发症常见房室传导阻滞、心脏压塞及肺栓塞等。

（一）房室传导阻滞

1. 发生机制　导管射频消融术，可发生完全性房室传导阻滞（AVB），发生率小于 3%。发生机制为放电过程中，消融能量伤及房室结、房室结快径路、希氏束，包括一过性损伤（术中 AVB 只持续数秒钟至数十分钟）、迟发性损伤（术后数小时、数天发生房室传导阻滞）和永久性损伤（房室传导阻滞完全不能恢复）。完全性房室传导阻滞可见于以下心动过速消融：

房室结折返性心动过速、间隔部位房室旁路、间隔部位房速、起源邻近希氏束室性心动过速、心房扑动（消融间隔部峡部）。此外，还可见于导管机械损伤房室结或希氏束，或原有束支传导阻滞，因消融或机械损伤导致另一支阻滞。

2. 诊断依据　放电过程中或停放电后即时，患者心跳停搏，心室率突然减慢（30~60次/分），部分患者可突然有头晕、胸闷、出汗等，若心室率过慢，不及时行心室起搏，可能发生阿–斯综合征。心电图示三度房室传导阻滞。术中若出现一过性房室传导阻滞，特别是较长时间后才恢复的病例，由于消融部位损伤水肿，有可能发生迟发性房室传导阻滞。此种情况多数发生于术后24小时内。

3. 处理方法　若术中出现房室传导阻滞，应立即行心室起搏，对术中房室传导阻滞不能恢复或一过性损伤时间较长患者，均应置入临时起搏导管。术后予以连续心电监护。静脉注射地塞米松10mg/d，连续5~7日。应用大剂量维生素C及营养心肌药物如护心通等。对术后出现迟发性房室传导阻滞患者，处理同上述方法。部分患者于术后1~3周房室传导阻滞可恢复正常，有文献报道6个月才恢复正常病例。如果患者心率不太慢，症状不明显，可适当延长观察时间。对不能恢复患者，应置入永久性心脏起搏器。

4. 预防要点　导管操作需轻柔，避免机械性损伤房室结、希氏束。消融间隔部心动过速，最好在SWARTZ长鞘支持下进行，保持大头导管的稳定性，避免导管移位伤及正常传导系统。新近应用于临床的CARTO系统，可标识正常传导系统如希氏束位置，并可实时显示导管位置和方向，有利于预防房室传导阻滞发生。在房室结折返性心动过速中，一旦出现快速结性心动过速、交界性心律伴A波逆传传导阻滞，应立即停止放电。消融间隔部显性旁路，最好在心动过速时标测靶点，在窦性心律时放电，当出现结性心律时，应停止消融。消融房间隔下部房速，最好在长鞘支持下放电，避免心动过速终止时导致消融导管突然移位，伤及快径或希氏束。心房扑动消融，特别是消融间隔部峡部，出现心率缓慢，应停止放电。左心室间隔部室性心动过速，消融靶点多数位于左后分支范围，如果靶点位置较靠近希氏束，应在窦性心律下放电，当出现结性心律时，停止消融。

（二）心脏压塞

1. 发生机制

（1）导管操作不当：冠状静脉窦电极放置，电极穿破冠状静脉窦，主要由于电极头端遇阻后用力推送。右心房内用力推送导管，导管进入右心耳后头端固定，力量易传导至远端，过分用力推送会导致右心房穿孔。左心房内操作导管，导管经房间隔进入左心耳后头端固定局限，推送导管可导致穿孔，并且该处房壁较薄，穿孔后不易闭合，易导致心脏压塞并且经导管穿刺引流不易控制。主动脉根部操作导管，跨主动脉瓣操作时电极导管经动脉窦穿入心包，主要原因有：①标测消融电极远端较硬；②导管跨主动脉瓣操作时粗暴用力。在左心室内操作导管，消融电极以大弯跨过主动脉瓣后在左心室内伸直时顶破左心室。经主动脉逆行法消融左侧旁路时，尤其是左前侧壁旁路时消融电极钩挂在左心室前侧壁用力推送导管会导致左心室前侧壁穿孔。经主动脉逆行法消融左侧旁路时，导管跨二尖瓣口入左心房操作时导管未能跨过二尖瓣口，相反顶到左心室下后壁，如果此时过度钩挂并且用力推送导管会导致左心室后侧壁穿孔。房间隔穿刺时，由于穿刺定位、方向不准确、鞘管推送过度等，有导致右心房、冠状静脉窦、主动脉根部和左心房等部位穿孔的可能。使用长鞘管辅助消融房室结慢径或右侧旁路时，无钢丝指引，消融导管前端未露出鞘管外，推送鞘管可穿破心脏。

（2）消融：消融导致心脏破裂，可见于功率过大，局部发生焦痂。同一部位反复多次放电。心脏壁薄弱部位消融，如冠状静脉内、口部、左心房后壁、肺静脉口部等。

2．诊断依据

（1）症状　症状出现快、呼吸困难、烦躁、意识模糊、呕吐、出汗、严重者意识丧失。

（2）体征　血压低、奇脉搏、初始时心率慢、以后心率快、心音遥远、重者甚至可表现为呼吸心搏骤停。可见 Beck's 三联征：血压降低、静脉压升高（颈静脉怒张）、心音遥远。

（3）辅助检查：①X线透视：心影搏动消失，心影内可见与心影隔开的随心跳搏动的半环状透亮带，距心影边缘 1cm 左右，分布于心尖部及前壁和下壁近心尖部（X线机不好时可见不到透亮带）；②超声心动图：心包积液、右心房和右心室舒张受限、心脏变小、下腔静脉扩张。心包积液量少，多在 150 ～ 350mL。

3．处理方法

（1）症状严重并需立即处理时不需超声检查确诊，当动脉收缩压能维持在 80 ～ 90mmHg 时可先行超声检查确诊，必要时指导穿刺。

（2）在 X 线与造影剂指示下紧急行心包穿刺引流术　平卧或半卧位，18 号静脉穿刺针连于 10mL 带有造影剂的注射器，经左肋膈角以向患者左 30°、向下 45° 左右的方向进针回抽出血性液体后推注造影剂，造影剂沿心包腔分布，证实穿入心包。经穿刺针送入直径 0.035in、长 145cm 导丝至心包内，经长导丝送入动脉鞘，沿导丝经动脉鞘送入猪尾巴导管进行引流（也可采用深静脉营养管及配套导丝替代长导丝与猪尾巴管），引流至无血液抽出，出血不止者（从心包抽出积血 350mL 后仍需继续抽出才能保持血流动力学稳定者）应开胸手术处理。若不能及时开胸，应持续引流维持血压，在抽出血液超过 350mL 后继续抽出的血液可经静脉自身回输，有助于维持血压，但回输心包内血液量过大（＞800mL）有导致肺栓塞或弥漫性血管内凝血（DIC）等并发症的危险。将引流管固定于皮肤，尾端连于三通后保持无菌。多数一次引流后症状完全缓解，保留引流管 12 ～ 24 小时后可拔除。

心脏介入治疗导致的心脏压塞多发生在导管室内，依赖 X 线诊断和处理心脏压塞快速、方便、准确、可靠。X 线和造影剂指示下心包穿刺引流术使多数患者避免开胸手术。超声引导下的心包穿刺引流被认为是一种安全有效的措施，但在必须立即穿刺时超声检查不一定到位，另一方面超声导向穿刺整体感不如 X 线和造影剂指示好。

4．预防要点

（1）导管操作：动作规范、轻柔。放置冠状静脉窦导管，导管头端遇阻力时应稍回撤导管并逆时针旋转，然后再推送，少数情况下需要顺时针旋转。左、右心房内推送导管，导管前端固定时，不能用力推送，应稍回撤导管，改变方向后送导管。大头消融导管前断较硬，跨越主动脉瓣，在动脉窦内遇阻力时，不能粗暴用力，避免导管穿破动脉窦进入心包。消融左侧旁路，导管以大弯形状进入左心室后一般应首先使之伸直，然后再使之到达预定位置，伸直操作时应边顺时针旋转边回撤导管，在导管伸直之前避免边顺时针旋转边推送导管，这种操作易使导管经心尖穿破心室。避免导管头端固定后过度用力推送导管。大弯度导管操作困难，可换成小弯度导管，便于伸直、旋转、推送等操作。房间隔穿刺有导致右心房、冠状静脉窦、主动脉根部和左心房等部位穿孔的可能。以下导管操作过程会导致穿孔：①一次没有穿过房间隔，回撤并向上腔静脉方向推送穿刺针时穿破右心房；②穿刺针进入左心房，但是鞘管通过房间隔困难，过分用力会因惯性作用进针太深而穿破左心房。避免的方法：一次未穿刺成功，撤出穿刺针并通过钢丝指引，将房间隔穿刺鞘送至上腔静脉，然后重新穿刺。穿刺成功后，撤出穿刺针，送入钢丝，然后在钢丝指引下将鞘管送至左心房。鞘管通过房间隔时对导管要有足够的控制力，以免鞘管突然通过房间隔后大幅度快速前进。在使用长鞘管时推送导管必须尽早在 X 线透视下进行，以避免盲目推送过深而穿破心脏。经心中静脉标测心外膜旁路时，不能用力推送导管。

（2）消融：应避免同一部位反复多次放电，功率不能过高，当出现高阻抗时，应降低功率或停止消融，最好应用温控消融导管，一般温度控制在 50 ~ 60℃。当发生焦痂粘连电极时不宜过度用力回撤导管，应适当旋转导管以解除粘连，然后才能回撤。

（三）肺栓塞

1. 发生机制　平躺时间过长，双下肢制动，血液回流缓慢，术前禁食，术中出汗，可导致血液浓缩。这些因素均增加下肢深静脉血栓形成危险。高龄、有静脉曲张、栓塞史、肥胖、口服避孕药物患者，危险性增大。

2. 诊断依据　患者体位改变如站立，突然出现呼吸困难，胸闷、胸痛、出大汗，可伴咳嗽、咯血。栓塞范围小者症状轻或不明显。大的栓塞很快导致呼吸心跳停止而丧失抢救机会。患者可出现低血压、休克、发绀。肺部可有少许干、湿性啰音。血气分析，典型表现是 PaO_2 降低伴 $PaCO$ 下降。PaO_2 小于 50mmHg 多出现在肺动脉闭塞大于 50%。但是，血气分析正常也不能排除肺栓塞。胸 X 线检查，典型者为可见楔形阴影。心电图，典型者可呈 SQT。高速螺旋 CT 可快速显示肺动脉有无栓塞。

3. 防治措施　尽快予以溶栓治疗，可选用尿激酶、链激酶等，静脉应用肝素。预防方法是卧床时间不宜过长，仅穿刺股静脉者下肢限制活动不超过 6 小时，穿刺股动脉者不超过 12 小时。有深静脉血栓高危因素者如高龄、静脉曲张、栓塞史、肥胖、口服避孕药物等可在血管包扎 2 小时后应用肝素预防血栓形成。

（四）气胸

由于穿刺锁骨下静脉时，进针角度过大，进针过深，导致针尖伤及肺尖，引起气胸，特别是胸廓扁平患者，此并发症发生率较高。可发生于术中或术后。术后咳嗽、大笑等可为气胸发生诱因之一，一般以突然胸痛、严重者伴气促为表现。患侧呼吸音减弱或消失，严重者可见气管偏移。胸 X 线透视或照片，见部分肺纹理消失。

因此，对小的气胸耐受较好，尤其是对肺功能好的年轻患者不需穿刺引流，较大的气胸需穿刺引流。对胸廓扁平患者，穿刺时最好垫高胸背、肩部，进针角度不能大，边进针边回抽，尽量避免进针过深。对于一侧锁骨下静脉穿刺失败并且明确穿刺入肺者（抽出空气）不宜同次在对侧锁骨下静脉穿刺，以免出现双侧气胸。对怀疑穿刺过程中针尖伤及肺尖患者，术后要嘱患者注意休息，避免咳嗽等。

二、左心耳封堵术

经过多年的实践，左心耳封堵术（LAAC）并发症发生率已经从早期的 8% ~ 9% 降低到 2% ~ 3%。主要围手术期并发症包括：心包积液 / 心脏压塞、封堵相关卒中（气体栓塞、脑出血）、封堵器脱落栓塞、封堵器血栓形成、残余漏、出血、血管穿刺并发症等。

（一）心包积液与心脏压塞

心包积液与心脏压塞是 LAAC 术中最严重的并发症之一，一旦发生需要积极识别和处理。分别有 4.8% 和 19% 的患者发生了需要外科修补或心包穿刺引流的心包积液 / 心脏压塞。随着器械的不断改进以及术者经验的积累和操作的规范化，LAAC 围手术期发生心包积液和心脏压塞的比例明显降低。

发生心包积液和心脏压塞并发症的原因与 LAAC 手术操作和封堵器有关，包括：①房间隔穿刺时，穿刺针或穿刺鞘刺破心房或主动脉根部；②导丝或导管操作不当刺破左心房或心耳；③封堵器放置过程中操作不当导致前端刺破心耳；④封堵器回收过程划破心耳；⑤封堵器牵拉过程中用力过猛撕裂心耳。

对于有一定经验的中心，LAAC 术中心脏压塞的原因多与封堵器植入过程相关，尤其塞式封堵器植入过程中，深度不够、窦律与未全麻（患者清醒状态，易动）等都是术中发生左心耳破裂的高危因素。此种情况下心耳破裂可经注射造影剂及时发现与识别。一旦出现心耳破裂，切忌回收封堵器，最好的办法是将封堵器在心耳内展开以堵闭心耳，防止血流经破裂口进一步外渗发展成心脏压塞。如果血流动力学稳定，再进行封堵器稳定性与位置的相关评估，必要时进行心包穿刺引流。如果术中或术后患者出现不明原因的血压下降、脉压减小、心率增快，应及时用 TTE/TEE 评估是否发生心包积液 / 心脏压塞，应注意有些封堵器有发生迟发性心脏压塞的可能。

LAAC 术中可用 TEE 检查确认，在 X 线透视下则可见心影增大、搏动减弱、心包腔内造影剂显影等征象。心包积液是 LAAC 中最常见的并发症，积液量大时可致心脏压塞，需紧急行心包穿刺引流，必要时应及时切开心包减压或开胸修补。在 LAAC 中，动作要轻柔缓慢，过程要谨慎细心。

急性心脏压塞病情凶险，术者要能识别其最早和最微妙的迹象和症状。进行 TTE 检查确诊后，首先应立即行心包穿刺引流；若出血量较大和较快时，需置入猪尾导管持续心包引流，同时做静脉自体血回输。以上措施仍无改善时，应在保持引流的基础上尽早行外科心包切开引流术并修补破口。

（二）空气栓塞与血栓栓塞

空气栓塞或血栓栓塞可发生在全身各动脉，多见于冠状动脉和脑动脉，产生相应供血区缺血 / 栓塞症状。空气栓塞的发生原因多与操作相关。

1. 空气栓塞　在 LAAC 中，空气栓塞发生的概率为 5%，但在临床大多数情况下，它是一个隐秘的事件。空气栓塞可能导致一些不严重或严重的事件，如短暂的冠状动脉缺血、低血压、脑卒中甚至死亡。3 种重要的原因可导致左心房置管过程中的空气栓塞：①无意的空气注入；②尽管冲洗导管或打开排气口，但仍有空气滞留；③由于大气压力和心脏内部压力之间的梯度差，导致空气的侵入。前两种原因在很大程度上都不可预测，因此很难避免。全麻期间的镇静可降低左心房压力，从而增加空气栓塞的风险。由于镇静引起的上呼吸道塌陷，胸内压进一步降低，这一情况易出现。此外，建议使用呼气末正压进行插管和通气，以避免上气道塌陷。一旦发生空气栓塞，需患者保持仰卧，给予高压氧治疗。脑空气栓塞多为短期性，在长期随访中通常不会有后遗症。

2．**血栓栓塞** 术中在封堵器表面和左心房内出现血栓常见原因包括：①术前未抗凝或抗凝不充分；②术中导管和导丝肝素化盐水冲洗不够；③手术时间过长，疏于活化凝血时间监测和补充肝素不及时；④患者高凝体质或存在肝素抵抗；⑤术前或术中左心房/左心耳内血栓未及时发现。因此，在将封堵器送入左心房前，活化凝血时间必须达到250秒以上，且每20分钟需监测1次；若术中发现左心耳或心腔内血栓形成，立即停止手术，随访活化凝血时间，必要时增加肝素。在左心耳关闭后的随访中可能发现封堵器上有血栓形成，既往研究中其发生率为2.0%～7.2%。封堵器相关血栓（DRT）是LAAC治疗的致命弱点，此时卒中和系统性栓塞的风险增加3倍。

LAAC术中易发生的空气或血栓栓塞现象，可通过术前和术中规范抗凝、术中装置系统充分肝素水冲洗和排气，以及规范操作等措施来避免。如发生严重的冠状动脉空气或血栓栓塞，导致了急性心肌梗死，需按急性心肌梗死的救治原则处理；对怀疑脑栓塞的患者，应及时进行头颅CT检查，诊断明确后按急性脑梗死处置原则进行处理。

年龄≥60岁、有脑卒中史、房颤血栓危险度≥2分、封堵器脱落及封堵器植入后无抗栓治疗均是房颤患者行左心耳封堵术术后，血栓及栓塞事件的危险因素（P均小于0.05）。有文献表明，房颤持续48小时即可形成左心房附壁血栓，且常常附着于左心耳。而左心耳恰好也是心源性血栓好发部位。左心耳封堵术常用于预防房颤患者发生血栓及栓塞事件，但术后仍有发生血栓及栓塞事件，可能与患者年龄、疾病房颤史、封堵器脱落等诸多因素有关。因此，识别左心耳封堵术后血栓及栓塞事件的潜在因素，对改善左心耳封堵术术后血栓及栓塞事件具有一定意义。同时，这类患者术后需要加强活动，定期做好相关指标检查，并适当给予联合抗栓药物治疗。

3．**封堵器脱落** 封堵器脱落是LAAC手术最严重的并发症，多发生在围手术期内。根据封堵器脱落的位置不同，相应的临床表现也不相同：封堵器脱落至胸主动脉或腹主动脉时临床上可无任何表现，但可在TTE时发现；封堵器脱落至左心房或左心室内可引起二尖瓣功能障碍或左心室流出道梗阻，症状表现为心悸、胸闷，严重者出现室性心律失常，甚至危及生命。

封堵器脱落主要原因包括：①封堵器尺寸相对于心耳口径过小；②封堵器放置太靠外，固定不牢固；③封堵器预装不牢固，或封堵器全回收后推送杆与封堵器连接处发生解螺旋。因此，封堵器冲水时需要事先检查封堵器与推送杆连接是否牢固，封堵器全回收后应顺时针旋转推送杆2～3圈，以确保封堵器与推送杆连接牢靠，从而避免封堵器推出输送鞘管后发生脱落。

封堵器脱落时，通常情况用圈套器或异物钳将脱落的封堵器固定或调整至相对安全并且容易抓取的心腔内，再抓取封堵器并沿鞘管注射冷生理盐水使封堵器变软，然后将其回撤至鞘管内。抓取时，注意轻柔操作，避免造成瓣膜、血管及重要脏器的医源性损伤，以免引起其他严重并发症。当用介入方法取出封堵器预期比较困难或者存在很大风险时，建议心外科手术取出。

4．**封堵器残余分流** 封堵器残余分流（PDL）是LAAC的一个重要限制。PDL发生的可能因素包括闭合装置尺寸过小或过大，装置错位或移位，闭合装置植入浅（离轴），左心耳开口高度椭圆化，内皮化不完全。既往报告的PDL发生率为0%～63%，这取决于LAAC

设备的类型以及监测的频率和方式。

既往 PDL 发生率报告数据中的矛盾，暴露了成像方式的局限性和适当的封堵器尺寸的重要性。术者借助经 TTE 和 CT 扫描获得足够的左心耳解剖成像，进而选择合适型号的封堵器，可把 PDL 发生率降到最低。随着房颤患者卒中预防领域的不断发展，需继续深入了解如何最好地处理术后残余漏。在此之前，建议继续 TTE 监测和临时开始抗凝治疗。识别 PDL，并采用最佳抗凝策略（在无禁忌证的情况下）或再次经皮封堵治疗 PDL，以降低患者血栓栓塞事件的风险，这非常重要。最新研究发现，不理想的 LAAC 导致的 PDL 可用心型隔膜封堵器有效地封堵，同时心型隔膜封堵器封堵左心耳是安全的，无围手术期和术后并发症、器械脱出或栓塞。此外，对于左心耳解剖结构不符合常规封堵器最小解剖标准的患者，该装置可能是常规封堵器植入的安全替代品。

5. **血管并发症**　经股静脉途径操作，外周血管并发症相对较少。但若伤及动脉则可能出现穿刺部位出血、血肿、股动脉假性动脉瘤和股动静脉瘘等血管并发症，部分股动脉假性动脉瘤或股动静脉瘘可通过局部压迫血管破口闭合，若不成功，可置入覆膜支架或外科手术修补破口。

与股静脉相关的血管并发症包括穿刺部位出血、血肿、动静脉瘘、假性动脉瘤、深静脉血栓和感染，有分析显示其发生率为 8.6%。超声引导下的静脉穿刺是目前常用的穿刺方法，与触诊引导穿刺相比，超声引导下的静脉穿刺中，大大小小的血管并发症发生率都较低。手术后，静脉通道的闭合通常采用 8 字形缝合和直接加压。另一种选择是使用基于缝线的血管闭合装置，有报道称与单独手动压迫相比，该方法可显著地减少长时间卧床休息的患者数量和降低血肿发生的频率。动脉穿刺在 LAAC 程序中是不需要的，应避免。部分股动脉假性动脉瘤或股动静脉瘘通过局部压迫血管闭合破口不成功，需置入覆膜支架或外科手术修补破口。

第五节　药物性风险的表现与防范

一、抗心律失常药

（一）药物不良反应表现

1. **心律失常**

（1）缓慢心律失常。包括加重或诱发缓慢心律失常，如窦性停搏、窦性心动过缓、窦房阻滞。加重或诱发房室传导阻滞，可分为房室结传导阻滞、希浦系统传导阻滞、室内传导阻滞。可出现头晕、胸闷、心慌、低血压，甚至晕厥等症状。

（2）快速心律失常。①室上性心律失常：在各种抗心律失常药中，洋地黄最易促发室上性心律失常，包括房性心动过速及非阵发性房室交界性心动过速，常伴房室传导阻滞；②室性心律失常：ⅠA 类及Ⅲ类药物容易引起尖端扭转室性心动过速（Tdp）。有持续性室性心动过速病史伴左心室功能不全的患者接受ⅠC 类药物治疗时可促发频发室性心动过速。

抗心律失常药致心律失常作用机制可能与药物电生理学特征、药物的血浆浓度、心肌细胞的电生理特性及患者的全身状况有关。药物或心肌细胞病变可使心肌细胞自律性增加，从而导致心律失常。

2．心力衰竭 由于抗心律失常药物的心脏毒性作用，引起心排量不足致周围组织灌注减少以及肺循环或体循环淤血的临床综合征，称抗心律失常药物性心力衰竭。抗心律失常药引起的心力衰竭发生率较低，多发生在原有心脏病的患者，既可表现为急性左心力衰竭，亦可表现为充血性心力衰竭。

3．低血压与休克 动脉收缩压低于 90mmHg 或舒张压低于 60mmHg 时称为低血压或低血压状态。临床表现为疲倦乏力、头晕、心悸、面色苍白、嗜睡、记忆力减退等。休克是指在致病因素作用下，引起有效循环血容量的急剧减少，导致全身性微循环功能障碍，使器官的血流灌注不足，引起缺血、缺氧、代谢障碍及重要器官损害为特征的病理综合征。发生原因：①抑制心肌收缩力；②扩张周围血管；③致心律失常作用。

（二）不良反应防范对策

1．心律失常 各类抗心律失常药均有不同程度的致心律失常作用，甚至可导致猝死，因此必须严格掌握药物的使用适应证。在进行抗心律失常药物治疗时，应了解药物致心律失常作用的易患因素，包括严重的室性心律失常。严重的左心室功能不全。心脏传导阻滞，尤其是室内阻滞。窦房结功能不全。原有明显复极异常和（或）电解质紊乱、心肌缺血等。一旦抗心律失常药出现致心律失常作用，应立即停用有关药物，并根据心律失常特点制订治疗方案。

2．心力衰竭 一旦疑及抗心律失常药所致的心力衰竭，应立即停用抗心律失常药，及时给予卧床休息、吸氧、应用洋地黄或非洋地黄类正性肌力药、利尿药及血管扩张药，如硝酸甘油、硝普钠、转换酶抑制药。如为致心律失常作用引起的心力衰竭，应及时纠正心律失常。

3．低血压与休克 血压降低伴明显脑缺血症状者，可用升压药。如出现休克症状，应立即进行抢救，即卧床休息、吸氧、补充血容量，应用血管活性药、正性肌力药物及 1，6- 二磷酸果糖等，必要时可应用主动脉内气囊反搏术（IABP）。

（三）临床用药不良反应举例

索他洛尔

【不良反应】

（1）常见低血压、心动过缓、传导阻滞、疲倦、呼吸困难、无力、眩晕、心力衰竭恶化。

（2）当低血压和 QT 间期延长同时存在时，易引起尖端扭转型室性心动过速或心室颤动。

【防治措施】

（1）有 β 受体拮抗药禁忌者，禁用索他洛尔。

（2）心功能不全患者在应用洋地黄类药或利尿药控制心功能不全后，方可慎用，开始时需谨慎，宜从小剂量开始并小心调整剂量。应警惕其致心律失常作用。

（3）避免与能延长 QT 间期的药物合用，监测 QT 间期，如过度延长＞ 550ms 可作为中毒的指标，应该避免发生。低血钾和低血镁患者应在纠正后再应用，对于长期腹泻或同时用利尿药的患者尤需注意。

（4）长期应用索他洛尔停药应慎重，尤其对缺血性心脏病患者应做仔细的监测。

二、抗凝血药

（一）药物不良反应与防范对策

相关内容参见第 8 章第五节"抗凝血药"。

（二）临床用药不良反应举例

阿加曲班

【不良反应】

出血为主要不良反应，重度出血发生率不高，轻度出血发生率较高。亦可出现呼吸困难（8.1%）、低血压（7.2%）和发热（6.9%）。过敏反应发生率约为 14%。包括呼吸道反应和皮疹。以该药治疗不稳定型心绞痛患者在停药后可出现心绞痛。

【防治措施】

1. 脑出血、消化道出血　应用本品过程中，应严格进行出、凝血功能的监测要进行密切观察，一旦发现异常情况应终止给药并进行适当的处理。必须与抗凝剂、血小板聚集抑制药、溶栓剂等合用时，需十分谨慎，注意减少剂量，并进行严密的临床监测（出血症状）。

2. 过敏性休克　出现荨麻疹、血压降低、呼吸困难等症状。一旦出现，应及时按过敏性休克的处理原则处理。

3. 以下情况患者禁用本品

（1）出血的患者，包括颅内出血、出血性脑梗死、血小板减少性紫癜、由于血管功能异常导致的出血倾向、血友病及其他凝血障碍、月经期间、手术期间、消化道出血、尿路出血、咯血、流产分娩后等伴生殖器官出血的孕产妇等。

（2）脑栓塞或有可能患脑栓塞症的患者。

（3）伴有严重意识障碍的严重梗死患者。

（4）对本品成分过敏的患者。

4. 下列患者慎用

（1）有出血可能的患者，消化道溃疡、内脏肿瘤、消化道憩室炎、大肠炎、亚急性感染性心内膜炎、有脑出血既往史的患者，血小板减少的患者，重症高血压病和严重糖尿病患者。

（2）正在应用抗凝剂、具有抑制血小板聚集作用的抑制药、溶栓剂或有降低血纤维蛋白原作用的酶抑制药的患者。

（3）严重肝功能障碍患者。

第23章 室性心动过速的诊疗风险与防范

第一节 临床诊疗的方法和预后

一、诊断依据

心电图可见提前出现的宽大畸形的 QRS 波群，其后出现完全的代偿间期，即宽大畸形的 QRS 波群前后 2 个正常的 QRS 波群之间的间期恰好等于 2 个窦性周期。其预后意义因不同情况有很大差异，应按危险分层施治。经详细体格检查和病情随访，明确不伴有器质性心脏病的室性期前收缩，即使在 24 小时动态心电图监测中属于频发室性期前收缩或有少数多形、成对、短阵室性期前收缩（短阵室性心动过速）。

二、治疗方法

治疗原则为对于无器质性心脏病的室性期前收缩，可以观察或给予镇静剂镇静药或 β 受体拮抗药治疗。对于有器质性心脏病伴发的室性期前收缩，主要是病因治疗，β 受体拮抗药或胺碘酮有很好疗效。

（1）从风险与效益比的角度考虑，不支持对室性期前收缩长时间进行抗心律失常药物治疗。对于这些患者，应去除诱发因素，对有精神紧张和焦虑者可使用镇静剂镇静药、抗焦虑抗抑郁药物或小剂量 β 受体拮抗药治疗，其治疗目的是缓解症状，并非使室性期前收缩数目明显减少或消失。对于某些复杂多形的室性期前收缩、心理压力大且暂时无法解决者，可考虑短时间使应用 I b 或 I c 类抗心律失常药物，如美西律或普罗帕酮合用抗焦虑抗抑郁药物。

（2）对于器质性心脏病患者伴有的室性期前收缩，特别是复杂的多形、成对、短阵室性期前收缩（短阵室性心动过速），尤其伴有心功能不全者，一般预后较差。对这些患者，应根据病史、室性期前收缩的复杂程度、左心室射血分数并参考信号平均心电图和心率变异性分析进行危险分层。越是高危的患者，越要加强治疗。首先应治疗原发疾病，控制诱发因素。

在此基础上应用 β 受体拮抗药治疗，并逐渐增加剂量，直至增大到靶剂量最大耐受剂量。这样，既有助于控制复杂的室性期前收缩，还可改善患者预后，对于心力衰竭患者可逆转心室重构，具有重要防治意义。最好选用具有心脏 β1 受体选择性，且无内源性拟交感活性的药物。在心肌梗死后有室性期前收缩且心脏收缩功能轻度降低的患者，应用 β 受体拮抗药作为室性期前收缩的治疗手段，可降低死亡率病死率，提高生存率和生活质量。胺碘酮或索他洛尔可用于复杂室性期前收缩患者的治疗。分析显示，胺碘酮可使总死亡率病死率下降，特别适用于有心功能不全的患者。即使对于这些患者，也应该考虑应用大剂量 β 受体拮抗药作为复杂室性期前收缩的患者的根本治疗策略。

（3）在下列情况下的室性期前收缩应给予积极治疗。急性心肌梗死或严重心肌缺血、再灌注性心律失常、严重心力衰竭、心肺复苏后存在的室性期前收缩、处于持续室性心动过速发作间期的室性期前收缩、伴有 QT 间期延长的室性期前收缩。急性心肌梗死、洋地黄中毒、心肌炎的室性期前收缩应积极治疗，可首选利多卡因 50 ~ 100mg 静推静脉注射，然后以每分钟 1 ~ 4mg 静脉滴注维持。如利多卡因无效，可选用普鲁卡因酰胺 100mg 静脉注射静推，每 5 ~ 10 分钟重复一次，直至总量达 800 ~ 1 000mg 或期前收缩被控制，维持量为每分钟 2 ~ 4mg。洋地黄中毒引起的室性期前收缩，可首选苯妥英钠，并强调停用洋地黄、补钾和补镁。其他急性临床情况：如严重呼吸衰竭伴低氧血症、严重酸碱平衡紊乱等，均可以采用纠正低氧（给氧）、低钾、低镁（ACE 抑制药、螺内酯）、抗炎和改善内皮功能（他汀类降脂药、阿司匹林、ACE 抑制药、螺内酯）等改善基础病理状态，从总体上把握病情，以降低缺血性和非缺血性心脏病的发病率和死亡率病死率。

（4）慢性心脏病变陈旧性心肌梗死或心肌病患者并发室性期前收缩，宜选用 β 受体拮抗药或胺碘酮，避免应用 I 类抗心律失常药。心力衰竭患者的期前收缩应主要控制心力衰竭，防止洋地黄中毒和电解质紊乱。

三、预后特点

室性心动过速本身对患者的预后影响尚无一致的观点。因为持续性室性心动过速几乎均见于有器质性心脏病的患者，心脏病变及室性心动过速均决定患者的预后。在不同病因和临床条件下，单形性室性心动过速与多形性室性心动过速、持续性室性心动过速与非持续性室性心动过速的预后并不一致。在单形性室性心动过速中，病因为冠心病的预后与心功能状况有关。左心室的射血分数（LVEF）< 30% 或 40% 者预后较差，其心源性病死率为 39.1%，猝死率达 22.4%。同时，还需考虑室性心动过速发作时血流动力学耐受情况和冠状动脉病变的严重程度。在致心律失常性右心室发育不良（ARVD）患者中，室性心动过速多见且通常是反复发作的，由于非药物治疗手段（手术、消融）的应用，此类患者的预后大多良好。原因不明性室性心动过速的患者一般预后良好。先天性室壁瘤发生的室性心动过速，常是药物难以控制的反复发作的室性心动过速，用手术切除室壁瘤后控制良好。伴有器质性心脏病呈持续性室性心动过速患者，常有心悸、头晕、胸闷，严重时可发生昏厥、心绞痛、心力衰竭，甚至发展为心室扑动和心室颤动，病死率为 52%，猝死率为 24%。

第二节　并发症风险的表现与防范

一、心脏性猝死

　　动态心电图显示，心室颤动是心脏性猝死的主要表现形式，室性心动过速往往是其先导，二者两者为引起心脏性猝死最常见的原因。据报道年龄超过 35 岁的成年人成人起病 1 小时内死亡者 90% 是冠心病，其中约半数 50% 死于急性心肌梗死，直接死因大都为心室颤动。风湿性心脏病风湿性心瓣膜病主动脉瓣狭窄患者约 20% ~ 25% 发生恶性心律失常而致猝死。国外学者总结了 157 例猝死患者的动态心电图监测，结果提示，80% 猝死最常见到的是在发生持续性快速室性心律失常前的一段时间里有室性异位搏动的增加，并出现反复性室性心律失常特别是短阵的非持续性室性心动过速。持续性快速室性心律失常多呈持续性单形室性心动过速，少数为扭转性多形室性心动过速，均可随其频率的加速而恶化为心室颤动，也有的以心室颤动作为原发事件者，大约 1/3 患者其快速心律由早期失常的 R on T 的室性期前收缩所诱发，其余 2/3 患者则是由一个舒张晚期的室性期前收缩引起。

　　心室颤动通常发生在有异常的心电或结构缺陷的患者，并由某个触发因素所触发。心室颤动以不规则的电活动为特征，其发生机制为极快速的微小折返激动。病变的心肌由于除极不同步和复极离散，使得冲动在心肌组织的传导成为碎裂样冲动，产生许多局部的折返环或多变的心电波。由于引起心室颤动的折返激动多为随意折返激动，故不能形成有效的心室机械收缩，持续性心室颤动可导致心肌细胞严重缺氧，酸中毒，ATP 耗竭，最终导致心脏电活动与机械活动中止。

　　有关诊断依据与防治措施参见第 3 章第二节"心脏性猝死"。

二、阿 - 斯综合征

　　正常的脑功能取决于适宜的脑血流。决定脑血流的因素是心排血量、脑组织水平的灌注压和脑血管床的阻力。大脑对缺氧、缺血的耐受时间约为 4 ~ 6 分钟，如超过此时限，将导致大脑功能的不可逆损害。当发生快速性室性心律失常时，心室舒张期缩短，心室充盈明显降低导致心排血量迅速下降，当室性心动过速心室率超过 180 次 / 分时，脑血流量可降低 40% ~ 75%，而一过性心室扑动或心室颤动几乎使心室丧失排血功能。如果皮肤、四肢、肾、脾等内脏选择性血管收缩的代偿作用不能充分或及时展开，血压进一步下降，全身血液分配得不到适当的临时调整，脑部血流无法维持脑的最低限度需要，因而发生阿 - 斯综合征。如果心脏或脑血管有器质性病变时，阿 - 斯综合征则更易发生。

　　有关诊断依据与防治措施参见第 3 章第三节"心源性晕厥"。

三、心力衰竭

　　室性心动过速，包括持续性或非持续性室性心动过速，均可导致充血性心力衰竭。其发生机理机制目前尚不十分清楚。心动过速所致心力衰竭组左心室面积增大、二尖瓣反流增加、左心室舒张末压升高，而左心室壁厚度变薄、左心室射血分数、± dP/dt$_{max}$ 及 +dP/dt$_{max}$/P 均明显下降。实际上在人类心力衰竭时亦可有左心室收缩末期和舒张末期内径增加、射血分数降低等改变。此外，心动过速性心力衰竭时的左心室收缩功能障碍可以发生在心室扩张之前。心力衰竭时不仅存在与心肌舒缩性能有关的心肌组织与细胞水平上的重构，也可能存在心肌舒缩性能调控机制的障碍。

有关诊断依据与防治措施参见 3 章第二节"心力衰竭"。

第三节　误诊风险的表现与防范

一、误诊范围及后果

（一）误诊范围

室性心动过速的诊断主要是宽 QRS 波群心动过速的鉴别诊断问题，其误诊率较高。国外学者在一项回顾性调查研究中发现，临床医师面对室性心动过速这种心律失常时误诊率可高达 53%。室性心动过速临床表现复杂多样，缺乏特异性，特异性 ECG 心电图表现很难捕获，造成诊断困难。临床上很容易被误诊为其他心律失常。少数室性心动过速与高血钾、抗心律失常药物、严重心肌缺血和左心室肥大引起的非特异性 QRS 波群增宽的心动过速，甚至与起搏器心电图相混淆。QRS 波群不宽的分支性室性心动过速容易误诊为室上性心动过速等。

（二）误诊后果

室性心动过速一般容易误诊为宽 QRS 波群室上性心动过速，造成误诊的主要原因是对室性心动过速的 ECG 心电图表现认识不足，对室性心动过速除应该熟悉诊断标准外，最重要的是对诊断室性心动过速要有信心，当经过仔细分析后还不能肯定诊断时，不妨暂时称之为"宽 QRS 波心动过速"，或根据宽 QRS 波心动过速 80% 为室性心动过速的原则，将其暂时当做作"室性心动过速"处理，待病情稳定后尽快做电生理检查以明确诊断。如果因为过分关注房室分离这些特异性强而敏感性差的指标，或者仅凭血流动力学稳定，或者无器质性心脏病来用室上性心动过速解释，可能会影响室性心动过速的治疗，甚至会因误用药物如维拉帕米，结果引起低血压、休克，甚至心室颤动。

二、误诊原因分析

（一）对临床表现缺乏全面分析，受传统观念影响

1. 认为血流动力学障碍是室性心动过速所致　受传统观念影响，某些医师以血流动力学状况为鉴别标准，认为室性心动过速的血流动力学不稳定，而室上性心动过速的血流动力学稳定，以致造成误诊。据国外学者观察，20 例平均持续时间 4.8 小时、心室率达 186 次 / 分，而血压正常的宽 QRS 波群心动过速患者，其中 85% 为室性心动过速。室性心动过速时是否出现血流动力学障碍，更多的是与心率、血压、基础心脏病的程度及左心室功能相关。相反，长时间的室上性心动过速在高龄、原有心脏病及心室率极快（> 200 次 / 分）的患者，可诱发急性心脑缺血。

2. 过分强调以往心脏病病史　一般认为既往无器质性心脏病史者，反复发作的宽 QRS

波群心动过速，特别是 35 岁以下年轻人，多提示为室上性心动过速或预激综合征。而有心脏病史，尤其是发生在急性心肌梗死之后者支持室性心动过速。此外，右心室发育不良、长 QT 间期综合征往往有家族史，药物中毒、电解质紊乱所致宽 QRS 波群心动过速常有相应病史。但值得提出的是，室性心动过速亦可发生于正常心脏者。因此，不能因是年轻人或单凭无心脏病，将其一概诊断为室上性心动过速，况且还可有室上性心动过速与室性心动过速并存。

（二）对心电图认识不足

1. 未建立宽 QRS 波 心动过速中常见为室性心动过速这一概念。国外有众多研究人员对室性心动过速误诊的原因调查后发现，临床医师对室上性心动过速的诊断具有一种心理上的偏爱。因此遇到宽 QRS 波群心动过速，尤其是血流动力学稳定者，很容易想到室上性心动过速合并室内传导异常如差异性传导，对 QRS 波群不宽的室性心动过速更不用说易做出这种结论。但实际上，临床所见到的宽 QRS 波心动过速约 80% 为室性心动过速。

2. 未对心电图进行全面分析 未对心电图进行系统分析，很少有意识地将发作时心动过速时心电图与正常窦性心律或以往发作时心电图相比较。仅凭主观意向即轻易做出"看上去像室上性心动过速"的诊断。当心电图某些指标支持室性心动过速诊断，而某些指标支持室上性心动过速合并传导异常时，尤其容易做出这样的诊断。

3. 过分关注房室分离这些特异性强而敏感性差的指标 室性心动过速发作时的心电图典型表现为房室分离，虽然其特异性很强，但是由于敏感性太差而限制了其临床使用。此外，室性心动过速亦可发生在基本心律为心房颤动的患者中，而室上性夺获或室性融合波的出现率亦仅为 5% 左右。如过分强调这些指标，势必造成误诊。

4. 宽 QRS 波群心动过速鉴别诊断标准缺陷 宽 QRS 波群心动过速鉴别诊断是临床的难题，近年来国内外学者对宽 QRS 波群心动过速的体表心电图提出了一些鉴别诊断标准，尤其是 Brugada 等提出的"4 步鉴别法"，对室性心动过速诊断的敏感性达 98.7%，特异性达 96.5%。但是，他们的研究对象中没有预激综合征伴旁路前传型室上性心动过速及原有单侧束支或双分支传导阻滞病例，而这三者亦常见于宽 QRS 波群心动过速，这些为鉴别诊断标准的缺陷。如果按照以上标准，简单根据 QRS 波群为左、右束支传导阻滞图形来鉴别宽 QRS 波群心动过速，很容易造成误诊。

5. 过分重视 QRS 波群宽度、QRS 波群电轴在室性心动过速中的价值 以往认为宽 QRS 波群心动过速呈右束支传导阻滞形态时，QRS 时限＞0.14 秒，电轴左偏或位于 -90° ~ ±180° 时提示室性心动过速。但是据此方法鉴别宽 QRS 波群心动过速不可靠，尤其是宽 QRS 波群心动过速呈右束支传导阻滞时 QRS 时限＞0.14 秒、电轴左偏诊断室性心动过速的敏感性、特异性均差。相反，部分室性心动过速 QRS 波群宽度增宽不明显。

（三）过度评价利多卡因的治疗价值

一般认为利多卡因对室性心动过速治疗有较好疗效，而对室上性心动过速效差或无效。但据国外学者报道，31 例宽 QRS 波群心动过速发作中应用利多卡因，结果发现，利多卡因仅对 18% 的室性心动过速有效，同时对 32% 的室上性心动过速也有效。所以单纯根据利多卡因的治疗反应来判断是否室性心动过速容易造成误诊。

三、误诊防范对策

（一）提高对室性心动过速的认识

临床医师要加强对室性心动过速的认识，其发作时，患者常突感心悸、心率加快、精神不安、恐惧、心前区不适、头颈部发胀及跳动感。如果患者无严重器质性心脏疾病、原有心功能良好、发作时血流动力学稳定，临床症状可以不明显。要正确认识室性心动过速发作人群，虽然其常见于各种器质性心脏病，但在无器质性心脏疾病的年轻人中，也可能出现室性心动过速。药物作用、电解质紊乱、一氧化碳中毒、对儿茶酚胺敏感及电击等亦可导致室性心动过速。

临床上室性心动过速的心电图有其独特的特点，但有时与室上性心动过速并差异性传导有难以鉴别之处，食管调搏检查有时亦难以辨别。一般来说室上性心动过速的心室率多偏快，> 200 次 / 分，甚至高达 240 ~ 290 次 / 分。而室性心动过速的心室率相对缓慢，很少超过 200 次 / 分。室上性心动过速者听诊心音常是恒定的，而室性心动过速患者的第一、二心音强度均可变化，并可有心音分裂，系由室性心动过速的房室分离所致，在房室分离时仔细观察颈静脉还可以见到不规则的较大颈静脉波。

（二）学会应用物理方法帮助识别室性心动过速

通过颈动脉窦按压增强迷走神经张力，为室性心动过速与室上性心动过速伴心室内差异性传导鉴别诊断的一种常用方法。它可使迷走神经张力增高而阻断折返机制，终止室上性心动过速。而室性心动过速对颈动脉窦按压几乎无反应，或仅能在按压当时减慢心率，偶可终止室性心动过速，但发生率< 2%。此外，颈动脉窦按压还可使心室率减慢，从而显现被掩盖 P 波，有助于确定 P 波与 QRS 波群关系。

（三）重视宽 QRS 波群心动过速心电图鉴别诊断

首先应建立起一种概念，临床所见到的宽 QRS 波心动过速约 80% 为室性心动过速。

1. 对于宽 QRS 波心动过速的心电图的鉴别诊断方法应该有充分了解　一般采用 Brugada 在 1991 年提出的诊断步骤：①全部心前导联 QRS 波群图形均不呈 RS 图形者，判断为室性心动过速，否则进行下一步；②有一个导联的 R-S 间距 > 100ms 者判断为室性心动过速，否则进行下一步；③有房室分离者判断为室性心动过速，否则进行下一步。观察导联 V$_1$ 和 V$_6$ 导联的 QRS 波群形态，以判断是室性心动过速还是室上性心动过速伴有室内差异传导（参考 Wellens 相关鉴别要点）。

2. 认识 Brugada 诊断标准的不足　Brugada 适用于室性心动过速与室上性心动过速伴室内差传、原有束支传导阻滞的鉴别。对预激综合征宽 QRS 波群心动过速容易误诊为室性心动过速。以下标准有助于排除前者：①宽 QRS 波群心动过速时 V$_4$ ~ V$_6$ 导联 QRS 波群以负向波为主；②无器质性心脏病患者，宽 QRS 波群心动过速时 V$_2$ ~ V$_6$ 导联有 QRS 波群呈 QR 型；③额面电轴极度右偏（ -90° ~ ±180° ）；④房室分离；⑤窦性心率时无预激波。

对于旁路前传型心房颤动，以下心电图表现有助鉴别：① RR 间期的互差。室性心动过速的节律基本上规整，RR 间期互差 ≤ 0.03 秒，而旁路前传型心房颤动的心室节律，如同房室结前传的心房颤动一样，极不规整，RR 间期互差常 > 0.10 秒；②室性心动过速的频率一

般 < 200 次 / 分（除多形性室性心动过速外），而旁路前传型心房颤动的心室率常 > 200 次 / 分；③室性心动过速的心室夺获（QRS 波群时间正常）多提早出现，而旁路前传型心房颤动的时间正常 QRS 波群（房室结前传者）多延迟出现；④室性心动过速有时可见到窦性 P 波，与 QRS 波群之间无固定的时间关系，而旁路前传型心房颤动则 P 波消失，而代之 f 波，当 RR 间期稍长时可能辨认出明确的 f 波。

对于逆传型房室传导性心动过速，以下几点有助于鉴别：①本型心动过速患者多无器质性心脏病，按压颈动脉窦可能终止发作；②以往可有预激综合征病史，心动过速的 QRS 波群形与预激图形相似或一致；③可能见到逆传型 P 波位于 QRS 波群之前，无房室分离或心室夺获；④心室率常 > 200 次 / 分；⑤ QRS 波群起始部分常显示顿挫。

对于结室或束室旁路前传型心动过速，以下几点有助于鉴别：①患者多为年轻人，多患有先天性心脏病如 Ebstein 畸形或房间隔缺损；②窦性心律时可出现不同程度的预激图形，类似左束支传导阻滞，PR 间期正常或缩短；③心率可高达 200 次 / 分以上；④ QRS 时间 ≤ 0.15 秒；⑤Ⅰ导联呈 R 型，V$_1$ 导联呈 rS 型；⑥电轴 0° ~ +75°；⑦胸导联的移行带（由负向波转为正向波）在 V$_4$ 导联后。

（四）认识特殊类型的室性心动过速

室性心动过速一般表现为宽 QRS 波群心动过速，但是分支性室性心动过速作为特发性室性心动过速中的一种特殊类型，其心电图表现窄 QRS 波群心动过速，QRS 时限 ≤ 0.12 秒，但是其心电图多呈右束支传导阻滞伴电轴左偏，偶呈左束支传导阻滞伴电轴右偏，平时心电图正常，偶见室性期前收缩，其 QRS 波群形与室性心动过速发作时相似。室性心动过速终止后心电图示下侧壁导联可见一过性复极异常，即 ST 段偏移和 T 波倒置。

逆传型与室性心动过速酷似，不仅体表心电图不易鉴别，有时希氏束电图也难以区分。因本型心动过速希氏束电图上 H 波消失（隐藏于 V 波之内），V 波前无 H 波，V 波之间有 A 波，与室性心动过速逆传至心房者极为相似。

（五）重视心脏电生理检查

虽然体表心电图对室性心动过速的鉴别有重要价值，但有时仍有一定局限性，需要心内电生理检查才能明确诊断。通过分析心动过速时的希氏束波（H）开始到心室波（V）开始的间期（HV 间期）可鉴别室性心动过速和室上性心动过速。室上性心动过速的 HV 间期应大于或等于窦性心律时的 HV 间期，室性心动过速的 HV 间期小于窦性 HV 间期或为负值。

以下电生理特征支持室性心动过速：①宽 QRS 波群心动过速时房室分离或房室传导阻滞；②宽 QRS 波群心动过速时以快于心动过速的频率起搏心房时，心室率及 QRS 波群无明显变化；③宽 QRS 波群心动过速时以快于心动过速的频率起搏心房时，QRS 波群变窄与窦性心律时相同；④宽 QRS 波群心动过速时心房期前收缩刺激有心室夺获或室性融合波。符合上述任何一条即可诊断室性心动过速。

第四节　介入诊疗风险的表现与防范

室性心动过速介入诊疗技术有心脏射频消融术、ICD 置入术。本节介绍 ICD 置入术的并发症有 ICD 误放电及 ICD 电风暴等。心脏射频消融术的并发症常见房室传导阻滞、心脏压塞及肺栓塞等，参见 22 章第四节有关心房颤动介入诊疗技术的介绍。

一、ICD 误放电

（一）发生机制

不适当的电击治疗可能有以下几个原因：①室上性心律失常，包括窦性心动过速，心房扑动，其他类型的室上性心动过速如房室折返性心动过速或房室结折返性心动过速；② ICD 功能异常或不良，包括解释心律的程序"错误"，过度感知生理性非 QRS 信号（过度感知 T 波或 P 波，过度感知肌电位如膈肌），装置之间的相互干扰（对以前置入起搏器刺激信号的感知），机械系统功能障碍（导线断裂，导线绝缘破坏，脉冲发生器的固定螺钉松动，导线移位等）；③电磁干扰，可能对 ICD 功能有影响的电磁干扰源包括以下 2 个方面。医学方面：电烙、磁共振显像仪器、透热治疗、起搏器程控及碎石术，非医学方面：弧焊器具和自动传动装置、工业用变压器和电动机、电弧炉、大功率射频发射机如雷达、射频遥控器械及自动售货机。

（二）诊断依据

（1）所有置入 ICD 的患者出院前，医师应告知他们若 ICD 发放电击治疗，应及时与负责随诊的医师（或置入医师）取得联系。在清醒状态下接受多次 ICD 电击的患者，应立即住院监测。

（2）对 ICD 做完整的询问，通过询问可以了解：①被识别心律的频率；②电击前和电击后的 RR 间期；③电击前后的心腔内心电图。

（3）将患者平时发生的室上性心律失常［包括窦性和（或）室上性心动过速等］的心腔内心电图形状与识别的心动过速作比较，十分有助于确定和识别心动过速的类别。在 ICD 发放电击前的 RR 间期稳定性指标可用来鉴别室性心动过速与心房颤动。

（4）室性心动过速与室上性心动过速的心腔内心电图形状偶尔可以相似或相同。若用电极间距小的双极性电极记录心腔内心电图（它们不搜集远场信号），尤其如此。

（5）持续性单形室性心动过速有时也可以是相当不规则的，尤其在刚发作时。仔细审阅所有在诱发的心律失常时记录的形态，了解是否保持 1∶1 房室传导时的最高频率，以及评定临床心律失常的频率和以前经证明的心腔内心电图的特征，有助于做出正确的诊断。

（6）对非心脏噪声的过度感知，利用 ICD 的标记通道（它表明 ICD 如何对依次相继的感知事件或间期做标记），同时对患者做心电图实时监测，可发现有时 ICD 感知了某种信号，而监测心电图上并无 QRS 波。若让患者改变自身姿势（例如转身或弯腰）或拨弄在囊袋内的脉冲发生器（了解是否感知肌电位或导线断裂的"断裂"电位），然后再把 ICD 的标记通道记录与实时心电图监测相比较，就可以发现是否对噪声过度感知。

（7）ICD 的感知导线若部分地移位至右心房，可使 ICD 感知心房的电活动而导致不适当的电击。通过 X 线透视或胸片，可及早发现这个问题，并应立即重新放置导线，以纠正这个问题，避免发生严重后果。

（8）ICD 规则系统（编制程序所依据的一系列规定）"错误"。发生这种现象时，分析储存腔内心电图和标记通道可做出诊断，前者显示事件发生时的心脏电活动，后者揭示 ICD 对事件的"解释"。当怀疑有规则系统"错误"时，将新的软件输入除颤器，即可无创地纠正错误。

（9）对 QRS 波以外的电信号过感知。ICD 既要使用动态增益来恰当地感知较大的 QRS 波群，避免感知其后中等幅度的 T 波，同时又要保持足够的感知灵敏度以感知小振幅的颤动波。任何延长 QT 间期或产生较小心室电图的情况都会增加 T 波过感知的可能性。由于感知灵敏度（或增益）在起搏事件后快速达到最大值，因而以较慢频率起搏的患者，过度感知远场 R 波，T 波或肌电位的危险最大，非常宽的 QRS 波双倍计数亦偶有发生。对肌电位的过度感知，必须与导线断裂相鉴别，阻抗显著增加或放射影像明显异常时，导线断裂即可诊断。

（10）装置之间相互影响。分别装有起搏器和 ICD 的患者，起搏器与 ICD 之间可产生多种相互作用。常见的有：ICD 过度感知起搏信号而抑制室颤的识别以及各种电击后现象过度感知起搏信号而抑制心室颤动的识别以及各种电击后现象。在置入和随访时进行仔细测试ICD，可以避免绝大多数的相互作用。若在 ICD 的心室通道中检测到心房和心室的起搏信号，就会导致误放电。此时，通常将起搏器调整为双极性，或重新置入一台具有或重新置入 1 台具有 VVI（或 DDD）起搏功能的新型 ICD。

（11）机械系统功能异常。包括导线故障、螺丝松动和电极导线脱位。术后发生电极导线脱位的时间较其他原因引起的电极导线故障要早（分别为 2±2 个月和 23±15 个月），放射影像可明确电极导线脱位的诊断，因此在术后和术后 1 个月随访时应常规行此项检查。20% 电极导线脱位的患者发生不恰当的电击，而 50% 以上电极导线断裂或绝缘破损的患者发生不恰当的电击。电极脱位和功能异常的导线，应置入新的电极导线。

（12）电磁干扰。电磁干扰会在 ICD 导线上产生电脉冲，从而抑制起搏功能或导致不适当的心室颤动（VF）识别，导致误放电。处理方法是脱离干扰源及重新程控起搏器。

（三）防治方法

1. **药物治疗** 应立即让患者住院行心电监护，进一步明确 ICD 治疗的是室性心动过速，还是室上性心动过速或窦性心动过速。虽然可能暂时不明确电击治疗的原因（例如，窦性节律时发放电击治疗可能是由于电极脱位、导线断裂或 T 波过度感知等），但可识别出室上性还是室性心律失常，并予以药物治疗控制心率和心律，同时给予镇静药或抗焦虑药，对许多严重心脏病患者，胺碘酮的疗效和耐受性已得到证实。当胺碘酮作为 ICD 患者的辅助治疗时，应用剂量要低于其作为主要治疗时的剂量。

2. **磁铁应用** 若患者已有治疗心律失常的方法，则可将磁铁置于 ICD 上，使其感知心动过速的功能立即失活，ICD 可自动终止治疗而不影响起搏功能。值得注意的是有些 ICD 用过磁铁后一直处于失活状态，因此一旦使用磁铁，须继续监护患者，直至有程控仪询问 ICD，并将其功能恢复正常后方可撤离监护。

3. **程控仪对 ICD 的询问及程控** 目的是使患者无不适的感觉和保证脉冲发生器的使用寿命。偶有患者因为非持续性室性心动过速（VT）而接受不恰当的 ICD 电击，对于"约定式"

除颤器,可能需要延长识别标准,辅以药物治疗抑制发作或升级为更新一代的除颤器(很少)。对于较新的除颤器,程控为"非约定"方式可解决这一问题。

二、ICD 电风暴

(一)发生机制

(1)增加心脏电不稳定性的因素,如心肌缺血,电解质紊乱(显著的低钾血症和低镁血症),急性心力衰竭(导致交感神经紧张性增高,增加心电的不稳定性),治疗心力衰竭的药物等。

(2)抗心律失常药物的致心律失常作用,可构成复发性 VT/VF 的加重原因。

(3)交感神经活性增加在电风暴的形成中亦起着重要作用。

(二)诊断依据

ICD 电风暴是由严重的室性心律失常引起,描述了一种 ICD 患者所特有的现象,即发生了需要多次转复的快速、成簇的室性心动过速(VT)或心室颤动(VF)。目前的定义是 24 小时内发生需要 ICD 干预的 ≥ 3 次的室性心动过速、心室颤动事件。

(三)处理方法

ICD 电风暴的诊断一旦明确,立即给予心电监护,首先应注意纠正患者潜在的触发因素,如纠正电解质紊乱,使用 β 受体阻断药改善心肌缺血,交感神经阻滞治疗 [左侧交感神经节阻滞的方法是,取前部气管旁入路,以 21 号针头在气管和左侧颈动脉之间穿刺,达到脊柱旁的前部数毫米处]。静脉注射 1% 的利多卡因(不含肾上腺素)10 ~ 20mL,直至出现霍纳综合征或部分霍纳综合征。必要时可重复静脉注射 0.25% 的布比卡因或利多卡因(不含肾上腺素)10mL。静脉应用胺碘酮可以在较短的时间内(中位时间 3.5 小时)稳定大部分 ICD 电风暴患者,胺碘酮不仅能有效地抑制反复发作性 VT/VF,而且致心律失常作用较小。交感神经阻滞疗法与胺碘酮合用,可明显提高患者的生存率。

(四)预防要点

胺碘酮或索他洛尔均可减少 ICD 放电的频率,β 受体阻断药、ACEI、调脂药物和螺内酯可减少心脏性猝死,冠状动脉血管重建是缺血性左心室功能不全患者重要的治疗,有益于减少心律失常风险和改善左心室功能。在部分患者,射频消融也可减少 VT 的发生率。

三、ICD 除颤的相关问题

(一)发生机制

1. **ICD 处于失活状态**　如 ICD 被程控为关闭状态或与体外磁铁有持续性接触(可能是无意的)。

2. **ICD 对电信号感知不良或缺失**　其原因有:①需感知的心室电图振幅减小(如电极-组织接触面的纤维化):电击后心腔内电图振幅减小,在具有缓慢自动增益控制功能的 ICD 中,心腔内电图的振幅是波动的;②导线脱位或功能不良:脉冲发生器功能不良。装置之间的相互影响(患者同时具有 ICD 和普通起搏器,由于存在起搏信号,VF 未被检出);③ ICD

对电信号识别不良：其原因有低于识别界定频率的 VT。由于程控的特异性标准（包括突发性、稳定性、电图的宽度或模板匹配、双腔标准和节律解释上的规则系统"错误"），VT 的治疗被抑制。在不恰当区域内的识别（如抗心动过速起搏被识别为 VF）；④机械故障阻止 ICD 治疗的发放：主要表现在导线断裂或失效，导线与插口连接不良；⑤ICD 规则系统失灵而阻止治疗的发放；⑥对室性心动过速无效的 ATP 治疗方案和过低能量的电击，均可导致 ICD 治疗延误和缺失。

3. ICD 电击除颤失败的原因　①与 ICD 装置相关的原因：电池耗竭，元件故障，心外膜电极片折皱，经静脉导线脱位；②药物或生物性的影响：除颤阈值可随时间而演变（特别是在置入时阈值超过 15J），气胸，心肌梗死，药物的致心律失常作用及电解质异常通过改变基质影响治疗效果，某些抗心律失常药（如胺碘酮和 Ⅰ 类药物），可增高置入埋藏式心脏转服除颤器（ICD）患者的除颤阈值。

（二）诊断依据

主要表现为 ICD 治疗延误、缺失或无效治疗。

（三）处理方法

1. ICD 未发放或延迟发放的诊断和处理

（1）电极导线阻抗过高（提示导线断裂）或过低（提示绝缘层的破坏）或对 R 波感知不良，需要更换一根新的电极导线。

（2）对联合使用 ICD 的频率、稳定性和突发性功能者，应取消除频率识别指标以外的所有其他指标，以避免对心动过速的识别延迟。

（3）对快速血流动力学不稳定的室性心动过速，应避免应用 ATP。若在快速室性心动过速区采用 ATP，则在置入后或出院前行电生理检查，术中试验 ATP 的治疗功效。用 ATP 治疗者，用短阵电刺激（burst）次数应尽量减少，以免必需时高能量的电击被延迟。

（4）如果发现感知低下而自动增益控制未被使用，则可增高感知灵敏性的设置。在有自动增益控制的 ICD，并有初次高能量发放后未能或延迟再识别 VT、VF，那么再识别实性心律的时间应程控为最大值，以保证 VT、VF 的再识别。

（5）有置入永久性起搏器的患者，应及时进行由于起搏器引起的 ICD 未识别心室颤动的研究。如果在 ICD 置入时，用的是单极系统，应换用约定式双极系统。如果双极系统在位，则应在全身麻醉下采用最大起搏能量刺激的电压和脉宽来诱发心室颤动，以确认 ICD 的感知和识别功能。并将起搏器程控至能可靠夺获的最低起搏能量输出。起搏器也应被程控为其最大的感知灵敏性，使其能感知到振幅小的信号，从而避免在心室颤动时期内的起搏。

2. 除颤电击失败的处理

（1）药物可改变除颤器的阈值，尤其是长期口服胺碘酮可升高除颤阈值，因此，用胺碘酮治疗后，应常规再评价除颤阈值。如患者的除颤阈值为临界水平，应当停用胺碘酮。

（2）如果患者发生无效电击，应排除通过改变基质而影响治疗效果的急性情况，其中包括心肌梗死、活动性出血、药物的致心律失常作用、电解质异常等。这些情况一旦被排除，须对 ICD 系统进行全面评价。对于置入老式单相波除颤系统的患者，可考虑升级为双相波除颤系统以提高除颤效果。

（3）如果除颤阈值（DFT）升高大于 24J，其除颤的安全界限很小，甚至 ICD 发放最大能量也不能成功除颤，应考虑更换 ICD 系统。

（四）预防要点

置入术过程中的无菌操作，导线插入、电极定位和固定，测定适当 DFT，适当的脉冲发生器囊袋制作，认真彻底地止血，电极导线是否牢靠地插入脉冲发生器的相应插座内，各项感知、起搏以及识别和治疗（ATP、电击）参数是否设置恰当等，都与 ICD 系统能否正常工作有直接关系，也与并发症的多少直接相关。

第五节　药物性风险的表现与防范

一、抗心律失常药

（一）药物不良反应与防范对策

相关内容参见第 22 章第五节"抗心律失常药"。

（二）临床用药不良反应举例

胺碘酮

【不良反应】

1. 心血管系统　较其他抗心律失常药对心血管的不良反应要少。包括：①窦性心动过缓（40 次 / 分以下）、一过性窦性停搏或窦房阻滞；②房室传导阻滞，阿托品不能对抗此反应；③偶有多形性室性心动过速，伴有以 QT 间期延长；④静脉注射时产生低血压。

2. 甲状腺　①甲状腺机能功能亢进，可发生在停药后，除突眼征以外可出现典型的甲状腺功能亢进甲亢征象；②甲状腺机能功能低下，老年人较多见，可出现典型的甲状腺功能减退征象。

3. 消化系统　恶心、呕吐、食欲缺乏、腹胀、腹泻及便秘。肝炎或脂肪浸润，转氨酶增高，与疗程及剂量有关。

4. 呼吸系统　肺部不良反应，多发生在长期大量服药者（0.8 ~ 1.2g/d），仅个别在服药 1 个月后发生。主要产生肺间质或肺泡纤维性肺炎，肺泡及间质有泡沫样巨噬细胞及 II 型肺细胞增生，并有成纤维细胞及胶原细胞，少数淋巴细胞及中性粒细胞，小支气管腔闭塞。临床表现有气短、干咳及胸痛等，限制性肺功能改变，血沉红细胞沉降率增快及血液白细胞计数增高，严重者可致死。

5. 神经系统　不多见，与剂量及疗程有关，可出现震颤、共济失调、近端肌无力、锥体外体征，服药 1 年以上者有周围神经病。

6. 眼部　服药 3 个月以上者在角膜中及基底层下 1/3 有黄棕色色素沉着，与疗程及剂量有关，儿童发生较少。这种沉着物偶可影响视力，但无永久性损害，少数人可有光晕。

7. 皮肤　光敏感与疗程及剂量有关，皮肤石板蓝样色素沉着。

8. 其他　偶可发生低血钙及血清肌酐升高。静脉用药时局部刺激产生静脉炎。

【防治措施】

1. **心血管系统** 心脏的不良反应比较少见。服药期间 QT 间期均有不同程度的延长，且可出现 T 波切迹、振幅下降，一般不是停药的指征。胺碘酮引起的 QT 间期延长是药物与组织结合的表现，不属药物不良反应。如果出现窦性心动过缓、窦性停搏、窦房阻滞、房室传导阻滞、多形性室性心动过速和（或）低血压时，均应停药，可用升压药、异丙肾上腺素、碳酸氢钠（或乳酸钠）或起搏器治疗，注意纠正电解质紊乱，多形性室性心动过速发展成室颤时可用直流电转复多形性室性心动过速发展成心室颤动时可用直流电转复。

2. **甲状腺** 甲状腺功能亢进停药数周至数月可完全消失，少数需应用抗甲状腺药、普萘洛尔或肾上腺皮质激素治疗。甲状腺机能功能低下停药后数月可消退，但黏液性水肿可遗留不消，可用甲状腺素治疗。

3. **消化系统** 消化系统的不良反应如恶心、食欲缺乏和便秘很常见，特别是在开始服用负荷量时容易出现，减量后服用维持量时症状通常可以缓解。最严重的消化系统不良反应是肝炎和肝硬化。如果确诊发生了胺碘酮肝毒性反应。应该停药，胺碘酮引起的肝炎可能是致命的。

4. **呼吸系统** 一旦出现肺部不良反应，应予停药，糖皮质激素治疗胺碘酮的早期肺毒性可能有效。肺毒性的早期表现可以类似于慢性心力衰竭，因此高度警惕这一毒性作用是必要的。未能早期诊断肺毒性反应可能导致生命危险。目前临床中主张应用小剂量维持，肺毒性的发生率大大降低。

5. **神经系统** 神经系统异常往往与药量有关，减量即可减轻或消除症状。

6. **眼部** 严重但很少见的合并症是视神经炎，一旦发生，必须停药。

7. **皮肤** 皮肤蓝灰色改变是长期服用胺碘酮的特征，通常在面和眼睛周围最明显。这只表明有药物的吸收，日晒可使之重。如有日光过敏，要告诉患者避免日晒，使用防晒用品。

8. **其他** 静脉用药时局部刺激产生静脉炎，宜用氯化钠注射液或注射用水稀释，每次静脉滴注完后在原位注射少量氯化钠注射液可以减轻刺激。

二、β 受体拮抗药

（一）药物不良反应与防范对策

相关内容参见第 14 章第五节"β 受体拮抗药"。

（二）临床用药不良反应举例

艾司洛尔

【不良反应】

1. **常见表现** 低血压发生率为 12%～44% 左右。在低血压的发生人群中，约有 30% 的合并临床症状，如恶心、头晕、头痛和呼吸困难等。通过调整剂量和终止治疗可使多数不良反应控制。停止给药后，约 95% 的患者低血压状态在 30 分钟内恢复到正常水平。在直接对比研究中，静脉滴注艾司洛尔引起的低血压显著高于静脉注射普萘洛尔，分别为 36% 和 6%，但是停药后，低血压的恢复时间明显缩短。而与低血压无关的其他不良反应通常发生率较低，包括恶心、呕吐、头痛、疲劳和嗜睡。

2. **少见表现** 偏瘫，无力，抑郁，思维异常，焦虑，食欲缺乏，轻度头痛，癫痫发作，气管痉挛，打鼾，呼吸困难，鼻充血，干、湿性啰音，消化不良，便秘，口干，腹部不适，味觉倒错，注射部位水肿、红斑、皮肤褪色、烧灼感，血栓性静脉炎和外渗性皮肤坏死，尿潴留，语言障碍，视觉异常，肩胛中部疼痛，寒战，发热。

【防治措施】

（1）低血压：通过调整剂量和终止治疗可使多数低血压症状得到控制，停止给药后，约95%的患者低血压状态在30分钟内恢复到正常水平。

（2）与其他选择性的β1受体拮抗药一样，在支气管痉挛性疾病、房室传导异常和心功能不全等情况下使用也应谨慎房室传导异常和心功能不全等情况下应用也应谨慎。心动过缓可给予阿托品静脉注射；哮喘可予β2受体激动剂或茶碱类治疗；心功能不全患者可给予利尿药及洋地黄类药治疗；休克者可予多巴胺、多巴酚丁胺、异丙肾上腺素、氨力农等治疗。

（3）一旦发生注射部位的静脉炎，应更换注射部位。

第 24 章　房室传导阻滞的诊疗风险与防范

第一节　临床诊疗的方法和预后

一、诊断依据

临床主要表现：①有典型的症状，即由于心室率过慢或长间歇停搏使心排血量减少导致不同程度的脑、心、肾等脏器供血不足的临床表现；②心电图检查可确诊；③排除了迷走张力增高、药物、电解质紊乱等因素的影响。

二、治疗方法

治疗原则为一度和二度Ⅰ型房室传导阻滞可能与迷走神经张力增高有关，不需特殊治疗。二度Ⅱ型房室传导阻滞和三度房室传导阻滞心室率过慢，应该置入临时或永久性心脏起搏器稳定病情。

（一）一般治疗

房室束分支以上的阻滞形成的一度或二度房室传导阻滞，并不影响血流动力学，主要采用针对病因的治疗。房室传导阻滞常见于急性下壁心肌梗死、病毒性心肌炎、急性风湿热、心肌病、洋地黄中毒、传导系统退行性改变、心脏介入检查治疗时，以及心脏外科手术损伤等。若心室率不慢，无临床表现，不需特殊治疗。各种心肌炎、心脏直视手术损伤或急性心肌梗死引起的房室传导阻滞，可试用糖皮质激素治疗。解除迷走神经过高张力,停用相关药物,纠正电解质失调。

（二）药物治疗

二度Ⅱ型和三度房室传导阻滞心室率过慢（＜40次／分），或有血流动力学障碍，应积极治疗。QRS 波呈室上性，可立即给予阿托品。宽大畸形的 QRS 波群应用阿托品无效，可立即给予异丙肾上腺素静脉滴注治疗，必要时需置入临时或永久心脏起搏器治疗，尤其是心脏手术后出现者，应该积极处理，以防心室率进一步减慢，导致严重不良后果。

1. 异丙肾上腺素 心率较慢者，可用异丙肾上腺素 5 ~ 10mg，每 4 小时 1 次，舌下含服。预防或治疗房室传导阻滞引起的阿 - 斯综合征发作，可用异丙肾上腺素 3 ~ 5mg 加入 5% 葡萄糖注射液 500mL 中静脉滴注，一般维持心率在 60 ~ 70 次 / 分。注意用药过量不仅不能明显增加心率，反而会使传导阻滞加重，而且能导致快速性室性心律失常。

2. 阿托品 阿托品 0.3mg，每 4 小时 1 次口服，适用于房室束分支以上的阻滞，尤其是迷走神经兴奋过高者，必要时可用阿托品 1 ~ 2mg，皮下注射或静脉注射。不良反应有口干、视物模糊、尿潴留、疲乏、嗜睡等，严重时可有瞳孔散大、皮肤潮红、心率加快、兴奋不安、幻觉、谵妄甚至惊厥、昏迷、呼吸麻痹等。心功能不全、前列腺增生者慎用，青光眼、器质性幽门梗阻、肠梗阻等患者禁用。

3. 氨茶碱 氨茶碱 0.1g，每日 3 次，口服，亦可用氨茶碱 0.25g 加入 5% 葡萄糖注射液 500mL 中静脉滴注，4 小时滴完，每日 1 次，睡前可加服氨茶碱缓释片 0.2g。该药可引起恶心、呕吐、食欲缺乏、胃部不适、失眠、心率增快等不良反应，静脉给药太快或浓度过高可引起心律失常、惊厥、血压骤降甚至死亡。低血压、休克、急性心肌梗死者忌用。

（三）起搏治疗

1. 临时起搏器 急性心肌梗死、急性心肌炎、药物中毒或电解质紊乱、心脏外科手术后引起的二度 II 型以上的房室传导阻滞均可使用临时起搏治疗。

2. 永久起搏 有症状的三度房室传导阻滞是绝对适应证，无症状的三度房室传导阻滞则是相对适应证。有症状的二度 I 型和 II 型房室传导阻滞亦是永久起搏的绝对适应证，无症状的二度 II 型房室传导阻滞为相对适应证。无症状的二度 I 型不主张置入起搏器。

3. 选择性起搏选择的起搏模式 有 VVI、VVD、VAT、DDD，如窦性心律尚可，主张选用 VDD、VAT。伴有心房颤动则首选 VVI。窦性心律不稳定宜选择 VVI、DDD。总之，在患者经济条件许可的情况下，应尽量选择符合生理的起搏模式。

三、预后特点

房室传导阻滞的临床病程变化很大，这主要取决于 2 个因素：一是阻滞的部位，在房室结或房室结以下。另一是病因。对于一度和二度 I 型房室传导阻滞多数预后较好，多数是暂时性的，经及时治疗后可以痊愈，而不致发展成为二度 II 型或三度房室传导阻滞。二度以上房室传导阻滞患者相对较差，易表现出轻重程度不一的症状。重者可有头晕、乏力感、视物模糊，甚至晕厥等阿 - 斯综合征。症状明显，尤其是有晕厥史的预后较差，有资料显示男性中有此现象者预后更差，但在临床证据方面仍有争议。未经治疗的后天性完全性房室传导阻滞，无论有无症状，均会明显降低生存率。1 年总病死率超过 50%，且在高龄患者（> 80 岁）和器质性心脏病（非风湿性）患者中尤为严重。暂时性房室传导阻滞的预后稍好，1 年病死率为 36%，而永久性房室传导阻滞为 70%。但有部分（38% ~ 39%）的暂时性房室传导阻滞患者在平均随访 36 ~ 54 个月期间可进展为永久性房室传导阻滞，而且必须依赖心脏起搏。

第二节 并发症风险的表现与防范

一、阿－斯综合征

缓慢性心律失常为阿－斯综合征最常见的原因，其共同发生机制为脑供血和（或）供氧不足。当脑血流量减少时，脑组织毛细血管内 CO_2 浓度增高，O_2 浓度降低，均可导致脑毛细血管扩张，阻力降低，使脑血流量增加。当脑血流突然中断 5～10 秒或收缩压突降至 60mmHg 以下时，即可发生晕厥。

缓慢性心律失常，如各种原因引起的病窦综合征、高度或完全性房室传导阻滞，心动过缓频率在 35～40 次 / 分以下、心室搏动间歇时间过长或低位起搏点无逸搏，心排血量明显减低，导致血压下降，不能维持脑组织最低限度血流量，引起大脑皮层功能障碍而发生晕厥。慢快综合征为病窦综合征的一个亚型，快速性心律失常是缓慢性心律失常的一种代偿，当心动过速突然终止后，窦房结被超速抑制，正常窦性节律不能及时建立，造成较长 RR 间期，易造成脑供血不足发生阿－斯综合征。

有关诊断依据与防治措施参见第 3 章第三节"心源性晕厥"。

二、心脏性猝死

院外发生的心脏性猝死中 15%～25% 为心动过缓或停搏，而完全性房室传导阻滞较为少见，动态心电图监测也提示有 10%～25% 在猝死发作时为心动过缓或心搏骤停。动态心电图记录到的心动过缓包括窦性停搏伴有缓慢交界性心律，停搏伴有室性自搏心律，窦性心动过缓随后发生二度房室传导阻滞、停搏、完全性房室传导阻滞。

缓慢性心律失常时的窦房结和（或）房室结功能异常，正常的次级自律性细胞的活动不能承担心脏的起搏功能，可发生心搏骤停。缓慢性心律失常与心搏骤停在严重的心脏疾病中更常见，可能代表病变弥漫累及心内膜下浦肯野纤维。当受到全身情况的影响，如缺氧、酸中毒、休克、肾衰竭、创伤与低温等引起细胞外钾离子浓度增加时，使正常或疾病的希氏束－浦肯野系统的起搏细胞部分除极伴自发 4 相除极坡度降低，最后失去自律性。

电－机械分离是在没有有效机械收缩功能下，心脏存在连续电节律性。原发性者较常见，常发生在严重心脏病终末之时，但也可发生在急性缺血的患者，或更通常发生在较长时间心搏骤停后电复苏的患者中。电－机械分离的本质虽未完全了解，但弥漫性疾病、代谢异常或普遍缺血似乎是本症的病理生理基质。丧失电－机械耦联的最可能机制是细胞内的钙离子代谢、细胞内酸中毒或三磷酸腺苷衰竭。

有关诊断依据与防治措施参见第 3 章第二节"心脏性猝死"。

三、心力衰竭

并发心力衰竭的常见病因：①病窦综合征；②房室传导阻滞；③心房颤动或心房扑动时的缓慢心室率；④药物引起的心动过缓。主要病理改变：①容量负荷过重；②房室顺序收缩丧失；③心室激动顺序改变；④心室收缩的不均一性；⑤心肌灌注不良。

有关诊断依据与处理方法参见第3章第二节"心力衰竭"。

针对心动过缓所致心力衰竭的预防，最重要的是及早发现心动过缓并祛除原因，不能祛除原因者则需要及早对心动过缓及其所造成电激动异常予以纠正。

第三节　误诊风险的表现与防范

一、误诊范围及后果

（一）误诊范围

（1）将一过性迷走神经张力增高引起的PR间期延长误诊为一度房室传导阻滞。

（2）将干扰性房室分离误诊为完全性房室传导阻滞。

（3）由于心房率增速合并一度房室传导阻滞形成的干扰性房室传导阻滞误诊为高度房室传导阻滞。

（4）将隐匿性交接性期前收缩引起的"伪房室传导阻滞"误诊为房室传导阻滞。

（二）误诊后果

（1）三度房室传导阻滞患者如伴有过缓的房室交接性逸搏心律（＜40次/分）或过缓的室性逸搏心律（＜25次/分），提示逸搏心律的自律性低，有发展为心室停搏的可能。

（2）如在二度房室传导阻滞向三度房室传导阻滞发展过程中或室性逸搏节律点不稳定时，均易发生心室颤动或心室停搏。

（3）在大多数急性下壁心肌梗死患者中，三度房室传导阻滞是暂时性的，往往仅持续几天，预后较好，不需置入永久性起搏器。约10%的患者阻滞部位在希氏束内，由于逸搏心律不稳定，常需置入永久性起搏器。急性前壁心肌梗死并发的三度或二度Ⅱ型房室传导阻滞，常伴以双侧束支的损伤，其频率＜40次/分，这种室性逸搏心律很不稳定，预后要差得多。需置入起搏器。

（4）发生于慢性缺血性心脏病、原发性传导系统退行性改变、扩张型心肌病、结缔组织病等的房室传导阻滞，房室传导系统大多已发生不可逆的器质性改变（坏死、退行性改变、纤维化等），阻滞常呈持久性或永久性的，阻滞部位大多在希氏束–浦肯野系统内。此外，还由于基础心脏病，心功能本已很差，当发生三度房室传导阻滞时，可进一步使心排血量减低，也可发生心力衰竭，常有猝死的危险。

（5）先天性三度房室传导阻滞约有50%伴发其他先天性心脏病。发生的原因是房室结发育不全，未能与结间束连结；发育不全的希氏束未能连结房室结；希氏束或束支部分缺如。其逸搏心律QRS波宽，QT间期延长。但经长期随访，大多数患儿无症状，少数会发生晕厥，也可猝死。

二、误诊原因分析

由于干扰性因素常造成各种不同程度房室传导阻滞假象，常可误诊为房室传导阻滞。

1. 将一过性迷走神经张力增高引起的PR间期延长误诊为一度房室传导阻滞　各种因素

引起迷走神经张力一过性增高可表现为短暂性心跳缓慢、PR间期延长。

2．将干扰性房室分离误诊为完全性房室传导阻滞　不少医师存在错误的认识，将完全性房室分离与完全性房室传导阻滞等同起来。将加速的交接性自搏节律（非阵发性交接性心动过速）、加速的室性自搏节律（非阵发性室性心动过速）伴有房室分离误诊为完全性房室传导阻滞，甚至误置入了人工起搏器。

3．由于心房率增速合并第一度房室传导阻滞形成的干扰性房室传导阻滞误诊为高度房室传导阻滞　不少医师拘泥于3个P波未获得下传即为高度房室传导阻滞，而不注意心房率对房室传导的影响，未能进一步分析为什么多个P波未获下传的机制，因而将心房率增速合并一度房室传导阻滞致使多个P波未获下传误诊为高度房室传导阻滞。

4．将隐匿性交接性期前收缩引起的"伪房室传导阻滞"误诊为房室传导阻滞　隐匿性交接性期前收缩既未传至心室产生QRS波群，也未能逆传至心房产生异位P'波，但造成交接区新的不应期，致使其后的P波下传延缓或受阻，形成一度房室传导阻滞、二度房室传导阻滞甚至二度Ⅰ型房室传导阻滞。

三、误诊防范对策

1．将一过性迷走神经张力增高所致的PR间期延长与一度房室传导阻滞鉴别开来　任何因素如急性胃肠炎可能引起一过性迷走神经张力增高，患者可出现心动过缓和PR间期延长。此种情况引起的PR间期延长持续时间短暂，而一度房室传导阻滞引起的PR间期延长则是长期持续存在。

2．不要将完全性房室分离与完全性房室传导阻滞等同起来　必须认识到，完全性房室分离只是完全性房室传导阻滞的一个诊断条件，另一个诊断条件是心室率应该＜50次/分，心室率越慢，诊断越肯定。心室率＜50次/分反映心室在逸搏起搏点控制之下，才能排除干扰性因素。

3．对一份心电图多个P波未获下传要进行分析，不要简单地诊断为高度房室传导阻滞患者仅为一度房室传导阻滞，由于心房率增速，形成了干扰性房室传导阻滞，而非真正的高度房室传导阻滞。当心房率减慢至75次/分时，房室传导可恢复1:1传导，仅PR间期延长，此种情况临床常可见到。

4．应认识到隐匿性交接性期前收缩可能是造成房室传导阻滞的病因　由于交接性期前收缩在房室交接区造成新的不应期，致使其后心搏PR间期延长。同一份心电图出现交接性期前收缩造成房室传导阻滞，如再出现一度或二度房室传导阻滞，应考虑到隐匿性交接性期前收缩造成的房室传导阻滞。突然出现的一度或二度房室传导阻滞常是由于干扰性因素引起的，而非真正的房室传导阻滞。

5．类似疾病的鉴别诊断

（1）2:1房室传导阻滞既可能为二度Ⅰ型房室传导阻滞，又可能为二度Ⅱ型房室传导阻滞，两型治疗原则和预后均不相同，应加以鉴别。

（2）完全性房室传导阻滞可发生于房室传导系统不同部位，心电图可做出初步鉴别供临床参考。

第四节 介入诊疗风险的表现与防范

完全性房室传导阻滞介入诊疗技术有人工心脏起搏术。这项介入诊疗技术的并发症主要有血气胸，与电极导线、起搏器有关的并发症等。

一、与置入手术有关的并发症

（一）气胸、血胸或血气胸

1. 发生机制

气胸是锁骨下静脉穿刺常见的并发症之一。锁骨下穿刺时穿刺点太靠外、进针太深或者反复多次同一部位进针，就容易刺破肺尖，进入胸膜腔。患者如有明显肺气肿或接受辅助通气者亦容易造成气胸。如果穿刺同时穿破了锁骨下血管和胸膜，可导致血胸或血气胸。

2. 诊断依据

（1）在进行锁骨下静脉穿刺过程当中，无论穿刺针是否已撤出，均见到空气吸入现象。

（2）无法解释的低血压。

（3）胸痛、气喘、呼吸困难。

（4）积气量多时，患侧胸廓饱满，肋间隙变宽，语音震颤及语音共振减弱，呼吸音减弱或消失。

（5）血胸者患侧胸下部叩诊浊音。

确诊需要胸部 X 线检查，可发现气胸者锁骨下穿刺一侧肺叶压缩，血胸者有胸腔积液，如伴有气胸可见液平。血胸者 B 超可发现有液性暗区，血常规检查可有血红蛋白降低。

3. 处理方法　气胸患者如果症状不严重，胸片提示肺压缩不超过 10%，可不做特殊处理，应严密观察，一般 1 周后可自行吸收。如果胸片提示肺压缩超过 10%，患者有气促或呼吸困难等症状，则需要穿刺抽吸气体。对于血胸或血气胸者，应给予胸腔闭式引流，出血严重者应给予输血，预防感染和心功能不全。

4. 预防要点　术者应熟悉局部解剖特点，选择好穿刺点、穿刺方向。穿刺时负压进针，穿刺方向指向胸骨上凹，一旦有气体抽出或患者咳嗽、疼痛时，立即停止进针。进针与胸壁夹角严格掌握在 30° 以内进行。发生小量气胸、血胸时，应严密观察，暂不特殊处理，量大时需外科医师协助减压、引流。

（二）误入锁骨下动脉

1. 发生机制　锁骨下静脉前方为锁骨，后上方为锁骨下动脉。锁骨下静脉与锁骨下动脉在锁骨的中段间隔较大，两者中间有前斜角肌相隔，而在锁骨的内侧和外侧，锁骨下动脉与锁骨下静脉均紧密伴行，常规穿刺点取锁骨下中内 1/3 交界处。如果进针点偏内侧或偏外侧，锁骨下静脉在锁骨内段与外段和锁骨下动脉十分接近，容易误入锁骨下动脉。如果进针点位置正常，但针尖穿刺血管时偏内侧，易穿入锁骨下动脉。有时进皮穿刺点位置正常，针头过锁骨与第 1 肋间隙后，做血管穿刺未回抽到血液，就继续沿锁骨向内穿刺，进血管点就过于偏向内侧，容易误伤动脉。进针过锁骨下间隙后进针速度过快，针尖又比较锐利的情况下容

易穿入锁骨下动脉，

2．**诊断依据** 穿刺误入锁骨下动脉时，回抽血液颜色为鲜红色，取下注射器时从针座冒出的血液常为搏动性。

3．**处理方法** 如误穿锁骨下动脉，多因动脉回血的搏动性特征可立即识别出来，及时退出穿刺针，重压穿刺点 10 分钟，一般不会引起大出血。如果已将扩张管和导管鞘插入锁骨下动脉，不能贸然拔出，否则引起血胸，应留置扩张管和鞘管，请外科开胸取出并缝合伤口。

4．**预防要点** 熟悉锁骨下静脉的局部解剖结构，选择正确穿刺点。做经锁骨下静脉穿刺术应熟悉锁骨下静脉的部位，静脉走行方向及周围组织结构。特别是注意在锁骨中段行穿刺，可以减少甚至避免并发症的发生。严格执行锁骨下静脉穿刺的操作步骤和要领必须掌握正确的进针方向和角度，针尖斜面方向应向上偏内，针尖过锁骨、第 1 肋骨的间隙后应保持在适当负压下穿刺。必须严格掌握穿刺的深度，进针速度不能太快，对于有肺气肿、高龄及胸廓畸形者尤其小心。

（三）误伤神经、淋巴管

1．**发生机制** 臂丛神经分为 5 根 3 束，包夹着锁骨下动脉至腋动脉，其中外侧束和内侧束分布在动脉前方，在锁骨中点后方，臂丛比较集中而表浅，如果穿刺方向与臂丛神经角度过大，或者穿刺针反复多次穿刺同一部位，可损伤到臂丛神经。穿刺部位切口偏外及切口过深亦可损伤到臂丛神经。

胸导管作为人体最大的淋巴管，自乳糜池向上，至第 5 胸椎水平斜向左侧，经食管左缘上行，经胸廓上口至颈根部，最后呈弓形向外侧注入左锁骨下静脉与颈静脉交汇处的静脉角。左锁骨下静脉穿刺时进针过深或偏向上方，则有可能误伤胸导管。右淋巴管短，长约 1.5cm，位于右锁骨下，注入右静脉角，很少被误伤。

2．**诊断依据** 臂丛神经损伤表现为感觉和运动障碍。患者可有"过电"的感觉，并可有肩背酸痛感，穿刺部位疼痛，患侧肢体运动障碍，受损神经分布区域皮肤麻木、感觉障碍。淋巴管受损时，穿刺部位可有淡黄色淋巴液流出。

根据临床表现可基本确立诊断。

3．**处理方法** 手术操作时注意观察患者上肢反应，如臂丛神经轻度受损，一般无须特殊处理。如淋巴管受损，穿刺部位淋巴液不断流出，经压迫无效，一般拔除起搏电极后渗液可停止。

4．**预防要点** 不宜过多地做同一部位的锁骨下静脉穿刺，如多次穿刺未成功，应改选用其他部位进行穿刺。电极导管进入上腔静脉，退出导管鞘后，应做较长时间的压迫止血，以减少局部血肿形成。穿刺点的切口不应太向外，不宜过深，达筋膜层即可。分离时要分层钝性分离，避免切断神经。

（四）空气栓塞

1．**发生机制** 锁骨下静脉距上腔静脉很近，当患者吸气时胸腔呈负压，锁骨下静脉内压力很低甚至为负压。此时如穿刺针已进入静脉，注射器又脱离穿刺针座，针座中将不会冒血。当导管鞘插入静脉，拔出扩张管与导引钢丝，未立即送入电极导管，而静脉内又呈负压时，很容易发生空气进入静脉。如此时患者做深吸气动作，可能有较多空气进入静脉而造成空气栓塞。

2．诊断依据　表现为急性呼吸窘迫，呼吸困难，急性低血压和晕厥、明显的发绀和低氧血症，严重时导致心搏骤停。

操作时未及时送入电极导管，静脉内呈负压，患者深吸气可能导致较多空气进入静脉，结合临床表现，应高度怀疑空气栓塞。

3．处理方法　发生空气栓塞时，某些患者20mL气体即可造成严重后果。应立即将患者置于头低足高位，给予纯氧和辅助通气，必要时进行心肺复苏。

4．预防要点　穿刺时垫高患者肩背部，使其取垂头仰卧位，保持锁骨下静脉处于充盈状态。对于躁动、不合作者给予镇静药。静脉压低者，给予扩充血容量。起搏器术中穿刺针进入静脉后，应嘱患者在呼气时屏气，然后将注射器脱离针座，此时针座中应有暗红色血液冒出，必要时用手指按住穿刺针尾端，然后迅速将导引钢丝插入穿刺针内。在置入导管鞘后，也应在呼气屏气时将扩张管和导引钢丝取出，并迅速将电极导管插入导管鞘内。

二、与电极导线有关的并发症

（一）电极导线损坏

1．发生机制　分为电极导线断裂和电极导线绝缘层受损。电极断裂发生率为2.7%，发生原因可能与以下因素有关：①锁骨与第1肋摩擦；②患者自身及医源性损伤电极有关；③每日反复做上肢甩手动作所致；④也可能与电极本身的质量和硅胶管的老化或穿刺点的位置有关；⑤电极弯曲度过大。

电极导线绝缘层受损的发生和电极导线断裂类似，目前使用的电极导管为聚氨酯材料，绝缘层较薄，锋利的手术刀和剪刀很容易使之受损，在结扎固定电极导线时，如直接在聚氨酯绝缘电极导线上进行结扎，亦很容易损伤绝缘层。

2．诊断依据

（1）电极导线断裂部位：电极导线断裂最容易发生部位是缝合固定电极导线处和第1肋骨与锁骨交叉处。提示电极导线断裂的临床表现有：①无刺激信号；②有刺激信号但无夺获；③刺激信号衰减伴或不伴有夺获；④感知低下或是对伪信号的过度感知；⑤阻抗异常增高（>1 000Ω），若同时合并绝缘层失效，阻抗可正常和轻度增高。

（2）电极导线绝缘层受损部位：电极导线绝缘层受损亦多发生于电极导线应力点和结扎部位。对于经锁骨下静脉途径，第1肋骨与锁骨之间的间隙也是容易发生电极导线绝缘层破裂的部位。常见临床表现有：①心脏外肌肉刺激现象；②信号衰减导致的感知低下；③因感知了伪信号而发生起搏暂停；④双腔系统的心室电极导线绝缘层破裂，可能因破损处P波强于QRS波而导致对P波的过度感知或交叉感知；⑤双极系统的起搏信号振幅增大（变为单极）或大小交替变化（单‐双极交替）；⑥电极阻抗异常的降低（<250Ω）。

3．处理方法　电极导线折断如果在静脉外，可修理或采用新的连接器连接，但会改变导线性能而影响起搏器的使用年限，故不建议修理，应更换新电极，电极导线如果断在血管或心腔内，则应重新置入新的电极。

电极导线的绝缘层破坏。如发生在皮下段，可在绝缘层破裂处套上硅胶管套，用医用粘胶粘合交接处，密封后结扎两端，以免体液渗入而漏电。如发生在静脉内，应更换电极，但要使外端绝缘（套一硅胶管或剪短钢丝使之缩到绝缘层内，并结扎绝缘的硅胶管）。此外，

应将电极的外侧端用粗线固定在肌筋膜上，否则退到心腔内或掉到下腔静脉、髂静脉等处，会造成更大的麻烦

4. 预防要点 电极导线损坏多发生在导管经常弯曲处，例如三尖瓣水平及锁骨处。其发生除与电极本身质量有关外，主要与置入技术有关。置入时锁骨下静脉穿刺点不能靠锁骨太近，避免锁骨对电极导管过度压迫。插入电极导线时如遇到阻力，切勿蛮力，应在透视下进行。电极导线结扎固定时，不能用力过大，丝线应结扎在专用导管袖套上，以免损伤电极导线绝缘层。为防止电极断裂，最好首选头静脉插管，术中勿用血管钳夹电极，电极不可过度弯曲。

（二）电极移位

1. 发生机制 电极移位是起搏器术后常见的并发症，多见于柱状电极，心房电极较心室电极易移位。电极移位90%发生在安装术后1周内。其发生率为0.65%～29%，甚至更高。国内早期报道高达20%。由于近年来电极结构的改进，其发生率已降至2%。早期移位（术后1周内）的原因与操作者技术熟练程度、电极在心腔内所放位置、心内膜结构、电极入径周围固定牢靠程度、电极导线顶端造型、早期下床活动幅度过大及术侧手臂过度伸展的突然牵拉活动有关。晚期移位可能与心房壁较薄、电极周围纤维化形成减少有关。

2. 诊断依据 电极导管移位后表现为起搏或感知功能障碍。如果房室全自动型起搏（DDD）系统的心房电极移位并进入右心室，可能会出现以下表现：①心室电极感知心房刺激信号（交叉感知）或由心房电极起搏带动的心室QRS波；②心室安全起搏方式可能被激活；③心房电极在右心室内间歇性的移动可能会有两种不同的心室除极类型交替出现，如果心室不应期短，两者可能并存，其间为一个程控的较长的AV间期；④心室电极发出的刺激信号可能会被心房电极引发的QRS波所掩盖；⑤移位的心房电极可能会感知到自身的QRS波，后者引发一个AV延迟，心室起搏通道发放一次刺激，落在ST段或T波上。

电极导管移位后心电图表现为起搏或感知功能障碍。明显的移位可通过X线胸片得以直观的证实。电极微移位是指电极心内部分仍位于原部位，但其尖端与心内膜接触不良。当患者卧床或体位合适时起搏感知良好，而活动后或特殊体位时则可出现起搏感知故障，多出现在术后1～3个月。X线胸片未见电极移位。

3. 处理方法 避免电极移位的关键在于操作手法。电极头定位后，轻拉时应有被勾住的感觉，心室电极应放于心尖处，心房J型电极应放于心房上部11～1点钟位置（心耳），心电参数应符合要求，起搏及感知良好，电极头要与心肌固定牢靠。电极导管严重移位时必须重新插管和定位，微移位时调整或更换电极可奏效。

4. 预防要点 手术中预防电极移位的措施主要有：①准确定位，留足电极导线余地，患者以深吸气时电极导线略有余地为宜；②通常让患者绝对卧床休息3～7日，术后取平卧位或左侧卧位，切忌右侧位；③避免剧烈咳嗽、过度呼吸，限制安装起搏导线肢体活动，一些生活用品如毛巾、茶壶、碗筷、梳子等应在患者的左侧，协助患者在床上大小便，做好生活护理，预防电极脱位而导致起搏失灵。有学者报道，固定术侧肩肘关节，术后6小时取半卧位，24小时后下床活动，也能有效防止电极移位，并能减少并发症的发生，有利于伤口的愈合。

（三）输出阻滞

1. 发生机制 正常情况下，电极导线置入后，其阈值会在3～6周内急性升高，然后逐

渐下降并维持在一个稳定水平。输出阻滞是指置入术中起搏阈值良好，术后在放射显影下未见导线电极移位或穿破心脏，起搏阈值呈进行性升高，与通常的起搏阈值急性期升高而后降至稳定的规律不符。输出阻滞机制未明，可能与局部心肌对起搏电极的过度炎症反应有关。

2. *诊断依据*　输出阻滞可发生在术后几周或几年。开始为间歇性起搏不良，以后为永久性。但感知功能尚好。心内膜起搏信号 R 波的振幅高度亦正常。

通常在置入时，起搏阈值非常理想，但随后却不像正常情况那样增高后回落，而是一直居高不下，开始时可能是间歇性地丧失夺获，以后则完全不起搏，放射显影下未见导线电极移位或穿破心脏，考虑输出阻滞。早发的输出阻滞需与电极移位区别。迟发者需与脉冲发生器的电池过早耗竭相鉴别。电池耗竭在丧失夺获之前，通常有起搏频率的变慢。

3. *处理方法*　程控提高输出电压往往有效。少数报道应用较大剂量皮质激素后有改善者。保守治疗无效时，则需改变电极在心内的位置。

4. *预防要点*　使用带有激素洗涤的电极可以预防输出阻滞的发生。有学者对心脏直视手术者的观察发现，主动固定式电极组置入时的阻抗和阈值明显高于被动固定式电极组（P 波感知幅度相似）。随访结果显示主动固定组心房阈值明显高于被动固定组而感知 P 波幅度则明显低于被动固定组。因此，他们建议对接受心脏手术的患者尽可能采用被动固定式电极。

（四）心外肌肉收缩

1. *发生机制*　心外肌肉电刺激收缩多发生于单极起搏系统，主要见于膈肌和胸大肌。起搏器置入术后早期发生的膈肌刺激，往往是由于电极导线的明显或轻度移位所致。另外，电极穿破心脏后到达膈肌也是引起膈肌收缩的一个原因，但较少发生。

胸大肌电刺激收缩可能与以下因素有关：①电极导线绝缘层破裂；②电极与起搏器接口处漏电；③起搏器的绝缘层破裂；④起搏器的阳性面直接接触胸大肌；⑤双腔起搏器以单极起搏方式高输出电压起搏心房。

2. *诊断依据*　膈肌的电刺激收缩有两种表现：一是起搏刺激直接作用于膈肌，以左侧膈肌收缩为主；二是起搏刺激作用于膈神经，引起右侧膈肌收缩。膈肌电刺激收缩引起患者顽固性呃逆，影响日常生活。

埋置起搏器的胸大肌部位在电刺激后表现局部肌肉震颤。

3. *处理方法*　如果是电极导线或单极起搏器的绝缘层破损，可以通过降低输出电压和（或）脉宽来减轻胸大肌刺激。若无效，就需更换受损的电极导线或起搏器。如果是可程控的双极起搏系统在单极起搏方式时出现胸大肌电刺激收缩，可以将其程控为双极起搏方式，从而消除胸肌刺激现象。如果肌肉刺激发生于 DDD 起搏系统，就可尝试将其程控为心房同步心室抑制型起搏（VDD）方式，通过感知 P 波后同步起搏，不起搏心房，从而避免发生肌肉刺激。如若不然，就需进行手术，用硅胶将起搏器妥善绝缘，或更换起搏器

单极起搏患者，如果后期在起搏参数未被程控过的情况下出现胸大肌刺激，应怀疑起搏器外保护层被腐蚀，电流通过破损区刺激肌肉，引起肌肉抽搐，这在快速发放心房刺激的起搏器更易发生。此时，不大可能把输出到心房的刺激程控得低到足以避免发生局部肌肉刺激的程度。如果该患者又因为心脏的变时性功能差而需要持续心房起搏，那即使把脉宽和（或）电压程控到最低水平，也仍然可能有某种程度的肌肉刺激存在。

4. *预防要点*　起搏器脉冲发生器应埋在适当位置，不宜过深。注意起搏器正反面，标有

起搏器型号的一面应向上，避免正反颠倒。在置入起搏系统时，常以高输出电压（5～10V）试起搏来检测有无膈肌收缩。但是此项检测患者是在仰卧位下进行，不能排除术后直立时发生膈肌刺激收缩的可能性。可以通过适当地降低输出电压和（或）脉宽来消除或减轻膈肌刺激现象。

三、与起搏器有关的并发症

（一）起搏器感知障碍

1. 发生机制

（1）感知失灵（感知不足）：①心房感知不足；②心室感知不足。

（2）感知过度：心房感知过度可能原因：①肌电或电磁干扰，降低心房感知灵敏度；② QRS 波或 T 波误感知；③起搏器感知不应期设置过短。心室感知过度可能原因：①肌电或电磁干扰，比较常见；② P 波误感知，P 波被心室导管感知；③ T 波误感知，T 波被心室导管感知；④起搏器感知不应期设置过短。

（3）交叉感知：①起搏器程控不适当：如空白期过短、心室感知灵敏度过高、心房脉冲输出过高；②电极移位：如右心室电极移位至右心室流出道时与心房电极导线相距太近，或电极绝缘层破裂。

2. 诊断依据　感知失灵患者心内电信号较低，如下壁心肌梗死、心肌纤维化和电极移位，失感知患者自身心电信号不能抑制起搏器脉冲的发放，使起搏器转为非同步型心室起搏（VOO）型或非同步型心房起搏（AOO）型。感知过度患者在感知自身心律的同时，也感知到肌电信号，使起搏器的起搏功能被抑制，出现无起搏信号或两种起搏频率。交叉感知是 DDD 起搏器具有的特点，起搏一个心腔的电极，不适当地感知了另一侧心腔的心电活动或起搏脉冲信号，导致该侧起搏电极间歇性或完全性脉冲输出被抑制。心室导管不合适的感知心房刺激，即将心房 P 波误认为心室 QRS 波，导致间歇性或完全性心室输出抑制。此时如无自主心律，便可导致心搏骤停。

3. 处理方法　感知失灵如为起搏器感知灵敏度降低，则可程控起搏器的感知灵敏度，使之提高。但是有时起搏器难于感知室性期前收缩畸形的 QRS 波及室内差异性传导的畸形 QRS 波，导致起搏器感知失灵，此情况不易纠正，应谨慎调整感知灵敏度及缩短不应期，防止起搏器感知过度。如为患者自身心电腔内电信号振幅过低，则需重新调整起搏器电极位置。感知过度时可通过体外程控降低起搏器感知灵敏度。有条件者更换双极起搏电极导管，以及与之配套的起搏器。起搏器感知不应期设置过短者应适当延长起搏器的不应期。

交叉感知先应排除电极导管移位及导管绝缘破裂可能。处理时可选用双极型电极导管的 DDD 起搏器。选用有心室安全起搏功能的 DDD 起搏器，此时起搏器在起搏 AV 间期或自身 PR 间期内，感知到任何一个电信号后均能发放一次心室脉冲，避免心室因误感知而停搏。降低起搏器脉冲输出电压。降低感知灵敏度。延长感知不应期时间。以上措施均无效时，可将起搏器改为 VDD、抑制型按需心房起搏（AAI）、抑制型按需心室起搏（VVI）、非同步房室起搏（DOO）及 DAT（DOO + VAT）等方式起搏。

4. 预防要点　预防感知失灵：积极治疗原发病，改善心肌缺血，使用碳电极或激素电极，减少电极置入后的亚急性阈值期阈值电压的升高，如患者病情许可，可短期应用糖皮质激素。预防感知过度：术前选用质量较好的起搏器，囊袋勿过大或位置过于偏外。移动电话不要贴近起搏器，起搏器携带者应避免进入强电磁场环境。对于肌电干扰严重，调低感知灵敏度仍无效，但自身心室或心房率又较低者，可将起搏方式改为 VOO 或 AOO 方式。

目前临床使用的 DDD 起搏器，均具有自身安全保护性能，即设有非生理性 AV（房室）起搏。一旦发生交叉感知，在 AV 110ms 便起搏心室。若记录心电图，特别是带有起搏标记的动态心电图，可见 AV 间期突然缩短（110ms）的房 - 室顺序起搏。起搏器设计的非生理性 AV 延迟代表心房刺激后生理性 AV 延迟（即 PR 间期）的前半部，在此期间内冲动从心房传导到心室属非生理性，并且无论是体内或体外信号均不能抑制起搏器发放电脉冲起搏心室，从而可以防止不合适的心室抑制。该间期通常为 100 ~ 110ms，即必须很短，这样可保证在此间期内发生自身心室搏动时，其后跟随的心室刺激将落于非易损期的心室不应期内，不会再使心脏除极。

（二）起搏器起搏障碍

1. 发生机制　常见原因为：①起搏电极头部移位或微移位；②起搏阈值升高，多在术后数周内发生；③起搏电压过低；④电极导管断裂或与起搏器连接不良，此时起搏信号显著减小甚至缺如，或起搏信号时现时隐，此时需要切开囊袋，试重新上紧起搏器的电极固定螺丝，如无效则需更换电极导管；⑤感知障碍导致起搏障碍，由于感知失灵，起搏信号落到心室不应期，而不能起搏心脏。

2. 诊断依据　患者可有头晕、黑矇等表现。患者原有症状再次出现。心电图可有起搏脉冲，但不能起搏心脏。

心电图有起搏脉冲，但不能起搏心脏，考虑起搏功能障碍。对于双腔起搏器者，应考虑心房和心室起搏障碍。

3. 处理方法

（1）丧失心室夺获者：对于丧失心室夺获者，在心电图上首先应寻找有无起搏脉冲（即起搏信号）。①无起搏信号：可加放磁铁，如无起搏信号，可将导管由双极程控为单极，若仍无信号，则应考虑是否导管断裂、接头松脱、导管移位等原因，需手术探查，如有起搏信号，可提高下限频率，证实有无夺获；如无夺获，需考虑是否阈值升高；如通过程控增加心室输出电压或脉宽，仍不解决问题时应想到是否导管头与组织接触不良，此时可手术调整导管位置，X 线摄片可发现导管位置移动，但对于微移位，则难以发现。②有起搏信号：需考虑是否阈值升高，可程控增加输出电压或脉宽，如不能解决问题，则应考虑导管与组织接触不良，需手术调整导管位置。

（2）对于丧失心房夺获者：①无心房起搏信号时，提高下限频率以证实有无夺获，如仍无起搏信号，可将导管从双极程控为单极；否则需手术探查，明确是否导管断裂，接头松脱，导管移位等原因。②有心房起搏信号时，可能为阈值升高，加大心房输出电压或脉宽后，如不能解决问题，应考虑电极导管与组织接触不良，需手术调整导管头位置。

感知障碍导致起搏障碍者，应调整起搏器感知参数，如增加感知灵敏度，缩短感知不应期等。

4. 预防要点　积极治疗原发病。术前选用质量较好的激素电极、碳电极或多孔电极。术中选择较理想的部位安置电极。对于心室电极，右心大心腔患者，电极导管尽量安置在心尖部。在平卧位 X 线透视下，电极头部必须超过脊柱一定距离，达右心室心尖部。电极导管与静脉或皮下组织必须结扎固定牢靠。心房 J 形电极头部指向 11 ~ 2 点钟位置，侧位透视头部位于胸骨后，随心脏搏动电极的头部呈左右摆动，V_1 导联在起搏时 P' 波应为负向波。心房电极头部应固定牢靠。术后患者应少活动，卧床 24 小时，避免深呼吸动作，防治咳嗽。术后发生起搏不良时应用糖皮质激素治疗。

（三）起搏器奔放

1. **发生机制**　起搏器奔放是由于脉冲发生器电池耗竭、电池泄漏、元器件失灵或体液渗透，导致起搏器以过高的频率发放起搏脉冲（可达 100 ~ 400 次 / 分）。亦有放射治疗、电烙及射频消融术引起起搏器奔放的报道。起搏器奔放均见于老式起搏器，目前新型起搏器都已安置了最高频率保护电路，极少再发生此类并发症。

2. **诊断依据**　患者起搏脉冲频率失控，由原来预定频率 70 次 / 分左右突然增速，频率加速常不规律，可逐渐发生，也可能是突然发生，起搏奔放是起搏器少见的、极其危险的并发症，可以使患者发生心动过速，甚至心室颤动而猝死。

起搏频率并不非常快时，心电图可见规则的起搏心动过速。起搏频率非常快时，心电图可见不规则的起搏心律，部分起搏脉冲不能起搏心脏。可能导致心搏骤停或心室颤动，患者突然死亡。如起搏器电池耗竭，起搏脉冲不能起搏心脏，患者可维持原有自身心律。

3. **处理方法**　确诊起搏器奔放后必须给予紧急处理。此时应设法立即剪断皮下的电极导管终止起搏，然后取出起搏器。如患者为起搏器依赖，经以上处理后起搏器不能起搏心脏，可静脉滴注异丙肾上腺素，并立即更换起搏器。如患者发生室性心动过速、心室颤动应立即心脏复律处理。对于奔放的起搏器，亦可先用磁铁置于脉冲发生器上，使其转为固定频率模式。如患者自身心律状况许可，则可通过程控将起搏器输出减少到丧失夺获。用胸壁刺激试验的方法抑制脉冲发生器，偶尔也可奏效。

4. **预防要点**　术前应选用质量可靠的具有最高频率保护电路的起搏器，不要使用老式的、无最高频率保护作用的起搏器。术后应嘱置入起搏器患者定期到医院检测起搏器功能，对于已接近起搏器预期寿命的患者，应缩短随访时间，发现起搏器电源耗竭或起搏器功能异常应及时更换起搏器。起搏器电源耗竭之前常有异常信号，表现为起搏频率逐渐减慢或增快，导致心率的相应改变，应嘱患者监测脉搏，发现异常及时到医院就诊。

（四）室性心动过速和心室颤动

1. **发生机制**　固定频率型起搏器（VOO）按照固定的频率连续和规则地发放刺激脉冲，因无心室感知功能，并不受自身心律的影响，当有自身心律存在时，起搏器刺激和自身起搏点将竞争对心室的控制，产生不同程度的融合搏动，规则的起搏刺激可落在自身搏动（窦性的或异位的）的任何部位，如果落在心室的易损期内（相当于 T 波的上升支左右），则可诱发室性心动过速，甚至心室颤动。房室同步型（心房跟踪型）心室（VAT）起搏器因无感知心室功能，亦可发生竞争心律，导致室性快速性心律失常。此外，使用 DDD 型起搏器时，如果室性期前收缩发生于所程控的感知空白期内而未被感知，则起搏器在程控的 AV 延迟间期之后，仍将发放冲动心室刺激。如果这个心室刺激正好落在该室性期前收缩的心室的易损期内，就可能诱发室性快速性心律失常。

2. **诊断依据**　以往，VOO 型起搏器用于完全性房室传导阻滞患者。据随访统计，接受永久性起搏治疗的完全性房室传导阻滞患者，有 20% ～ 30% 间歇地或永久地恢复房室传导。因此，发生竞争心律，导致室性快速性心律失常的概率大大增加。发生室性心动过速的患者常伴有明显血流动力学障碍与心肌缺血。患者可出现低血压、晕厥、气促、心绞痛、心力衰竭或休克，严重者发生心室颤动而猝死。

　　置入心脏起搏器患者出现上述症状，心电图上起搏脉冲发放落在 T 波之前，呈现 R on T 现象（即落在心室易损期），如电压过高可能诱发室性心动过速或心室颤动，具有相应心律失常特点（参见相关章节），可初步确立诊断。

　　3. 处理方法　尽量采用具有心室感知功能的双腔起搏器（VDD、DDD），避免安装 VOO 或 VAT 起搏器。若发生室性心动过速或心室颤动应立即心脏复律或电除颤处理。对于阵发性心房颤动或心房扑动的 DDD 起搏器患者，如果所置入的起搏器不带有自动起搏模式转换功能，则在发生心房颤动或心房扑动时，可能会以 VAT 方式工作，起搏器一般以其上限频率进行心室起搏，此时可将起搏器程控为心房和心室抑制型房室顺序起搏（DDI）或 VVI 模式。国内有学者报道低钾患者置入起搏器后发生室性心动过速和心室颤动 2 例，经补充钾、镁，降低起搏频率后好转，考虑可能为低钾致膜电不稳定，易形成折返激动。以较快频率起搏时，脉冲易落入其相对不应期，引起折返性室性心律失常。当用低频率起搏后，可能避开了相对不应期，可有效带动起搏而无室性心动过速和心室颤动发生。

　　4. 预防要点　目前临床上已不再使用埋藏式 VOO 起搏器，而大多采用具有心室感知功能的 VVI 或 DDD 起搏器，因这种情形引起的室性快速性心律失常在临床上已渐少见。如心电图上起搏脉冲发放落在 T 波之前，呈现 R on T 现象，应立即调整起搏参数，降低输出电压，避免诱发心律失常。在磁铁干扰和起搏器感知不足时，可发生非同步心室刺激，易诱发室性心动过速或心室颤动，故应避免磁铁干扰，并积极治疗原发病，改善心肌缺血，如患者病情许可，短期应用糖皮质激素可预防感知不足。有学者报道，心肌缺血、儿茶酚胺、麻醉和洋地黄等可使心室颤动阈值降低，落入心室易损期内的起搏刺激诱发心室颤动的可能性较大，应及时给予相应处理。

（五）房性心动过速和心房颤动

　　1. 发生机制　使用固定频率型起搏器（AOO）时，连续和规则的起搏器刺激与自身起搏点（窦房结或异位心房节律点）发生竞争，规则的起搏刺激可落在自身搏动的任何部位，如果落在心房的易损期内（相当于 R 波的下降支左右），则可诱发房性心动过速或心房颤动。房室顺序心室按需型（DVI）起搏器因无感知心房功能，其释出的心房刺激有可能与自身心房电活动发生竞争，导致房性快速性心律失常。窦性心律的患者置入 DVI 起搏器后，如果出现 1 个房性期前收缩不被起搏器感知，起搏器正常释放出的心房刺激有可能落在心房易损期内而诱发心房颤动。

　　2. 诊断依据　据国外学者报道，使用 DVI 起搏器的患者，以 Holter 心电图监测查出起搏器诱发的心房颤动发生率高达 30%。其中部分患者心房颤动仅持续几秒钟，不再复发，除非又出现房性期前收缩并且又导致起搏器的心房刺激落入心房易损期内。患者常有胸闷、乏力、系统栓塞等症状，严重者可有低血压、心绞痛、急性肺水肿、晕厥，甚至猝死。

　　3. 处理方法　采用具有心房感知功能的起搏器，如 DDD 型起搏器。如发生房性心动过速和心房颤动，可调整起搏参数，降低输出电压，使用抗心律失常药物或心脏复律治疗。

4. 预防要点　目前临床上已很少采用 AOO 型起搏器，因这种情形引起的房性快速性心律失常在临床上已渐少见。DVI 起搏器导致心房颤动者，关键在于引进心房感知功能，目前 DVI 仅作为 DDD 起搏器可程控的一个方式，并无单独的 DVI 起搏器。

（六）起搏器介导性心动过速

1. 发生机制　多指当心室起搏发生室房逆传时，逆传 P 波可被具有心房感知功能的起搏器感知，经适当的房室延迟触发心室起搏，而又产生逆传 P 波，如此循环，形成环形运动型心动过速。其发生机制：①室性期前收缩伴室房逆传，最多见，占 90%；②房性期前收缩使心室激动充分延迟，心房的不应期恢复并伴室房逆传，占 10%；③心房起搏失灵，心室起搏伴室房逆传；④上限频率时的文氏型起搏所诱发的心动过速；⑤心房电极对窦性 P 波感知不良，但能正常感知逆传 P 波；⑥心房电极感知肌电干扰，并触发心室起搏伴有室房逆传。

2. 诊断依据　起搏器介导性心动过速可自行终止或持续不停，心率为 130 ~ 150 次 / 分。患者有明显的心悸和气短症状，冠心病患者可引发心绞痛，心电图上可见快速心室起搏心率，并有逆行 P 波。

多见于 DDD 双腔起搏器。心电图表现为 PR 间期等于预置的 AV 间期，每个 QRS 波前面均有起搏信号，心室起搏频率接近或等于预置的最大跟随频率。

3. 处理方法

（1）程控延长起搏器的心房不应期，使起搏器不能感知心室逆传 P 波或房性期前收缩。一般 300ms 的心房不应期可消除绝大多数患者的起搏器介导性心动过速现象。

（2）缩短起搏器的房室延迟间期，减少房室结发生逆传的可能。

（3）如逆向 P 波较窦性 P 波振幅低，则可通过降低心房感知灵敏度，使心房电极不能感知逆向 P 波。

（4）降低起搏器的上限频率，减慢心动过速时的心室率。

（5）应用磁铁使 DDD 起搏器方式转变为 DOO 方式。

（6）体外程控将 DDD 起搏模式改变为 DVI 或 VVI 起搏方式，即取消心房感知功能，但 DVI 方式将使心房起搏的竞争增加。

（7）某些型号的起搏器带有自动终止起搏器介导性心动过速的功能，具体可参考有关的起搏器说明。

4. 预防要点　可以通过程控来防止起搏器介导性心动过速的发生：①将心房不应期程控得更长（通常比所测得的 VA 逆传时间长 50 ~ 75ms）；②缩短 AV 间期；③可能的情况下，适当降低心房感知灵敏度，将正常、较大的前传 P 波与较小的逆传心房激动区别开来。但是，有时起搏器介导性心动过速与 VA 逆传无关。在心房不应期相对较短、心室感知灵敏度较低而心房感知灵敏度高，使得心房起搏通道在心室起搏通道前感知到 QRS 信号时，也可发生起搏器介导性心动过速。尤其单极起搏系统中常见，也可见于 VDD 起搏系统。为防止其发生，心房不应期应大于 200ms 且总等于或长于心室不应期，以避免心房起搏通道对远场信号的感知。

（七）起搏器综合征

1. 发生机制　起搏器综合征是指起搏器置入后由于血流动力学及电生理学方面的异

常引起的一组临床表现。只要房室分离，任何起搏模式均可能发生，一般多见于 VVI 起搏方式。其发生机制是多因素和综合性的，包括：①房室同步收缩丧失，可使心排血量降低 20%～30%，原有心功能不全者可下降 50% 以上；②房室瓣关闭不全引起收缩期血液反流回心房，增加心房负荷；③心房压力增高，抑制了周围血管正常的收缩反射，导致血压下降；④右心室起搏致使双侧心室收缩不同步；⑤心室、心房电活动的室房逆向传导等。

2. **诊断依据**　VVI 起搏所致起搏器综合征临床表现包括心悸、气短、胸痛、头晕、眩晕、晕厥、面部潮红、冷汗、呼吸困难、充血性心力衰竭等低血压、低心排血量的系列表现。起搏器综合征除见于 VVI 起搏外，亦可发生于 AAI 或频率适应性心房起搏（AAIR），患者主要表现在活动后起搏频率升高，出现心悸不适、头晕等低心排量的症状。主要原因是患者房室结下传功能障碍，AAIR 起搏时出现房室传导阻滞、心室率过缓、心排血量不足引起。偶尔 AAI 起搏时部分心房激动不能下传也可引起同样临床表现。

患者在置入 VVI 人工起搏器以后出现症状。起搏器功能正常，心脏起搏时出现血流动力学异常，如血压、心排血量下降，静脉压、肺嵌压增高等。自身心律出现时症状减轻或消失。

3. **处理方法**　VVI 起搏器综合征治疗主要是防止室房逆传，恢复房室收缩顺序。可将 VVI 起搏频率下调，使患者的自身节律占主导地位，而起搏心律每天不大于 35%，使症状减轻。改用双腔（DDD）或 AAI 起搏（房室传导功能正常）。AAI 起搏所致者改用 DDD 起搏。

4. **预防要点**　起搏器综合征是可以预防的，在置入永久性右心室起搏器前，做简单的电生理和血流动力学检查，寻求最适宜的起搏频率和起搏方式。避免在右心室临时起搏时有室房逆传的患者行永久性起搏，尤其是病窦综合征患者。尽量选用生理性起搏。对于接受 VVI 起搏的患者，如果置入后血压即降低 20mmHg 以上，预示着很可能发生起搏器综合征，应该置入双腔起搏器。但是，双腔起搏器在左心房激动明显延迟、AV 间期程控的过长等情况下，也不排除发生起搏器综合征的可能。

四、与组织损伤和炎症有关的并发症

（一）囊袋感染

1. **发生机制**

（1）早期感染常见原因：①手术时间过长；②术中无菌操作不严；③起搏器消毒不良；④囊袋内积血；⑤其他部位累及起搏器置入部位；⑥患者全身情况差；⑦术后抗生素应用量较少，预防感染不够。

（2）晚期感染常见原因：①全身慢性感染或起搏器置入部位皮肤感染；②起搏器囊袋处理不当。囊袋剥离过浅，起搏器长期刺激皮下组织发生排异反应，使起搏器外露，发生感染。囊袋过于偏外，起搏器不断摩擦皮肤发生破损导致感染。囊袋过小，局部皮肤张力过大，造成皮肤破损导致感染；③患者过于消瘦，皮下脂肪少，起搏器磨破皮肤；④起搏器与皮下筋膜组织缝合固定差，起搏器下坠压迫囊袋下缘皮肤，导致皮肤缺血坏死而破溃；⑤同一部位重复做手术切口。

2. **诊断依据**　表现为局部肿胀，张力增加，缝线处发红，局部触痛进行性加重，继而有波动感，切口处变薄、破溃，有分泌物流出，伤口经久不愈。严重时可引起皮肤破溃，起搏系统外露和败血症。术后 2 周内感染为早期感染，常见菌种为金黄色葡萄球菌。手术 1 个月后的感染为晚期感染，多由白色葡萄球菌所致。

根据患者临床表现可确立诊断。但感染初期判断是囊袋积血还是感染、是囊腔内感染还是皮下组织感染十分困难。

3. **处理方法**　囊袋感染的治疗原则上应尽早清创，摘除被感染的整个起搏系统，在远离原感染病灶的部位或对侧重新置入新的起搏器。有资料报道采用一次性摘除感染起搏器和置入新的起搏系统。也有分步进行，即首先摘除起搏器、局部清创、置入临时起搏器，经抗生素治疗控制感染后，置入新的起搏器。对于是否所有的囊袋感染患者都需要更换起搏器，尚有不同的意见。有的作者主张采用保守治疗方法，即在大量抗生素的基础上，对囊袋清创和消毒处理起搏器后，仍将起搏器埋置在原囊袋中，术后部分患者的感染被控制。

4. **预防要点**

（1）严格无菌操作，消毒区尽量大，手术视野宜小，术中止血彻底，手术创口不留异物。

（2）应在胸大肌最发达处制备起搏器囊袋，避免过度靠外或靠上，以免皮下组织少，经常活动摩擦而使皮肤溃破。

（3）囊袋不宜过小，以免起搏器压迫局部组织，影响血液循环而导致皮肤溃破。

（4）囊袋做好后应当用庆大霉素液冲洗，或起搏器置入囊袋缝合后，囊袋内注射庆大霉素。

（5）置入后局部伤口用宽布加压包扎，沙袋压迫4～6小时。

（6）缩短手术时间。

（7）术后常规应用抗生素。

（二）囊袋皮肤坏死和囊袋伤口破裂

1. **发生机制**　囊袋皮肤坏死见于置入术后1个月，常见原因为：①术后无痛性感染；②囊袋过小，起搏器压迫局部组织造成缺血；③起搏器直接埋于皮下组织中，影响了皮肤血运；④囊袋过于偏外，靠近肩胛部，此处皮肤薄，皮下组织少，加之上肢活动带动起搏器不断与局部组织摩擦，容易磨破皮肤；⑤起搏器过重，术中起搏器未做固定，起搏器下坠压迫囊袋下缘皮肤，导致皮肤缺血坏死。

囊袋伤口破裂多发生于术后第1周，常因血肿或炎症反应所致。糖尿病患者自身免疫功能低下，术后伤口易感染，愈合缓慢，亦可发生囊袋伤口破裂。

2. **诊断依据**　囊袋皮肤坏死常见于老年人，逐渐消瘦者。皮肤坏死早期为局部皮肤红肿，随后皮肤与皮下组织变薄，呈暗褐色或透亮，从外表可见起搏器。起搏器外露时局部皮肤发黑，呈干性坏死，最后形成囊袋穿孔。

囊袋伤口破裂多为囊袋血肿或感染所致。患者可自觉起搏器埋置部位疼痛，局部皮肤发生皮下淤血、皮肤颜色变深。囊袋处皮肤肿胀饱满，触之有波动感，囊袋伤口破裂。患者可有感染症状。根据患者临床表现可确立诊断。

3. **处理方法**　发生囊袋皮肤坏死后，应尽早在囊袋尚未破溃和感染的情况下，进行清创手术，切除坏死组织，修复囊袋，此时仍可继续使用原起搏系统。如果合并囊袋感染，则应将整个起搏系统取出，对原囊袋行彻底的清创术，在对侧另做囊袋和置入新的起搏系统。

囊袋伤口破裂时，应在无菌条件下打开囊袋，取出血肿，重新缝合后，辅以胶布固定。

4. **预防要点**　囊袋皮肤坏死防治关键在于：①术中加强无菌操作；②老年瘦弱患者，起搏器应尽量深埋。囊袋大小宜适中，起搏器置入后囊袋不宜过紧；③起搏器置入时局部位置固定加强防止起搏器下坠压迫皮肤；④一旦皮肤压迫症状明显，应尽力缓解压迫，增加营养，改善局部血液循环；⑤囊袋一旦破溃，需改道重新置入起搏器。

　　预防囊袋伤口破裂的关键在于预防血肿和感染。为避免血肿形成，在术前应检查患者的凝血功能并治疗相关疾病，对于接受肝素治疗的患者，术前应至少停用肝素 6 小时。手术制作皮下囊袋时应采用钝性剥离，避免损伤血管。囊袋不宜太大、太小或太浅。置入起搏器前注意有无囊袋出血，有出血者尽量结扎止血。术后 8 ~ 12 小时内在囊袋上方压 1kg 的沙袋，防止囊袋内渗血。若术中出血严重，可能需要输血，一般慎用止血剂。感染预防同前。

第五节　药物性风险的表现与防范

一、抗心律失常药

（一）药物不良反应与防范对策

　　相关内容参见第 22 章第五节"抗心律失常药"。

（二）临床用药不良反应举例

阿托品

【不良反应】

　　1．常见表现　便秘、出汗减少、口鼻咽喉干燥、视力模糊、皮肤潮红、排尿困难（尤其是老年患者）。

　　2．少见表现　眼压升高、过敏性皮疹或疱疹。

　　3．药物过量　动作笨拙不稳、神志不清、抽搐、幻觉、谵妄、呼吸短促与困难、言语不清、心跳异常加快、易激动、神经质、坐立不安等。极大剂量可致惊厥、兴奋、视物模糊，静脉注射可有心搏骤停。

【防治措施】

　　（1）青光眼及前列腺肥大者、高热者禁用。

　　（2）老年人容易发生抗 M 胆碱样不良反应，如排尿困难、便秘、口干（特别是男性），也易诱发未经诊断的青光眼，一经发现，应即停药。阿托品对老年人尤易致汗液分泌减少，影响散热，故夏天慎用。

二、抗休克药

（一）药物不良反应与防范对策

　　相关内容参见第 28 章第五节"抗休克药"。

（二）临床用药不良反应举例

异丙肾上腺素

【不良反应】

　　1．常见表现　咽部发干、心悸不安及睡眠障碍。

2．少见表现　头痛、头晕、目眩、皮肤潮红、恶心、呕吐、心率加快、震颤、多汗及乏力等。在已有明显缺氧的哮喘患者，用量过大，易致心肌耗氧量增加，易致心律失常，甚至可致室性心动过速及心室颤动。

【防治措施】

（1）冠心病、心绞痛、心肌梗死、嗜铬细胞瘤及甲状腺功能亢进患者禁用。

（2）成人心率超过 120 次 / 分，小儿心率超过 140 ～ 160 次 / 分时，应慎用。

第 25 章　病态窦房结综合征的诊疗风险与防范

第一节　临床诊疗的方法和预后

病态窦房结综合征（简称病窦综合征）是由于窦房结或其周围组织（亦可包括心房、房室交界区等）的器质性病变，导致窦房结冲动形成障碍和冲动传出障碍而产生的心律失常，主要表现以窦性心动过缓、窦房传导阻滞、窦性停搏为主，以及心动过速 – 心动过速综合征（慢 – 快综合征）。由于心动过缓心排出量减少，导致心、脑、肾等主要器官供血不足的临床表现，包括心悸、头晕、晕厥、诱发或加重心力衰竭、心绞痛等一组综合征，严重者可引起阿 – 斯综合征发作或猝死。

一、诊断依据

病窦综合征的诊断应以心律失常为主，结合临床表现及窦房结功能试验作出诊断。目前国内外有关病窦综合征的诊断标准较多，尚未统一。

（一）主要依据

为窦房结功能衰竭，表现为以下四项中的一项或几项，并除外某些药物、神经或代谢功能紊乱等引起：①窦房传导阻滞；②窦性停搏，停搏时间持续 2 秒钟以上；③明显的长时间（间歇性或持续性）窦性心动过缓（心率常在 50 次 / 分以下），大多数同时有①和 / 或②，单独窦性心动过缓者需经运动及药物激发试验证实；④慢 – 快综合征。

（二）次要依据

为伴发的心律失常。在主要依据基础上，可有以下表现：①阵发性心房颤动或心房扑动、或房性（或交界区性）心动过速，发作终止时在恢复窦性心律前易出现较长间歇；②交界区功能障碍，以起搏功能障碍较常见，表现为交界区性逸搏发生在间歇后 2 秒以上，或交界区性心律频率在 35 次 / 分以下，亦可出现 Ⅱ、Ⅲ 度房室传导阻滞，此即双结病变。

（三）少数病例的诊断标准

①慢性心房颤动或心房扑动，有可靠资料说明已经有上述窦房结功能衰竭的主要依据者；或经电转复（或药物转复）恢复窦性心律后出现这种表现者；②持久的、缓慢的交界区性心律，心率常在 50 次 / 分以下（窦房结持久的停搏），有时可间断地稍增加。

大多数病窦综合征依据临床表现、心电图及运动和药物激发试验、动态心电图等检查多能确立诊断。部分病窦综合征患者需经电生理检查，如食管心房调搏试验方能确诊。病窦综合征应与药物所致的和迷走神经张力增高所致的窦性心律失常相鉴别，病窦综合征中的慢 – 快综合征应与预激综合征伴有的快 – 慢综合征相鉴别。

二、治疗方法

（一）药物治疗

病窦综合征的药物治疗应包括病因治疗和对症治疗两个方面。病因治疗主要是针对原发基础疾病的治疗，如对心肌缺血、炎症等的治疗。对症治疗主要是提高基础心率，减少快速性心律失常的发生。任何能加速心率的药物仅能紧急处理，常用效果并不理想。在应用增快心率的药物时，有的患者心率增快，但症状反而加重，出现头晕、恶心等。这类患者大多是因为对持久的缓慢心率已经适应，突然增加心率后反而不适应所致。故药量应逐渐增加，使心率缓慢提高。

1. **缓慢心率的处理** 病窦综合征可定期随访观察。患者若心率小于 45 次 / 分，可以选用异丙肾上腺素缓慢静脉滴注，它能兴奋心脏的窦房结和房室结使心率增快，如应用无效时，说明窦房结及房室结功能不全而不起反应。此时可试用阿托品，它可解除迷走神经对心脏的抑制，使心率加快；也可口服麻黄素，但应注意其对血压、冠状动脉的副作用。下列药物治疗病窦综合征有一定疗效，可以酌情选用。

（1）烟酰胺：该药对部分病窦综合征患者有效。其治疗作用主要有以下两个原理：①烟酰胺主要在线粒体内，在生物氧化中起着递氢的作用，影响能量的产生，由于缺血缺氧或炎症而使线粒体受体受到影响，当能源（高能磷酸化合物）供给障碍时，烟酰胺可促使受损的线粒体产生足够的能源，因而恢复传导功能；②亦有学者认为，烟酰胺可促进钙离子内流，故能加强心肌收缩力，提高窦房结自律性以及改善房室传导。

（2）氨茶碱：它是腺苷的拮抗剂，对心动过缓者有效，治疗后平均心率增加 10 ~ 20 次 / 分，总有效率 80%。有报道称，该药治疗前窦房结恢复时间（SNRT）为 2 104 ± 640ms，治疗后为 1 620 ± 272ms（$P < 0.05$）；治疗前窦房传导时间（CSNRT）为 1 048 ± 610ms，治疗后为 644 ± 260ms（$P < 0.05$），明显缩短。病窦综合征者应用氨茶碱后，可以拮抗因腺苷浓度增加或腺苷受体敏感性增加所致的窦房结细胞膜的极化状态，改善其自律性，提高窦房结的功能。此外，氨茶碱能扩张冠状动脉，改善窦房结血供和兴奋交感神经作用达到治疗目的。

（3）硝苯地平：临床观察提示，硝苯地平治疗病窦综合征后患者心率及窦房结电生理参数均有显著改善。其机制可能是硝苯地平具有冠脉扩张作用，能使窦房结血供增加，有益于窦房结功能的改善。

（4）心先安（环磷酸腺苷葡甲胺）：该药治疗病窦综合征的结果提示，对已有明显窦房结功能受损者有一定程度的改善，尤其是早期或处于演变中的病窦综合征患者应用，往往收益较大。推测其可能与心先安改善窦房结动脉灌注、保护缺氧和受损的 P 细胞，并改善心肌代谢，使已受损的 P 细胞恢复功能有关。

2. 慢 - 快综合征的处理　病窦综合征患者如慢 - 快综合征发作时在治疗上有一定的困难。经食管或心脏起搏对中止室上性心动过速有效，但对心房扑动较差，对心房颤动无效；电复律应慎用；抗心律失常药物的使用可能引起严重心动过缓，用药时需谨慎。约有 1/3 的慢 - 快综合征患者将最终发展成慢性稳定型心房颤动而使病情缓解。如果无严重症状，应密切观察，最后也可能不需或暂缓安置起搏器。有的患者在药物治疗上存在一定困难，主要原因是，在原有心动过缓的基础上发生心动过速，若用常规抗心律失常药物或洋地黄类药物后心动过速被控制，但可发生明显的心动过缓，甚至阿 - 斯综合征。处理的方法是安置起搏器。在此基础上，患者便可以较安全的接受洋地黄类药物和其他抗心律失常药物治疗及预防室上性心动过速，如选用胺碘酮。

3. 其他问题的处理　病窦综合征患者因心率缓慢致脑缺血可产生一系列的精神神经症状。但是相当部分患者并不仅仅是心脏病引起这类症状，而是在心脏窦房结病变同时并存脑血管病变，甚至是心血管病变的并发症（如心房颤动致脑血管栓塞）。此类患者即使给予适合的起搏方式治疗，也不能完全消除症状。如遇到这种情况应仔细分析病情，以求取得良好的解除症状的处理办法。

（二）起搏疗法

心脏起搏是提高病窦综合征合并阿 - 斯综合征患者救治成功率和远期生存率的有力措施，对改善预后十分重要。病窦综合征患者是否需安置心脏起搏器，取决于有无与心动过缓直接相关的症状，包括晕厥、先兆晕厥或因心排血量下降所致的疲乏、运动耐受能力及生活质量下降，而不取决于食管调搏测得的窦房结恢复时间、窦房传导时间。因此，主要适应证为：①症状较重影响生活与工作，甚至发生晕厥、阿 - 斯综合征表现者；②心率显著缓慢且有症状，药物治疗无效者；③慢 - 快综合征，如在心室率慢的基础上屡发快速性心律失常，快慢交替，快转为慢时停搏时间长，药物治疗有困难，有生命威胁者。

对心功能正常的病窦综合征患者植入心室按需起搏器（VVI），就能获得和心房或双腔起搏（AAI、DDD）一样的解除临床症状的作用。但是有心力衰竭时，患者其临床症状不仅与心率减慢有关，与每搏输出量减少也有密切相关，仅增加心室率还不能达到满意的治疗效果。这类患者应采用生理性起搏（AAI、AAIR）或双腔起搏（DDD、DDDR）。心力衰竭患者植入起搏器后对应用洋地黄类药物无影响。心功能正常患者植入起搏器后使运动耐力增加。对 VVI 起搏者应注意起搏综合征的发生并及时处理。

三、预后特点

病窦综合征的确切自然病程目前仍不十分清楚。一些随访结果显示，病窦综合征的自然病程是一个进展缓慢的过程。由于在病窦综合征早期阶段应用了人工心脏起搏治疗，判断其长期预后比较困难。很多患者在就诊前即有数年心率减慢、头晕甚至晕厥的症状，不少病例从有症状到安置起搏器约需 10 年左右。

不少临床资料及随访结果可见，病窦综合征患者的预后较好，病死率较低。Shaw 等对 381 例患有窦房结功能不全的患者进行一项 10 年预期的调查，认为有确定或潜在窦房结病变患者的整个生存率十分类似于正常人群的生存率。扬永久等对 91 例病窦综合征患者进行了平均为期 5 年 4 个月的临床追踪观察，结果显示该组病例有相当长的自然病史。该组病例的 5 年生存率为 98.2%，10 年生存率为 96.5%。也有报道称，病窦综合征患者的 5 年生存率较低，预后差。病窦综合征生存率的差异，可能主要与随访病例的基础心脏病轻重有关。

许多临床研究的结果表明，影响病窦综合征预后的主要因素是基础心脏病的结果，而不是窦房结功能不全本身，由心律失常引起的死亡少见。有文献报道，病窦综合征伴有器质性心脏病 4 年的病死率达 60%，而不伴有器质性心脏病 4 年的病死率为 20%。病因中冠心病、扩张型心脏病、瓣膜病（特别是主动脉瓣狭窄）等疾病引起的病窦综合征的预后往往较差，如合并心力衰竭时病死率较高。

第二节　并发症风险的表现与防范

一、心力衰竭

临床资料均表明，持续的心动过缓可导致心肌的不良重构，引起心功能障碍导致心力衰竭。其主要表现为先天性与获得性病窦综合征所致的持续性心动过缓，或窦性心动过缓或结性逸搏心律。如不适量长期应用 β 受体阻断剂、钙拮抗剂以及胺碘酮等抗心律失常药物所引起的心室率减慢。

（一）发生机制

表现为慢 - 快综合征的病窦综合征患者，其心室率增快时如房颤或房扑等，除了心室率增快导致心肌耗氧量增加及心室舒张期充盈时间缩短、心输出量下降外，也有房室顺序收缩的减弱或丧失。心室率减慢时如交界区逸搏节律，此时心房活动或呈静止状态仅仅构成一个血流通道，或有室房逆传使室房同步收缩；部分病窦综合征患者本身存在以 PR 间期明显延长（0.20 ~ 0.30 秒）为特征的房室传导阻滞，临床上可表现为长 PR 间期综合征的血流动力学变化。这些房室活动关系的异常改变除影响心室舒张末期进一步充盈外，更重要的是房室同步收缩或心室于心房前收缩，引起二尖瓣、三尖瓣反流，使肺、体循环的压力升高，并可产生左、右心功能不全的临床症状。

病窦综合征时结性逸搏间期的变化、房颤时心室率的不规整均可使心室产生非均一性收缩。心室收缩间期缩短可使心室舒张期充盈不良，间期延长可使心室舒张期充盈过度，前者将使心输出量下降，后者则可使心室容量负荷过重。尽管冠状动脉的灌注主要发生在心室舒张期，但极度缓慢的心室率势必使心肌组织的总有效灌注量减少，并可能使心肌长期处于一种能量饥饿或半饥饿状态，从而共同参与心肌病变、心衰的发生与发展。

（二）诊断依据

参见总论第 3 章第二节"心力衰竭"内容。

（三）处理方法

针对心动过缓所致心力衰竭的治疗，关键在于心脏起搏方式的选择，其中以 AAIR 或双心室同步化起搏可能最佳。

Nielsen 等一项涉及 177 例患者、随访近 3 年的资料表明，对于病窦综合征患者，AAIR 明显优于 DDDR 起搏方式，后者可使左房内径增加、左室功能减退、房颤发生率增加，而前者无明显变化；Sweeney 等另一项涉及 1 339 例 QRS 正常的病窦综合征患者资料显示，对于病窦综合征患者，即使是 DDDR 起搏保持了房室顺序收缩，但因起搏所致的心室不同步收缩，仍可增加心衰住院率和房颤发生率。Nielsen 等的另一研究结论亦支持上述观点。因此对于病窦综合征患者，如果没有禁忌证，应首选 AAIR 起搏方式。至于对已有心腔扩大，甚至心功能减退的病窦综合征患者，即心力衰竭患者，AAIR 起搏是否能达到预期的治疗目标则需要进一步的临床观察。

近年，双室同步化治疗主要应用于心衰伴显著室内传导障碍者，特别是伴有左束支阻滞者。不论有无心室内传导障碍，对于心衰患者，单房双心室的三腔起搏方式可能最佳。

（四）预防要点

针对心动过缓所致心力衰竭的预防，最重要的是及早发现心动过缓并消除病因，不能消除病因者则需要及早对心动过缓及其所造成电激动异常予以纠正。

二、脑栓塞

病窦综合征可导致血流紊乱，易于形成附壁血栓，并易于脱落而形成脑栓塞。病窦综合征有高度卒中的危险，据国外学者报道，100 例病窦综合征患者，脑栓塞的发生率为 13%。而年龄和性别与之相匹配的 712 例慢性心脏阻滞患者，其栓塞发生率仅为 1.9%。

（一）发生机制

病窦综合征见于各种年龄，但更常见于老年人。它可能与缺血性心脏病、心肌病和神经肌肉病有关，但常来源于特发性或变性疾病。慢 – 快综合征表现为心动过缓常伴有快速性心律失常，以阵发性房颤为最多见。有国外学者报道，56 例病窦综合征患者，10 例为局限性脑缺血，所有患者均表现为慢 – 快综合征。房颤发生脑栓塞的主要机制为：①左房血液淤积；②脑血流量减少；③凝血因子改变。

（二）诊断依据

病窦综合征的临床表现主要是引起短暂的全脑缺血症状，如头晕和晕厥。其引起的常为大脑动脉缺血的卒中，多为左心房的栓子所致，栓子为富含纤维蛋白的大血栓。心源性血栓最常见滞留部位是大脑中动脉的主干及其分支，约 7% 滞留于大脑前动脉，约 10% 的血栓进入到椎基底动脉系统，主要栓塞在基底动脉尖，或大脑后动脉的主干或其中一个分支。

脑栓塞一般表现为突然发病，没有先兆，部分患者有全身系统栓塞的病史。起病时意识水平下降，具备一般的心源性脑血栓的临床特点，不同脑血管分布区梗死时临床表现各异。

易于引起皮质动脉的闭塞（表现为孤立的 Wernicke 失语或同向偏盲）以及大的皮质下梗死或整个大脑半球的梗死。发生出血性梗死机会较多，亦可能同时伴发全身性栓塞。

检查头颅 CT 与 MRI 可显示梗死的大小、位置，并由此推断栓塞的血管。栓塞性梗死的 CT 及 MRI 表现与动脉硬化性脑梗死的相似，区别在于：前者常为出血性梗死，而且不同动脉供血区可有多处皮层性梗死。

（三）处理方法

脑栓塞急性期的一般处理原则与动脉硬化性脑血栓形成基本相同。不同点在于脑栓塞除了治疗脑部病变、还要控制原发病，以预防脑栓塞的复发。

具体治疗详见上篇第 2 章第三节"神经系统并发症"。

（四）预防要点

病窦综合征唯一有效的治疗是安置心脏起搏器，但安置起搏器后卒中的发生率仍很高。有几种类型的按需起搏器，与卒中发生有一定关系，有报道发现使用心室按需起搏器者卒中发病率高，而房性按需起搏器者发病率低，尤其是老年人。进一步分析发现心室起搏患者心房颤动的发生率非常高，这可能是该组卒中发病率高的原因之一。绝大多数患者，安置起搏器后有慢性心房颤动。心室起搏的患者，偶尔可发生心房扩大，是由于逆行性室房传导，心房收缩对抗关闭的房室瓣所致。

三、阿 – 斯综合征

有学者报道，在病窦综合征患者中，25% ~ 70% 发生过晕厥，典型阿 – 斯综合征的发生率为 6.7% ~ 13.3%。阿 – 斯综合征是严重并发症之一，常常是猝死的先兆，如果复苏不及时往往导致患者死亡，预后差。近年来，由于人工心脏起搏器的应用，阿 – 斯综合征的预后有所改善。病窦综合征起搏组自第 6 年开始生存率显著高于未起搏组。

（一）发生机制

各种原因引起的病窦综合征，心动过缓频率在 35 ~ 40 次 / 分以下、心室搏动间歇时间过长或低位起搏点无逸搏，心输出量明显减低，导致血压下降，不能维持脑组织最低限度血流量 30mL/（100g·min），引起大脑皮层功能障碍而发生晕厥。慢 – 快综合征为病窦综合征的一个亚型，快速性心律失常是缓慢性心律失常的一种代偿，当心动过速突然终止后，窦房结被超速抑制，正常窦性节律不能及时建立，造成较长 RR 间期，易造成脑供血不足发生阿 – 斯综合征。

（二）诊断依据

1. 临床表现　前驱症状多不明显，或有黑矇、头昏、乏力、眩晕等先兆症状，继之意识丧失，常伴有抽搐，通常突然发作。

2. 辅助检查

（1）心电图检查：晕厥发作时多有心率与心律变化，心电图检查可发现病窦综合征相应心律失常。

（2）动态心电图检查：本征在发作间歇期，心电图可正常，动态心电图则可以发现常规心电图遗漏的心电图变化，更重要的是可以确定患者的症状是否与缓慢性心律失常有关，如两者同时发生，则可明确诊断。

（3）临床心电生理检查：可经食管或心内调搏或程序刺激测定窦房结功能，或描记窦房结电图，协助病窦综合征的诊断。

3. 诊断与鉴别诊断

（1）诊断：缓慢性心律失常患者突然晕厥，发作时心音消失或严重心律失常，数秒钟后出现抽搐、苍白、发绀、呼吸困难、心率缓慢或心跳骤停、低血压，结合心电图检查即可明确诊断。对于处于发作间歇期的患者，可通过动态心电图和／或临床心电生理检查辅助诊断。

（2）鉴别诊断：注意与快速性心律失常所致晕厥、血管迷走性晕厥、颈动脉窦性晕厥、排尿性晕厥鉴别。

（三）处理方法

参见总论第 3 章第三节"心源性晕厥"内容。

（四）预防要点

早期发现诱发因素，及时进行治疗，对于预防阿–斯综合征发作具有重要意义。窦房阻滞或窦性停搏若兼有房室结或心室起搏点功能障碍即双结病变时，易致心室停搏而发生晕厥，甚至阿–斯综合征发作。在严重的窦性心动过缓或心室停搏时，可反复阿–斯综合征发作，尤其慢–快综合征在快速性心律失常发作终止到恢复窦性心律之前，常出现较长间期（大于3 秒钟）或出现窦性停搏，容易引起阿–斯综合征的发作。

四、心脏性猝死

（一）发生机制

院外发生的心脏性猝死中 15% ～ 25% 为心动过缓或停搏，动态心电图监测也提示约有10% ～ 25% 在猝死发作时为心动过缓或心脏停搏。动态心电图记录到的心动过缓包括窦性停搏伴有缓慢交界性心律，停搏伴有室性自搏心律，窦性心动过缓随后发生停搏、二度房室传导阻滞、完全性房室传导阻滞。

缓慢性心律失常时的窦房结和／或房室结功能异常，正常的次级自律性细胞的活动不能承担心脏的起搏功能，可发生心脏停搏。缓慢性心律失常与心脏停搏在严重的心脏疾病中更常见，可能提示病变弥漫累及心内膜下浦肯野纤维。当受到全身情况的影响，如缺氧、酸中毒、休克、肾功能衰竭、创伤与低温等引起细胞外钾离子浓度增加时，使正常或疾病的希氏束–浦肯野系统的起搏细胞部分除极伴自发 4 相除极坡度降低，最后失去自律性。由于随后的酸中毒及局部钾离子浓度升高或肾上腺能张力的改变，使自律性进一步抑制，最终恶化为心室颤动或持久性心跳停顿。

（二）诊断依据与防治措施

参见总论第 3 章第二节"心脏性猝死"的内容。

第三节　误诊风险的表现与防范

一、误诊范围及后果

1. 将病窦综合征误诊为一般的窦性心动过缓。病窦综合征患者长期表现为窦性心动过缓，多无明显症状，如不进一步检查，容易发生漏诊和误诊。

2. 慢－快综合征与快－慢综合征发生混淆预激综合征并发快速性心律失常发作停止时常可出现窦性停搏、窦性心动过缓，可能诱发晕厥、阿－斯综合征，酷似慢－快综合征，两者有时可能发生混淆。

3. 房性期前收缩二联律（受阻未下传型），如均受阻未下传，若不仔细分辨，可能被误诊为窦性心动过缓。

二、误诊原因分析

从患者方面讲造成误诊的原因多由于对本病缺乏了解，未及时就诊，医师往往是未随访心脏病患者，尤其是冠心病患者，延误了诊断，主要有以下几点。

（1）随年龄增长，心率可以减慢，当病窦综合征不太严重时，患者自认为是自己生理情况，而未及时就医。

（2）原已确诊为冠心病、心肌病的患者新出现了缓慢型慢－快交替型心律失常，仍认为是原有的病情变化，而未做进一步检查。

（3）对临床上表现的心、脑、肾等缺血症状仅限于做单独诊断，未做系统综合分析。

（4）一般基层综合医院缺乏有关的设备及技术条件，临床对本病的诊断缺乏经验，满足于对症治疗。

三、误诊防范对策

1. **对持续性窦性心动过缓应排除病窦综合征**　对持续性窦性心动过缓（心率≤50次/分），特别是运动（在床旁即可进行）后心率无明显增加，或出现晕厥或近似晕厥发作者，心电图出现窦性停搏和（或）窦房阻滞者应高度怀疑病窦综合征，应采用食管调搏检测窦房结功能。

2. **应将快-慢综合征与病窦综合征做出鉴别**　预激综合征并发 AVRT，心动过速发作终止后常可出现频率性抑制，表现为窦性停搏、窦性心动过缓，由于一过性脑缺血，可诱发晕厥等，此种情况称为快－慢综合征，应与病窦综合征（慢－快综合征）鉴别开来。

3. **应将房性期前收缩二联律（受阻未下传型）与窦性心动过缓做出鉴别**　房性期前收缩二联律早期出现的 P' 波可能隐藏于 ST-T 段内而未下传，如不仔细分辨，可能被误诊为窦性心动过缓。阅读心电图时必须注意 ST-T 内有无隐藏的波折，从而做出正确诊断。

第四节　介入诊疗风险的表现与防范

按病情必要时安置人工心脏起搏器。应用时的风险情况及处理，具体参见第 24 章"房室传导阻滞的诊疗风险与防范"中第四节"介入诊疗风险的表现与防范"的介绍。

第五节　药物性风险的表现与防范

病态窦房结综合征可定期随访观察。患者若心率小于 45 次 / 分，可以选用异丙肾上腺素缓慢静脉滴注，它能兴奋心脏的窦房结和房室结使心率增快，如应用无效时，说明窦房结及房室结功能不全而不起反应。此时可试用阿托品、氨茶碱，可能有一定疗效。

（一）药物不良反应与防范对策

相关内容参见第 24 章第五节"抗心律失常药"。

（二）临床用药不良反应举例

氨茶碱

【不良反应】

该药主要用于治疗平喘，用来治疗病态窦房结综合征时需注意观察其不良反应。

（1）本品呈较强碱性，局部刺激性较大，口服刺激胃肠道，可致恶心呕吐等反应，饭后服可减轻。

（2）有兴奋中枢作用，可产生兴奋不安或失眠，睡前可合用异丙嗪或镇静药。

（3）静注过快可强烈兴奋心脏，可产生头晕、心悸、心律失常、血压下降，甚至猝死。

【防治措施】

（1）急性心肌梗死、低血压、严重冠脉硬化等患者忌用。

（2）肝功能低下、心力衰竭患者及老年人、体内清除率降低，宜慎用。

（3）与儿茶酚胺类及其他拟交感神经药合用，能增加发生心律失常的危险性，合用时应谨慎。

（4）宜饭后服或服用肠溶片。可合用镇静催眠药预防失眠不安。

（5）氨茶碱控释片为长效制剂，每片 100mg。每 12 小时口服一次，每次 300mg；或每 24 小时口服一次，每次 400mg。

第26章 心脏神经症的诊疗风险与防范

第一节 临床诊疗的方法和预后

心脏神经症是由于神经性因素引起的心前区隐痛、心悸、气促、疲倦、眩晕等以心血管系统症状为主的一组综合征。本病一般无器质性病变的证据，但易与器质性心脏病相混淆，甚至误诊为器质性心脏病，使症状加重，给患者的身心健康带来更大的危害。

一、诊断依据

心脏神经症是以心血管疾病的有关症状如心悸、胸痛、气短、乏力为主要表现临床综合征，一般无器质性心脏病证据，但亦有极少部分与器质性心脏病并存。

（1）多见青壮年，女性多于男性，尤其是伴有更年期综合征患者。一般由于生活工作过度紧张、焦虑或与人发生矛盾产生创伤所致。

（2）神经类型呈内向型，喜静少动，过分注意心脏不适而致病，亦有部分因医务人员将非器质性心脏病误诊为心脏病，而引起患者精神负担过重而发病。

（3）多有心悸、心前区疼痛。疼痛部位多变、不固定，甚至可放射至左前臂外侧及手指尖，历时数秒、数小时甚至数日，疼痛与劳力无关，活动、精神疲劳后甚至休息时也出现疼痛。

（4）呼吸困难，患者常感空气不足，喜深呼吸。

（5）神经衰弱症状：患者常觉乏力、头晕、头疼、失眠、多梦、焦虑。

（6）体检：心率增快，第一心音亢进，心尖区可闻及 1/6 ~ 2/6 级收缩期杂音，或胸骨左缘第 2 ~ 3 肋间可闻及收缩期杂音。心电图 T 波 Ⅱ，Ⅲ，aVF 低平或轻度倒置，心电图运动试验部分阳性。普萘洛尔（心得安）试验大多数能使心率减慢、心电图 ST-T 改变恢复正常、运动试验转为阴性。

（7）分型：根据心功能测定结果，心脏神经症分二型：①交感神经兴奋性增高型，约占3/4，表现为心率快，血压偏高；②迷走神经兴奋性增高型，约 1/4，表现为心率慢，血压低。

（8）诊断本病应除外心绞痛、甲状腺功能亢进、嗜铬细胞瘤、二尖瓣脱垂综合征、风湿性二尖瓣病、心肌炎等内分泌代谢性疾病和器质性心脏病，还需与低血钾等电解质紊乱、洋地黄或其他药物反应以及"幼年型 T 波"改变相鉴别。有心绞痛症状的患者，应注意与冠脉痉挛、心脏 X 综合征、心肌桥、胸肋关节非特异性炎症等相鉴别。对符合抑郁焦虑表现的患者进行抗抑郁、焦虑治疗后，胸痛症状缓解，则有助于心脏神经症的诊断。

需注意器质性心脏病亦可与心脏神经症并存（冠心病患者多见）。当检查器质性心脏病程度并不严重，但症状多而显著，二者不相称时，应考虑二病并存的可能。因此，诊断心脏神经症之前，必须尽可能排除器质性心脏病；同时也应警惕将心脏神经症误诊为器质性心脏病。因此，上述患者均应定期检查，观察病情发展，准确做出诊断。

二、治疗方法

（一）心理治疗

主要是精神治疗，方法应个体化。基本原则为：①医务人员及患者家属必须正确理解患者的症状，对患者应予同情与关心，并注意去除一切可能诱发的因素；②应详细了解患者的现病史、个人史、家庭史、婚姻史、工作与思想情况，并进行全面检查，特别是心血管系统的检查，如心电图、超声心动图、胸部 X 线、甲状腺功能检查等；③医生应以高度同情心与责任感倾听患者的申述，肯定患者的病情，耐心地解释本病的病因、发病机制、性质、规律、预后和防治措施，树立战胜疾病的信念；④患者须改变不良行为和习惯，以良好的心态对待自己和周围环境。一般不必卧床休息，病情较重者可适当减轻或调整工作，合理安排生活。

（二）药物治疗

改善焦虑或抑郁的药物如 SSRIs 类为治疗心脏神经症常用的一线药物。药物治疗的目的是解除患者的焦虑和忧郁，消除心血管系统症状。治疗的原则应是严格掌握适应证，使用药物的剂量和用药时间应有所限制。常用药物有：

1. **苯二氮䓬类药物**　是目前首选的镇静、催眠药物，适应于各型神经症、焦虑症，用于抗焦虑时，用药时间不宜超过 6 周，以防止药物成瘾，对用药 4 周以上的患者，不应突然撤药，以防发生戒断症状，可选用下列药物之一。

（1）咪达唑仑：本品镇静催眠作用快，持续作用时间短，服药后 20 分钟起效，晨起后无宿醉现象。一般于临睡前口服 7.5 ~ 15mg。

（2）氯安定：为催眠首选药物，但重复摄入有蓄积作用。临睡前口服 15 ~ 30mg。

（3）阿普唑仑：安眠、镇静、抗焦虑作用强于安定，不良反应较安定少。一般睡前口服 0.4 ~ 0.8mg。

（4）硝西泮：不良反应轻，可快速诱导睡眠。一般睡前口服 5 ~ 10mg。

（5）地西泮：口服 2.5 ~ 5mg，每日 2 ~ 3 次，治疗失眠可于睡前口服 5 ~ 10mg。

2. **抗抑郁药**　该类药物主要用于躯体症状有昼夜变化和疑病症患者，使用药物应个体化。一般用药后 2 周生效，疗程不低于 4 ~ 8 周，病情缓解后渐减量，维持治疗 2 ~ 3 个月逐渐停药，常用药物如下：

（1）丙咪嗪：自每晚 25mg 开始，逐渐增加 25mg，直至每日 100 ~ 150mg。用药过程中应注意监测血压、心电图及肝功能。

（2）马普替林：初始剂量每日 75mg，分 3 次口服；渐增至每日 150mg。本品有抗胆碱作用，心脏毒性作用小。

（3）诺米芬新：自 25mg 每日 2 次开始，渐减量，多数患者每日 75 ~ 100mg 时疗效满意，一疗程至少 6 周。

3．β 受体阻断剂　为常用药物，尤其适用于心率偏快、胸闷、胸痛，伴 ST-T 改变及快速性心律失常的患者。可选用：

（1）普萘洛尔：10mg，每日 3 次，可增至 20mg，每日 3 次，药物剂量视心率而定。

（2）美托洛尔：12.5 ~ 25mg，每日 2 次。

（3）阿替洛尔：12.5 ~ 25mg，每日 3 次。

4．其他

（1）黛立新，每日早餐后 1 ~ 2 片，有抗焦虑、抗抑郁作用，不良反应很少，患者乐于接受，对焦虑伴发的心身障碍有良好效果。

（2）谷维素 10mg，每日 3 次，有辅助治疗作用。

（三）体育疗法

适当参加体力活动，体育疗法包括散步、体操、气功、太极拳等。

三、预后特点

本病预后较好，虽然误诊后的药物治疗既不会对病情产生积极的作用，也不会加重病情。但如果按误诊的冠心病、心肌炎治疗，往往会加重患者的精神负担，不利于病情恢复。一旦确诊，用 β 受体阻滞药治疗，并配合心理疏导、镇静等治疗，病情可好转或治愈。

第二节　误诊风险的表现与防范

一、误诊范围及后果

（一）误诊范围

心脏神经症误诊率较高，有报道称可达 57.00%。心脏神经症临床表现具有多样性、易变性，缺乏特异性，可被误诊为多种疾病。临床上可见误诊为其他心脏病，如病毒性心肌炎、冠心病、高血压、风湿性心脏瓣膜病等，也可误诊为其他系统疾病，如甲状腺功能亢进、低血糖、嗜铬细胞瘤等。有学者研究分析发现，2004—2013 年发表在《中文医学》期刊并经遴选纳入误诊疾病数据库的心脏神经症误诊文献共 38 篇，累计误诊病例 592 例，误诊率 56.90%。本次纳入的 592 例心脏神经症误诊为 11 种疾病共 600 例次，其中误诊为病毒性心肌炎和冠心病者占 95.33%、4 例次仅做出胸闷待查的诊断；共误诊 600 例次，其中误诊发生在三级医院 272 例次（45.33%）、二级医院 324 例次（54.00%）、一级医院 4 例次（0.67%）。所有病例均根据症状、体征及辅助检查，排除器质性心脏病后，确诊为心脏神经症。

（二）误诊后果

心脏神经症属于功能性心血管疾病，预后良好。按照误诊疾病数据库对误诊后果的分级标准，本次纳入的 592 例心脏神经症中 584 例（98.65%）为Ⅲ级后果，误诊、误治后未造成不良后果；8 例（1.35%）为Ⅱ级后果，因误诊、误治导致病情迁延。虽然心脏神经症与病毒性心肌炎有许多相似临床症状，但长期护心、营养心肌、休息等综合治疗效果欠佳，有些患者为了限制活动而休学、休假。只有提高对此病的认识和了解，才能做有倾向性的检查。长期不能及时诊断，可引起患者精力不集中，记忆力下降而影响工作、学习，造成患者恐惧心理，不利于病情恢复。

二、误诊原因分析

（一）对临床表现缺乏全面分析

1. **心脏神经症临床表现多样易变对其认识不足**　心脏神经症临床表现具有多样性、易变性，易受精神、环境因素的影响，而且缺乏特异性，主要表现为心悸、胸闷、胸痛、头昏、乏力、汗多、失眠。体格检查可有心动过速，高血压，第一心音亢进，心尖区 2 级收缩期杂音。本症虽然发病率较高，但至今医学专著较少专题论述，国内医学杂志也仅见零星病例报道，因此临床医生对本症缺乏全面认识，常将本症误诊为心肌炎、冠心病等器质性心脏病。有报道称，在 48 例误诊的心脏神经症中，有 23 例误诊为心肌炎，15 例误诊为心肌劳损，5 例误诊为冠心病，3 例误诊为风湿热，2 例误诊为甲状腺功能亢进心脏病。

2. **诊断经验不足，未做全面分析和判断**　心脏神经症可有胸痛，但大多为针刺样痛，持续数秒钟，或为闷痛或钝痛，持续数小时或数天，胸痛部位不固定，多在左乳区或左上胸，无放射痛，含服硝酸甘油无效，多在休息时发作，分散注意力可减轻等。这些特点与典型心绞痛不同，但由于临床医生诊断经验不足，未做全面分析，仅根据胸痛和 ECG 的 ST-T 改变即做出冠心病诊断，从而导致误诊。心脏神经症的许多临床表现与心肌炎极为相似，但心肌炎发作时，心脏听诊心尖区第一心音减弱，心脏扩大，心肌酶升高；而心脏神经症则是第一心音增强，心脏不大，心肌酶正常。如果全面分析，严格心肌炎诊断标准，当可避免误诊。

（二）对 ECG 检查结果缺乏正确分析

ECG 的 ST-T 改变并不是器质性心脏病特征表现，其影响因素极多，如更年期综合征、电解质紊乱、药物影响、冠心病、胆石症、脑血管疾病、心肌病等。传统的心电学观点认为 ST-T 改变是慢性冠状动脉供血不足的表现，但这种改变属于非特异性。有报道称，这种非特异性占综合性医院异常 ECG 的 50% 和全部 ECG 的 2.4%。对青、中年患者，尤其是更年期女性患者，雌激素下降后出现一系列神经功能紊乱症状，伴 ST-T 改变。持续 ST-T 改变并非是冠心病表现，对年龄偏大患者，ECG 显示 ST-T 改变，类似缺血改变，易被考虑为冠心病。虽然目前冠心病发病提前出现，但单凭 ECG 就武断诊断显然不妥，因此要结合临床综合考虑，必要时做选择性冠状动脉造影，进一步明确诊断。

由于临床医生对该病认识不足，在平时工作中多考虑常见、多发性疾病，同时片面强调年龄及非特异性症状，结合非特异性 ST-T 改变，多会考虑病毒性心肌炎。心肌炎虽有 ST-T 改变，但体位改变时心率无明显变化，更重要是有心律失常，如多发性室性期前收缩、房室传导阻滞等、心肌酶学增高，心肌核素扫描有一个或多个部位的心肌放射性分布稀疏改变。

而心脏神经症患者心率较快伴 ST-T 改变，体位改变时心率明显变化。

总之，对孤立性 ST-T 改变应避免轻率地诊断为冠心病、心肌炎，防止医源性心脏病。

（三）不熟悉常见误诊疾病的临床特点

心脏神经症误诊的主要原因是临床因素，由于在临床上对该病的特点认识不足，往往在鉴别诊断分析时思维方法不当，以致发生疾病误诊。

1. 心脏神经症误诊为病毒性心肌炎　当心脏 β 受体对刺激反应性增高时，则出现心率增快、传导加速、不应期缩短，心肌收缩力增强，心脏指数增加。临床表现为心悸、气短、胸闷、烦躁、易激动、头昏、乏力、多汗等症状，体格检查有心率增快、心尖区 2 级收缩期杂音，ECG 有轻度 ST-T 改变。此与心肌炎表现极为相似，尤其是青、中年患者易被误诊为病毒性心肌炎。有报道称，心脏神经症误诊的 48 例中，有 23 例误诊为病毒性心肌炎，占47.9%。

2. 心脏神经症误诊为冠心病　心脏神经症患者心率增快，心肌收缩力增强、心排血量增加，心肌耗氧量增加，可引起心肌发生相对缺血，而产生胸痛和 ECG 的 ST-T 改变。如患者年龄较大时，则极易误诊为冠心病。有相关研究分析称，在 83 例心脏神经症中，有 9 例误诊为冠心病，占 10.8%。对于老年人，具有典型缺血性 ST 段降低，首先要考虑冠心病，明确冠心病诊断并给予相应治疗后，症状无完全改善，可以考虑与心脏神经症合并存在。

三、误诊防范对策

（一）提高对心脏神经症病因的认识

心脏神经症的病因分原发性和继发性，原发性病因不清楚；继发性原因多见于机体内环境改变或精神心理创伤，部分有上呼吸道感染病史。临床医生碰到有上呼吸道感染病史，且有循环系统症状及 ECG 的 ST-T 改变、心肌酶（除肌酸激酶同工酶）偏高的患者时，易误诊为病毒性心肌炎；对于青中年，尤其是女性患者，有循环系统和神经系统表现、ECG 显示ST-T 改变、心率快的症状，应考虑该病的可能性。经相关检查，如 UCG、甲状腺功能、抗链球菌溶血素 "O"、红细胞沉降率等排除其他疾病后，尽早做普萘洛尔试验。

（二）仔细询问病史，认真体检

该病可从儿童开始，持续时间长短不一，老年人也可发生；既可单独存在，也可与其他疾病同时存在，症状多样化，缺乏特异性。但如果体格检查结果显示，甲状腺不肿大、心率快、卧位与站立位时心率变化显著、心音正常或亢进、心尖区闻及 2 级收缩期柔和吹风样杂音，通过观察体位改变而心率发生剧变，再结合循环及神经系统症状，可初步考虑该病。

（三）注意提高早期诊断

心脏神经症症状较重，且受环境因素的影响较多，如情绪、运动等。心脏神经症表现为多样性、易变性，但无特异性。虽与某些疾病症状相似，如心肌炎、甲状腺功能亢进等，但预后明显不同。前者可在短时间内治愈恢复健康，患者经济及精神负担较小；后者需要长时间服药，并动态观察病情变化。体位改变而心率明显变化是早期诊断该病的重要线索，及时进行甲状腺功能、心肌酶、普萘洛尔和（或）多巴酚丁胺试验等检查，可避免漏诊、误诊。

（四）辅助检查的诊断意义不容忽视

1. 口服普萘洛尔试验和（或）多巴酚丁胺试验　口服普萘洛尔试验是诊断心脏神经症的主要指标，阳性者可确诊。有条件的医院还应在超声下做多巴酚丁胺试验，阳性者进一步确诊该病，并可排除病毒性心肌炎。

2. 其他检查手段的诊断意义　①体位改变时心率的变化是诊断心脏神经症的线索，典型者卧位时心率不快，站立时明显快，但不典型者可以在卧位和站立位心率都增快，或卧位与站立位差别不明显；② UCG 可排除其他器质性疾病；③肌酸激酶同工酶正常，抗链球菌溶血素 "O"、红细胞沉降率增高；④动态心电图监测对鉴别诊断有意义；⑤血儿茶酚胺正常。

（五）注意对并存器质性心脏病的诊断

心脏神经官能症与器质性心脏病并存时，给诊断增加困难。心脏神经症多见于青中年，50 岁以上相对少见，但年龄并非是唯一标准，有报道称，心脏神经症最大年龄 64 岁。冠心病患者心绞痛与心脏神经症患者胸痛症状类似，但两者有着本质区别。冠心病患者多见于老年人，且有高血压、高脂血症、糖尿病等危险因素。患者心绞痛发作时呈压榨性，部位固定，可有放射痛，含服硝酸甘油可缓解，ECG 的 ST-T 有动态改变（正常或缺血性改变），冠状动脉造影显示冠状动脉狭窄；而心脏神经症胸痛时硝酸甘油不能缓解，胸痛考虑与自主神经功能紊乱有关，并非冠状动脉狭窄或闭塞导致的心肌缺血。但是心脏神经症与冠心病可以同时并存，综合考虑临床症状及相关检查后，如明确诊断冠心病，且按冠心病治疗后症状不能完全缓解时，可考虑做普萘洛尔试验，阳性者为合并心脏神经症。有报道称，病毒性心肌炎各期均可出现 β 受体功能改变，若已确诊病毒性心肌炎，且按照常规治疗后症状不能完全缓解时，应按常规进行 β 受体功能测定，如为阳性，可诊断为两者并存。

（六）提高对儿童、青中年患者的警惕性

儿童心脏神经症较多见。由于症状的多样性、易变性和缺乏特异性，极易被误诊、漏诊。综合文献报道，临床上遇到学龄儿童，尤其是女性患儿，出现交感神经增强所具有的多样性的循环和神经系统症状时，心音正常或亢进，ECG 仅有 ST-T 改变，且多局限于 Ⅱ、Ⅲ、aVF 导联，Ⅰ、V$_5$ 导联少见，在排除器质性心脏疾病及内分泌疾病等后，应考虑心脏神经症的可能，普萘洛尔试验有赖于诊断与鉴别诊断。

对青、中年患者，尤其是青春期及中年女性，由于情感波动或内分泌功能紊乱可出现非特异性症状，结合心率不快伴 ST-T 改变，肌酸激酶同工酶正常，排除其他心血管疾病后，观察体位改变时心率变化的程度，尽早做普萘洛尔试验，以明确诊断。

第三节　药物性风险的表现与防范

心脏神经症的药物治疗可以应用抗精神病药类药。这类药物具有阻滞多巴胺能受体的作用，一方面能产生锥体外系不良反应，另一方面可促使精神病症状得到缓解，也就是所谓抗精神病作用。

（一）药物不良反应表现

（1）主要有锥体外系反应，如：震颤、僵直、流涎、运动迟缓、静坐不能、急性肌张力障碍等。长期大量服药可引起迟发性运动障碍。

（2）可引起血浆中泌乳素浓度增加，可能有关的症状为：女性溢乳、月经失调、闭经，男子女性化乳房。

（3）可出现口干、视物模糊、乏力、头晕、心动过速、便秘、出汗等。

（4）少见的不良反应有体位性低血压，粒细胞减少症与中毒性肝损害。偶见过敏性皮疹及恶性综合征。

（二）不良反应防范对策

下列患者禁用或慎用：①对吩噻嗪类药过敏者；②肝功能不全者；③昏睡或反应迟钝者；④血液病或骨髓抑制者；⑤使用大剂量中枢性镇痛药者；⑥帕金森综合征患者；⑦青光眼患者。

（三）临床用药不良反应举例

氟哌噻吨美利曲辛

【不良反应】

本品的不良反应少而稍微、短暂，继续 1～2 周后即可消失。不良反应有稍微口干，夜间服用可影响睡眠。较大剂量治疗时，极少数患者可出现不安和（或）震颤。

【防治措施】

（1）为避免影响睡眠，每天最后一次服药不应在下午4点后。

（2）如患者已服用镇静药物，则镇静药物可逐步停用。严重的心脏疾病如心肌梗死恢复早期、传导阻滞禁用。

第27章 心力衰竭的诊疗风险与防范

第一节 临床诊疗的方法和预后

急性心力衰竭的近期预后与基础病因、心功能恶化程度及抢救是否及时合理等因素有关。演变成慢性心力衰竭后，其长期预后与慢性心力衰竭相同。由血压急剧升高，快速心律失常或严重缓慢心律失常，输液过多、过快等原因可以造成的急性心力衰竭，由于致病因素较易控制，预后也相对较好。急性心肌梗死（AMI）是诱发急性心力衰竭最常见的原因，泵衰竭最早用于描述 AMI 所致的心脏泵功能减退，其临床表现主要是 AMI 时的左心力衰竭和心源性休克。尽管目前采用了有创的血流动学监测、正性肌力药物、溶栓等手段，心源性休克的病死率仍有 50% 以上，而且导致了 7% ~ 11% 的心肌梗死住院病死率，心脏瓣膜病后合并急性心力衰竭病死率高，62% 二尖瓣狭窄死于急性心力衰竭，70% 主动脉瓣狭窄死于急性左心力衰竭。心肌疾病出现急性左心力衰竭后，大多逐渐发展为顽固性心力衰竭，预后甚差。

心力衰竭的诊断依据、治疗方法相关内容参见第 3 章第二节 "心力衰竭"。

充血性慢性心力衰竭一直是预后不良的严重情况，虽经早期诊断与积极治疗，但 4 年病死率仍高达 50%，病死率与心功能不全的程度呈正相关：NYHA Ⅳ 级者 1 年病死率即达 50%。充血性慢性心力衰竭男性患者平均存活时间为 1.7 年，女性为 3.2 年。慢性心力衰竭的死亡方式主要是进行性慢性心力衰竭和猝死，也有的死于非心脏病如脑血管意外。Framingham 40 年的研究表明，慢性心力衰竭诊断后的平均生存期男性为 1.66 年、女性为 3.17 年；90 天生存率男性为 73%、女性为 72%；1 年生存率男性为 57%、女性为 64%；2 年生存率男性为 46%、女性为 56%；5 年生存率男性为 25%、女性为 38%；10 年生存率男性为 11%、女性为 21%。

第二节　并发症风险的表现与防范

一、心律失常

心力衰竭患者具心律失常易感性，心力衰竭越严重，发生心律失常的倾向越大，此为心力衰竭心肌电重构所致。电重构的特征为动作电位时程的延长，心肌钾电流下调。此外，由于心肌纤维化、心腔扩张以及血流动力学变化，交感神经与肾素 - 血管紧张素 - 醛固酮系统的激活，电解质紊乱、药物的应用等诸方面因素的影响，心律失常的发生率也明显增高。心力衰竭时心律失常的发生机制有折返、触发活动和异常自律性。另一方面，相当数量的心律失常不是原发病因所致，因此还应注意寻找致心律失常的各种诱发因素，例如缺血、电解质紊乱（低钾血症、低镁血症和高钾血症）、与泵功能和电稳定性相互作用的某些药物如钙通道阻断药和一些抗心律失常药物、洋地黄中毒和继发疾病（甲状腺功能亢进和呼吸疾病）等。许多情况下心功能不全的心律失常是一过性的，一旦诱因解除，心律失常也随之好转。

有关诊断依据与防治措施参见第 3 章第二节"心律失常"。

二、肝功能不全

（一）急性心力衰竭性肝病

急性右心力衰竭患者可因急性肝淤血发生肝大。心力衰竭及时缓解后肿大的肝可迅速缩小，而且肝实质细胞一般不出现明显损害，肝功能维持正常或基本正常。肝活检除可见中央静脉扩张充血和肝细胞轻度肿胀外无其他病变出现。但少数病例可发生肝内淤滞性黄疸及明显肝功能损害，甚至极似急性病毒性肝炎与药物中毒性肝炎，有学者将此种情况称为"急性心力衰竭性肝病"。此病的发生一方面是因为肝淤血状态下氧弥散障碍；另一方面，由于肝供氧 50% 来自肝动脉，在心力衰竭时由于心排血量减少，可使肝血流量减少 1/3 左右。上述两个方面的因素可使肝小叶因缺氧而发生变性和坏死。一些急性肝淤血患者可出现黄疸和肝功能异常。黄疸常进行性加重，呈肝内淤胆型，ALT、AST 明显升高，临床上极似急性病毒性肝炎或药物性肝炎，个别病例甚至可发生急性肝坏死。少数患者可表现有肝性低血糖。

（二）慢性淤血性肝大

慢性充血性心力衰竭或慢性右心力衰竭引起的慢性肝淤血主要病理特点是肝窦充血、膨胀，肝发生紧张性肿胀。此类患者若存在左心力衰竭，慢性低心排血量还可使肝长期灌注不足，造成肝小叶中心带肝细胞坏死，进而发生小叶中央区渐进性纤维化。慢性肝淤血过程中出现右心力衰竭加重时可出现肝内淤胆。患者除肝大、质地变硬和脾大表现外，多数患者伴有不同程度的腹水。

（三）心源性肝硬化

心源性肝硬化是心源性肝病的后期表现。在慢性肝淤血和灌流不足的基础上，继小叶中心带纤维化病变之后，胶原从中央静脉呈特征性卫星状分布，逐层向外伸展以至于肝小叶被分割成若干不规则的细胞团，形成肝硬化。Carvin 报道，在 790 例充血性心力衰竭患者中，诊断有心源性肝硬化者占 4.4%。Katzin 等报道的 286 例充血性心力衰竭中，心源性肝硬化者占 33%。心源性肝硬化阶段，肿大的肝大小将趋于恒定，质地变硬，腹水变得更加顽固。心源性肝硬化门脉高压体征可能没有门脉性肝硬化那么显著，发生上消化道大出血者较少见。

有关肝功能不全的诊断与防治措施详见第 3 章第三节"心源性肝病"。

三、肾功能不全

并发肾功能不全的机制具体如下。

（一）肾血流量减少

心力衰竭时肾血流动力学改变表现为肾血管阻力增加和肾血流量下降。正常人肾血流量占心排血量的 20% ~ 30%，在心力衰竭时降至 10%，甚至更少。心功能改善后，肾血流量可恢复到正常。肾血流量降低是由于心功能不全致肾灌注量降低及肾小动脉收缩，特别是肾小球的出球小动脉收缩，造成肾内血流阻力增加。

（二）肾小球滤过率的变化

在心力衰竭的患者，肾小球滤过率一般是降低的，其降低程度与心力衰竭程度基本成正比。在严重心力衰竭的患者肾血流量的减少远较心排血量的减少明显，提示肾血管明显收缩，肾小球滤过率降低更明显。

（三）肾内血流重新分布

心力衰竭患者不仅有肾血流量减少，而且肾内血流重新分布。肾皮质表面的血流量明显减少，而肾髓质血流量相对有所增加，近髓肾单位对水、钠重吸收增加。这些血流动力学改变又可激活神经内分泌系统，这一系列改变均可导致肾功能的恶化。

有关肾功能不全的诊断依据与防治措施参见第 3 章第三节"心脏病所致淤血性肾损害"。

第三节　误诊风险的表现与防范

一、误诊范围及后果

（一）误诊范围

心力衰竭的误诊率较高，部分原因为隐匿性心力衰竭、部分原因为症状表现不典型或缺乏特异症状。舒张性心力衰竭在女性较常见，表现症状轻，误诊率较高。老年人由于合并多种疾病，心力衰竭的症状可能被其他合并疾病症状所遮盖，或老年人对病情的反应较差，可以其他系统症状为主诉，如表现为头痛、头晕等神经系统症状。据 2018 年版《中国误诊大数据分析》的相关研究结果可见，经遴选纳入误诊疾病数据库的 HF 误诊文献共 131 篇，累计误诊病例 3 723 例，误诊率 22.80%。共误诊为 50 种疾病 3 779 例次，涉及 12 个系统或专科。其中呼吸系统疾病 75.05%，居前三位的误诊疾病为支气管炎、肺炎、支气管哮喘；较少见的误诊疾病包括心肌炎、心脏神经症、肺栓塞、肺性脑病、脑萎缩、老年性痴呆、甲状腺功能减退症、甲状腺功能亢进症、肝胆管炎、肝癌、急性胰腺炎、急性阑尾炎、上消化道出血、食管肿瘤、急腹症、低血糖症、糖尿病酮症酸中毒、胸膜间皮瘤、结缔组织病；80 例次做出胸腔积液待查诊断；5 例次仅做出贫血、肝损害待查诊断；34 例次漏诊；14 例次诊断不明确。经对误诊疾病数据库全库检索发现，292 篇文献 49 种疾病共 1 180 例曾误诊 HF，居前三位的疾病为肺栓塞、急性心肌梗死和甲状腺功能减退性心脏病；尚有 47 例最终确诊为狂犬病、传染性单核细胞增多症、应激性心肌病、心内膜弹力纤维增生症、先天性心脏病、糖尿病酮症酸中毒、糖尿病性心肌病、低血糖症、双硫醒反应、急性白血病、支气管哮喘、睡眠呼吸暂停低通气综合征、膈疝、脓胸、肝肺综合征、特发性肺含铁血黄素沉着症、肝癌、多发性肌炎、系统性红斑狼疮、淀粉样变病、重症肌无力、蛛网膜下腔出血、肾癌等疾病。

（二）误诊后果

心力衰竭患者大多死于心力衰竭晚期。误诊导致死亡的主要是急性心力衰竭的严重患者。临床上急性心力衰竭或慢性心力衰竭急性发作主要是误诊为呼吸系统疾病，如误诊后没有及时进行抗心力衰竭治疗的相关措施，而只是单纯应用抗炎、平喘等药物治疗，往往导致心力衰竭病情无法得到控制，严重者还会在急性左心力衰竭发作时死亡。

误诊病例心力衰竭病情较轻，或慢性心力衰竭进展缓慢，短时间内对病情尚未造成太大影响。误诊为其他疾病采用的治疗药物，如血管扩张药、利尿药、支气管扩张药、营养心肌药，有些在心力衰竭综合治疗时也常用到，因此可能会对心力衰竭病情产生一定良性影响，使病情得到不同程度的改善或稳定。

二、误诊原因分析

（一）采集病史不详细

临床对咳嗽、气促、咯血常首先想到的是呼吸系统疾病，但这些症状亦可出现于心力衰竭，如果详细询问是否有长期咳嗽、气促、咯血等呼吸系统疾病史，对鉴别诊断就有一定意义。如：老年人记忆力与判断力差，病史陈述不清，表达困难。当出现咳嗽、咳痰、气促时常被诊断为上呼吸道感染；又因老年人的生活方式较为悠闲，缺乏体力活动，心力衰竭的症状轻或不典型，提供的病史较不可靠，是心力衰竭误诊与漏诊的重要原因之一。

（二）体格检查不细致

心脏检查对心力衰竭的诊断具有特殊意义。如：心界明显扩大，心尖区第一心音减弱、奔马律、肺部均匀一致的细湿性啰音，特别是以左下肺为主；胸腔积液以右侧为主或为右侧胸膜积液。如果对体格检查不仔细，过分依赖实验室检查，也易发生误诊。如：肝功能异常被诊断为肝炎、肝硬化；肾功能损害被诊断为肾炎、肾盂肾炎。对肺部啰音缺乏认真分析，同样易发生误诊。因为支气管炎的肺部啰音以干性啰音、哮鸣音为主，且分布广泛；肺部感染的啰音以湿性啰音为主，分布不均匀，且与炎症部位相符合，啰音持续时间较长、较固定，而左心力衰竭的肺部啰音则以均匀一致的细湿性啰音为主，以左下肺为明显。

（三）临床表现隐匿或不典型

心力衰竭早期可呈隐匿性，特别是舒张性心力衰竭。高龄女性心力衰竭常为舒张性心力衰竭或以舒张性心力衰竭为主。症状往往隐匿或无症状或为一些非特异性症状。尽管患者有心力衰竭的病理生理改变，但日常活动不受限，也无气促表现或仅有劳力性呼吸困难，很难将之与一般老年人体力差而表现为上楼气促鉴别开来。加上心界不大，肺部湿性啰音不明显，B 超 EF 正常或高于正常等，使得鉴别诊断的困难程度不断增高。

（四）不熟悉常见误诊疾病的临床特点

1. **左心力衰竭误诊为支气管病**　慢性支气管炎、支气管哮喘患者的临床表现以咳嗽、喘息、呼吸困难，甚至急性发作时不能平卧、伴心率加快、大汗等。左心力衰竭时亦表现咳嗽、喘息、端坐呼吸及大汗，当伴有支气管痉挛时亦可闻及哮喘音。因此，两者临床表现有许多相似之处，故易将慢性或急性左心力衰竭误诊为慢性支气管炎、支气管哮喘急性发作；急性左心力衰竭表现以肺部哮喘音为主时，特别是有支气管炎病史者，常被误诊为哮喘性支气管炎急性发作。

2. **慢性心力衰竭误诊为胸膜疾病、慢性肾功能不全**　充血性心力衰竭时，由于肺循环阻力增加，血液与淋巴回流受阻，胸腔内液体可增加，而吸收障碍，因此形成胸腔积液。心力衰竭的胸腔积液为漏出液，但积液沉积时间过久，或者因反复抽吸可合并感染，使蛋白质与细胞数增加，或呈渗出液改变，是常误诊为结核性胸膜炎的主要原因。由于慢性右心力衰竭可引起各脏器慢性持续性淤血，进而出现水肿及一系列临床症状，如食欲缺乏、恶心、呕吐、腹胀、尿少、夜尿；体征有颈静脉充盈或怒张、肝大、压痛、肝颈静脉回流征阳性，可出现腹水、胸水。因为肾淤血可引起夜尿增多，白天尿少，血尿素氮与肌酐升高、蛋白尿，极易被误诊为肾炎、肾盂肾炎、肾功能不全。

（五）忽视基础心脏病的存在

心力衰竭常在冠心病、高血压性心脏病、心肌病或心瓣膜病的基础上发生。对患者基础心脏病的存在缺乏了解，或未对患者心脏情况进行详细检查，而易漏诊基础心脏病，一旦患者出现有关心力衰竭的临床表现就易被忽视。如对患者基础器质性心脏病变有所了解，当出现心悸、气促加重时，就要警惕心力衰竭发生的可能。

三、误诊防范对策

（一）认识心力衰竭早期表现与老年人特点

因心力衰竭的早期表现隐匿或不典型，特别是老年人与女性舒张性心力衰竭早期诊断较困难。心力衰竭的诊断标准虽然较多，但目前仍以 Framingham 标准为大家所公认，而早期诊断可能难以符合上述标准。故有学者提出心力衰竭的早期诊断为：①走路稍快或做轻微劳动即感心悸、胸闷、气短、脉搏明显增快；②尿量减少大于体重增加；③睡眠中突然出现胸闷、气短或喘息，或头部垫高后觉呼吸顺畅，难以用上呼吸道感染解释；④干咳，且白天站立或坐位时较轻，平卧或夜间卧床后加重。

老年人出现的咳嗽、咳痰、呼吸困难应注意有无合并心力衰竭。老年心脏病患者罹患呼吸道感染，常以咳嗽、咳痰为主要症状，往往忽略了心悸、呼吸困难等症状，医师也往往把注意力集中于呼吸道方面。对于老年患者，遇有下列情况时，应考虑早期左心力衰竭的存在：①平卧或夜间出现胸闷、咳嗽或上述症状较白天加重；②白天尿少、夜尿增多；③遇有影响血压波动的因素（如劳累、活动甚至情绪波动）时出现心悸、胸闷、喘息；④心率加快：在卧床休息时心率＞80次/分，轻微活动时心率＞100次/分；⑤双肺可闻及干、湿性啰音并能排除非心源性因素；⑥心电图提示心肌缺血；⑦X线提示肺淤血表现及心脏左心室扩大者。

（二）提高对心力衰竭病因与诱因的诊断水平

心力衰竭有广泛的心脏病基础病因，找出基础病因及诱因对心力衰竭早期诊断有重要意义。心力衰竭诱因常见有肺部感染、劳累、情绪激动等。通过心脏检查，以及必要的辅助检查，如X线胸片、心电图、B超，必要时进行冠状动脉造影等检查，以便对心脏病的基础病做出明确诊断。应特别注意有无内科治疗可纠正的病因，如甲状腺功能亢进或减退、贫血、高血压、糖尿病及严重的脂质代谢紊乱等，有无外科手术或介入治疗可纠正的病因，如严重的瓣膜狭窄、室壁瘤、缩窄性心包炎、可逆性心肌缺血等。还应注意有无促发心力衰竭的诱因，如：感染、栓塞、感染性心内膜炎、活动性风湿病、心律失常等。另外，还应注意患者有无不遵医嘱的情况，如钠盐摄入过多、不适当的体力活动等。

（三）了解舒张性心力衰竭的临床特点

舒张性心力衰竭往往症状隐匿，误诊较多见，要充分认识舒张性心力衰竭的特点。舒张性心力衰竭的临床表现与收缩性心力衰竭大致相似，但具有以下特征：①心力衰竭病程较短；②心力衰竭症状相对轻，多表现为劳力性呼吸困难或夜间阵发性呼吸困难，日常家务活动常不受限或轻度受限，NYHA心功能分别多为Ⅱ、Ⅲ级；③体格检查发现心界不大或稍扩大，肺底啰音相对少；④心电图显示，35%舒张性心力衰竭有左心房负荷加重，部分病例左心室高电压，ST段缺血性降低；⑤X线胸片心影不大或稍大，多有肺淤血表现；⑥心脏B超左心室不大但室壁增厚，室间隔、左心室后壁厚度多＞11mm，左心房增大，EF正常（＞50%），舒张功能异常，无节段室壁运动异常。

（四）注意常见疾病的鉴别诊断

1. **应将心源性哮喘与支气管哮喘鉴别开来**　不少急性肺水肿患者早期只出现哮鸣音，如误诊为支气管哮喘，静脉注射氨茶碱可能暂时缓解，若让患者离开或未做进一步检查与治疗，可能延误治疗时机。因此，中老年哮喘病患者既往无哮喘发作史者，应多考虑心源性哮喘。此外，还应将二尖瓣狭窄合并急性左心房衰竭所致的肺水肿与急性左心室衰竭所致肺水肿鉴别开来，因为其治疗原则不同。

2. **应将心源性胸腔积液与炎症性胸膜炎鉴别开来**　胸腔积液最常见的病因是炎症，以结核性胸膜炎最为多见。对器质性心脏病患者合并的胸腔积液特别是双侧胸腔积液（右侧较重），应警惕心源性胸腔积液的可能。心源性胸腔积液与炎症性胸膜炎胸腔积液的鉴别要点是前者为漏出液，后者均为渗出液。

第四节　介入诊疗风险的表现与防范

心力衰竭介入诊疗技术有心脏再同步化治疗术。这项介入诊疗技术的并发症常见于与导线有关的并发症，如心律失常，冠状静脉窦夹层、穿孔，心肌穿孔、心脏压塞等。

一、与导线有关的并发症

（一）心律失常

导线送入过程中，可能由于机械性刺激室壁引起期前收缩、心动过速，甚至心室颤动，其中以室性心律失常较为常见。要求术者轻柔操作的同时密切关注心电信号，一旦出现频发期前收缩或短阵室性心动过速即要回撤导丝，以减轻对心肌的机械性刺激。通常情况下，经调整导线位置后即可纠正。此外，接受 CRT 治疗的心功能不全患者多数合并存在心律失常，包括房性和室性心律失常。由于 CRT 手术难度大，操作时间较长，患者可出现心功能恶化，从而诱发或加重心律失常。

预防的方法可有以下几项：①避免患者过度紧张，消除思想顾虑，术前可小剂量应用镇静药物；②术前改善患者的心功能状态，纠正水、电解质平衡紊乱，尤其保证血钾稳定；③术中轻柔操作，减少对心室肌的激惹；④密切关注患者一般情况，一旦出现心律失常事件，及时处理。要求配备抢救药品及相关仪器，尤其是除颤仪和呼吸机。

（二）冠状静脉窦夹层、穿孔

除了常规置入心房和右心室导线之外，三腔起搏装置还要求经冠状静脉窦置入左心室导线至心脏静脉以感知和起搏左心室。CRT 患者的心脏已显著扩张，往往伴随冠状静脉窦的扩张和变形，窦口解剖定位改变，导致冠状静脉口定位和插管困难。此外，静脉壁菲薄无弹性、左心室导线旋转角度和张力增大、导线设计不理想（质地偏硬、弯曲度大）等因素都会增加操作难度，导致冠状静脉窦夹层的发生，甚至静脉穿孔。有文献报道称，夹层的发生率为 2% ~ 4%。一般的夹层仅表现为造影剂在局部潴留，只需密切观察病情进展。如果夹层已严重影响冠状静脉窦血液回流，表现为造影剂在局部严重潴留，并向心包腔内弥散，应及时终止手术并采取相应措施。如果发生冠状静脉窦破裂则需要立即终止手术，根据具体情况做出相应的临床处理。

（三）心肌穿孔、心脏压塞

起搏导线导致心肌穿孔虽然与起搏导线的质地和心脏基础疾病有关，但主要还是取决于导线施加于心肌的压力。CRT 患者大多数为扩张型心肌病，心腔显著扩张，心肌菲薄，故此更易穿孔。预防的关键在于轻柔操作，遇到阻力时适当回撤导线。大多数穿孔在导线撤出后会自行愈合，较少发生心脏压塞。一旦发生心脏压塞要严密观察，及时处理。尤其是对于本身已有严重心功能不全的 CRT 患者而言，出现心脏压塞必将进一步恶化病情，因此一旦出现压塞症状即要立即进行心包穿刺和引流。

（四）膈肌刺激

膈肌刺激的主要临床表现为随起搏出现的呃逆或腹肌抽动，其发生率为 1.6% ~ 3%。膈肌刺激常见于：①心房起搏，尤其是心房导线位于心房外上侧时，原因是起搏导线位置靠近膈神经，刺激膈神经所致；②左心室起搏时，CRT 要求经冠状静脉窦至静脉分支末端起搏左心室，尤其是侧静脉或侧后静脉末端。一方面，此处位于心底，恰好坐落于膈肌之上。另一方面，左心室起搏阈值相对较高，需要以较高的起搏输出保证 100% 的左心室起搏，过高的起搏能量将刺激膈肌引起呃逆或者腹肌抽动。因此，术中导线固定后应行高电压刺激试验，观察是否有上述现象。如有则须及时调整导线位置。如果术后出现膈肌刺激，应行 X 线胸片检查和起搏器程控，了解导线位置是否有异常。如果发生了导线移位，则调整导线位置。如未移位，则通过降低输出电压或程控起搏极性为双极起搏的方法解决。

二、其他并发症

（一）囊袋出血

囊袋出血应以预防为主。术前停用抗凝和抗血小板药物、术中轻柔操作有效止血、术后局部加压包扎是关键。术前注意事项：①停用抗血小板药物 1 周；②对于应用抗凝治疗的 CRT 患者而言，术前应尽可能停止（如合并心房颤动的 CRT 患者），如果需要持续抗凝（如机械瓣置换术后）则需将 INR 控制在 1.5 左右，围术期用低分子肝素类药物代替，术前 6 小时停用肝素。术中应：①避免反复穿刺造成出血和局部血肿；②有效止血，必要时结扎血管；③操作轻柔，尽量钝性分离组织，明确解剖层次。术后局部加压包扎，严密观察切口，一旦出现问题及时处理。囊袋有积血时首先分辨是否已机化，如果已机化则不必积极处理，如果囊袋肿胀并有波动感，提示血液尚未机化。此时，如果积血量少可让其自行吸收，如果中量则可采用挤压、抽吸的方法清除囊内积血。量多者应尽早进行清创和止血。

（二）导线脱位

导线脱位是术后早期常见的并发症之一，发生率为 1.7% ~ 13.6%。随着起搏工程技术的不断进展，导线的结构和功能不断改进，导线脱位率明显下降。然而，导线置入位置不当、固定不牢、肌小梁平滑、手术后过早下地活动、导线柔韧性差、心脏收缩对导线的切应力等因素都可导致导线脱位。此外，冠状静脉分支走行解剖变异大，角度锐利，静脉壁薄弱，使得左心室导线置入难度和固定难度增大，因而脱位率较高。鉴于 CRT 患者通常合并束支传导阻滞，因此需要关注心电图变化（左心室起搏时心电图特征性的表现为右束支传导阻滞的 QRS 波形）。一旦起搏心电图发生改变，需要进行 X 线和起搏器检查，明确起搏、感知和阻抗状况，明确是否有完全脱位或微脱位并发症的发生。完全脱位者只有进行手术方可复位导线，微脱位可通过调整起搏输出的方法解决。然而，CRT 治疗要求 100% 心室起搏才能发挥疗效，而且左心室起搏是心外膜起搏，过高的起搏输出耗电量大，对起搏器电池的要求较高。

（三）导线断裂或绝缘层破裂

导线断裂及绝缘层破裂的发生率与导线的柔韧性及导线承受的切应力大小有关。最常见的发生部位位于锁骨下，主要是锁骨与第 1 肋骨的间隙很窄，导线可因持续受压和局部摩擦而破裂或断裂，临床上出现感知和起搏功能障碍，需要进行 X 线和起搏器程控以明确诊断。

考虑到 CRT 除了心房和右心室导线外还需要 1 条左心室导线，因此对锁骨下和第 1 肋骨间的间隙要求较高，在穿刺锁骨下静脉时要考虑到这一点。

第五节 药物性风险的表现与防范

一、抗心力衰竭药

（一）药物不良反应表现

1. 强心苷类药　洋地黄中毒表现：早期症状表现为消化道症状，可出现特征性黄视或绿视。心电图上可出现 ST-T 段呈下垂鱼钩形改变，但不代表中毒，只说明已服用过洋地黄。洋地黄心脏毒性，以室性期前收缩多见，且形成二联律，在低钾血症尤易出现；服用洋地黄的患者出现室上性心动过速伴房室传导阻滞应首先考虑洋地黄中毒。服用洋地黄的心房颤动患者如心室率突然变为规则也应首先考虑洋地黄中毒；血药浓度检测有助于洋地黄中毒诊断，通常采用放射免疫法检测，如浓度＞ 2ng/mL，应考虑有中毒可能。

洋地黄中毒多是由于洋地黄用量过大引起，但一些口服维持量的患者仍可出现洋地黄中毒，说明个体间差异较大。此外，还有很多因素可诱发洋地黄中毒：①低血钾、高血钙及碱中毒时易出现洋地黄中毒；②地高辛主要由肾排出，洋地黄毒苷主要由肝代谢，肝肾功能不全时可产生蓄积中毒；③甲状腺功能亢进时血清地高辛浓度可降低，这是由于甲状腺功能亢进增加地高辛分布容积所致，甲状腺功能低下时则易于出现地高辛体内蓄积；④心肌本身状况如心肌有活动性炎症、缺血、坏死等病变时，对洋地黄耐受性低而易于中毒；⑤缺氧亦可使心肌对洋地黄的耐受性降低；⑥抗生素能改变肠道菌谱，提高地高辛的血药浓度；⑦同时合用其他药物，如奎尼丁、异搏定、胺碘酮时，均可增高地高辛的血药浓度；⑧改变自主神经活性的药物如利舍平、β 受体激动剂等亦可诱发洋地黄中毒。

2. 拟交感类胺类药物　目前在国内应用于临床的主要是多巴胺和多巴酚丁胺。

（1）多巴胺：常见的不良反应包括：①心动过速为药物对心脏 β1 受体的兴奋作用所致。在小剂量和中剂量给药时，多不引起心率的增加，较大剂量给药时心率明显增快；②室性心律失常也是药物对 β1 受体的兴奋作用所致。室性心律失常的发生与个体对药物的敏感性有关，在较大剂量给药时更易出现，出现室性心律失常时可以考虑降低用药剂量或加用利多卡因；③血压升高、外周阻力增高为较大剂量给药，兴奋外周 α 受体所致，不利于心力衰竭的治疗。

（2）多巴酚丁胺：有与多巴胺相似的引起心动过速和室性心律失常的不良反应，在较大剂量给药时明显。

3. 非苷类正性肌力药

（1）肝酶升高：以氨力农长期口服为明显。药物主要通过肝代谢，对肝有一定的毒性，目前这两种药物的口服制剂已经淘汰，静脉制剂应用时间短暂，如引起转氨酶升高，停药后能够迅速恢复。伴随转氨酶升高，患者常出现恶心、食欲缺乏、消化不良等消化道症状。

（2）心律失常：静脉给予负荷量时容易发生，在持续静脉滴注过程中也可能出现，多见于米力农的给药过程中，一般为一过性，表现为频发室性期前收缩或短阵室性心动过速，停药或降低给药剂量后可以迅速消失，一般不引起严重后果。

（3）血压下降：由于药物对外周血管的扩张作用，静脉使用过程中可以出现低血压。也是主要发生在静脉给予负荷量时，减量或停止输注后血压能够迅速回升。一般不会造成严重后果。

（4）血小板减少和粒细胞缺乏：为氨力农长期口服给药的不良反应。静脉短期给药的情况下很少发生。

（二）不良反应防范对策

1. **洋地黄过量与中毒的处理**　洋地黄类药使用前了解近1～2周内应用情况，小心掌握用药量，以下情况少用或不用地高辛：①老年患者；②肾功能损害者；③应用奎尼丁、维拉帕米、胺碘酮、四环素、红霉素等；④电解质紊乱，包括低钾、低镁或高钙血症；⑤酸中毒；⑥甲状腺功能减退患者。一旦发生洋地黄中毒，立即停用洋地黄及排钾利尿药，如无严重心律失常，可继续观察。对于危险的心律失常和低血钾，应小心静脉滴注氯化钾，因为钾加重房室传导阻滞，房室传导阻滞或高钾血症禁止补钾。室性心律失常可应用利多卡因，苯妥英钠可纠正高度房室传导阻滞。对阿托品无效的严重窦性心动过缓或进展性房室传导阻滞，应置入临时心脏起搏器。地高辛特异抗体对危及生命的地高辛中毒有明确疗效。

2. **非苷类正性肌力药及拟交感胺类药不良反应的处理**　非苷类正性肌力药由于增加心肌的环磷酸腺苷可引起室性心律失常，所以静脉给药须注意给药速度，密切观察心律，必要时行心电监测，一旦发现立即停药，并给予对症处理。用药期间，亦须警惕血小板减少，观察全身皮肤黏膜有无出血，监测血小板，如出现血小板减少，立即减量或停药。非苷类正性肌力药为同时具有正性肌力和血管扩张作用的药物，有诱发低血压的风险，因此用药期间必须观察血压变化，若血压过低应考虑减量，调整滴度或停药。给药后应静卧10分钟，不要急于起床活动，以防直立性低血压的发生。

3. **拟交感胺类药耐药现象的处理**　由于β1受体下调，拟交感胺类药如多巴酚丁胺在应用数小时后会逐渐失效，而磷酸二酯酶抑制药不通过β受体而增加环磷酸腺苷，因此加用磷酸二酯酶抑制药是合理的。

（三）临床用药不良反应举例

地高辛

【不良反应】

1. **常见表现**　促心律失常作用、食欲缺乏或恶心、呕吐（刺激延髓中枢）、下腹部疼痛、异常的无力及软弱（电解质失调）等。

2. **少见表现**　视力模糊或"色视"（如黄视、绿视）、腹泻、中枢神经系统反应如精神抑郁或错乱。嗜睡、头痛及皮疹、荨麻疹（过敏反应）。

3. **洋地黄中毒**　促心律失常最重要，最常见者为室性期前收缩，约占促心律失常不良反应的33%。其次为房室传导阻滞，阵发性或加速性交界性心动过速，阵发性房性心动过速伴房室传导阻滞，室性心动过速，窦性停搏，心室颤动等。儿童中心律失常比其他反应多见，但室性心律失常比成人少见。新生儿可有PR间期延长。

【防治措施】

（1）慎用于低钾血症、不完全性房室传导阻滞、高钙血症、甲状腺功能低下、缺血性心脏病、心肌梗死、心肌炎、肾功能损害。

（2）应用期间应注意监测，疑有洋地黄中毒时，应做地高辛血药浓度测定。过量时，由于蓄积性小，一般于停药后 1～2 日中毒表现可以消退，如有低钾血症而肾功能尚好，可给予钾盐。

（3）发生促心律失常者可用苯妥英钠，该药能与强心苷竞争性争夺钠－钾 -ATP 酶，因而有解毒效应。室性心律失常应用利多卡因常有效。缓慢性心律失常者可应用阿托品。心动过缓或完全性房室传导阻滞有发生阿－斯综合征的可能时，可置入临时心脏起搏器。应用异丙肾上腺素，可以提高心率。

二、血管紧张素转换酶抑制药

（一）药物不良反应表现

1. 低血压　常见于口服吸收快、生物利用度高的药物，以卡托普利常见，多发生于压力感受器减退的老年患者，或应用大剂量利尿药后、低钠状态、慢性心力衰竭等高血浆肾素活性的患者。部分患者在应用这类药物几小时内，便可出现血压下降，尤其是血浆肾素和血管紧张素 II 浓度高的患者，极易出现血压迅速下降。

2. 咳嗽　引起咳嗽是 ACEI 的常见不良反应。咳嗽与给药的剂量无关，并随着用药时间的延长症状也不呈缓解趋势。症状可以相当严重而影响患者的正常生活，部分患者因此不能耐受 ACEI 治疗。咳嗽特点为持续的刺激性干咳，夜间或卧位时加重，减量或停药后即可减轻或消失。不吸烟者，特别是女性发生率较高。咳嗽非剂量依赖性，通常发生在用药 1 周至数月之内，程度不一。咳嗽出现的时间为服药后 3～6 周，以卡托普利、贝那普利多见。ACEI 致咳嗽的可能机制如下。

（1）激肽类：由于 ACE 是参与激肽类物质分解代谢的主要酶类，因此 ACEI 能导致激肽类物质的蓄积产生刺激引起咳嗽。

（2）血栓素 A2：Umemura 发现依那普利可以增加豚鼠肺泡灌洗液中血栓素 A2 的浓度，这种增加可以被吲哚美辛抑制，从而推测血栓素 A2 与前列腺素 I2 之间的失平衡可能与 ACEI 诱发的咳嗽有关。

（3）一氧化氮（NO）：ACEI 引起的咳嗽可能与支气管上皮细胞中 NO 生成增加有关。NO 合成酶的活性与体内铁离子浓度相关，补充铁离子可以减少 NO 的合成，并减轻 NO 对上皮细胞的破坏作用。

（4）遗传易感性：由于并非所有应用 ACEI 类药物的患者都会出现咳嗽，所以可能存在着遗传因素影响了对药物的代谢。

3. 泌尿系统　ACEI 类药物在肾功能正常或轻度损害时有保护肾的作用，在肾功能已有损伤时使用，可加重肾损害。ACEI 的肾功能损害与 Ang II、醛固酮生成有关。ACEI 扩张出球小动脉的作用大于入球小动脉，使肾小球内压降低，滤过率下降。肾灌注减少时，在肾小球滤过率明显依赖于 Ang II 介导的出球小动脉收缩的患者（如 NYHA 心功能 IV 级或低钠血症患者），易出现肾功能恶化。伴肾动脉狭窄或合用非甾体抗炎药者也易发生。严重脱水、大量应用利尿药、严重心力衰竭、动脉粥样硬化的老年患者，使用这类药物容易发生血肌酐升高，从而导致肾功能不全。

4. 高钾血症　ACEI 抑制醛固酮分泌，可使血钾浓度升高，当患者存在发生高钾血症的危险因素时较易出现。这些因素包括慢性心力衰竭、老年、肾功能受损、糖尿病、正在应用 β 受体拮抗药、补充钾盐或合用保钾利尿药、肝素、华法林或非甾体抗炎药的患者。

5. **血管神经性水肿**　发生率较为罕见，占 0.1% ~ 0.3%，但有致命危险。其症状不一，从轻度胃肠功能紊乱（恶心、呕吐、腹泻、肠绞痛）到发生喉头水肿而导致呼吸困难及死亡，多发生在治疗 48 小时内出现。在 48 小时后出现的水肿一般程度较轻。其机制可能与免疫或遗传因素等有关。

6. **其他**　皮肤过敏反应（如玫瑰糠样皮疹、瘙痒性皮肤红斑及荨麻疹等）、贫血、白细胞及血小板减少、皮疹、味觉障碍等均有报道。

（二）不良反应防范对策

1. **低血压**　首剂低血压是这类药物常见的不良反应，尤其在老年、血容量不足和心力衰竭患者容易发生。首剂低血压的发生与过敏反应以及今后应用 ACEI 的疗效无关。为避免首剂低血压的发生，推荐从小剂量起始，同时应用利尿药的患者，在加用 ACEI 前暂停或减少利尿药的应用。在某些心力衰竭患者，尽管血压偏低，应设法小剂量加用 ACEI。小剂量应用或用药之前停用利尿药可避免发生此类不良反应。ACEI 治疗期间发生低血压（收缩压 < 90mmHg）时，若患者无症状仍可应用。在应用 ACEI 时，应从小剂量短效制剂开始，并密切观察患者的血压情况，首次应用应避免低血容量状态。因首剂给药如果出现症状性低血压，重复给予同样剂量时不一定会出现症状，故只要没有明显的体液潴留现象，可减少利尿药或放宽盐的限制以减少对 RAS 的依赖性。

2. **咳嗽**　一部分患者在减少用药剂量并给予止咳药物后，患者能继续耐受治疗，真正需要停药的患者为数很少。此外，当一种 ACEI 治疗后引起咳嗽的不良反应，在换用另一种 ACEI 后，一部分患者咳嗽的症状可能减轻或消失。患者症状严重时，应考虑换用血管紧张素 Ⅱ 受体拮抗药（ARB）。咳嗽较重的患者有时需要停药，停药后干咳一般在 1 周内基本消失，如果咳嗽症状较严重，口服吲哚美辛、舒林酸、硫酸亚铁、氨茶碱或吸入糖皮质激素、色甘酸钠都可以明显减轻症状。在不停用 ACEI 的情况下加用异丙嗪也可缓解咳嗽。

3. **泌尿系统**　ACEI 用药最初 2 个月可升高血尿素氮或肌酐水平，升幅 < 30% 为预期反应，可继续治疗。肌酐上升过高（升幅在 30% ~ 50%）为异常反应，提示肾缺血，应停药，寻找缺血病因并设法排除，待肌酐正常后再应用。为避免或减轻用药后血肌酐升高，临床上常采用小剂量起始，密切观察用药后的血肌酐变化，肾功能异常患者应以选择经肝肾双通道排泄的 ACEI 为好。肌酐 > 265μmol/L（3mg/dL）的患者宜慎用 ACEI。临床多建议在补足血容量的情况下应用 ACEI 类药物。对存在高血压肾病或糖尿病肾病、轻中度肌酐升高的患者，如果能够顺利加用 ACEI，可以显著延缓肾功能的进一步恶化，延长血清肌酐倍增的时间，推迟终末期肾病的发生。

4. **高钾血症**　血钾升高到 > 6.0mmol/L 时应停用 ACEI，停药以后高钾血症逐渐恢复。在应用时给予低钾饮食，与氢氯噻嗪联合应用可避免出现高钾血症。在合用保钾利尿药或口服补钾时更容易发生。因此，在应用 ACEI 的患者，同时口服补钾应非常慎重，并减少补钾的剂量，密切观察血钾的变化，在调整 ACEI 剂量时尤其如此。目前对重度心力衰竭患者，推荐联合应用 ACEI 和小剂量螺内酯，故应密切注意血钾变化，必要时减少 ACEI 剂量。

5. **血管神经性水肿**　为药物的过敏反应，一旦出现应立即停药，并采取皮下注射肾上腺素。一旦疑为血管性水肿后应立即停药，并终身避免应用所有 ACEI 类药物。紧急情况下需静脉注射肾上腺素或类固醇类药物以缓解声带水肿，必要时气管插管，特别是喉头水肿、舌后坠、气管阻塞时必须及时进行气管切开插管，用呼吸机供氧，保持呼吸道通畅，并给予抗过敏、抗休克、抗感染、纠正酸碱及电解质紊乱等治疗，直至病情逐渐平稳。

6．胎儿畸形　育龄妇女可以应用 ACEI，但一旦怀疑妊娠或诊断妊娠即应停用。

7．其他　肝功能异常、味觉和胃肠功能紊乱，可能出现一过性转氨酶升高，一般不影响治疗。少数患者用药后出现腹泻而不能坚持服药，可以试用另一种 ACEI 或者停药。

（三）临床用药不良反应举例

卡托普利

【不良反应】

1．呼吸系统

（1）咳嗽：可在服用卡托普利后几天至几个月内发生。一般表现为长期刺激性干咳，无痰，久治不愈，夜间更甚，多在用药后的 1 个月以内出现，严重时可引起尿失禁。发生机制可能为血管紧张素转换酶受抑制使肺内缓激肽、前列腺素及 P 物质等增加而引发支气管痉挛，或通过第二信使刺激咳嗽反射中枢所致。咳嗽女性的发生率高于男性，吸烟者多于不吸烟者。

（2）间质性肺炎：临床表现肺部可闻及干性啰音，肺底部闻及湿性啰音。X 线胸部检查：肺下野有不规则条状阴影，从肺门向外伸展呈网状，其间有小点片状阴影。卡托普利还可引起喘息、呼吸困难，且常伴鼻炎、血管神经性水肿和皮疹。

2．消化系统　应用大剂量卡托普利时出现味觉障碍，多发生在应用卡托普利后 2～6 周，表现有味觉明显缺乏，口腔有异味感，如金属味、恶腥味及腥咸味等味觉错乱，其发病机制尚不清楚。卡托普利还可引起药物性肝炎、黄疸及腹泻等。

3．泌尿系统　可出现血尿、蛋白尿、肾功能减退或恶化、肾病综合征、急性可逆性肾衰竭、急性间质性肾炎、慢性肾衰竭可逆性加重，以及免疫复合物肾小球病变等，停药后可恢复。机制可能与血压降低、肾缺血、过敏性反应等因素有关。

4．心血管系统

（1）低血压：部分患者在首剂应用几小时内出现症状性低血压，严重者发生晕厥，称为"首剂反应"或"首剂综合征"。首剂综合征指患者服药 30～60 分钟后出现多汗、心悸、胸闷、气短、面色苍白、血压下降。经吸氧、静脉滴注多巴胺等抢救，血压能很快恢复。心血管反应可能与该药降低交感神经活力与肾素 - 血管紧张素系统（RAS）作用被抑制导致血管扩张、血压下降有关，副交感神经活动增强而类似于迷走性晕厥。严重高血压（肾素依赖型肾血管性高血压、恶性高血压）和钠或体液丧失（利尿、呕吐、腹泻和年老体弱），以及充血性心力衰竭是促发低血压的重要因素。

（2）心律失常：引起二度窦房传导阻滞的机制可能与卡托普利引起低血压导致冠状动脉供血不足及与卡托普利作用于醛固酮而影响心肌钾自体稳定和电生理作用有关。还可发生心功能不全、心绞痛、猝死等。

5．神经系统　可出现味觉障碍，剂量大及肾功能不全时发生率高。与西咪替丁合用可发生神经病变，其中包括吉兰 - 巴雷综合征。另外报道有震颤、定向力障碍、短暂脑缺血发作和精神失常等。

6. 血液系统　粒细胞减少、中性粒细胞减少及全血细胞减少、溶血性贫血、接受肾移植者的贫血、急性骨髓衰竭、急性再障性粒细胞缺乏症，以及嗜酸性粒细胞增多症等。

7. 内分泌及代谢系统　卡托普利可降低血浆醛固酮水平，抑制其保钠排钾的生理功能，导致水电解质代谢失常，可发生高钾血症（个别有低钾血症）、高镁血症、高尿酸血症及代谢性酸中毒等。其他可有低血糖、男性乳腺发育等。

8. 变态反应　可发生休克、皮疹、皮肤色素沉着、血管神经性水肿、过敏性鼻炎及咽炎、剥脱性皮炎、过敏性肺病变等。其他可有痒疹、玫瑰糠疹、血清病样发作、口疮、龟头溃疡、暴露日光部位发生湿疹并苔藓化、严重脱发及红斑狼疮等。

9. 咽炎　较少见，表现为咽喉部不适、疼痛，检查可见咽喉水肿，同时伴有发热，停药后症状缓解。发生机制可能与血管紧张素转换酶受抑制使激肽蓄积，引起血管性水肿有关。

【防治措施】

（1）出现剧烈干咳的患者应及时停用卡托普利，可改用不使缓激肽等增多的血管紧张素Ⅱ受体拮抗药代替。出现间质性肺炎的患者停用卡托普利，并经抗炎、对症治疗后消失，当再用卡托普利时又复现，故应改用血管紧张素Ⅱ受体拮抗药治疗。轻度味觉障碍者停药后可自行恢复，较严重者须服硒蛋氨酸药物进行治疗。

（2）为了避免眩晕，当患者从坐位或卧位起身时，应当缓慢。双肾动脉狭窄、肾动脉开口以上主动脉严重狭窄者忌用，可诱发急性肾功能不全。自身免疫性疾病活动期忌用，因可加重病情。避免与保钾利尿药合用，以防高血钾。用药期间应定期复查血常规、尿蛋白、血肌酐。孕妇、过敏体质者，血钾过高、氮血症、血管水肿、低血压患者忌用。

（3）利尿药或其他抗高血压药可增强本药的抗高血压效果，吲哚美辛、水杨酸类及非甾体抗炎药可降低本药的抗高血压效果，故与这些药合用时需注意调整卡托普利的剂量。

三、α 受体拮抗药

（一）药物不良反应表现

1. 心血管系统

（1）低血压：α 受体拮抗药具有明显扩张静脉系统的作用，从而减少回心血量，使左心室舒张末期压力下降，心室容积变小，降低心室前负荷。但是，当静脉血管扩张过度时，容易发生直立性低血压甚至晕厥。直立性低血压可导致头晕、无力和晕厥。在首次给药时，尤其是直立体位、饥饿、低盐时更易发生。老年患者更容易发生。

（2）心动过速：药物扩张血管，血压下降，反射性激活交感神经系统，而迷走神经张力减低，当交感神经兴奋影响窦房结起搏细胞时 4 相上升速度加快到达阈电位时间缩短心率则加快。患者可无任何症状，当心率过快时患者可出现心悸、气短、胸闷、烦躁等症状，甚至可出现胸痛症状。

2. 水钠潴留　α 受体拮抗药可反射性兴奋交感神经，引起肾素 – 血管紧张素 – 醛固酮系统激活，引起水钠潴留。长期应用 α 受体拮抗药可能引起这种不良反应，同时药物的降血压作用减弱。

3. 其他　如头晕、头痛、乏力、口干、恶心、便秘、皮疹、尿频、水肿、体重增加等。

4. 药物过量与中毒　多表现为直立性低血压、头晕、头痛、疲劳、嗜睡，还可伴有站立不稳、视力模糊、软弱无力、大小便失禁等，严重者出现休克或死亡。

（二）不良反应防范对策

1. 直立性低血压　发生直立性低血压时应立即使患者平卧，并按摩四肢肌肉。注意观察脉搏变化，通常数分钟后血压即可恢复。一旦发生晕厥，应立即将患者置于平卧位，松解衣服，或取头低足高位，避免改变体位和搬动，一般平卧位休息血压即可回升，不需特殊处理。如病情不能好转，出现严重的低血压或休克，应立即停药，同时给予抗休克治疗。患者置于头低足高卧位，并扩张血容量。必要时可静脉注射去甲肾上腺素，并持续静脉滴注直至血压恢复至正常水平。但不宜应用肾上腺素，以防血压进一步下降。

2. 心动过速　为血管扩张药物反射性激活交感神经系统所致，临床上为减轻这种不良反应的发生，常和 β 受体拮抗药合用治疗高血压。

3. 其他　如头晕、头痛、乏力、口干、恶心、便秘、皮疹、尿频、水肿、体重增加等，长期应用 10% ～ 15% 患者因不良反应而停药。长期用药不良反应有减轻趋势。必要时停药。

（三）临床用药不良反应举例

酚妥拉明

【不良反应】

1. 心血管系统

（1）血压：患者血容量不足或酚妥拉明用量过大时可引起严重低血压。

（2）心率：酚妥拉明常可引起心动过速，特别是用量过大时，心动过速可诱发心肌缺血和心律失常。

2. 神经系统　少数患者可出现头痛、头晕、眩晕，乏力，为酚妥拉明扩张血管所致。

3. 消化系统　可出现恶心、呕吐、胃肠痉挛、腹泻等。

4. 其他　鼻塞、皮肤瘙痒。长时间用药可出现水肿。

5. 药物过量　药物过量主要影响心血管系统，出现心律失常、心动过速、低血压甚至休克。另外也可能出现兴奋、头痛、大汗、瞳孔缩小、恶心、呕吐、腹泻和低血糖。

【防治措施】

1. 酚妥拉明试验　在给药前、静脉给药后至 3 分钟内每 30 秒、以后 7 分钟内每 1 分钟测 1 次血压，或在肌内注射后 30 ～ 45 分钟内，每 5 分钟测 1 次血压。为防止某些药物干扰试验结果造成的假阳性，在试验前 24 小时应停用降压药、巴比妥类药、镇静药。应用降压药时，必须使血压回升至治疗前水平方可给药。

2. 药物过量　如果出现严重的低血压或休克，应立即停药，同时给予抗休克治疗。患者置于头低足高卧位，并扩张血容量。必要时可静脉注射去甲肾上腺素，并持续静脉滴注直至血压恢复至正常水平。但不宜应用肾上腺素，以防血压进一步下降。

四、血管扩张药

（一）药物不良反应与防范对策

相关内容参见第 9 章第五节"血管扩张药"。

（二）临床用药不良反应举例

硝普钠

【不良反应】

1. 心血管系统

（1）血压：硝普钠是一种比较强的血管扩张药，静脉注射后血压迅速下降，过量则出现心慌、乏力、头晕、严重的低血压，甚至休克，并可由此引起冠状动脉或脑血管灌注减低而产生严重后果。由于硝普钠降低了血压，反射性激活了肾素－血管紧张素这一代偿性血管收缩系统，停药后此作用尚在持续，即会出现血压升高的所谓停药后反跳性高血压，而使患者症状"复发"或加重。

（2）心率：硝普钠使血压下降，通过人体内压力感受器，可以引起压力反射性心率增快，如果短期内血压下降过快，可以引起心率明显增快，患者出现心悸、胸闷等不适。

（3）心绞痛：在部分严重冠状动脉粥样硬化性心脏病患者，由于硝普钠过度扩张动脉降低动脉压，血压下降明显，同时冠状动脉扩张也可降低冠状动脉灌注压，导致冠状动脉相对缺血。心肌供血不足可以在原有基础上进一步加重，引起心绞痛，甚至急性心肌梗死。

（4）长期静脉注射可引发静脉炎。

2. 神经系统　短时间内血压快速下降，可引起脑血管灌注减低，产生脑供血不足症状，严重者产生脑栓塞。长期大剂量应用可以引起中枢神经系统中毒症状，如产生精神症状：妄想、幻觉、头痛、精神不安、肌肉痉挛、躁狂等。也有引起颅内压增高的个案报道。

3. 呼吸系统　本药可损害心力衰竭患者的肺换气功能。

4. 消化系统　可引起恶心、呕吐、腹部痉挛和腹痛等。

5. 泌尿生殖系统　少数患者应用本药可引起尿量减少和肾功能不全。

6. 内分泌系统　有报道长期输入此药可出现甲状腺功能低下。

7. 血液系统　可产生贫血、粒细胞减少、血小板减少，用量过大时可出现高铁血红蛋白血症，表现为缺氧和发绀、软弱、气急、心动过速、头痛及头晕，严重者可有昏睡，甚至昏迷。

8. 代谢性酸中毒和水肿　造成代谢性酸中毒的原因可能与硝普钠代谢产生的氰化物抑制组织氧化－还原过程，进而影响丙酮酸的正常代谢使乳酸产生增多有关。

9. 氰化物（CN）中毒和硫氰酸盐（SCN）中毒　大剂量连续应用，或有肝、肾功能损害的患者，可引起血浆氰化物浓度升高而中毒。如短时间内输入大量硝普钠、肝内硫氰酸合成酶相对减少及肝功能损害时硫氰酸合成酶绝对减少，氰化物转变成硫氰化物的过程发生障碍而致氰化物中毒。氰化物通过阻断细胞代谢的氧化还原反应，使组织细胞不能利用氧，从而引起细胞窒息，其对中枢神经系统具有直接的损伤作用，表现为先兴奋、痉挛，而后出现反射消失、昏迷、心音遥远、低血压、脉搏消失、皮肤潮红、瞳孔散大、呼吸表浅，严重者出现呼吸抑制、呼吸心跳停止而死亡。

【防治措施】

1. 加量、减量及停药指征　硝普钠由于具有较强的扩血管作用，因此应用时宜从小剂量10μg/min开始，根据血压情况以10μg/min依次逐渐加量，至临床症状好转或血压降低至最大耐受程度。在部分心力衰竭患者，如果血压偏低，可与升压药多巴胺同时应用。在临床症状好转或血压控制平稳后，在应用口服血管扩张药的同时，将硝普钠逐渐减量，至最小维持量后，观察病情变化，如病情平稳，可停药，以口服药物维持。硝普钠在应用时，应密切监测血压，若血压低于 90/60mmHg，<u>应减量或停用</u>。大剂量应用时，必须监测血液氰化物含量，若达到红细胞中毒的水平（大于 75mg/100mL）<u>应立即停药</u>，并用羟钴胺静脉注射。

2. 预防中毒　硝普钠应从小剂量开始应用，与其他降血压药物联用时，剂量酌减。此药必须在医院内严密监测下由医师指导应用。

3. 其他　硝普钠遇光易分解，故保存或应用时应避光，静脉滴注时应以黑布包裹输液瓶和输液管，或直接使用棕色或黑色输液管，每 4 ~ 6 小时更换 1 次药物。硝普钠在减轻心脏前负荷后，右心房压、肺动脉压和肺动脉楔压也明显降低，能引起肺内静脉短路开放，增加了非通气部位的肺组织灌注，加剧了通气 / 血流比例，降低了动脉血氧分压。此时应配合氧疗，使动脉血氧饱和度保持在 90% 以上，即可不明显减少动脉血氧含量，又可明显改善血流动力学和组织的供氧。正铁血红蛋白血症很少见，但遇有发绀而吸氧又不能纠正者，应予警惕，防止中毒。

硝普钠为强效、短效血管扩张药，如突然停止给药，可出现反跳性血流动力学恶化，这种现象可被酚妥拉明所阻断，似为交感神经功能亢进所引起，故宜逐渐减量后停药减量速度可减少 10μg/min，且用药期间应严密监测血压、心率，以免发生严重不良反应。

五、利尿药

（一）药物不良反应与防范对策

相关内容参见第 13 章第五节"利尿药"。

（二）临床用药不良反应举例

螺内酯

【不良反应】

1. 高钾血症　临床表现主要为心血管系统和神经肌肉系统症状，其严重性取决于血钾升高的程度和速度有无其他水、电解质紊乱合并存在。

（1）心血管系统：高钾使心肌受抑心肌张力减低，故有心动过缓和心脏扩大、心音减弱，易发生心律失常。心电图有特征性改变且与血钾升高的程度相关。

（2）神经肌肉：早期常有四肢及口周感觉麻木、极度疲乏、肌肉酸疼、肢体苍白、湿冷，血钾浓度达 7mmol/L 时四肢麻木软瘫，先为躯干后为四肢，最后影响到呼吸肌发生窒息。中枢神经系统可表现为烦躁不安或神志不清。

（3）其他：高钾血症引起乙酰胆碱释放增加，可引起恶心呕吐和腹痛。高钾对肌肉的毒性作用可引起四肢瘫痪和呼吸停止。所有高钾血症均有不同程度的氮质血症和代谢性酸中毒，后者可加重高钾血症。

2. 消化系统　有胃肠道反应，如恶心、呕吐、胃痉挛和腹泻。尚有报道可致消化性溃疡。

3. 少见表现　①低钠血症：单独应用时少见，与其他利尿药合用时发生率增高；②内分泌系统：抗雄激素样作用或对其他内分泌系统的影响，长期应用本药男性可致乳腺发育、阳痿、性功能低下，女性可致乳房胀痛、声音变粗、毛发增多、月经失调、性功能下降；③神经系统：长期或大剂量应用本药可发生行走不协调、头痛等。

4. 其他　①过敏反应：出现皮疹甚至呼吸困难；②泌尿系统：暂时性血浆肌酐、尿素氮升高，主要与过度利尿、有效血容量不足、引起肾小球滤过率下降有关。

【防治措施】

（1）若出现高钾血症，应积极采取降钾治疗，立即停止补钾，停用本药；积极采取保护心脏的急救措施以及对抗钾的毒性作用。促使钾向细胞内转移。排除体内过多的钾，以降低血清钾浓度。

（2）应用后可能引起头痛、嗜睡、精神紊乱、运动失调、皮疹及乳腺分泌过多等不良反应，并可引起低钠血症、高钾血症，可与氢氯噻嗪类剂利尿药合用，两者可取长补短：本品作用慢、弱和持久，而为后者作用较快、较强所弥补。而后者的排钾作用为前者所抵消，故合用后不仅疗效增加，而且不良反应减轻。

（3）其他：①肾衰竭患者及血钾偏高者忌用；②本品有保钾作用，在应用过程中切不可盲目应用氯化钾，以免引起钾中毒；③避免与卡托普利类药物同时应用，以免引起高血钾；④如在肝病或心血管疾病患者中应用并加用其他利尿药时，仍需适当补钾以避免低钾血症或诱发肝昏迷。

第28章　心源性休克的诊疗风险与防范

第一节　临床诊疗的方法和预后

心源性休克主要为急性心肌梗死严重泵衰竭所致，因为急性心肌梗死并发心源性休克时，梗死相关动脉急性血栓性完全阻塞，引起大块左心室心肌梗死（一般＞40%）和收缩功能减低，导致血压下降，使冠状动脉灌注压下降，非梗死相关冠状动脉狭窄远端心肌缺血和收缩功能减退，左心室总体泵血功能下降（EF＜0.30），这些变化又使血压进一步下降，形成心源性休克时的致死性恶化循环。心源性休克住院病死率在80%以上。虽然，近年来采取的各种早期冠状动脉再灌和维持血压等措施使病死率有所下降，但心源性休克仍是目前急性心肌梗死患者住院死亡的主要原因。在急性心肌梗死的治疗中，由于及时发现致命性心律失常并给予有效的治疗，死于心律失常者大大减少，泵衰竭已成为最重要的死亡原因。

心源性休克的诊断依据、防治措施相关内容参见第3章第二节"心源性休克"。

第二节　并发症风险的表现与防范

一、休克肺

休克肺的形成可能与多种因素有关：①肺毛细血管灌注量不足使Ⅰ型肺泡细胞和毛细血管内皮细胞肿胀，肺的空气－血流屏障加厚；②肺毛细血管内皮受损，通透性增高，有肺淤血情况下引起间质性水肿；③肺循环出现弥散性血管内凝血；④其他如肠道内大量内毒素通过血液作用于肺、严重创伤、感染、不适当输液与输给库血、不合理的给氧等，也可能与"休克肺"有关。

肺休克时肺循环的改变主要为肺微血管收缩、阻力增高和肺动静脉短路开放增加，一方面造成肺毛细血管灌注不足，肺毛细血管内皮受损，肺泡毛细血管通透性增加，血浆外渗，产生肺间质性水肿和透明膜形成，影响气体交换，缺氧使肺泡表面活性物质分泌减少，肺泡间彼此的稳定性受到破坏，肺顺应性降低，可产生肺泡萎陷不张，肺通气／血流比例失调和氧弥散功能障碍。另一方面，大量未经过气体交换的血液由肺小动脉直接进入肺小静脉，可造成机体进一步缺氧，出现呼吸困难。休克晚期肺部可发生弥散性血管内凝血，微血栓形成，导致肺动脉高压和肺广泛出血、肺不张。此外，休克过程中不适当持续高浓度供氧、输液过多、各种血管活性药物应用不当等，也可造成呼吸窘迫综合征。

有关休克肺的诊断依据与防治措施参见第3章第二节"心源性休克"。

二、休克肾

并发休克肾的机制：①基本病因，心源性休克时，交感神经的极度兴奋，血中儿茶酚胺、肾素、血管紧张素Ⅱ、抗利尿激素、醛固酮等物质的增加，使肾血流量大为减少。加上休克时大量儿茶酚胺释放入血，使肾入球小动脉收缩、痉挛，肾小球有效滤过压下降及滤过膜通透性降低，以致肾小球滤过率降低，原尿形成减少，肾皮质因缺血呈苍白色，而肾髓质因肾动静脉短路大量开放而淤血，可呈暗红色，产生所谓"休克肾"的改变；②病理变化，各种原因引起的休克，严重时最终均导致急性肾衰竭，急性肾衰竭的临床症状大致相同。但不同原因形成肾的病理变化并非一致。表现为肾小管改变、肾间质改变、肾皮质改变及肾血管改变。

有关休克肾的诊断依据与防治措施参见第3章第二节"心源性休克"。

三、心血管并发症

（一）发生机制

休克后可使心脏发生一系列的变化，包括生理范围内的化学调节，新陈代谢紊乱以及细胞超微结构的破坏。心肌缺氧后，氧化代谢的电子传递系统最先受影响，三羧酸循环被抑制，ATP生成减少，在这种情况下，通过腺苷酶系统促进无氧代谢，在糖酵解成乳酸盐的同时释放出一定量的ATP以补偿心肌能量不足，同时大量的ATP分解成二磷酸腺苷、一磷酸腺苷或进一步分解成腺苷、肌苷、次黄嘌呤及黄嘌呤等物质扩散到细胞外。如果休克时间过长，即出现新陈代谢紊乱，主要是心肌内存积大量的乳酸，并作用于心肌使心功能发生障碍，此外因缺氧过重，使心肌细胞产生自溶现象，细胞超微结构受到破坏，导致心肌功能障碍。而且休克时由于患者不能进食以及处在应激之中，所以引起游离脂肪酸升高。应激时也可使儿茶酚胺分泌增加。休克时的感染和毒素也可直接损害心肌。休克时患者对洋地黄类药耐受量较低，易发生室性心律失常甚至房室传导阻滞等严重不良反应。

（二）诊断依据

DIC病程中也出现心肌梗死，并产生相应的临床表现，出现胸痛、胸闷、胸部绞窄感及心源性休克等表现症状；心电图表现为异常Q波的出现，ST段抬高，心电图异常可持续存在，亦可在短时间内完全消失；心肌酶谱的改变常不典型。有报道认为，以上临床表现可能与心脏血管壁血栓的形成与溶解有关。

上述这些因素共同作用，可以产生心力衰竭、各种类型心律失常。

（三）处理方法

1. **心力衰竭的治疗**　可酌情应用洋地黄类药物，但急性心肌梗死并心源性休克 24 小时内一般不宜用洋地黄。近年发现的非洋地黄非儿茶酚胺类的磷酸酯酶抑制药可通过细胞内 cAMP 聚集及增加细胞质内钙离子而加强心肌收缩。故具有正性肌力和弛张血管平滑肌作用，且无增加心肌耗氧量之弊，为抗心源性休克的理想药物。详见第 3 章第二节"心力衰竭"。

2. **心律失常的治疗**　休克并发心律失常的治疗，主要是应积极地采取有力的抗休克措施，阻止休克病情的发展。对无严重后果的心律失常如期前收缩、窦性心动过速等，可严密观察，不必采用抗心律失常药物治疗。对有严重后果的心律失常如室性心动过速、心室颤动等，应按常规给予及时抗心律失常的治疗。详见第 3 章第二节"心律失常"。

（四）预防要点

尽快诊断可引起休克的疾病并及时予以治疗，是防止发生休克的最有效措施。由于急性心肌梗死是心源性休克的最常见的病因，故及早防治冠心病的危险因素（如高脂血症、高血压、糖尿病和吸烟）对于预防心源性休克的发生有一定的临床意义。有研究表明，糖尿病、心绞痛、外周血管或脑血管疾病、陈旧性心肌梗死的患者和女性等都是急性心肌梗死患者发生休克的危险因素，如果入院时同时具备这 6 种因素，则发生休克的可能性是 25%。急性心肌梗死发生休克的高危患者最好早期进行 PTCA。

四、其他并发症

（一）脑损害

脑组织不能进行无氧糖酵解、其需氧量又较其他组织为高，且其糖原含量甚低，主要靠血流不断供给葡萄糖、游离脂肪酸和酮体等能量和氧气，故要求较高的血液灌流量，灌流量取决于平均动脉压。当 MAP 降至 50mmHg 以下时，脑灌流量即不足，即可造成脑组织的损伤和功能障碍。休克早期儿茶酚胺分泌对脑血管影响较少，脑组织内二氧化碳积聚和氢离子浓度增加，尚能使脑小动脉代偿性扩张，以维持脑的血液灌注。脑缺氧时，星形细胞首先发生肿胀而压迫血管，同时内皮细胞亦肿胀，不仅使血浆外渗，也可发生弥散性血管内凝血，阻塞微血管内腔，造成脑微循环障碍和微血流流态异常，加重脑缺氧。脑缺氧 10 分钟后，其 ATP 储存量即耗尽，钠泵作用消失而引起脑水肿。同时二氧化碳积聚，形成碳酸、破坏血脑屏障。加重脑水肿。如在短时期内不能使脑循环重新建立，脑水肿将继续发展。如 MAP 继续下降或下降持续时间过长（超过 5 ~ 10 分钟）时，则可导致脑细胞损伤、坏死和脑功能衰竭。

患者烦躁不安是脑缺氧的早期表现。一侧瞳孔散大，对光反应消失，提示有小脑幕切迹疝。双侧瞳孔散大，对光反应消失，则提示脑疝已发展到晚期，脑干功能衰竭。

在休克复苏的过程中，应注意脑的复苏，防治脑水肿。其主要措施包括：①尽快回升血压，确保脑血流灌注；②严密观察神志和瞳孔等变化；③快速脱水，减轻脑水肿，降低颅内压。当休克基本纠正后，应予以脱水剂脱水，临床最常用药物为 20% 甘露醇快速静脉滴注，4 ~ 6 小时重复 1 次，每日 3 ~ 4 次。呋塞米静脉注射，每日 2 ~ 3 次，可与甘露醇联合或交替应用。甘油果糖是一种新型脱水剂，不良反应小，静脉滴注，每日 2 ~ 4 次。必要时可应用地塞米松静脉或肌内注射；④适当控制补液量，当血容量恢复后，每日液体入量应控制在 1 500 ~ 2 000mL；⑤改善脑细胞代谢。可给予脑活素静脉滴注。ATP、CoA、细胞色素 C 静脉滴注；⑥高压氧治疗。

（二）消化系统损害

1. 肝功能不全 肝有双重血液供应，1/4 来自肝动脉，主要供应氧气；3/4 来自门静脉，主要携带胃肠道吸收的营养物质和脾的红细胞代谢产物。门静脉系统平滑肌以 α 受体占优势，对儿茶酚胺非常敏感。此外，门脉系统血流压差梯度小，血流速度相对缓慢，在休克时，这些特点都成为易发生缺血、血液淤滞和弥散性血管内凝血形成的条件。故肝亦为休克时易受损的脏器之一。肝为机体代谢和解毒的主要器官，又是大部分凝血因子与血浆蛋白的合成器官。也是对缺血、缺氧较为敏感的器官之一。心源性休克时，肝代谢功能和解毒能力降低。糖类、蛋白质和脂肪等代谢障碍。白蛋白、凝血酶原、凝血因子、纤维蛋白原和葡萄糖等合成减少。尿素氮、乳酸等代谢产物和来自肠内的毒性分解产物（如氨、胺、酸等）在体内逐渐积聚。其屏障功能减弱，肠内毒素易入血，弥散性血管内凝血亦易于发生，常使休克转为难治阶段。当肝血流灌注减少超过 1 小时，由于调理素活性和 α - 球蛋白减少，可使网状内皮系统功能明显受抑制，机体抵抗力降低，易发生继发性感染。肝病理改变可从小叶中心坏死到大块肝坏死。合并弥散性血管内凝血时，肝小叶的中央静脉内常有微血栓形成和肝内出血。最终导致肝细胞坏死和肝功能衰竭。

有关肝功能不全的防治措施参见第 3 章第三节"心源性肝病"。

2. 胃肠道功能障碍 心源性休克时，胃肠道灌注不足，不仅可引起消化、吸收的功能障碍，还可引起黏膜水肿、出血和坏死，并发应激性溃疡和急性出血性肠炎。同时，肠道屏障功能的减退，引起肠道革兰阴性杆菌及其毒素进入血循环，加重了休克状态。胰腺低灌注状态引起溶酶体破裂，释放出蛋白溶解酶和一种具有高度负性肌力作用的肽——"心肌抑制因子"，亦可加重休克的进程。

持续性休克可引起胃肠道缺血，黏膜水肿、出血和坏死，可并发急性出血性肠炎和应激性溃疡，病灶呈多发性。在有弥散性血管内凝血时，黏膜下小血管中有微血栓存在。此外，胃肠功能紊乱有利于肠道内细菌生长，促进对细菌毒素的吸收而加重休克。胰腺缺血时，可促使溶酶体释放蛋白溶解酶和心肌抑制因子，从而加重休克进程。

有关胃肠道功能障碍的诊断依据与防治措施参见有关专著内容。

（三）弥散性血管内凝血（DIC）

休克诱发 DIC 的主要机制是：①休克所致的血流动力学紊乱，如血流缓慢、淤滞等，有利于 DIC 的发生、发展；②休克时人体内产生的多种生物介质，如儿茶酚胺代谢产物等，有活化血小板、激活凝血过程等作用，有学者给实验大鼠注射 α 受体拮抗药酚苄明以阻断肾上腺素的作用，可预防内毒素休克时 DIC 的发生；③休克所致的循环障碍，可致组织、细胞缺氧性坏死、引起 TF 释放、外源凝血过程的启动；④休克致血管通透性增加、血浆外渗，引起血液浓缩及黏滞度增加，为血栓形成创造了条件。Mellander 等发现，1 例体重为 70kg 的男性患者，休克时每小时血浆外渗可达 600mL；⑤休克患者约 50% 以上可出现代谢性酸中毒，而后者又是 DIC 的重要诱因；⑥多种发生休克的原发病对血管、血小板、凝血及抗凝具有激活作用。

DIC 的重要临床表现是出血、休克、多发性微血栓形成，多发性微血管病性溶血等。因此，心源性休克或急性大面积心肌梗死时，多发生以心脏血管性栓塞为主要表现的全身性微血栓形成。心脏血管栓塞时主要临床表现为心悸、气急、呼吸困难、咳嗽、咯血、不能平卧等，但因病程短，罕见全身性水肿出现。少数可发生急性左心力衰竭，出现剧烈咳嗽、咳粉红色泡沫样痰、高度气急、发绀、强迫坐位、两肺布满中小水泡音等。心脏检查时，可发现心率增加，且心率的增加与发热、失血程度不成比例，心音减弱，肺动脉瓣第二心音亢进。偶可出现心律失常及舒张期奔马律。因病情发展急骤，罕见全身性水肿。由于心排血量减少，可加重 DIC 时的休克症状。

休克晚期常并发 DIC，除血小板计数呈进行性下降以及有关血小板功能异常外，可有以下改变：凝血酶原时间延长，纤维蛋白原常降低，凝血酶凝固时间与正常对照血浆比较相差 > 3 秒，全血凝固时间 > 10 分钟，凝血因子 I、II、V、VIII、X、XII 均减少。由于 DIC 常伴有继发性纤溶亢进，尚可以做以下检查以间接证明 DIC 存在，包括全血凝块溶解时间缩短（正常人 72 小时内无溶解现象），纤维蛋白（原）降解产物（FDP）测定，常用的如血浆鱼精蛋白副凝集试验（3P 试验）阳性，Fi 试验（即纤维蛋白降解产物的测定）正常参考值 < 1:8，当 > 1:16 ~ 1:32 时有诊断价值。

血流动力学检查发现，休克时有效血容量减少，血流缓慢，毛细血管内血液淤滞，加上血浆外渗，血液浓缩和黏滞性增高，故测定全血和血浆比黏度增高。当合并 DIC 时，初期呈高凝状态，其后纤溶亢进可转为低凝。

DIC 可分为高凝状态、低凝状态和纤溶亢进状态 3 个阶段。在高凝状态，可予以肝素。低凝状态，可输注新鲜血以补充凝血因子。纤溶亢进状态则停用肝素，予以 EACA 或 PAMBAg，并可继续输注新鲜血或新鲜血浆。肝素主要用于高凝期，静脉滴注最好监测凝血因子。在纤溶亢进状态有广泛的出血时，可使用 6- 氨基己酸，无论在高凝或纤溶亢进状态均可使用，均有较好的疗效。此外新鲜冷冻血浆和新鲜全血、血小板悬液均可输注。

第三节　误诊风险的表现与防范

一、误诊范围及后果

（一）误诊范围

临床心源性休克误诊率较高，有报道称其高达 41%。由于心源性休克起病急骤，来势凶猛，病死率高达 50% ~ 80%，因此需要临床医师迅速做出正确诊断并给予合理治疗。但因心源性休克病情凶险，时间仓促，临床表现不典型，又可误诊为其他原因的休克，如感染性休克、神经源性休克、过敏性休克及低血容量性休克等。

（二）误诊后果

心源性休克时，当心脏症状不明显或被休克的症状所掩盖时，或者同时伴有呕吐、发热等表现时可误诊为低血容量性休克、感染性休克、过敏性休克、神经源性休克等而延误治疗。造成误诊或漏诊的主要原因是对各种可能引起心脏损害的因素认识不足，缺乏应有的警惕性。

病史询问不详，体格检查不细致也是造成误诊或漏诊的原因。鉴别诊断时思路狭窄，只想到常见的心源性休克原因，对患者所表现的症状和体征都勉强用"一元论"进行解释，而忽视可能存在的两种或两种以上疾病。主次颠倒，轻重不分，就会延误诊断，有时甚至会危及患者生命。

二、误诊原因分析

（一）对临床表现缺乏全面分析

心源性休克最常见的原因是急性心肌梗死。急性心肌梗死的诊断必须有：①缺血性胸痛；②动态心电图演变；③心肌坏死标志物升高。同时具备以上两点才能诊断为急性心肌梗死。但是老年人和某些糖尿病患者往往无缺血性胸痛的症状，仅仅表现为胸部憋闷，胸痛症状可被严重的休克症状所掩盖。而部分下壁心肌梗死者疼痛部位常在上腹部，同时伴有恶心、呕吐等消化道症状而被误诊为胃胆道疾病。而胸痛不明显，以左心力衰竭为主要表现者常有肺底部湿性啰音伴胸闷、咳嗽又可误诊为肺炎。心电图动态演变是诊断急性心肌梗死的重要依据，主要表现为异常Q波和ST段抬高，但是部分心肌梗死患者无异常Q波和ST段抬高。例如心内膜下心肌梗死仅表现为ST段明显降低，无异常Q波。此外，某些3支冠状动脉有明显狭窄者，由于心电图变化互相抵消，而缺乏典型的急性心肌梗死心电图表现。其次，冠状动脉左旋支闭塞引起急性心肌梗死者由于左旋支位于心脏的背后，距离标准心电图胸导联电极的位置较远，人体的背后也无相应的心电图导联，故往往心电图无典型的ST段抬高和异常的Q波。最近有学者认为左旋支闭塞时V_3、V_4导联出现高大直立的U波往往是唯一的心电图表现。最后，急性心肌梗死后的十几分钟内心电图也可无典型心肌梗死表现。可仅表现为T波高尖，这时若误认为心电图大致正常而排除心肌梗死，则会导致严重后果，甚至引起患者死亡。因此，对于怀疑有心肌梗死的患者反复几次心电图检查，同时测定心肌坏死标志物是必要的。

（二）对心源性休克缺乏全面的认识

广义的心源性休克还包括急性心肌炎、大面积肺梗死、急性心脏压塞、严重的心律失常等所致的休克。通过详细询问病史，细致的体格检查，合理地应用实验室检查，大多数心源性休克及其原因都能够得到阐明。以休克症状为主要表现的急性心肌炎，若未能查出上呼吸道感染、腹泻、发热等病毒感染史，又忽视心音低钝、心动过速、心脏扩大等心脏表现，可误诊为感染性休克或神经源性休克。大面积肺梗死者常有下肢等深静脉血栓、骨盆手术、下肢骨折史，长期卧床者也易发生肺梗死。该病症状多变，误诊率可高达75%以上。有胸痛、气急者易误诊为心肌梗死。有咳嗽、咳痰者可误诊为肺炎。肺动脉造影或多层螺旋CT成像有助于该病的确诊，D-二聚体测定可用于大致判断本病的可能性，若D-二聚体正常范围者可基本上排除本病。缺乏系统地询问病史、细致的体格检查和必要的实验室检查，缺少对心源性休克的全面认识是导致误诊或漏诊的主要原因。

三、误诊防范对策

（一）提高对心源性休克病因的认识

心源性休克的诊断一般困难不大，但如果临床医师对引起休克的病因认识不够，易误诊为其他原因引起的休克。医师详细询问病史，仔细地进行体格检查，全面客观进行分析，佐以心脏形态、功能、电生理和生化检查，一般都能做出正确诊断。急性心肌梗死所致的心源性休克时需与下列疾病相鉴别：①急性大面积肺梗死；②主动脉夹层分离；③急性心脏压塞；④快速性心律失常；⑤急性主动脉瓣或二尖瓣关闭不全。

心源性休克另需与其他类型休克的鉴别：如感染性休克、低血容量性休克、过敏性休克等，一般根据病史和临床表现不难做出鉴别诊断。要充分掌握这些疾病的一般症状和特殊表现，同时要充分利用心电图、B 超、X 线胸片、CT、磁共振、血管造影及生化等手段，做一些有鉴别诊断意义的检查以尽快明确诊断。对于高度怀疑的疾病更要密切观察，追踪心电图、心肌酶的动态变化。

（二）仔细询问病史，认真进行体格检查

本病起病急剧，来势异常凶猛，更要求临床医师冷静对待。详细的病史询问有助于心源性休克的病因鉴别，例如有心绞痛发作者急性冠状动脉综合征导致的心源性休克可能性较大。有高血压史者突然发生胸骨后剧烈的撕裂样疼痛，向后背放射者若有两侧脉搏不对称需考虑主动脉夹层。有单侧下肢水肿、长期卧床、骨盆手术者突然发生胸痛、呼吸困难、咯血者，大面积肺梗死可能性较大。有上呼吸道感染史发生胸闷、心悸气急者有心肌炎可能。心律失常引起的心源性休克常有心脏节律、速率的改变。体格检查时重点应对心、肺等脏器仔细进行视、触、叩、听检查，可发现不同疾病的临床特征，从而避免误诊。

（三）注意动态观察，密切监视病情变化

心源性休克发病急剧，进展迅速。例如在急性心肌梗死的早期，心电图可无特征性变化，1～2 小时后反复做心电图检查，可以发现心电图有动态演变的过程。急性心肌梗死时最早出现的可能是 T 波高尖，随即出现 ST 段弓背向上抬高，接着发生异常 Q 波，这为确诊急性心肌梗死提供有力依据。血清心肌酶检查也有动态变化的特征，一般 3～5 小时出现阳性变化，3～5 日后开始回落，若血清酶峰值提前，还可作为冠状动脉再通的依据。在心肌坏死标志物中肌钙蛋白测定最为常用，其特点是特异性和敏感性在急性心肌梗死时几乎达到 100%。

（四）要重视老年人心肌梗死不典型表现

老年人心肌梗死者临床症状往往很不典型，很少有典型的缺血性胸痛，而常表现为胸部憋闷。以心力衰竭、休克症状为突出表现。急诊若遇到这类高龄患者应考虑心肌梗死的可能，必须及时做心电图和血清酶的检查，以免造成误诊、漏诊。老年人的急性左心力衰竭，常由急性心肌梗死或严重心律失常所致。严重的呼吸困难和休克可掩盖胸痛症状，心脏听诊也容易受到肺部大量水泡音的干扰，对于这类患者要注意询问以前有无心绞痛病史，有无高血压、高血脂、糖尿病、吸烟等冠心病的高危因素。

（五）合理辅助检查的意义不容忽视

在详细的病史询问及细致的体格检查后，应根据所获得的信息进行综合分析，然后根据实际情况,选择合理的实验室检查方法。若患者胸部憋闷并伴有休克症状,但起病不到 2 小时,这时可选择心脏超声检查,若发现有节段性左心室壁运动障碍,则提示急性心肌梗死。若发

现有大量心包积液，则考虑急性心脏压塞。若发现有右心室扩张，室间隔左凸，肺动脉高压，则提示有肺梗死可能。若发现有心室弥散性扩张，收缩力减退者则有可能是心肌炎或扩张型心肌病。若发现有主动脉根部扩大、破裂，则提示有主动脉夹层。彩色多普勒若发现有主动脉瓣、二尖瓣反流，则提示有主动脉关闭不全或乳头肌功能不全等。X 线胸片有助于肺炎和心力衰竭的鉴别。CT 和磁共振有助于主动脉夹层、心包积液、胸腔积液的诊断。血管造影可确诊冠心病、心肌梗死、肺梗死及主动脉夹层。心电图有助于心肌梗死和各种心律失常的诊断。此外，根据病情需要还可行 D- 二聚体格检查、心脏核素扫描、血气分析，以及肝、肾功能检查，从而做出病因诊断。

第四节　介入诊疗风险的表现与防范

心源性休克急救的介入诊疗技术有主动脉内气囊反搏（IABP）。这项介入诊疗技术的并发症主要发生于插入气囊、气囊反搏时及拔出导管后，常见肢端缺血血栓形成或栓塞等。

一、插入气囊时并发症

（一）肢端缺血

插管侧肢体血流减少常表现为远端脉搏减弱或消失，下肢凉而苍白。下肢缺血常见于老年（＞ 70 岁）和女性患者。对与经皮穿刺或手术插管有关的肢体缺血发生率增高的原因尚有不同意见。

（1）处理方法：包括拔出导管和持续静脉滴注肝素 24 小时，还可使用 Fogarty 导管行近远端血栓或栓子摘除术，必要时行紧急血运重建术。

（2）预防要点：包括肝素抗凝，保持较高动脉压和在发现缺血早期征象时即改变气囊插入部位。

（二）不能插入气囊导管

该并发症因血管弯曲或严重阻塞性病变引起，较常见于老年患者。使用"J"形头导引钢丝的经皮穿刺型气囊导管和较长的套管（15in，38.1cm）可减少这一并发症。

（三）气囊不能膨胀或很难膨胀

气囊难于膨胀通常表现为舒张期增大波细小或者缺如，这可能由于气囊本身的特性或不适当拔出套管所引起，后者可造成气囊部分位于套管内。套管较长者应适当拔出一些，使约 6in（15.24cm）留在皮肤外面。体外旋转动脉系统内的气囊导管可促进气囊膨胀，手法校正位置后用 50mL 注射器给气囊充气可确保气囊膨胀，注入的气体应立即抽出。使用新型折叠式经皮穿刺型气囊导管可减少这一并发症。

（四）动脉损伤或穿孔

动脉损伤或穿孔可没有临床表现，而仅在尸检时发现髂总动脉穿孔和形成巨大腹膜血肿，后者更常发生于经皮穿刺法插入气囊导管时。如果怀疑动脉损伤或穿孔，应显露受损血管进行手术修补。

（五）主动脉夹层

主动脉夹层并非都能在临床上检查出来，因为症状或体征可能都很零乱。主动脉夹层的临床表现包括：背痛，左右侧肢体血压和脉搏不对称，肾功能减退，胸痛加重和神经症状。如果气囊导管插管中遇到阻力，即使很短暂，也应高度怀疑此并发症。动脉系统任何部位都可能发生内膜撕裂，随着导管向前推送而逐渐造成夹层。如果根据触觉感受或透视所见怀疑导管插入主动脉内膜下层，应立即停止反搏，拔出气囊导管，必要时手术修复主动脉。

二、气囊反搏时并发症

（一）血栓形成或栓塞

包括肾血管、脑血管、肠系膜血管和外周血管。

血栓形成或栓塞可能是导管血凝块直接播散的结果，适当肝素化可减少或预防这一并发症。治疗取决于并发症的部位及临床表现，在某些情况下可能需要拔出气囊导管。

（二）感染

插管操作中特别注意无菌操作，每天观察插管部位和更换敷料可控制局部和全身感染的发生。常预防性应用抗生素，但效果尚难定论。如果发生菌血症或败血症，应拔出气囊导管，并根据血培养和药敏试验结果进行适当抗菌治疗，同时拔出其他血管内导管，因为这些也可能是菌血症源。

（三）出血 / 血肿

导管插入处周围出血和血肿的形成，可由于肝素治疗和血小板减少引起。持续性出血有时可通过直接压迫止血，但可能需拔出气囊和直接修补动脉。

（四）血小板减少

血小板数量减少直接与反搏时间有关。停止反搏后，血小板计数常很快恢复正常。除非出血很严重，否则不必行血小板成分输血。如发生溶血和明显贫血，可能需红细胞成分输血。

三、拔出导管时和拔管后并发症

（一）出血

导管插入部位出血多见于经皮穿刺插管法，因为这需要在股动脉上开孔并要求全身肝素抗凝。处理上可用手用力压出血点直到止血为止，然后在穿刺部位放上 10 磅（约 4.536kg）的沙袋或使用机械钳夹做长时间压迫，并嘱患者卧床 12 小时。肝素化完全逆转后发生的持续出血或血肿需要手术探查并修补动脉。

（二）血栓栓塞

血栓形成或栓塞可由于拔管时血凝块脱落所致，故拔管后应仔细观察患者 24 小时，看是否出现该并发症的症状和体征。治疗与否取决于栓塞的部位和临床表现。

第五节　药物性风险的表现与防范

一、抗休克药

（一）药物不良反应表现

1. 拟肾上腺素药

（1）α 肾上腺素受体激动药：①药液外漏时，该类药物能与 α1 受体结合使局部血管严重收缩，从而导致局部组织缺血性坏死；②滴注时间过长或剂量过大时，药物与肾血管的 α1 受体结合，使肾血管剧烈收缩，产生少尿、无尿和肾实质损伤，发生急性肾衰竭；③该类药物收缩血管，使血压升高逾量时可出现严重头痛、眩晕、震颤、恶心、呕吐等症状。升压反应过快过猛可致急性肺水肿、心跳停顿；④心律失常发生率随用量及患者的敏感性而异。

（2）α、β 肾上腺素受体激动药：①全身反应，肾上腺素在治疗量有时可见焦虑不安、面色苍白、失眠、恐惧、眩晕、头痛、呕吐、出汗、四肢发冷、震颤、无力、心悸、血压升高、尿潴留、支气管及肺水肿，短时的血乳酸或血糖升高等。大剂量兴奋中枢，引起激动、呕吐及肌强直，甚至惊厥等。多巴胺的全身不良反应一般较轻，偶见恶心、呕吐、低血压或高血压；②心动过速，为药物对心脏 β1 受体的兴奋作用所致。在小剂量和中剂量给药时，多不引起心率的增加，较大剂量给药时心率明显增快；③室性心律失常，也是药物对 β1 受体的兴奋作用所致。室性心律失常的发生与个体对药物的敏感性有关，在较大剂量给药时更易出现；④血压升高、外周阻力增高，为较大剂量给药，兴奋外周 α 受体所致；⑤肾上腺素眼用时的不良反应，眼部有短暂的刺痛感或烧灼感、流泪、眉弓疼、头痛、变态反应、巩膜炎。长期应用可致眼睑、结合膜及角膜黑色素沉积、角膜水肿等。

（3）β 肾上腺素受体激动药：①一般不良反应，恶心、呕吐、轻度腹泻、头痛、失眠及抑郁等，偶可发生过敏反应如皮疹、血小板减少等；②心脏抑制，阻断心脏 β1 受体，可引起心力衰竭、心动过缓及传导阻滞等严重的不良反应；③诱发或加重支气管哮喘：由于阻断 β2 受体，可使支气管平滑肌痉挛，增加呼吸道阻力，诱发或加重支气管哮喘；④反跳现象，长期应用 β 受体阻断药后突然停药，可引起病情明显恶化的反跳现象，这与 β 受体向上调节有关。

2. 抗胆碱药　①该类药物通过 M 胆碱受体的阻断作用抑制腺体的分泌，可出现口干。阻断窦房结的 M2 受体解除迷走神经对心脏的抑制作用使心跳加快、心悸。阻断 M 胆碱受体使瞳孔括约肌和睫状肌松弛可引起视力调节障碍。大剂量应用该类药物可引起皮肤血管扩张而出现面部潮红。当其松弛胃肠道平滑肌时可引起恶心、呕吐等症状，它可以兴奋延髓及其高级中枢而引起弱的迷走神经兴奋作用而出现嗜睡、眩晕及头痛等；②青光眼、前列腺肥大所致排尿困难、严重心脏病、器质性幽门狭窄或麻痹性肠梗阻患者禁用，婴幼儿慎用；③如过量可引起谵妄、激动不安甚至惊厥、呼吸衰竭乃至死亡，可应用拟胆碱药对症处理。

（二）不良反应防范对策

（1）严格掌握血管收缩剂的适应证和禁忌证，对不宜应用血管收缩药的休克，如低血容量性休克、出血性休克等，应避免单纯依靠血管收缩药来维持血压。

（2）不宜大剂量、长时间应用血管收缩剂，以免血管剧烈收缩、微循环障碍加剧，使休克恶化。应用较大剂量血管收缩药物升压效果仍不满意时，应积极寻找原因并采用综合处理措施，切不可盲目追加剂量。

（3）用药过程中应密切注意血压变化，不宜使血压猛升或骤降，心源性休克患者用药后宜使收缩压保持在 90 ~ 100mmHg，切不可太高，以免加重心脏后负荷、增加心肌耗氧量，使心肌梗死范围扩大和心功能不全加剧。

（4）注意及时纠正影响血管收缩药疗效的因素，如水、电解质平衡失调及酸中毒、血容量不足、心功能不全以及肾上腺皮质功能低下等。

（5）某些休克，如高阻抗型心源性休克或感染性休克中晚期等，不宜单纯应用血管扩张药物，可配合应用血管扩张药。神经源性休克和过敏性休克虽无血容量丢失，但由于血量的重新分布，有效循环血量减少，因而在应用血管收缩剂的同时须迅速补充血容量。

（6）应用血管收缩剂后病情明显改善者，须待血压稳定 6 ~ 8 小时以上方可逐渐减低用量，切忌大幅度减量或骤然停药。

（三）临床用药不良反应举例
多巴胺
【不良反应】

（1）常见的有胸痛、呼吸困难、心悸、心律失常（尤其用大剂量）、全身软弱无力感。心跳缓慢、头痛、恶心、呕吐者少见。

（2）长期应用大剂量或小剂量用于外周血管病患者，出现的反应有手足疼痛或手足发凉。外周血管长时期收缩，可能导致局部坏死或坏疽。过量时可出现血压升高，此时应停药，必要时给予 α 受体拮抗药。

（3）大剂量静脉给药或多巴胺渗出血管外,可引起肢端缺血性坏死,用酚妥拉明或氯丙嗪。

【防治措施】

（1）慎用于嗜铬细胞瘤、闭塞性血管病（包括动脉栓塞、动脉粥样硬化、血栓闭塞性脉管炎、冻伤、糖尿病性动脉内膜炎及雷诺病）。

（2）应用多巴胺治疗前必须先纠正低血容量，静脉滴注前必须稀释，稀释液的浓度取决于剂量及个体需要的液量，若不需要扩容，可用 0.8mg/mL 溶液，如有液体潴留，可用 1.6 ~ 3.2mg/mL 溶液。

（3）尽量选用粗大的静脉做静脉注射或静脉滴注，以防药液外溢，及产生组织坏死，如确已发生液体外溢，可用 5 ~ 10mg 酚妥拉明稀释溶液在注射部位做浸润。

（4）静脉滴注时应控制每分钟滴速，滴注的速度和时间需根据血压、心率、尿量、外周血管灌流情况、异位搏动出现与否等而定,可能时应做心排血量测定。休克纠正时即减慢滴速。遇有血管过度收缩引起舒张压不成比例升高和脉压减小、尿量减少、心率增快或出现心律失常，滴速必须减慢或暂停滴注。如在静脉滴注多巴胺时血压继续下降或经调整剂量仍持续低血压，应停用多巴胺，改用更强的血管收缩药。突然停药可产生严重低血压，故停用时应逐渐递减。

二、硝酸酯类药物

（一）药物不良反应与防范对策

相关内容参见第7章第五节"硝酸酯类药物"。

（二）临床用药不良反应举例

硝酸异山梨酯

【不良反应】

1. 心血管系统

（1）血压：硝酸异山梨酯的扩张血管作用较硝酸甘油更明显，多出现轻度降压作用，其发生率高于硝酸甘油。也有少数患者应用硝酸异山梨酯后出现明显的降压效应，这种降压效果在立位时比卧位更明显。出现低血压时，患者有心悸、四肢无力，甚至短时间意识丧失（晕厥）和休克。对于冠心病患者，还可出现心绞痛加重或重新发作。

（2）心率：一般情况下，应用硝酸异山梨酯时心率无明显变化或轻度增快，不影响应用。但是，一部分患者在应用硝酸异山梨酯后出现血压下降的同时可反射性出现心率增快，少数患者在应用了硝酸异山梨酯后心率和血压同时下降。

（3）心绞痛发作：极少数患者应用硝酸异山梨酯后可出现心绞痛发作加剧，多见于老年人、冠心病较重、血压较低，以及长期大量应用硝酸异山梨酯突然停药的患者。

2. 神经系统　头痛是应用硝酸异山梨酯患者较常见的不良反应，多呈跳痛或胀痛，轻重程度差别较大，可伴随面部甚至全身皮肤的潮红、发热感，但体温不高。用药后由于颅内血管紧张度降低，可致搏动性头痛，并常伴有头晕，症状出现与药物剂量呈正相关。有时伴有恶心、呕吐、失眠、烦躁等，还可引起面部潮红、耳鸣、灼热感等。

3. 消化系统　少数患者可出现恶心、腹胀、食欲缺乏等症状。除有恶心、呕吐外，偶有味觉异常、腹痛、腹泻，经补液及对症处理后缓解。

4. 皮肤　由于硝酸异山梨酯的扩张血管作用，面部皮肤可出现潮红及发热感，但体温不高。长时间应用也有可能引起酒糟鼻。贴敷硝酸异山梨酯油膏剂处的皮肤可出现接触性皮炎，表现为局部红斑或痒疹。偶有皮疹，但剥脱性皮炎等严重过敏反应极为少见。

5. 出血　偶有呕血、尿血或痰中带血，减量或停药后症状消失。

6. 耐药性　患者连续用药可产生耐药性，增加剂量仍可有效。

【防治措施】

（1）对于血压正常或偏低的患者，应用硝酸异山梨酯时应特别注意防止血压过低产生不良影响，因此对于血压的高压（收缩压）低于90mmHg的患者应慎用或不用。

（2）少数心率缓慢患者在应用了硝酸异山梨酯后心率和血压同时下降，让患者卧位并抬高下肢可较快缓解症状，必要时可应用阿托品类药物对抗。

（3）头痛严重时需要减量、停药甚至加用镇痛药。从小剂量开始口服，逐渐增加至正常剂量，连续口服3～5日后头痛可减轻或消除。必要时可应用阿司匹林等，如疼痛持续或严重应停药。

（4）恶心、腹胀、食欲缺乏等症状一般不影响治疗，经补液及对症处理后缓解。

（5）呕血、尿血或痰中带血等，减量或停药后症状消失。

（6）对肥厚型梗阻性心肌病、低血压（收缩压低于 90mmHg）或休克患者，以及对硝酸酯类药过敏者、严重贫血、头部创伤、颅内压增高和青光眼患者禁用。急性心肌梗死、低血压、甲状腺功能亢进者慎用。

（7）与其他血管扩张药合用时，应酌情减量。

（8）开始的剂量宜小，可从 10μg/min 开始静脉滴注，观察患者的反应和血压的情况。

第29章 心脏性猝死的诊疗风险与防范

第一节 临床诊疗的方法和预后

心搏骤停引起的心跳、呼吸停止和意识丧失是临床死亡的标志，但从生物学观点来看，此时机体并未真正死亡。因此机体组织的代偿尚未完全停止，人体生命的基本单位——细胞仍维持微弱的生命活动，人体各器官组织对缺氧的耐受性不同，最敏感的是中枢神经系统，特别是大脑为 4 ~ 6 分钟，小脑为 10 ~ 15 分钟，脊髓 45 分钟，交感神经为 60 分钟。其次是心肌为 30 分钟。再次是肾小管细胞为 30 ~ 40 分钟。然后是肝细胞可支持 12 小时。肺组织由于氧可以从肺泡弥散至肺循环血液中，所以肺能维持较长一些时间的代谢。如果超过上述缺氧时间，会导致机体代谢障碍，体内立即发生 CO_2 聚积，酸碱度和电解质的急剧改变，最终发生细胞内线粒体和溶酶体破裂，细胞自溶和死亡，机体进入组织器官病理改变和代谢不可逆阶段，即生物学死亡阶段。

近年来研究发现，猝死者中约 75% 死于医院外，其中 40% 死于发病后 15 分钟内，30% 死于发病后 15 分钟 ~ 2 小时。目前国内外报道各类心搏骤停现场心肺复苏成功率仅为 20% ~ 40%。成功复苏的概率取决于心搏骤停发生的背景、发生机制和患者的基础临床状态。目前在医院外发生心搏骤停的患者最终痊愈出院的比例等于或超过住院期内发生心搏骤停而痊愈出院的比例，并且，在随访期内的住院期内发生心搏骤停患者的病死率高于医院外发生心搏骤停者。经成功复苏的院外心搏骤停幸存者 40% ~ 60% 于住院期间死亡，其预后很大程度上取决于患者到达医院的临床症状。由于住院患者心搏骤停的发生机制主要是呼吸停止、心室停搏和心电 - 机械分离的组合（占 61%），造成高的总病死率。有关心搏骤停与心脏性猝死的远期预后也不理想，有资料显示，心肺复苏存活者，复发心脏性猝死的危险性极大，1 年病死率为 26%，2 年则为 36%，其中多数死于第 2 次心室颤动发作。心肺复苏后住院期间死亡最常见的原因是中枢神经系统的损伤。缺氧性脑损伤和继发于长期使用呼吸器的感染占死因的 60%，低心排血量占死因的 30%，而由于心律失常的复苏死亡者仅占 10%。

心脏性猝死的诊断依据、治疗方法相关内容参见第 3 章第二节"心脏性猝死"。

第二节　并发症风险的表现与防范

心脏性猝死急救的并发症风险往往严重，本节介绍心搏骤停心肺复苏后的并发症表现与防范。

一、低血压与休克

（一）发生机制

1. **基本病因**　①心泵功能不全，心肌收缩无力；②心律失常；③血容量不足；④电解质紊乱、酸碱平衡失调；⑤微循环功能失调；⑥中枢神经系统（尤其是心血管运动中枢）调节功能不全。

2. **主要机制**　根据血流动力学和微循环变化规律，休克的发展过程一般可分为3期：①休克早期（又称缺血性缺氧期，此期实际上是机体的代偿期）；②休克期（又称淤血缺氧期或失代偿期）；③休克晚期（又称DIC期）。以上分期指休克的一般规律，按临床所见可因病因不同而各具特性。

（二）诊断依据

心搏骤停经复苏后，休克时所见的症状，如果考虑到各脏器有效血流量减少，就可以诊断出来。此外，表现其他与原发疾病有联系的症状，如在急性心肌梗死、心肌炎、肺栓塞等可有胸痛。在主动脉夹层时有胸背部痛。在心肌炎时有感染性疾病的症状（上呼吸道感染症状，如发烧、畏寒等）。

心脏复跳第2～3天出现低血压和休克，若无心功能不全，应考虑感染和血容量不足的因素。此外，脑缺氧和脑水肿明显时，亦可影响血压，在分析病情时应全面考虑。

（三）处理方法

心搏骤停患者心跳虽恢复，但由于心泵功能尚未正常，加上血容量不足、电解质紊乱等因素，常有低血压。低血压时全身特别是脑部血液供应常致严重不足，必须针对原因进行处理。当机体处于低血压或休克状态时，各组织得不到最低限度的血供，各种有害物质（代谢产物）将滞留于全身各组织内，特别是脑组织受损害最大。若低血压或休克持续时间过长，可影响体内重要器官的功能，组织将产生难以恢复的损害。因此，在复苏过程中及复苏后维持适当的血压，提供各组织必要的血供，可减轻再灌注损伤和减少并发症的产生。一般血压应维持在90/60mmHg左右，平均动脉压应为25mmHg。若收缩压＜80mmHg，平均动脉压应为20mmHg，并具有休克征象者，应及时进行处理。

详细检查和寻找有无导致低血压与休克的原发因素，并针对病因及时处理。对缺氧者用辅助呼吸，加压给氧。心脏压塞时应做心包穿刺，必要时做心包开窗引流。对张力性气胸者可用粗针头于患侧第2肋间与锁骨中线交界处穿刺，固定后接水封瓶持续引流，或用橡皮管做闭式持续引流。有电解质紊乱及酸碱平衡失调时应及时进行纠正。

查明有无出血或血容量不足，并给予处理。在心搏骤停前无明显失血和失液，而又不是开胸按压的患者，则心脏复跳后前几小时内发生的低血压与休克，多不是血容量不足所引起。这时若给予快速补液可加重心脏负担，甚至诱发急性肺水肿。因此在心脏复跳后的早期，纠正低血压与休克时，输血、补液均应慎重。尤其在心功能不全与酸中毒未纠正前更应小心，此时补液应在血流动力学监测下进行。

（四）预防要点

有关低血压与休克的预防具体方法详见第3章第二节"心源性休克"。

二、心力衰竭

并发心力衰竭的基本病因：①心脏得以复跳的时间过长；②应用大剂量血管收缩药物；③心律失常；④液体过多或过快；⑤电解质紊乱和酸碱平衡失调。病理改变：①无氧缺血时心肌细胞的损伤；②Ca^{2+}的破坏作用；③自由基的破坏作用；④细胞内酸中毒。

有关心力衰竭的诊断依据与处理方法参见第3章第二节"心力衰竭"。

对并发心力衰竭预防要点：①积极抢救，尽量缩短心搏骤停时间；②合理用药；③及时控制心律失常和水、电解质及酸碱平衡紊乱。控制静脉补液或输血的量与速度，特别在有肾衰竭时更应严格限制液体的输入。维持有效呼吸，保证通气，合理给氧，防治脑损伤，处理好感染和各种并发症，减少对心脏的影响与损害。经一般处理后，血流动力学仍不稳定时，应进一步做血流动力学监测，根据有关指标适当选用利尿药、血管扩张药及正性肌力药物。适当应用改善心肌代谢的药物，如肌苷、ATP、辅酶A、辅酶Q10、1，6-二磷酸果糖等。

三、心律失常

心律失常产生原因主要包括心搏骤停后心肌缺氧性损害，严重的电解质或酸碱平衡紊乱，复苏药物的影响，心室内注射时部分药物误注于心肌内，过度低温等。在心脏复苏过程中，也常由于原有心脏病基础、心肌状态以及其他因素的影响而使心肺复苏效果不佳，如急性心肌梗死、急性心肌炎等。严重缺氧、酸中毒、低钾、药物的不良作用及复苏损伤，如气胸、血胸、心脏压塞等使复苏后的心功能不全或电生理表现不稳定。由于病理生理及生化改变直接作用于心肌，使心肌应激性增加而引起各种心律失常。心率过快或过慢，节律的紊乱均影响有效循环，甚至造成心脏再度骤停。

有关诊断依据与防治措施参见第3章第二节"心律失常"。

四、呼吸功能不全

（一）发生机制

由于呼吸中枢对缺氧的耐受能力远较大脑皮层强，所以即使缺氧时间较长，一般在心跳恢复后自主呼吸可能缓慢恢复，若患者呼吸恢复不健全，出现点头样呼吸、间断呼吸或呼吸浅表以及无自主呼吸者，常提示脑细胞严重缺氧，脑水肿、脑疝形成、呼吸道不通畅、肺部感染、肺水肿、气胸、血胸、肋骨骨折和酸碱平衡紊乱等。这是因为心肺复苏过程中的各种引起气道不畅的原因，如舌根后坠、呕吐、咳嗽排痰能力减弱等因素依旧存在，而且由于迷走张力增高，唾液及气道分泌物增加，心功能下降引起肺水增多。若患者处于昏迷状态，咳嗽反射消失，气道分泌物不能及时清除，易引起肺不张，通气/血流比例失调，肺内分流增加，导致低氧血症。同时痰液的吸入和胃内容物的反流，以及脱水、冬眠药物、低温与大剂量肾上腺皮质激素应用，均可导致肺部感染。故在复苏早期就可出现成人呼吸窘迫综合征（ARDS），加重复苏后脑缺氧性损害，使病情很快恶化。

（二）诊断依据

急性通气功能障碍的主要表现有以下几种。

（1）呼吸频率增快，表浅，这是低氧血症最早出现的呼吸方式改变，且与缺氧程度成正比。

（2）低氧血症可使心率加快或伴心律失常、轻度血压升高，但严重低氧血症若未得到及时处理，则可出现血压降低，心率缓慢甚至心搏骤停。轻中度高碳酸血症也可引起血压升高、心率增快，重度高碳酸血症可引起循环系统抑制及严重心律失常。

（3）鼻翼翕动，口唇甲床青紫，四肢湿冷甚至大汗淋漓，烦躁，严重时可有意识淡漠，神志恍惚，甚至发生"二氧化碳麻醉"。

（4）若为上呼吸道梗阻所致，则可见患者呼吸困难并且出现"三凹征"。

（5）若因呼吸膜面积减少或其厚度增加所引起，则有呼吸音降低或消失，还可闻及肺部水泡音、哮鸣音。

（6）严重呼吸衰竭患者可发生成人呼吸窘迫综合征（ARDS）。

自主循环恢复后患者可有不同程度的呼吸功能障碍，一些患者可能仍然需要机械通气和吸氧治疗。临床上可以依据动脉血气结果和（或）无创监测来调节吸入氧浓度、PEEP值和每分通气量。放置动脉导管便于采集动脉血标本，同时也可以监测动脉血压的变化。

（三）防治措施

1. 全面评估患者的肺部情况及呼吸状态，确定治疗方案

（1）自主呼吸恢复良好者：若复苏及时，循环、呼吸很快恢复，无需做气管插管，但仍应注意保持呼吸道通畅，经面罩或鼻导管吸入纯氧，使缺氧得以充分纠正。一般情况短时间内吸入纯氧对患者无害，但对慢性阻塞性肺疾病患者，给予高浓度氧可降低中枢呼吸驱动，影响气体交换，可使用面罩吸氧缓解缺氧。当出现舌根后坠、喉部异物引起上呼吸道阻塞时，应及时清除异物，并将头后仰，下颌骨向上牵拉，使气道通气得以改善，如仍不够可插入口咽或鼻咽通气管。

（2）自主呼吸存在但不稳定者：有些患者复苏后虽然自主呼吸恢复，但因脑缺氧在短时间内不能完全清醒，或严重的代谢紊乱、肺水肿，其呼吸功能处于不稳定阶段，且咳嗽、咳痰能力弱，不能自行维持呼吸道功能，一般仍需保留气管导管并给予高浓度氧，以防拔管后呼吸道阻塞导致缺氧，使患者苏醒延迟或昏迷加深，必要时应用呼吸兴奋剂或呼吸支持治疗。

（3）自主呼吸微弱或消失：由于严重的脑缺氧、脑水肿，患者仍处于昏迷状态或有抽搐、去皮质强直或肺部情况不稳定，有进一步恶化可能时应注意保留气管导管，并接呼吸机行机械通气治疗，以保证有效的通气及换气。

2. 维持供氧 纠正缺氧是复苏后处理中较为重要的环节之一。复苏后在心肺功能尚未稳定时应及时进行吸氧，吸入氧的浓度（FiO_2）开始时可达90%～100%。对已有自主呼吸，且一般情况稳定者，可吸入40%～50%的氧，一般维持血气分析$PaO_2 > 10.67kPa$（80mmHg），$PaCO_2 < 6.67kPa$（50mmHg）。

3．气道通畅、机械通气　①气管内插管及气管切开；②辅助呼吸器的治疗；③呼气终末正压通气（PEEP）；④气道管理。

4．呼吸兴奋剂的应用　呼吸兴奋剂刺激呼吸中枢或周围化学感受器，通过增强呼吸中枢驱动，增加呼吸频率和潮气量来改善通气。与此同时，耗氧量和二氧化碳产生量亦相应增加，并与通气量成正相关。对于呼吸微弱者可应用呼吸兴奋剂。应用呼吸兴奋剂的目的在于加强或完善自主呼吸功能。呼吸兴奋剂主要有：尼可刹米、山梗菜碱、回苏灵、吗啉吡酮、肺达宁。

5．防治肺部感染　肺部感染可显著影响呼吸功能，使中枢神经功能恢复延缓，必须及时予以抗感染治疗。有效的清除呼吸道分泌物和反流液是防治肺部感染的重要措施。多数患者口咽及气管分泌物较多，尤其原肺部有感染者。插管前胃饱满者，常有胃内容物反流，胸外心脏按压可使反流增多，反流液误吸入气管，对已有肺部疾病的患者可能是灾难性的。疑有肺部感染者，应局部滴入抗生素，尽快控制感染，以免因咳嗽和呼吸困难，加重和引起脑水肿。为了避免胃内容物反流，可预先放置胃管，抽出胃内容物，起到部分预防作用。

五、神经系统并发症

（一）发生机制

人脑的重量占体重的2%，但耗氧量占全身耗氧量的1/4，是全身组织中需氧量最高最多者，但对缺氧的耐受性又最差，所以心搏骤停时脑组织受缺氧性损害最为严重。由于急性缺氧和代谢障碍，使脑细胞膜通透性增加，细胞外液流入细胞内，造成细胞内水肿。缺氧也可直接引起脑细胞内的线粒体和溶酶体膜破坏，大量释放各种水解酶，引起细胞自溶坏死。由于缺氧使脑内小动脉张力降低，毛细血管内压增高、内皮细胞受损，使体液自毛细血管渗至细胞间隙，形成脑水肿。脑水肿形成后引起颅内压增高，使静脉回流受阻，进一步阻碍脑动脉的血液供应，从而又加重缺血、缺氧，形成恶性循环，终至脑组织出现不可逆性损害。另外，当出现脑水肿时，由于颅内压急剧增加，可导致脑疝形成，使心跳呼吸再度停止。

心搏骤停引起的脑缺血缺氧性损害主要有两个相继阶段：一是缺血缺氧的原发性损害，可产生严重的脑功能和生化方面的改变，为可逆性损害；二是缺血、缺氧后继发性损害，可造成脑功能不可逆性损害。

（二）诊断依据

一般情况下，脑循环停止5～10秒即发生昏厥，10～15秒以上引起昏迷和抽搐。临床上所见患者缺氧时间多数较长，患者昏迷、瞳孔散大、抽搐、瘫痪。若患者神志丧失时摔倒，可合并有颅脑损伤。临床遇到的心搏骤停，除发生在病房或手术室外，急诊来院病例大多骤停时间较长，脑缺氧情况严重，即使心肺复苏后患者也常处于昏迷状态。一般急性脑缺氧的临床过程可分为3期：①昏迷期；②去皮质综合征期；③恢复期。

急性脑缺氧的临床表现复杂多变。若患者对外界刺激从不发生反应到发生反应，肌张力由减退转为增高或恢复正常，腱反射从消失到出现或转为亢进时，均说明昏迷减轻。反之则表示加重。若病理反射持续存在，且固定于一侧，应考虑锥体束受损可能。若患者出现去大脑强直发作及两侧病理反射时，表示脑缺氧、脑水肿已严重影响到脑干功能。

复苏患者虽临床表现变化不一，可受多种因素干扰，但脑功能恢复过程基本符合中枢神经系统的解剖生理特点，即自下而上、由低级向高级发展的规律。根据国内有关临床资料分析，脑复苏的顺序大致如下：

心跳恢复→呼吸恢复→出现对光反射→吞咽反射→咳嗽反射→痛觉反应→眼动或头动→肢体活动→听觉反应→意识恢复（清醒）。

通过上述观察，可进一步了解生命功能是否稳定，脑功能状态及其恢复水平，脑复苏的程度和脑复苏发展的动向。一般认为听觉反应的出现，意味着清醒即将来临，故听觉出现为大脑皮质功能恢复的信号。

（三）处理方法

脑复苏是心肺复苏的一个关键问题，只有脑部得以存活，心跳呼吸最终才有恢复的可能。否则，即使一时心跳呼吸恢复，严重脑水肿也能使心跳呼吸再度停止或造成严重的后遗症。心搏骤停后，经心肺复苏遂相继恢复，如骤停时间较长（超过 5 分钟），即使全身循环维持，脑血流仍不能迅速恢复，可出现缺血后脑循环障碍（即无再流现象）等变化，导致脑缺血、缺氧和脑水肿的进一步发生和发展，影响脑功能的恢复。脑复苏关键在于防治脑缺血、缺氧，打断脑缺氧、脑水肿的恶性循环，针对复苏过程中各阶段存在的主要矛盾，进行积极的防治，具体措施如下。

临床上，凡自主心律和呼吸恢复 1 ~ 2 小时后仍处于昏迷状态，对呼唤、疼痛刺激毫无反应，就应考虑有脑缺氧损害，要积极加以治疗。治疗内容主要包括降温、脱水、镇痛、应用促进脑细胞代谢和苏醒药物，应用糖皮质激素等。

（1）一般治疗：①控制平均动脉压；②呼吸的控制；③应用糖皮质激素；④其他治疗，包括水与电解质平衡、营养疗法等。

（2）人工亚低温术。

（3）渗透疗法。

（4）高压氧。

（5）钙通道阻断药的应用。

（6）脑营养代谢促进药。

（7）镇静药的应用。

（8）促进脑组织代谢和苏醒药物。

（四）预防要点

（1）经常发作晕厥而又无明确病因的患者预后尚好，应定期随访。

（2）心源性晕厥的病死率显著高于其他原因的晕厥，因此需要密切随访。

（3）老年患者居住境况欠佳，日常生活起居上常需要帮助，还可能需要变换药物，因此需要更密切的监测。

（4）做出晕厥诊断时应详细记录患者的病因、治疗经过以及起搏器或除颤器的置入情况，作为以后诊断的参考。

六、肾衰竭

（一）发生机制

肾血流动力学的改变，是发生急性肾衰竭的主要原因。由于心搏骤停或低血压，使肾血流量停止或减少，引起肾皮质缺血和肾血管收缩。当血压低于 60mmHg 时，肾小球滤过作用就停止，并使血管紧张素和肾素活性上升，进一步引起肾血管收缩及肾缺血，这种状态维持时间过久，可引起肾衰竭。

1. 肾血流动力学的变化　缺血导致的肾血流不均匀分布在急性肾衰竭病理生理中的作用已引起了广泛重视。有结果表明，肾小管损伤以外髓（皮髓交界）损伤最重，皮质其次，内髓基本无损伤。缺血后肾区域性血流量的改变与肾髓质血管解剖走行有关，内髓主要是依靠通过外髓血管束的直小血管直接供血，所形成的毛细血管网汇合形成直小血管升支重新加入血管束上行。而外髓是由髓旁肾单位的出球小动脉分支以及部分降直血管的分支供血，外髓内带毛细血管汇合形成的直小血管升支不加入髓质血管束上行，因而肾缺血后外髓血管更容易受到肿胀小管的压迫。

2. 肾细胞功能及代谢过程的改变　①TP 的耗竭；②细胞肿胀；③细胞内酸中毒；④细胞内游离 Ca^{2+} 的增加；⑤磷脂酶 A2（PLA2）的激活；⑥蛋白酶的活化；⑦活性氧的损伤。

3. 肾小管上皮细胞骨架改变与破坏　缺血引起的 ARF、ATP 下降导致细胞骨架破坏，使维持细胞极性的表膜蛋白和脂质成分失去固定，从一个膜位点迁移至另一个膜位点，细胞极性丧失，酶蛋白、Na^+-K^+-ATP 酶极性改变，微绒毛完整性丧失，细胞间紧密连接开放导致细胞功能改变，从而导致了 ARF 的加重。

4. 细胞凋亡　肾小管上皮细胞凋亡是缺血再灌注损伤后引起肾小管细胞死亡的重要方式之一。此外，除了增多受损时发生细胞凋亡外，在增多修复时也可能发生细胞凋亡，对过多增殖的细胞加快清除和调整。故在缺血和中毒引起的 ATN 时细胞凋亡在疾病发生、发展及修复过程中起着重要的调控作用。

5. 细胞因子　细胞因子在 ATN 的发生机制中可能起着一定的作用，或多或少地参与了急性肾衰竭的发生。在 ARF 小管再生修复方面，多肽生长因子，尤其 EGF 的作用日益受到重视。

（二）诊断依据

复苏后的急性肾衰竭与其他原因所致者临床表现相似。一般分为 3 个阶段：少尿期、多尿期、恢复期。

在心脏复跳后突然发生尿少，24 小时尿量在 400mL 以下。同时有血 BUN、肌酐短期内明显升高，并出现神经、心血管、消化道、呼吸道等相应的症状，即考虑为急性肾衰竭。临床经过一般分为少尿期、多尿期、恢复期。但有部分患者，由于大剂量脱水剂和利尿药的应用，尿量并不减少，24 小时尿量可在 500mL 以上，称为复苏后非少尿型急性肾衰竭，应注意鉴别。

在排除肾前性因素后，血清肌酐持续 > 177μmol/L 或有肾病史患者肌酐值上升超过原基值 2 倍，尿量少于 500mL/d，称少尿型肾衰竭。多于 500mL/d，则称非少尿型肾衰竭。心脏复苏后由于原发病或复苏后的并发症，许多患者存在着心功能不全以及低血压等状况，此时亦可造成患者少尿及血氮质升高。因此，首先应区别是肾前性氮质血症，还是肾小管坏死。

除上述指标外，临床上常用利尿药进行试验性治疗，根据机体的反应判断有无急性肾衰竭。一般静脉注射甘露醇 12.5 ~ 25g，或同时加用呋塞米 240 ~ 500mg 静脉注射，若尿量增加每小时超过 40mL 以上，则不能诊断为急性肾衰竭。若无效还可在 2 小时后静脉滴注呋塞米 500 ~ 1 000mg，若尿量仍无增加，则提示急性肾衰竭。心脏复苏后往往有心功能不全，甘露醇宜慎用，仅应用大剂量呋塞米亦可达到此目的。

（三）处理方法

1. **治疗原发病和控制致病因素**　纠正和治疗引起急性肾衰竭的原发病。

2. **少尿期的治疗**　包括：①控制液体量；②营养疗法；③高钾血症的治疗；④酸中毒的处理；⑤高磷血症和低钙血症的处理；⑥感染；⑦透析疗法。

3. **多尿期的治疗**　多尿期的主要处理是补充适当液体，保持水和电解质平衡。水分原则上应根据尿量和不显性失水量估计补充。但患者在少尿期体内水分潴留，尿量多是排出多余的水分，所以补液量应适当减少，以免延长多尿期的时间。另外，大量排尿后很快可出现电解质紊乱，如低钾血症等，所以应及时结合实验室检查结果予以相应补充调整。考虑尿液过多系脑垂体功能障碍者，可肌内注射垂体后叶素 5U，口服氢氯噻嗪。

4. **恢复期的治疗**　此期无需特殊治疗，应定期随访肾功能，避免应用对肾有毒性的药物。

（四）预防要点

复苏一开始，就应考虑到肾功能的保护问题，复苏后应监护肾功能改变。主要措施：①纠正血容量不足及保持电解质平衡；②避免使用对肾有毒性的药物；③注意维护心功能；④保护肾功能；⑤预防和控制感染。

第三节　误诊风险的表现与防范

一、误诊范围及后果

（一）误诊范围

心脏性猝死是当前心血管疾病病因学中一项重要的研究课题，发达国家心脏性猝死发生率很高，据报道美国每年心脏性猝死 45 万例，相当于每日 1 200 例，占各种自然死亡原因 15% ～ 20%。心脏性猝死者为猝死死因之首位，而冠心病又是心脏性猝死的主要疾病。我国国家心血管病中心数据显示，2005 年 7 月至 2006 年 6 月，随访 678 718 人，共 2 983 例死亡，其中心脏性猝死发生率为 41.8/10 万。有资料分析显示，临床、病理诊断符合或基本符合者仅 41.5%，不符合（误诊）者达 28.9%，诊断不明占 29.6%，说明符合率较低，应引起临床的注意。误诊疾病多见于冠心病、心肌炎、主动脉夹层、肺动脉栓塞等。主动脉夹层及冠心病的年轻化问题也应引起注意。

尸检在验证临床诊治及提高医疗质量方面仍有重要作用。竺可青等在探讨尸检率变迁及其原因，分析不同时期疾病分布及尸检与临床诊断的符合率方面，总结 3 162 例中总误诊率为 36.24%，说明即使在目前诊疗方法和设备日益先进的情况下，临床误诊率仍相当高。因此，尸体解剖诊断仍然是检验死前临床诊断的金标准。

（二）误诊后果

虽然猝死病情特殊，亦非医疗事故，但由于猝死发生于诊治过程中或其后不久，易使患者家属对诊治护理工作及死因产生怀疑，从而引起医疗纠纷。有资料表明，近年来医疗纠纷明显增多，其尸检从过去的 8.3% 上升到 20.7%，猝死占同期尸检的百分率也从过去的 3.7%

上升到10.2%，这从一个侧面反映人们的法制观念在增强，一旦发生医疗纠纷，要求查清事实，依法处理，这首先须进行法医病理学检验，以查明死因，为纠纷的正确调查处理提供科学依据。如果是医务人员难以防范和预料的，医务人员主观上不存在过失，而是由于疾病本身不能预见的原因突然发生的，不属于医疗事故。

尽管现阶段尚难以预测猝死，但许多疾病特别是心脏性猝死的发生也不是因医疗过失所致，但若能迅速准确诊断，及时有效治疗，理应抢救更多的生命。有的猝死原发病为常见病、多发病，但因临床医师责任心不强，临床经验不足，基本功不扎实，知识面狭窄，思维形式简单等原因造成诊断失误，且因病情进展异常凶猛，由于诊断错误，未能及时采取有效措施积极抢救，以致短时间内死亡，甚至构成医疗纠纷、医疗事故，给患者生命安全，医院信誉带来严重影响。猝死常常造成医患关系紧张，家属难以理解，医师仅能给出推断诊断，而尸检是准确可靠的医学结论。凡是对有医疗纠纷的猝死病例，必须行全面系统的尸体解剖组织学检查，必要时行毒物分析，才能做出猝死原因的法医病理学诊断。只要具备心脏性猝死的临床征象，即使无心电图资料，尸检其病理检查仍可做出诊断。

二、误诊原因分析

心脏性猝死的发生具有自发性、突然性和不可预测性，大多数患者在短时间内于院外死亡，仅根据临床资料分析心脏性猝死的病因及危险因素非常困难。由于心脏性猝死患者发病突然，时间短促，极少有机会进行系统临床检查，致命的心律失常难以证实，使高危因素的分析受到一定限制。

冠心病猝死是老年人心脏性猝死最主要的原因，大部分病例是在短时间内于医院外死亡，多数患者发病急骤，未及时救治而迅速死亡。冠心病猝死前多数患者无前驱症状，就诊时往往由于症状不典型或医师考虑问题不全面，因此漏诊、误诊。死亡尸检发现冠状动脉病变，证实冠心病猝死。结果提示临床医师在接诊这类患者时应高度警惕冠心病猝死的可能，并及时采取有效措施予以防治。肺栓塞缺乏特异性症状体征，故具有较高误诊率、漏诊率及病死率。主动脉夹层起病多隐匿，呈慢性过程，但其病变动脉一旦破裂或撕裂，则发病急骤，常导致严重后果，如猝死，临床上易漏诊、误诊，病死率高，因此临床医师应进一步加强对该病的认识，不断提高诊断水平。

在猝死病例的医疗纠纷中，对各种治疗处理的怀疑明显多于诊断。这一方面可能与猝死易发生于治疗处理过程中有关，其中有的可成为猝死发生的诱因，有的则仅是一种巧合。如猝死发生在输液过程和应用药物之后，易被怀疑是医疗过失所致。另一方面，有的表面看来是在治疗过程中发生猝死，但实际上是诊断不明所致。有的患者猝死于个体诊所，从实际情况来看，这与个体诊所设备条件差，诊断程序不规范和临床医师缺乏经验有密切关系。当然，医疗纠纷尸检，既要系统解剖，也要结合完整而确切的病史和临床资料综合分析，才能做到科学和公正，否则容易出差错。

三、误诊防范对策

（一）重视对心脏性猝死的病因及危险因素的认识

1. **冠心病**　临床资料研究显示，79.41%的心脏性猝死由冠心病引起，因此，积极预防高血压和冠心病成为降低心脏性猝死的重要措施之一。心脏性猝死与冠心病及高血压的危险因素极为相似，常见的有吸烟、酗酒、超重、高血脂、高血糖、高血压、长期疲劳、性格内向、心胸狭窄等。吸烟可能通过促使冠状动脉粥样硬化斑块的炎症反应加速斑块的破裂。猝死的发生经常是在基本疾病基础上由各种原因触发。因此对心脏性猝死高危人群，应以预防疾病为主，消除产生猝死的危险因子，减少心脏性猝死发生。有心脏病的老年患者，除应注意防治身体疾病外，保持良好的心理状态，减少不良刺激，避免外伤和过分激动，对预防猝死的发生具有重要意义。

2．**主动脉夹层**　主动脉夹层在临床上是比较少见的疾病。因其临床表现复杂多样，好发于老年男性，起病隐匿，难于早期诊断，以致延误治疗。其较明显的临床症状和体征主要来源于主动脉撕裂或破裂，夹层压迫主动脉分支，引起器官缺血和动脉瘤对器官的压迫。但此时发病急骤，病情发展迅速，常失去诊断和抢救时间，故病死率较高。该病多误诊为急性心肌梗死、脑卒中、急性胰腺炎等疾病。资料表明，老年患者临床表现尤为不典型，更易误诊，病死率高于青年人。对于临床上一些不明原因的突发胸腹剧痛、休克、意识不清、猝死，要考虑本病。

3．**肺栓塞**　尽管确诊肺栓塞的金标准是肺动脉造影，但该检查有一定的创伤性和危险性，需要一定条件，在基层医院难于实行，如过分强调诊断"金标准"，会限制肺栓塞的诊断，从而延误治疗。紧急情况下，强调临床多因素的综合分析判断仍具临床实用价值，对于基层医院尤为重要。对高度怀疑肺栓塞者，又排除了其他基础病和心脏病，而无溶栓和抗凝禁忌证者，在严密监测下给予及时的试验性抗凝治疗，对重症患者给予充分的溶栓治疗，是改善肺栓塞最关键有效的方法，尤其对于大块栓塞者，可改善血流动力学，改善预后，降低肺栓塞的病死率和致残率。

（二）重视心脏性猝死的预防与急救

心脏性猝死的预测迄今仍是急诊医学中尚未解决的问题，而要达到能准确识别心脏性猝死个人特异的危险因素更难预测。资料表明，心脏性猝死与动脉粥样硬化有很大关系，因而识别高危险的群体，控制动脉粥样硬化进展，可能为心脏性猝死提供一些线索。如加强冠心病的一、二级预防，对于合并高血压的老年男性患者，有效地控制高血压同时，应长期监测动脉瘤的发生发展，是防治心脏性猝死根本措施之一。有研究表明，90%以上的心脏性猝死是在原心脏病的基础上由突发恶性心律失常引起，因此及时终止室性心动过速、心室颤动是预防心脏性猝死的关键环节。置入心脏复律除颤器可显著降低心脏性猝死的发生率和病死率。

要提高医务人员专业素质，加强猝死前的救护。心脏性猝死发病突然，病死率高，因此应定期对医务人员进行业务培训，规范复苏技术与方法，及时发现猝死的先兆征象，争取尽早除颤，早期除颤可明显提高心脏性猝死的成活率。做好预见性的护理工作，保证抢救器材、药品的齐备，也是提高心脏性猝死抢救成功率的关键。可用药物或埋藏式心脏复律除颤器来防治心脏性猝死，大量研究证明，β受体拮抗药可通过多种综合途径有效降低心脏性猝死的发生，是迄今防治心脏性猝死中较为理想的药物。

第四节　急救技术性风险的表现与防范

一、心脏复律与除颤的并发症

（一）心律失常

1. 缓慢型心律失常

缓慢型心律失常和直流电刺激副交感神经、转复前应用抗心律失常药物、已存在潜在的窦房结功能不良、房室传导阻滞、下壁心肌梗死等有关。长期的心房颤动，一旦电击后窦房结需要"苏醒"过程，然后才能恢复常态表现。如窦房结功能不好，可发生窦性停搏或窦性心动过缓。也可出现房室分离、房室传导阻滞、交接区性逸搏心律等，但较少见。

2. 房性心律失常

心脏复律后诱发房性心律失常的机制可能是由于长期心房颤动，窦房结苏醒延迟，心房的自律性增高所致。个别心房颤动病例电击后转为心房扑动，可能是因为电击能量小，仅使环行节律减慢而未促使其终止。窦房结功能低下，电击后窦房结不能及时起作用，亦有助于电击后房性心律失常的发生。亦有心房扑动电击后转为心房颤动者，可能是电击在心房的易损期所致。

3. 室性心律失常

室性心律失常可因同步装置不良、心肌本身病变、低血钾、酸中毒、洋地黄过量引起，亦可因实施电击时电能选择不当或操作不当或仪器同步性能不良误放电于心室易损期所致。电击可影响阳离子在细胞膜上的转运，促使钾离子外流。使用洋地黄时钾离子外流明显增加容易导致室性心律失常。室性心律失常亦与电击时所用能量的大小有关。

有关心律失常的诊断依据与防治措施参见第 3 章第二节"心律失常"。

（二）其他并发症

1. 动脉栓塞

全身性栓塞的发生率高低不一，为 1%～2%。国外有学者报道，在 846 例心脏复律中，94 例（11.1%）发生栓塞，而国内病例栓塞发生率较低。

栓塞多发生于转复后，其严重性因发生的部位不同而各有差异。持续性及慢性心房颤动患者可产生心房内附壁血栓。心脏复律成功后心房有节律地收缩可将血栓排出，造成动脉栓塞，发生率为 1%～3%。

动脉栓塞可发生肺栓塞和其他部位栓塞。一旦栓塞发生，可积极采用抗凝、溶栓或其他方法进行治疗，以减少栓塞并发症的发生。对于高度可能发生栓塞的患者，可给予预防性治疗，例如心房颤动 7 日以上者，二尖瓣病变伴巨大左心房者和置入人工瓣膜者。对食管心脏超声检查未发现左心房血栓者，则于除颤前 2 日应用肝素，使凝血酶原时间有部分达正常的 1.4～1.7 倍。如食管心脏超声检查发现左心房有血栓，除颤时间应延迟到经 3 周常规抗凝治疗后。一般在心脏复律术前应用华法林 3 周，复律成功后因考虑心房顿抑，故仍应至少服用华法林 4 周，使国际标准化比值（INR）达 2.3～3.0。心房颤动发作未超过 48 小时者（无特殊情况者），除颤后可不须使用。

电击时由助手佩戴绝缘手套压迫双侧颈动脉可减少脑栓塞发生。

2．低血压　大约3%的患者心脏复律后发生低血压，尤其多见于高电能电击后，亦可能与应用麻醉药有关。据报道，用硫喷妥钠麻醉的一组病例并发低血压者较多。

患者可出现持续数小时的低血压。如果血压下降不显著，全身状况良好，不必急于处理，先进行仔细观察，大部分患者可在数小时内自然恢复。如果血压持续降低，且显著影响重要脏器血流灌注时，可立即静脉滴注升压药物，例如多巴胺等。

3．心肌损伤　心肌损伤较为少见，其发生率约为3%。电击后，心肌发生损伤多因使用高能量电击或反复多次电击所致。个别患者的心肌梗死可能与心房栓子脱落于冠状动脉有关。

心电图上可出现ST段的抬高或压低，T波平坦或倒置。血压可轻度下降，心肌酶谱（LDH、CPK等）可轻度升高。多数在数小时后恢复。个别亦有梗死型心电图，可持续较长时间。

轻者可密切观察不需处理，重者可给予相应处理。若引起血压持续降低，可静脉给予多巴胺或间羟胺升压，同时加用营养心肌药物。

4．急性肺水肿　心脏复律后发生肺水肿者不多，发生率为1%～2%。国外一组750例心脏复律中仅3例发生急性肺水肿。发生肺水肿的机制尚不明确。发生此并发症者多为二尖瓣病变或主动脉瓣病变伴左心功能不全者，可能在心脏复律后心房收缩力增强，心排血量增加，造成左心容量负荷增加，同时心脏复律时电能过高造成左心室心肌损害、心肌顺应性减低和左心室舒张末期压力升高，最终导致肺水肿。老年患者由于心功能储备差可能更易诱发。也有学者认为系因多发性小的肺梗死所致。

急性肺水肿常见在恢复窦性心律后的即刻或数小时后，偶可发生在复律24小时后。

电击后发生肺水肿后应立即给予相应处理。处理与一般急性肺水肿相同。

5．皮肤灼伤　皮肤灼伤较常见，多系电极板按压不紧或导电膏涂得不够均匀或太少所致，与连续心脏复律/除颤或高电能亦有关。

皮肤灼伤常见置电极的局部皮肤红斑或轻度肿胀。一般3～5日可褪去。有时胸部轻度不适及肌肉痛。

一般不需特殊处理即可自行恢复。正确的电极板安置及尽可能不用过大电击能量可避免或减轻皮肤灼伤。

二、气管插管的并发症

（一）发生机制

1．直接损伤　经口或鼻气管插管时，操作技术不熟练或忙乱中未看清解剖标志，反复多次插管，对气管插管困难估计不足，操作粗暴。以及由于患者不合作、下颌松弛不好等，引起从唇或鼻孔至气管各部位的损伤。

2．导管误入其他部位　气管插管后一般都经过两肺听诊而证明导管前端位于气管内。在使用呼吸机过程中，由于固定用的胶布被分泌物浸泡而滑脱，使导管进入一侧总支气管。有的是气管导管滑入食管。

3．气管黏膜溃疡　发生原因有：①最常见的为气囊充气过多、压力太大、压迫气管壁形成缺血性黏膜溃疡或坏死，严重者可累及环状软骨，穿透气管壁，甚至侵蚀大血管，造成致命的出血；②导管固定不牢，呼吸机管道内压力变化引起管道伸缩，牵动气管导管上下移动，造成黏膜损伤；③导管固定不正确，尖端顶住局部黏膜，引起溃疡、坏死；④经口、鼻气管插管时间过长，导管过粗过硬，压迫声带发生坏死，形成瘢痕，致声音嘶哑；⑤吸痰次数过多、抽动过快、吸引负压过大、湿化不足等可发生黏膜损伤；⑥黏膜继发感染。

4. 全身情况　危重患者如患有血小板减少、急性心力衰竭及高血压等，置入喉镜、气管插管时要多加小心。如高血压及心动过速时，可能并发一过性血压升高，尤以当喉镜挑起会厌时为显著，平均可升高收缩压 45mmHg，偶尔在插管时可发生窦性心动过缓。另当置入喉镜及气管插管时，本身即可引起颅内压升高。通常对正常颅内压的患者影响不大，但在颅内压有占位病变的患者，插管使颅内压增高更为明显，并可出现血压稍降、脉搏加快、呼吸停止不恢复，甚至瞳孔散大。

5. 护理原因　护理时因抽吸分泌物、挤压呼吸气囊、清洁口腔、移动翻身可使插管频频滑动，以致使插管反复刺激喉部造成损伤。同时，吸痰不注意无菌操作，常增加肺部感染的机会。每次吸痰时间切忌过长，因会引起严重缺氧及心动过缓甚至心搏骤停。吸痰管过长还会刺激隆突也易发生心搏骤停。

6. 下呼吸道梗阻体征　在浅麻下插管或插管后肌松药作用消失，会出现下呼吸道梗阻体征，如支气管痉挛，应引起注意。

7. 喉部肉芽肿的原因　喉部肉芽肿为非特异性炎症性肉芽组织。多发生在声带两侧、一侧的后部或杓状软骨声突处。此处黏膜附着甚紧，黏膜上皮组织亦少，故易受损伤后形成小溃疡，使软骨暴露，逐渐发生软骨膜炎及肉芽肿。因对侧杓状软骨声突不断撞击，以上病变不易愈合。且使肉芽组织增生。日久其表面附有上皮层，因纤维组织增多，使其根部渐呈蒂状。

（二）诊断依据

1. 一般并发症

（1）直接损伤的并发症。包括：①出血；②喉及气管裂伤及擦伤；③声带损伤；④喉及声门下水肿；⑤杓状软骨脱位；⑥将感染带入气管、支气管内；⑦插管脱落发生窒息。

（2）迟发的并发症。常见：①声带肉芽肿；②杓状软骨处溃疡、环杓状关节炎及固定；③声门及声门下蹼、肉芽肿；④喉及环状软骨膜炎、多发性软骨膜炎、多发性软骨炎、喉狭窄；⑤膜性气管炎；⑥气管内肉芽肿、软化及狭窄；⑦长期插管者常引起气管内溃疡，使肺部反复发生感染。

2. 循环系统紊乱　气管插管或切开过程中，可发生急性血压升高、心率增快、心律失常反应，呈一过性表现，是由于机械刺激引起交感 – 肾上腺系统反射所致。循环功能正常者一般可以耐受，但已有高血压、冠心病、颅内压升高的患者，可导致心力衰竭、脑疝、血管瘤破裂。

3. 导管脱出　由于固定不牢或患者头颈活动幅度大、躁动、呛咳等，使导管脱出。肥胖患者，皮肤到气管的距离大。一旦发生，对于有自主呼吸的患者危险性不太大，但若无自主呼吸，可引起急性缺氧，甚至循环骤停。

4. 导管误入其他部位　导管误入一侧总支气管表现为气道压升高（在定容呼吸机，Tv 不变时），有缺氧和 CO_2 潴留征象，听诊两侧呼吸音不对称，检查导管深度有改变。

气管导管滑入食管并不难发现，也不致引起窒息。但如插管前给予肌松药和氧气吸入，导管误入食管不迅速而出现发绀现象，有可能混淆窒息体征。尤其肥胖患者呼吸时胸廓运动不明显，腹壁较膨隆，误插后加压通气也不明显，都为易误诊的原因。如插管后贮气囊不见膨胀及在加压通气时听诊上腹部有咕噜音等，要予以注意是否误插。

5. 喉部肉芽肿　主要症状是声音嘶哑、喉部异物感和喉痛，多于术后数日逐渐出现。声音嘶哑与声带振动关系不大，主要是肉芽肿嵌顿，声门关闭不全所致。当肉芽肿较大时，甚至可以阻塞声门，发生呼吸困难。

（三）防治措施

1. 处理方法

（1）插管必须稳妥固定，尽量减少其滑动。如长期使用插管时应用 X 线检查，避免气管套囊紧接声门之下或在气管下端。

（2）一旦发生导管阻塞，给予对应处理。若仍不能解除，可用纤维光导支气管镜插入导管检查处理，必要时应更换导管。在选用导管时应使用光滑、柔软、弹性好、固定套囊、透明的导管。导管误入一侧总支气管，将导管向外拔至气管内重新固定牢靠。导管脱出应立即用面罩给氧，重新气管插管。护理过程中应精心、耐心。抽吸分泌物及清洗插管时应严格无菌操作。

（3）对于初期的广泛水肿性肉芽，可采用抗炎及吸入疗法处理。对于带蒂的肉芽肿可行手术切除。另外，也可采用放射疗法。

2. 预防要点

（1）应具有气管插管的熟练技术，包括对整个操作过程所涉及的器官、组织解剖特点、生理功能、病变特点均应有明确的认识，操作过程中动作力求轻巧准确。

（2）应选择管径合适、表面光滑的气管导管。由于术前给予氯丙嗪、阿托品等药物，抑制喉头黏膜的分泌，往往增加插管所致的机械损伤，故插管时要使用润滑剂。此外，尚需注意导管的理化性质及所用套囊不可过度膨胀。

（3）在体位特殊的手术，特别是颈部过度伸展的手术，术中麻醉深度适宜，避免呛咳、吞咽等活动，尽量缩短气管内留管的时间。给予呼吸道黏膜表面麻醉可以起到预防和减轻反应的作用。所以对颅内压增高者，为防止插管引起颅内压急剧增高，可静脉注射利多卡因 1mg/kg，并需中等过度通气。

（4）气管插管操作时动作轻柔，插管留置时间一般不超过 72 小时，防止声带损伤的发生。

（5）气管拔管后，注意观察喉部，劝患者安静勿语。充分补液，防止分泌物黏稠及附近黏膜干燥。

三、临时性心脏起搏术的并发症

临时性心脏起搏的持续时间多在 4 周内，其应用范围较永久性心脏起搏更为广泛。凡符合永久性心脏起搏治疗的适应证，但病情尚未稳定，心律失常可能被治愈，以后也不一定复发者，可实施临时性心脏起搏作为急救措施。任何原因引起心搏骤停所致的心源性晕厥发作，应实施紧急临时起搏。临时性心脏起搏亦可作为外科手术、永久性起搏安置术或心律失常治疗的保护性和预防性措施。此外，临时起搏还可协助心律失常的诊治。超低温状态（如严重冻伤）是临时性心脏起搏的绝对禁忌证。三尖瓣修补或置换术后导管无法通过、伴有反复性室性心动过速的洋地黄中毒以及出血性体质者为经静脉临时心脏起搏的相对适应证。心搏骤停超过 20 分钟者，临时心脏起搏的意义不大。

临时性心脏起搏术的并发症常见，多数与永久性心脏起搏术的并发症相同，但很少引起死亡或严重后果。并发症的发生率与术者的技术水平、起搏导管保留时间的长短及术后起搏系统护理状况等密切相关。经静脉临时心脏起搏并发症的总发生率为4%～20%，包括气胸、血气胸、动脉撕裂、气体栓塞、大出血、心肌穿孔、心脏压塞、神经损伤、胸导管损伤、心律失常、电极导管移位、感染、静脉血栓等。在紧急情况下，置入临时心脏起搏器，则上述并发症的发生率会增加。以上并发症的具体表现参见永久性心脏起搏术并发症的相关章节。

临时心脏起搏术的最常见并发症为电极导管移位。因临时心脏起搏电极导管头端呈柱状，没有主动性和被动性固定装置，不易嵌入肌小梁，故临时起搏电极导管不如永久性电极导管稳固。紧急起搏时，由于时间仓促，导管固定的部位不一定理想，尤其是采用盲插法时，导管放置到位的随机性很强，则导管的稳定性更加难以掌握，容易发生导管移位。临时心脏起搏发生心肌穿孔的机会较永久性起搏多，据国外文献报道，其发生率为1%～10%，因临时心脏起搏电极导管质地较硬，张力较大，加之有时未在放射显影下进行，较易发生心肌穿孔，而永久性起搏较少发生。

为减少风险，经静脉临时起搏应在患者血流动力学相对稳定的情况下进行。如需要急诊起搏，可先行经皮起搏，作为经静脉起搏的过渡措施。

四、胸外心脏按压的并发症

（一）发生机制

有些损伤是由于按压时操作不当所致。栓子形成可能是因为按压时的强大力量和电击除颤时肌肉收缩而使胸骨变形所致。口对口呼吸和气管导管位置不当可造成食管和胃的损伤，通气是相当高的膨胀压力可能造成肺的气压伤。心脏挫伤发生与心脏受外力的大小、方向及胸廓的弹性有关，尤其是外力冲击的瞬间发生在心脏的舒张期，特别是在舒张晚期或收缩早期，心脏处于高度充盈状态，缺少缓冲余地，最易造成心脏挫伤。当心搏骤停时，则不存在心动周期问题，一旦恢复自主心跳，则有造成心脏挫伤的可能。

（二）诊断依据

胸部钝性创伤造成的心脏损伤程度可有明显差异，严重者可致心脏破裂，轻者仅表现心律失常而无组织损伤证据。病理学上可表现为冠状动脉损伤、出血性心肌坏死、心脏扩大、心包炎、心瓣膜撕裂、房室间隔破裂等。临床上可出现心律失常、心力衰竭及血流动力学等改变。

损伤胸壁可由于"连枷胸"，血胸和气胸以及剧痛和肺挫伤而导致严重通气功能障碍。心脏损伤虽然常较轻微，并在表面，但可能因心包积血而引起心脏压塞。所有损伤中最严重的是肝叶撕裂。有学者强调胸外心脏按压后都应注意有无内出血，特别是复苏后心血管状况不稳定者更应提高警惕，切不能简单地把心血管不稳定状况归咎于心脏问题，必要时可进行腹腔穿刺，如果能够提供中心静脉压和肺毛细血管嵌压的监测则更有助于诊断。

（三）防治措施

1. **充气性胃扩张**　这是由口对口呼气力量过大或时间过长引起，用简易呼吸器亦可发生类似情况。胃扩张后，推移横膈向上，影响充分通气，降低肺活量。胃内充气压力过高，可引起胃内容物反流，吸入患者肺中，造成吸入性肺炎。应尽早气管插管或经鼻气管插管。放置胃管减轻压力。

2．**气胸或血胸**　是由于心内穿刺扎破肺叶或由于肋骨被压骨折，扎破肺组织或血管所致。出现气胸应立即行闭式引流。如有血胸，应视出血量大小决定处理方法。

3．**肝破裂**　由于按压部位不正确，胸外按压力量过大所致，若出血量小，可行内科保守治疗。必要时行剖腹探查，实施缝合修补术。

4．**气腹**　多是口对口吹气时部分气体充胀胃，胸外按压又不规范而致胃破裂，气体进入腹腔。如果心肺复苏合并气腹时间比较长，又无腹膜炎及内脏破裂体征，可采取保守疗法，密切观察，不一定行剖腹探查。如果病情变化，腹腔穿刺、腹部平片、CT 等检查明确腹膜炎诊断，则应行剖腹探查。

5．**肋骨骨折**　多是胸外按压部位不准确或用力过大所致。若不伴气胸、血胸者可不予处理。据文献报道，以肺复苏术最常见的并发症是肋骨骨折，其发生率为 25% ~ 50%。

6．**心包积血**　大多为心内注射所致，若出血量少，无心脏压塞症状，可密切观察。若心脏压塞症状明显，应心包穿刺引流，必要时行外科手术处理。

7．**少见并发症**　心肺脑复苏（Cardiac Pulmonary Cerebral Resuscitation，CPCR）还可造成骨髓血栓、脾破裂等较少见的并发症。前者一般不需特殊处理，后者视出血量大小而定，若出血多，则应行剖腹脾修补术。

第五节　药物性风险的表现与防范

一、抗心律失常药

（一）药物不良反应与防范对策

相关内容参见第 22 章第五节"抗心律失常药"。

（二）临床用药不良反应举例

利多卡因

【不良反应】

1．**神经系统表现**　头晕、眩晕、恶心、呕吐、倦怠、说话不清、感觉异常及肌肉震颤、惊厥、神志不清及呼吸抑制。

2．**心血管系统表现**

（1）大剂量可产生严重窦性心动过缓、心搏骤停、严重房室传导阻滞及心肌收缩力减低。

（2）心房扑动患者用时可能使心室率增快。

3．**过敏反应表现**　有皮疹及水肿等，严重者可致呼吸停止。

【防治措施】

1．**神经系统**　出现头晕、眩晕、神志不清及呼吸抑制等中枢神经系统表现时，需减药或停药。惊厥时可静脉注射地西泮、短效巴比妥制剂或短效肌肉松弛剂。

2．**心血管系统**　出现严重窦性心动过缓、心搏骤停、严重房室传导阻滞及心肌收缩力减低，需及时停药，必要时用阿托品、异丙肾上腺素或起搏器治疗。血压下降时给予吸氧、纠正酸中毒及升压药：保持气道通畅等及其他复苏措施。

3. 过敏反应　有皮疹及水肿等表现应停药，皮肤试验对预测过敏反应价值有限。

二、抗休克药

（一）药物不良反应与防范对策

相关内容参见第 28 章第五节"抗休克药"。

（二）临床用药不良反应举例

肾上腺素

【不良反应】

一般不良反应有心悸、不安、面色苍白、头痛、震颤等。有时可有心律失常，严重者可因心室颤动死亡。用量过大或皮下注射误入血管后，可引起血压急剧升高，有发生脑溢血危险。

【防治措施】

（1）注射时必须轮换部位，以免引起组织坏死。

（2）长期大量应用肾上腺素可致耐药性，停药数天后，耐药性消失。

参考文献

[1] 陈新.临床心律失常学电生理和治疗 [M].北京：人民卫生出版社，2000：905—929.

[2] 陈国伟，顾菊康，陈灏珠.心血管疾病诊断治疗学 [M].合肥：安徽科学技术出版社，2000：641—645.

[3] 陈晓红.判断误诊的相对标准 [J].临床误诊误治，2000，13（1）：13.

[4] 临床误诊误治研究会.中华医院管理学会临床误诊误治研究会首届工作研讨会会议纪要 [J].临床误诊误治，2000，13（6）：405.

[5] 张战地.关于误诊判定标准和分级分类的几点建议 [J].临床误诊误治，2000，13（3）：169.

[6] 孔宪明，高海青.心血管疾病诊疗技术 [M].北京：人民卫生出版社，2001：975—1038.

[7] 王振华，陈林祥.心血管病综合征 [M].修订版.长沙：湖南科学技术出版社，2001：31—34.

[8] 吴金斌.浅论医疗服务中的风险与防范 [J].中国误诊学杂志，2001，1（7）：1076—1077.

[9] 邵晓莹.医疗风险与医疗纠纷 [J].医学与社会，2001，14（5）：7—9.

[10] 张七一，曲彦.实用心血管病治疗药物学 [M].济南：山东科学技术出版社，2002：4—14.

[11] 韩继媛.急诊心脏病学 [M].武汉：武汉出版社，2002：1—15.

[12] 朱文玲.心血管药物治疗手册 [M].沈阳：辽宁科学技术出版社，2002：324—344.

[13] 苏光伟.提高临床思维能力，尽量减少误诊误治 [N].邯郸医学高等专科学校学报，2002，15（6）：611—612.

[14] 李少波，姚震.实用心脏病预后学 [M].北京：中国医药科技出版社，2003：354—359.

[15] 孔令星.高血压治疗中血管紧张素转换酶抑制剂（ACEI）的选用 [J].中国药事，2003，17（12）：777—779.

[16] 郑智，李树生.实用心脏病急诊学 [M].北京：科学技术出版社，2003：219—223.

[17] 赵荫棠.边缘心脏病学 [M].合肥：安徽科学技术出版社，2003：277—288.

[18] 胡大一，马长生.心脏病学实践 2003：新进展与临床案例 [M].北京：人民卫生出版社，2003：686—695.

[19] 刘业明.临床诊断思维的特点 [J].临床误诊误治，2003，16（2）：92.

[20] 张国良，史宗道.医疗风险与医疗事故的辩证思考 [J].医学与哲学，2003，24（4）：5—6，9.

[21] 宋惠民，徐光亚.心血管外科技术风险与对策 [M].济南：山东科学技术出版社，2004：26—35.

[22] 张宁仔，杜日映.心血管病鉴别诊断学 [M].北京：人民军医出版社，2004：191—287.

[23] 王志民，邹玉宝，宋雷，等.超声心动图检查调查 8080 例成人扩张型心肌病患病率 [G].中华心血管病杂志，2004，32（12）：1090—1094.

[24] 胡大一，马长生.心脏病学 2004：规范化治疗 [M].北京：人民卫生出版社，2004：26—29.

[25] 张七一，宋文宣，曲彦.心血管病合理用药 [M].第 2 版.北京：人民卫生出版社，2004：44—46.

[26] 刘振华等.误诊研究是医生的基本功 [J].临床误诊误治，2004，17（8）：535.

[27] 陈晓红．试论误诊研究与混沌理论［J］．临床误诊误治，2004，17（4）：233—235.

[28] 李培远．临床思维不当引起误诊的表现及对策［J］．卫生职业教育，2004，22（2）：111.

[29] 夏伟，常伟．从医疗事故技术鉴定看医疗风险防范［J］．中国农村卫生事业管理，2004，24（4）：45—47.

[30] 李清，张晓丹．老年心力衰竭30例误诊分析［J］．工企医刊，2005，18（4）：31—32.

[31] 王菲．老年人不典型慢性左心力衰竭误诊38例分析［J］．中国误诊学杂志，2005，5（15）：2918.

[32] 王辉涛，梁日升．不典型心肌梗死24例误诊分析［J］．现代中西医结合杂志，2005，14（4）：511—512.

[33] 贾新巧．急性右室心肌梗死96例临床分析［N］．河南职工医学院学报，2005，17（4）：215—21.

[34] 肖小娥．小儿病毒性心肌炎11例误诊分析［J］．实用医学杂志，2005，21（1）：7.

[35] 牟雄能．扩张型心肌病误诊12例分析［J］．现代中西医结合杂志，2005，14（18）：485—486.

[36] 宁建英，许红莲，谷强，等．β受体功能亢进症误诊为病毒性心肌炎病例分析［J］．农垦医学，2005，27（2）：117—118.

[37] 孙韩祥．β受体功能亢进症36例诊治分析［J］．中国交通医学杂志，2005，19（2）：111—112.

[38] 华雪玲，徐琳玲，陈征．β受体亢进综合征26例的诊断分析［J］．临床误诊误治，2005，18（6）：399—400.

[39] 薛海蓉，李霞，王树举．小儿心脏神经症12例误诊分析［J］．医学理论与实践，2005，18（2）：192.

[40] 孙建顺，樊慧丽．主动脉夹层动脉瘤误诊2例［J］．中国误诊学杂志，2005，5（9）：1787.

[41] 贾永胜．主动脉夹层撕裂19例误诊分析［N］．大连医科大学学报，2005，27（2）：104—105.

[42] 杜家胜．主动脉夹层误诊7例分析［J］．现代医药卫生，2005，21（17）：2339—2340.

[43] 周恒，刘国华．主动脉夹层误诊18例分析［J］．中国误诊学杂志，2005，5（12）：2305.

[44] 夏宏器，邓开伯．心律失常临床诊疗手册［M］．合肥：安徽科学技术出版社，2005：127—153.

[45] 郑德裕．继发性高血压诊断治疗学［M］．北京：人民军医出版社，2005：173—182.

[46] 韩雅玲，曾定尹．心血管系统疾病鉴别诊断学［M］．北京：军事医学科学出版社，2005：242—255.

[47] 胡大一，马长生．心脏病学实践：新进展与临床案例［M］．北京：人民卫生出版社，2005：433—438.

[48] 陈灏珠．实用内科学．第12版［M］．北京：人民卫生出版社，2005：240—241.

[49] 张代富．现代心脏病诊断与治疗［M］．北京：人民卫生出版社，2005：414—426.

[50] 赵水平．实用循证心脏病治疗学［M］．北京：人民军医出版社，2005：110—142.

[51] 李玫，廖德宁，朱樑，等．心内科临床工作医疗质量管理做法［J］．解放军医院管理杂志，2005，12（5）：489—490.

[52] 张淑平，黄天军，元晓丹，等．老年慢性心力衰竭误诊20例分析［J］．中国误诊学杂志，2006，6（13）：2544—2545.

[53] 卜庆锋．老年不典型心力衰竭272例临床分析［J］．中国煤炭工业医学杂志，2006，9（5）：500—501.

[54] 朱广卿，张妍，李丰，等．早期左心力衰竭误诊肺部病患20例分析［N］．山西医科大学学报，2006，37（9）：937—939.

[55] 刘兵．老年舒张性心力衰竭18例误诊分析［J］．中国医师进修杂志·内科版，2006，29（5）：76—77.

[56] 吴新佳，蔚泓．老年心力衰竭30例误诊分析［J］．新疆医学，2006，36（1）：67—68.

[57] 孙建勋，李树龙．充血性心力衰竭致胸腔积液125例临床分析［N］．河南科技大学学报：医学版，2006，24（3）：182—183.

[58] 王超．老年人隐性心力衰竭误诊误治临床分析［J］．东南国防医药，2006，8（1）：28—29.

[59] 龚晓辉，曾敏，郭峰，等．老年心力衰竭40例误诊原因分析［J］．西部医学，2006，18（4）：410.

[60] 于荣秀．老年左侧心力衰竭23例误诊讨论［J］．临床误诊误治，2006，19（8）：16—17.

[61] 李春香．28例急性心肌梗死误诊分析［J］．中原医刊，2006，33（12）：84.

[62] 曾红，张建军，候洪．36例急诊非ST段抬高型心肌梗死的误诊分析［J］．中国危重病急救医学，2006，18（8）：509.

[63] 王宏瑞．腹型心肌梗死16例误诊分析［J］．实用临床医学，2006，7（2）：41.

[64] 吕建庄，宋庆刚，葛兴利．急性心肌梗死34例误诊原因分析［J］．陕西医学杂志，2006，35（8）：1059—1060.

[65] 李慧.老年人不典型急性心肌梗塞 33 例误诊分析 [J].医学信息，2006，19（7）：1265—1267.

[66] 林岩，薛成亮，李红岩.青年人急性心肌梗死误诊 34 例分析 [J].中国误诊学杂志，2006，6（22）：4372.

[67] 赵惠琴.多发性心肌梗死误诊 1 例 [J].中国误诊学杂志，2006，6（8）：1621—1622.

[68] 乐兴丁，林艺婵，杨文华.早期复极综合征 47 例临床分析 [J].医药世界杂志，2006，（9）：166—167.

[69] 郑重，刘扬.感染性心内膜炎 21 例误诊分析 [J].临床误诊误治，2006，19（10）：17—18.

[70] 王秀英，刘东海，许毅.儿童感染性心内膜炎 174 例临床分析 [J].中国实用儿科杂志，2006，21（6）：433—435.

[71] 乐兴丁，杨文华，林艺婵.貌似急性心肌梗死的急性重症心肌炎 19 例临床分析 [J].临床和实验医学杂志，2006，5（9）：1352—1353.

[72] 李永连.以消化道症状为首发表现的病毒性心肌炎 48 例分析 [J].中国误诊学杂志，2006，6（19）：3819—3820.

[73] 童国新，王宁夫，马辉，等.伴有高血压的肥厚型心肌病误诊分析 [J].心脑血管病防治，2006，6（2）：85—86.

[74] 吕家高，倪黎，汪道文.115 例心包积液患者病因及误诊分析 [J].临床内科杂志，2006，23（3）：191—192.

[75] 刘加成，童步高，徐腊生，等.心包积液 206 例临床分析 [J].医学文选杂志，2006，25（2）：217—218.

[76] 张世群.72 例心包积液病因及误诊分析 [J].中西医结合心脑血管病杂志，2006，4（8）：707—708.

[77] 李复红，李文革，吕凌，等.慢性缩窄性心包炎误诊 88 例临床分析 [J].实用心脑肺血管病杂志，2006，14（11）：911—913.

[78] 张笑天.心脏神经官能症误诊为冠心病 27 例分析 [J].中国误诊学杂志，2006，6（14）：2660.

[79] 张柏坚.β 受体功能亢进症 45 例临床分析 [J].心血管康复医学杂志，2006，15（1）：72—73.

[80] 顾文卿.心血管疾病鉴别诊断学 [M].北京：学苑出版社，2006：293—308.

[81] 李少波.实用心脏病并发症学 [M].北京：中国医药科技出版社，2006：709—730.

[82] 詹海涛，刘昶云，魏光群.心血管疾病药物治疗指南 [M].北京：人民军医出版社，2006：402—406.

[83] 程宽，葛均波，陈濒珠，等.扩张型心肌病 280 例临床分析 [J].临床心血管病杂志，2006，22：393—396.

[84] 杨英珍，陈瑞珍.扩张型心肌病发病机制和治疗的研究新动向 [J].中华心血管病杂志，2006，34（3）：196—197.

[85] 陈林祥，梁伯进，谭文锋.现代老年心脏病学 [M].长沙：湖南科学技术出版社，2006：191—209.

[86] 赵水平，胡大一.心血管病诊疗指南解读 [M].第 2 版.北京：人民卫生出版社，2006：71—85.

[87] 胡大一，马长生.心脏病学实践 2006：规范化治疗 [M].北京：人民卫生出版社，2006：28—35.

[88] 赵绪元，李波，曾令贵.药物治疗中的药师提示 [M].长沙：湖南科学技术出版社，2006：312—397.

[89] 吴茂旺.医疗过失行为的思维根源 [J].医学与哲学：人文社会医学版，2006，27（11）：37—38.

[90] 许苹，郭雯琼，许敏，等.医疗风险界定及其现状研究 [J].中国卫生质量管理，2006，13（1）：4—6.

[91] 王庆森，魏海燕.论医疗风险与医生主观能动性之发挥 [J].医院管理论坛，2006，（5）：20—24.

[92] 李全来，卢沛.医疗风险产生的因素及防范对策 [J].中华医学实践杂志，2006，11（5）：1311—1312.

[93] 陈羽中，饶黎.对医疗风险度评价的探讨 [J].中华医院管理杂志，2006，22（5）：327—328.

[94] 张洁，张峰.医疗风险形成的原因与防范 [OL].医药产业资讯，2006，3（16）：108—110.

[95] 王淑婷.老年人心力衰竭漏误诊 46 例分析 [J].中国误诊学杂志，2007，7（24）：5809.

[96] 傅继宏.老年人心力衰竭误诊 37 例分析 [J].中国误诊学杂志，2007，7（11）：2530—2531.

[97] 孙金波.高龄老年人急性心肌梗死的不典型临床表现：附 32 例分析 [J].临床误诊误治，2007，25（5）：25.

[98] 张建华.急性超急期心肌梗死 10 例延误诊断分析 [J].中国误诊学杂志，2007，7（22）：5314—5315.

[99] 张海霞，徐厚永，贾百全.症状不典型心肌梗死患者误诊分析 [J].河北医学，2007，13（7）：800—802.

[100] 马志平，张辉，毛克正，等.急性感染性心内膜炎误诊 14 例分析 [J].中国误诊学杂志，2007，7（5）：1016.

[101] 张文生.慢性缩窄性心包炎误诊为肝硬化 1 例分析 [J].中国乡村医药杂志，2007，14（12）：49.

[102] 熊新忠，李金海.主动脉夹层 18 例误诊分析 [J].临床内科杂志，2007，24（5）：353.

[103] 陈灏珠. 实用心脏病学 [M]. 第4版. 上海：上海科学技术出版社，2007：661—688.

[104] 中华医学会. 临床技术操作规范：心血管病学分册 [M]. 北京：人民军医出版社，2007：64—72.

[105] 侯应龙，郭文怡，李新明. 心脏介入诊疗并发症 [M]. 北京：人民军医出版社，2007：27—51.

[106] 刘振华，王古善. 医疗风险预防管理学 [M]. 北京：科学技术文献出版社，2007：35—50.

[107] 李金龙，肖强，吴云. 心脏介入诊疗技术并发症及处理策略 [M]. 济南：山东科学技术出版社，2007：1—20.

[108] 芮耀斌. 实用药物手册 [M]. 第2版. 北京：人民军医出版社，2007：280—292.

[109] 张玉，吕永宁. 临床药物手册 [M]. 第2版. 北京：人民卫生出版社，2007：397—495.

[110] 董其勇，向萍. 钙拮抗剂的药理作用及临床应用 [J]. 中国现代医药应用，2007，23（17）：1808—1809.

[111] 中华医学会心血管病学分会，中华心血管病杂志编辑委员会，中国心肌病诊断与治疗建议工作组. 心肌病诊断与治疗建议 [J]. 中华心血管病杂志，2007，35（1）：5—16.

[112] 王一镗，沈洪. 心肺脑复苏 [M]. 第2版. 上海：上海科学技术出版社，2007：208—209.

[113] 陈灏珠. 实用心脏病学 [M]. 第4版. 上海：上海科学技术出版社，2007：1246—1247.

[114] 黄峻. 心血管疾病诊断流程与治疗策略 [M]. 北京：科学出版社，2007：390—392.

[115] 李小鹰. 最新心血管用药 [M]. 第3版. 北京：人民军医出版社，2007：324—326.

[116] 刘以红. 2005年《新医学》56篇误诊57例分析 [J]. 中国误诊学杂志，2007，7（25）：6051—6052.

[117] 刘振华. 临床决策思维与误诊防范 [J]. 现代医院，2007，7（8）：4—7.

[118] 鲍德国. 如何减少和避免误诊、误治 [J]. 全科医学临床与教育，2007，5（1）：7—9.

[119] 张培林. 重视临床思维是防范误诊的关键 [J]. 中国误诊学杂志，2007，7（2）：207—208.

[120] 刘振华. 重视医疗风险的预防研究 [J]. 中国卫生质量管理，2007，14（5）：74—75.

[121] 刘振华. 重视医疗风险的预防研究：二 [J]. 中国卫生质量管理，2007，14（6）：77—79.

[122] 王彩霞. 120例老年人心力衰竭误诊分析 [J]. 内科，2008，3（4）：654—655.

[123] 李少波. 心脏病的误诊与防范 [M]. 北京：中国医药科技出版社，2008：465—475.

[124] 张文博. 心血管病诊断常见误区与防范 [M]. 北京：人民军医出版社，2008：397—404.

[125] 雷伟南. 误诊为急性心肌梗死而错误溶栓9例的临床分析 [J]. 广西医学，2008，30（2）：273.

[126] 王茵. 早期复极综合征误诊为急性心肌梗死10例分析 [J]. 中国医药指南，2008，6（16）：526—527.

[127] 倪国华，张向阳，程新春. 感染性心内膜炎15例误诊分析 [J]. 临床荟萃，2008，23（12）：871—872.

[128] 王俊英，刘凤珍，崔涛. 小儿感染性心内膜炎18例临床分析 [N]. 山西医科大学学报，2008，39（8）：736—737.

[129] 房建平. 病毒性心肌炎59例分析 [J]. 中国误诊学杂志，2008，8（19）：4686—4687.

[130] 贾秋菊. 酷似心肌梗死的重症病毒性心肌炎24例临床分析 [J]. 中国社区医师，2008，（23）：39—40.

[131] 王海艳，朱正炎. 13例心尖肥厚型心肌病诊断及误诊分析 [J]. 中国民康医学，2008，20（14）：1631—1632.

[132] 姜述斌，吴忠东，帕尔哈提，吐尔逊，等. 15例心尖肥厚型心肌病的误诊分析 [N]. 新疆医科大学学报，2008，31（11）：1551—1552.

[133] 于景荣. 肥厚型心肌病10例误诊分析 [J]. 吉林医学，2008，29（3）：231—232.

[134] 鄂艳. 急性心肌炎合并心包炎误诊急性心肌梗死1例分析 [J]. 中国误诊学杂志，2008，8（9）：2122.

[135] 王晶. 小儿缩窄性心包炎11例误诊分析 [N]. 咸宁学院学报：医学版，2008，22（6）：516—517.

[136] 宋光耀，李东旺. 心包积液8例误诊分析 [J]. 临床医学，2008，28（11）：122—123.

[137] 肖玉，曹敏. β受体亢进症32例误诊分析 [J]. 社区医学杂志，2008，6（20）：49—50.

[138] 郭晓营. 儿童β受体功能亢进症误诊原因分析 [J]. 中国现代医生，2008，46（14）：115，118.

[139] 王福军，向芝青，慈书平. β受体功能亢进症50例临床及心电图分析 [J]. 中国误诊学杂志，2008，8（13）：3195—3196.

[140] 李莉. 心脏神经官能症误诊为冠心病48例分析 [J]. 中国误诊学杂志，2008，8（36）：8831.

[141] 袁东红，孟存英，曹娜娅，等. 主动脉夹层9例误诊分析 [J]. 新医学，2008，39（4）：254—255，265.

[142] 蔡火权，曹建安，郑佑源. 主动脉夹层12例误诊分析 [J]. 临床医学，2008，28（12）：110—111.

[143] 邓东波，刘进，黄琼．主动脉夹层 15 例临床讨论 [J]．临床误诊误治，2008，21（11）：55—56.

[144] 卢海跃．主动脉夹层 20 例首诊误诊分析 [J]．实用中医内科杂志，2008，22（7）：68—69.

[145] 初贵富，钟立哲，王晶霞．主动脉夹层 20 例早期诊断及误诊分析 [J]．中国误诊学杂志，2008，8（7）：1626—1627.

[146] 张健，杨跃进．心内科常见病用药 [M]．北京：人民卫生出版社，2008：493—526.

[147] 王东波，刘文杰，宋丽平．心血管疾病诊疗常规 [M]．北京：军事医学科学出版社，2008：73—101.

[148] 王立群，刘惠亮，杨贵荣．临床医源性心搏骤停 [M]．北京：军事医学科学出版社，2008：149—165.

[149] 王士雯．妇女心脏病学 [M]．北京：人民军医出版社，2008：875—1018.

[150] 张丽英，苏喜改．心绞痛药物治疗的研究进展 [J]．中国药房，2008，19（23）：1832—1834.

[151] 陆再英．内科学 [M]．第 7 版．北京：人民卫生出版社，2008：352—355.

[152] 徐彦资，高仲阳．全科医生安全用药须知 [M]．北京：人民军医出版社，2008：335—344.

[153] 谢惠民，胡大一．新编心血管临床合理用药 [M]．北京：中国协和医科大学出版社，2008：441—451.

[154] 师海波，王克林．临床最新药物手册 [M]．北京：军事医学科学出版社，2008：507—557.

[155] 孙路路．药物应用常规与禁忌手册 [M]．北京：人民军医出版社，2008：316—378.

[156] 朱文玲，范维琥，高秀芳，等．心脏用药 [M]．第 6 版．北京：人民卫生出版社，2008：308—380.

[157] 刘振华，刘冰，程虹．医疗风险研究的过去、现在与未来 [J]．中国农村医学杂志，2008，6（3）：6—7.

[158] 陈旗，王彤．康复诊疗过程中存在的医疗风险及对策 [J]．中国康复医学杂志，2008，23（5）：447—449.

[159] 元玉子，于艳秋，陶会琴．25 例左心衰竭患者临床误诊分析 [J]．中国实用医学，2009，4（11）：62—63.

[160] 吴玉敏，王丽静．早期复极综合征 16 例临床分析 [J]．中国病案，2009，10（3）：45—46.

[161] 宋淑菊，段婷．临床需要重视以关节肌肉症状首发的感染性心内膜炎 [J]．临床误诊误治，2009，22（1）：30—32.

[162] 赵福郡．心内膜炎误诊为肺结核 1 例及文献复习 [J]．临床肺科杂志，2009，14（5）：701.

[163] 刘建华．肥厚型心肌病误诊 15 例分析 [J]．中国误诊学杂志，2009，9（25）：6148.

[164] 殷艳丽．心尖肥厚型心肌病误诊冠心病 21 例分析 [J]．临床和实验医学杂志，2009，8（1）：85.

[165] 罗旦媚．扩张型心肌病 45 例临床分析 [N]．广东医学院学报，2009，27（4）：437—438.

[166] 张淑梅．心尖肥厚型心肌病误诊为冠心病 5 例分析 [J]．中国社区医师，2009，25（9）：37.

[167] 单自强．扩张型心肌病误诊 26 例分析 [J]．中国误诊学杂志，2009，9（25）：6145—6146.

[168] 李潍林，卢志芬．扩张型心肌病以肺部表现首发误诊 10 例分析 [J]．中国误诊学杂志，2009，9（34）：8437—8438.

[169] 颜建军，杨秀红．糖尿病酮症酸中毒并心包炎一例误诊 [J]．临床误诊误治，2009，22（10）：98—99.

[170] 孙平．缩窄性心包炎 16 例诊断分析 [J]．中国误诊学杂志，2009，9（1）：211.

[171] 吴静，杨莉．32 例急性主动脉夹层的临床分析 [J]．新疆医学，2009，39：62—64.

[172] 王德荣，巍朝阳，韦虎，等．34 例主动脉夹层的临床诊断分析 [N]．川北医学院学报，2009，24（5）：451—452.

[173] 吴朝文．腹主动脉夹层动脉瘤误诊 5 例分析 [J]．中国误诊学杂志，2009，9（27）：6670—6671.

[174] 江永进，陈进昌，洪小苏，等．急性主动脉夹层临床特征及误诊分析 [J]．中国误诊学杂志，2009，9（1）：80—81.

[175] 姜淑芳，巩晓兴，张丽华．急性主动脉夹层首诊误漏诊 18 例分析 [J]．中国误诊学杂志，2009，9（9）：2131—2132.

[176] 苏建宏，余成敏．临床主动脉夹层误诊急性心肌梗死 15 例分析 [J]．中国现代药物应用，2009，3（3）：126.

[177] 李庆功．临床风险管理 [M]．北京：人民卫生出版社，2009：1—18.

[178] 徐泽升，宋志远，马增才．心血管内科速查手册 [M]．南京：凤凰出版传媒集团：江苏科学技术出版社，2009：71—93.

[179] 刘德铭．心血管疾病症状鉴别诊断学 [M]．北京：科学出版社．2009：159—372.

[180] 沈卫峰.冠心病诊治进展 [M].北京：人民军医出版社，2009：378—422.

[181] 孙宁玲.高血压治疗学 [M].北京：人民卫生出版社，2009：317—320.

[182] 胡大一，黄峻.实用临床心血管病学 [M].北京：科学技术文献出版社，2009：1143—1160.

[183] 许顶立.临床心血管内科急症学 [M].北京：科学技术文献出版社，2009：281—291.

[184] 王顺年，吴新荣，蒋琳兰.临床医护用药必备 [M].北京：人民军医出版社，2009：50—85.

[185] 高清芳，刘高峰，颜青.临床药师工作指南 [M].第2版.北京：人民卫生出版社，2009：468—475.

[186] 徐庆科，刘旭，刘虹.心血管药物临床应用新进展 [M].北京：人民军医出版社，2009：16—30.

[187] 胡晋红.新编常用药物手册 [M].第4版.北京：金盾出版社，2009：268—290.

[188] 刘振华，刘子亮.医疗风险重在预防 [J].临床误诊误治，2009，22（2）：3—5.

[189] 孙楠，黎爱军，连斌，等.医疗风险影响因素调查分析和对策研究 [J].中国卫生质量管理，2009，16（4）：5—7.

[190] 赵彦杰，杜丽丽.长期卧床老年患者隐性心力衰竭误诊68例分析 [N].宁夏医科大学学报，2010，32（5）：626—627.

[191] 王秋英，冯桂山.早期复极综合征25例误诊分析 [J].临床荟萃，2010，25（17）：1537—1538.

[192] 高凤敏，赵莹，张雪媛.早期复极综合征误诊36例分析 [J].中国误诊学杂志，2010，10（28）：6930.

[193] 王海涛.病毒性心肌炎误诊为急性心肌梗死11例分析 [J].中国误诊学杂志，2010，10（13）：3152.

[194] 张青山.肥厚型心肌病误诊25例分析 [J].心肺血管病杂志，2010，29（增刊）：42—43.

[195] 付洁.肥厚型心肌病20例误诊分析 [J].临床误诊误治，2010，14：572—573.

[196] 肖国华，杨振邦.浅议β受体功能亢进症的误诊与过度医疗：附13例 [J].医学信息，2010，（7）：1711.

[197] 谢占峰.主动脉夹层动脉瘤尸检病理及临床误诊分析：附7例报告 [N].吉林大学学报：医学版，2010，36（2）：344.

[198] 吴明瑞，叶鸿，陈安清.主动脉夹层的易患因素及误诊原因探析 [J].临床误诊误治，2010，23（10）：965—967.

[199] 王雷，陈方，吴永全.心肌梗死并发症：临床诊断图谱 [M].北京：北京大学医学出版社，2010：48—64.

[200] 宋文宣，李德爱.实用心血管药物学 [M].北京：人民卫生出版社，2010：233—271.

[201] 旅朝霞.心脏瓣膜病 [M].北京：人民卫生出版社，2010：242—278.

[202] 黄建群，齐国光，谷天祥.心脏急症 [M].北京：人民卫生出版社，2010：153—162.

[203] 陈纪林.冠心病介入治疗并发症的防治 [M].北京：人民卫生出版，2010：95—108.

[204] 李德爱，周大勇.常用药物的安全应用 [M].北京：人民卫生出版社，2010：1—49.

[205] 杨庭树，曹剑.心血管用药指南 [M].北京：人民军医出版社，2010：678—679.

[206]《中国国家处方集》编委会.中国国家处方集：化学药品与生物制品卷 [M].北京：人民军医出版社，2010：189—268.

[207] 雷招宝，柳青，贾东岗.临床合理用药270问 [M].北京：化学工业出版社，2010：290—293.

[208] 汪震玲，赵丽.高血压临床用药研究 [J].中国医药指南，2010，8（18）：69—72.

[209] 王伏芬.心绞痛药物治疗的综合运用 [J].中国现代药物应用，2010，4（15）：112—113.

[210] 朱文玲.血管活性药物在心力衰竭治疗中的应用 [J].中国医学前沿杂志：电子版，2010，2（1）：16—19.

[211] 刘文铠，胡松亮，郭湖坤.老年慢性心力衰竭320例的病因与治疗分析 [J].中国社区医师，2010，12（20）：27—30.

[212] 隋忠国，苏乐群，孙伟.临床合理用药指导 [M].北京：人民卫生出版社，2010：20—21.

[213] 李小鹰.心血管药物治疗学 [M].第7版.北京：科学出版社，2010：316—328.

[214] 宋文宣，李德爱.实用心血管药物学 [M].北京：人民卫生出版社，2010：245—252.

[215] 胡大一，马长生.心脏病学实践2010：规范化治疗 [M].北京：人民卫生出版社，2010：576—58.

[216] 林曙光.当代心脏病学新进展：2010[M].北京：人民军医出版社，2010：587—622.

[217] 彭诗祥.论疾病风险与医疗风险 [J].医院管理论坛，2010，27（7）：8—11.

[218] 杨业洲.医患沟通与医疗风险防范 [J].实用妇产科杂志，2010，26（6）：401—404.

[219] 于淼，王妍，谷桂菊．医务工作者在诊疗活动中规避风险的途径和办法 [J]．中国医学伦理学，2010，23（2）：82—83．

[220] 张友忠．早期复极综合征 21 例临床分析 [J]．当代医学杂志，2011，17（10）：74．

[221] 汤建．胸痛误诊为冠心病心绞痛 110 例分析 [J]．中国实用医药，2011，6（12）：102—103．

[222] 冯琳琳，于威威，战皓．感染性心内膜误诊 1 例 [J]．中国医疗前沿，2011，6（8）：64．

[223] 陆跃中，王余兵，刘海波．病毒性心肌炎猝死一例 [J]．临床诊断误治，2011，24（5）：27．

[224] 郭美莲．急性非特异性心包心肌炎误诊为急性心肌梗死 1 例报告 [J]．吉林医学，2011，32（4）：811—812．

[225] 赵彩霞．21 例缩窄性心包炎误诊分析及体会 [J]．中国民间疗法，2011，19（12）：61．

[226] 王克勤，金中奎．血管外科诊疗与风险防范 [M]．北京：人民军医出版社，2011：229—234．

[227] 葛均波．现代心脏病学 [M]．上海：复旦大学出版社，2011：66—75．

[228] 王文，姚崇华．新编高血压药物手册 [M]．北京：人民军医出版社，2011：159—210．

[229] 李少波，姚震．临床高血压用药策略 [M]．北京：人民军医出版社，2011：272—288．

[230] 李少波．心血管药物不良反应与防范 [M]．北京：人民军医出版社，2011：226—251．

[231] 杨宝峰．药理学 [M]．北京：人民卫生出版社，2011：207—280．

[232] 中华医学会心血管病学分会高血压血组．利尿药治疗高血压的中国专家共识 [J]．中华血压杂志，2011，19（3）：214—222．

[233] 李丹，冯志强．抗心律失常药物研究进展 [J]．中国老年保健医学，2011，9（5）：53—56．

[234] 刘力生．中国高血压防治指南 2011[J]．中华高血压杂志，2011（8）：701—743．

[235] 段宗艳．围绝经期综合征患者动态心电图心律失常分析 [J]．临床合理用药杂志，2011，4（22）：60—60．

[236] 郝玉明，谢瑞芹，刘金明．难治性高血压 [M]．北京：科学技术文献出版社，2011：13—28．

[237] 林曙光．当代心脏病学新进展 2011[M]．北京：人民军医出版社，2011：217—222．

[238] 胡大一，马长生．心脏病学实践 2011：新进展与临床案例 [M]．北京：人民卫生出版社，2011：35—41．

[239] 陈校云，孙纽云，林琳，等．我国医疗风险的研究要素和范畴 [J]．中国循证医学杂志，2011，11（5）：479—482．

[240] 梁建业．医疗风险防范及相关问题探讨 [J]．医院管理论坛，2011，28（2）：8—12．

[241] 张建祥，王小美．医疗风险概念的界定 [J]．中国疗养医学，2011，20（10）：916—918．

[242] 艾尔肯，秦永志．论医疗风险防范对策 [J]．中国卫生法制，2011，19（2）：46—51．

[243] 陈校云，孙纽云，高光明，等．我国医疗风险成因分析方法及常见风险因素 [J]．中国医院，2011，15（5）：6—9．

[244] 郭金柱，张巧凤，郝建军．舒张性心力衰竭 142 例临床分析 [J]．包头医学，2012，36（1）：14—15．

[245] 徐冬梅．280 例心力衰竭合并胸腔积液的临床特征观察 [J]．临床医学工程，2012，19（10）：1756—1757．

[246] 王峰，曾华安．急性心肌炎误诊为扩张型心肌病一例 [J]．实用医技杂志，2012，19（12）：1358．

[247] 丁娟，周少明，谭卫群，等．小儿爆发性心肌炎 10 例临床诊治分析 [J]．中国中西医结合儿科学，2012，4（3）：254—255．

[248] 吕振华，陈雪莲．29 例扩张型心肌病临床分析 [J]．中国当代医药，2012，19（10）：182，185．

[249] 张萱，苗紫丽，张丽芳．扩张型心肌病一例误诊 [J]．临床误诊误治，2012，25（2）：8—9．

[250] 严翼飞，卢华文，何世安，等．老年扩张型心肌病 21 例诊治分析 [J]．内科，2012，7（3）：270—272．

[251] 薛令辉，刘义．肥厚型心肌病 36 例临床分析 [J]．临床心血管病杂志，2012，28（2）：114—115．

[252] 许卫君，缪婷婷，王娟，等．心包炎 11 例误诊分析 [J]．东南国防医药，2012，14（3）：251—252．

[253] 罗凤云．以胸痛为首发症状的疾病误诊原因讨论 [J]．临床误诊误治，2012，25（2）：5—6．

[254] 王艳云，徐晓薇．心脏神经症误诊 43 例分析 [J]．中国误诊学杂志，2012，12（8）：1875．

[255] 肖平喜，戴振林，胡作英，等．353 例主动脉夹层中以腹泻为首发表现的临床病例分析 [J]．热带医学杂志，2012，12（12）：1462—1464．

[256] 腾玥，高燕，冯树行，等．主动脉夹层 131 例急诊诊断及误诊分析 [J]．中国误诊学杂志，2012，12（8）：1873．

[257]李德爱，孙伟.心血管内科治疗药物的安全应用[M].北京：人民卫生出版社，2012：1—16.

[258]李为民，李悦.心脏介入治疗并发症防治[M].北京：北京大学医学出版社，2012：222—261.

[259]林曙光.心脏病学进展2012[M].北京：人民卫生出版社，2012：203—206.

[260]张为烈，王青山，尤兆雄.患者安全与合理用药[M].北京：人民军医出版社，2012：262—265.

[261]黄秋玲，戴成家，叶晓虹.血管紧张素Ⅱ受体阻断药的降压作用研究进展[J].中国药业，2012，21（23）：111—112.

[262]艾丽萍.洋地黄在心力衰竭中的应用[J].中国实用医药，2012，7（11）：144.

[263]王海琴，于锋，叶正良，等.心肌缺血药物治疗的研究进展[J].实用心脑肺血管志，2012，20（4）：757—759.

[264]李翠兰，胡大一.抗心律失常药物基因组学与女性心血管健康[J].心血管病学进展，2012，33（5）：569—573.

[265]李少波，姚震.冠心病用药策略[M].北京：人民军医出版社，2012：298—306.

[266]中华医学会心血管病学分会，中华心血管病杂志编辑委员会.右心衰竭诊断和治疗中国专家共识[J].中华心血管病杂志，2012，40：449—461.

[267]陈林祥，余泽洪，彭若宇，等.现代女性心脏病学[M].长沙：湖南科学技术出版社，2012：1—37.

[268]李少波，王忠.心脏急症用药策略[M].北京：人民军医出版社，2012：445—457.

[269]王顺年，李健，吴新荣，等.临床合理用药指南[M].北京：人民军医出版社，2012：189—190.

[270]杨水祥，胡大一.心血管热点荟萃2012[M].北京：人民卫生出版社，2012：25—30.

[271]李德爱，孙伟.心血管内科治疗药物的安全应用[M].北京：人民卫生出版社，2012：46—65.

[272]张石革.药学监护临床用药安全指南[M].北京：北京科学技术出版社，2012：21—46.

[273]孙纽云，许苹，董丹丹.我国骨科医疗风险因素分析及对策研究[J].中国卫生质量管理，2012，19（4）：57—60.

[274]江扬，周琳，许苹，等.41例发生漏误诊的骨科医疗事故案例分析[N].成都医学院学报，2012，7（2）：172—174.

[275]王彦哲.老年人心力衰竭46例误诊分析[J].中国民康医学.2013，25（22）：76，84.

[276]陈丽丽，杨永祥.心力衰竭的早期诊断[J].中国医学前沿杂志：电子版，2013，5（2）：26—29.

[277]李海峰.心力衰竭误诊食道占位1例[J].首都医药，2013，（2）：22.

[278]黄志民.以咳嗽为主的心衰误诊分析[J].临床肺科杂志，2013，18（4）：764，775.

[279]黄建龙，肖志强.老年患者心力衰竭误诊36例临床分析[J].中国卫生产业，2013，（1）：162.

[280]尹进.20例急性心肌梗死的临床误诊分析[J].中国医药指南，2013，11（17）：201—202.

[281]马芷琴，张宏考.54例急性心肌梗死患者误诊的临床分析及防治[J].中国老年保健医学，2013，11（5）：62—63.

[282]张远飞，徐芹.不典型急性心肌梗死误诊38例原因分析[N].楚雄师范学院学报，2013，28（5）：106—108.

[283]杨灵.不典型急性心肌梗死心电图分析[J].中国伤残医学，2013，21（8）：234—235.

[284]于孔玮，尹飞.对于早期急性心肌梗死误诊15例原因分析[J].中国实用医药，2013，8（35）：54—55.

[285]陈华达，梁俊雄，吕博文.非典型急性心肌梗死患者的早期诊断及急诊处理分析[J].中国医药指南，2013，11（1）：8—10.

[286]马兰月.非典型症状急性心肌梗死47例临床误诊分析[J].中国冶金工业医学杂志，2013，30（3）：328—329.

[287]罗金.基层医疗机构不典型急性心肌梗死患者误诊原因分析[J].中国药物经济学，2013，（9）：96—97.

[288]吴庭瑞.基层医院急性心肌梗死误诊的常见原因与防范[J].中国保健营养，2013，（4）：1690—1691.

[289]李伟杰，陈文明，郭石生.急性心肌梗死30例临床误诊分析[J].中国当代医药，2013，20（15）：135—136.

[290]缪媛媛，刘刚，张志强，等.表现为长期发热的感染性心内膜炎三例误诊分析[J].临床误诊误治，2013，26（4）：11—14.

[291]王明朋.亚急性感染性心内膜炎合并脑出血1例误诊分析[J].中国医药指南，2013，11（34）：510—511.

[292] 张岩,孙寒松,胡盛寿,等.感染性心内膜炎 104 例的临床分析 [J].中国胸心血管外科临床杂志,2013,20(5):604—606.

[293] 黄俊,刘甜,蒋祖勋,等.感染性心内膜炎 730 例病原菌构成及药敏分析 [J].岭南心血管病杂志,2013,19(5):568—571.

[294] 吕仕超,张军平.病毒性心肌炎诊断现状与策略 [J].心脏杂志,2013,25(6):742—745.

[295] 张冬梅.急性心肌炎 19 例误诊分析 [J].临床误诊误治,2013,26(2):42—44.

[296] 赵运梅,陈翠荣.酷似急性心肌梗死的重症心肌炎 56 例临床分析 [J].现代诊断与治疗,2013,24(16):3791—3792.

[297] 李正宏.弥漫性心肌炎误诊致死一例分析 [J].云南医药,2013,34(5):459.

[298] 张付来.小儿爆发性心肌炎 15 例误诊分析 [J].中国煤炭工业医学杂志,2013,16(4):643—644.

[299] 吴飞.心肌酶谱检查致儿童病毒性心肌炎误诊原因分析 [J].医技与临床,2013,11(17):54—55.

[300] 张辉,卢新政.心肌炎的研究进展 [J].国际心血管病杂志,2013,40(2):103—107.

[301] 陶然.扩张型心肌病研究近况 [J].河南中医,2013,33(9):1449.

[302] 李丙中.21 例肥厚梗阻型心肌病误诊为冠心病心绞痛的临床分析 [J].中国保健营养,2013,(2):688.

[303] 裴敏,谢明星,吕清.超声心动图评价肥厚型心肌病的研究进展 [J].中国介入影像与治疗学,2013,10(2):120—123.

[304] 白波,张金良,王文娟.心尖部心肌病误诊二例分析 [J].临床误诊误治,2013,26(11):17—18.

[305] 赵禹,曹莉.心尖肥厚型心肌病误诊为冠心病一例 [J].中国疗养医学,2013,22(10):944.

[306] 朱玉峰,王贵明,黄新苗,等.缩窄性心包炎 76 例误诊情况分析 [J].人民军医,2013,56(12):1470—1471.

[307] 吴晓乐,毛朝亮,李良瑛.缩窄性心包炎误诊为肝硬化并结核性腹膜炎 6 例临床分析 [J].贵州医药,2013,37(3):224—225.

[308] 王晓娜,王永生,胡京光.心率变异性及心电图药物试验在心脏神经官能症诊断中作用 [J].临床医学,2013,33(7):4—6.

[309] 刘雪松,韩丹,陈慧君.心血管神经官能症误诊原因临床分析 [J].中国社区医师,2013,15(8):267.

[310] 李莉,凯英.心脏神经官能症与心肌病变 T 波改变的临床比较分析 [N].内蒙古医科大学学报,2013,35(S2):393—394.

[311] 李建平,付细娥,饶华.老年急性主动脉夹层 20 例早期诊断和误诊分析 [J].中国老年学杂志,2013,33(24):6256—6257.

[312] 江近红,戴光荣,刘圆圆.以腹胀、腹痛为首发表现的急性主动脉夹层二例误诊分析 [J].临床误诊误治,2013,26(8):11—14.

[313] 张洋,王怡,丁波,等.主动脉夹层 12 例误诊原因分析 [J].临床误诊误治,2013,26(10):29—31.

[314] 袁鼎山,李爱林.主动脉夹层 33 例误诊漏诊原因分析 [J].心血管康复医学杂志,2013,22(6):602—604.

[315] 蔡远翔,李伟明,徐亚伟,等.主动脉夹层 64 例临床诊断及误诊分析 [J].临床肺科杂志,2013,18(3):439—441.

[316] 王君芳.主动脉夹层八例误诊原因分析 [J].临床误诊误治,2013,26(7):72—73.

[317] 马宏喜.主动脉夹层分离 128 例误诊分析及预防对策 [N].延安大学学报:医学科学版,2013,11(3):37—38.

[318] 刘超,马洪生.主动脉夹层临床诊断与误诊因素分析 [N].贵阳中医学院学报,2013,35(2):87—88.

[319] 黄雷,利双高,黄翠,等.主动脉夹层破裂致使 63 例法医病理学分析 [J].法医学杂志,2013,29(4):273—275.

[320] 刘昭民,徐桂波.主动脉夹层误诊 26 例分析 [J].临床误诊误治,2013,26(11):8—10.

[321] 刘霞.主动脉夹层误诊分析研究 [J].中国医药指南,2013,11(9):491—493.

[322] 刘扬,魏世坤,赵红卫.主动脉夹层误诊为腰椎间盘突出症一例 [J].临床误诊误治,2013,26(3):11—12.

[323] 边毅，杨丽娜，杨智勇．主动脉夹层易误诊急性心肌梗死的原因：附16例临床分析 [J]．辽宁医学杂志，2013，27（3）：121—123.

[324] 梁铭会．医院患者安全目标手册 [M]．北京：科学技术文献出版社，2013：74—83.

[325] 梅长林，李兆申，朱樑．内科手册 [M]．第7版．北京：人民卫生出版社，2013：304—365.

[326] 沈卫峰，张凤如．心血管疾病并发症防治进展 [M]．上海：上海科学技术出版社，2013：347—395.

[327] 刘世明，陈敏生，罗健东．心血管疾病药物治疗与合理用药 [M]．北京：科学技术文献出版社，2013：415—423.

[328] 杨水祥，胡大一．心血管热点荟萃2013[M]．北京：人民卫生出版社，2013：133—135.

[329] 李小鹰．心血管疾病药物治疗学 [M]．第2版．北京：人民卫生出版社，2013：1089—1093.

[330] 胡大一，马长生．心脏病学实践2013[M]．北京：人民卫生出版社，2013：27—29.

[331] 李少波，陈武．高血压病联合用药策略 [M]．北京：人民军医出版社，2013：329—336.

[332] 胡爱玉，张鲁忠．抗高血压药的临床应用 [J]．中国医药指南，2013，11（15）：410—411.

[333] 王光伟，叶锋．医疗风险防范的思考 [J]．解放军医院管理杂志．2013，20（1）：37—39.

[334] 王朴芬．急性心肌梗死误诊分析 [J]．中国社区医师，2014，30（3）：96，99.

[335] 李玉峰．15例不典型急性心肌梗死误诊分析 [J]．中外医学研究，2014，12（9）：112—114.

[336] 杨兵兵．不典型急性心肌梗死的临床特点分析 [J]．基层医学论坛，2014，18（13）：1686—1687.

[337] 胡廷华．急性心肌梗死误诊分析 [J]．实用心脑肺血管病杂志，2014，22（1）：87—88.

[338] 寇雄，王小鹏，宋仁杰，等．老年急性心肌梗死急诊误诊原因分析 [J]．吉林医学，2014，35（6）：1235—1236.

[339] 温昌霖，朱焕明，徐兴森．感染性心内膜炎误诊为上呼吸道感染1例 [J]．人民军医，2014，57（2）：159.

[340] 全春花，白玉．亚急性感染性心内膜炎1例误诊原因分析 [J]．吉林医学，2014，35（1）：220.

[341] 董甲贵，饶敏，慕永勇，等．亚急性感染性心内膜炎反复误诊1例分析 [J]．临床肺科杂志，2014，19（1）：177，179.

[342] 李鸣，于建云，李桢，等．双胞胎兄妹病毒性心肌炎误诊致死亡分析 [J]．临床误诊误治，2014，27（5）：11—12.

[343] 潘晓波，孙景辉，高齐．儿童病毒性心肌炎诊疗进展 [J]．中国实验诊断学，2014，18（5）：863—867.

[344] 杨冉，陶文鸿，曹永政，等．超声误诊扩张型心肌病合并右冠状动脉先天细小1例 [J]．临床超声医学杂志，2014，16（5）：309.

[345] 李晓，高敏．心脏神经官能症的鉴别诊断和治疗 [J]．内蒙古医学杂志，2014，46（5）：597—598.

[346] 刘玉芳，曹灵红．急性主动脉夹层36例误诊分析 [J]．中国医药指南，2014，12（16）：185—186.

[347] 王波，马志军，孙鑫，等．医疗安全风险干预研究 [J]．西北国防医学杂志，2014，35（3）：290—292.

[348] 孙鑫，王波，马志军，等．医疗安全风险评估标准体系研究 [J]．西北国防医学杂志，2014，35（3）：294—296.

[349] 尹强，王波，王东红，等．医疗安全风险预警机制研究 [J]．西北国防医学杂志，2014，35（3）：288—290.

[350] 张红宇，张洁，杜淑英，等．医务社会工作参与高风险病例管理的探讨 [J]．中国病案，2014，15（6）：36—37.

[351] 陈姿如，陈礼明，吴名．医疗纠纷的防范途径 [J]．解放军医院管理杂志，2014，21（1）：42—43，74.

[352] 许蓓蓓，马雯，俞国培，等．国内外心脏疾病医疗服务质量评估现状 [J]．中国医院管理，2014，34（4）：27—30.

[353] 顾颖超．医疗纠纷的现状、成因及对策思考 [N]．镇江高专学报，2014，27（3）：32—34.

[354] 郑涛，符晓婷，刘月星，等．上海市医疗质量安全事件原因分析及对策研究 [J]．中国医院，2014，18（6）：18—20.

[355] 吴琼诗，王和芳，陈翠，等．临床用药管理常见问题及应对措施 [J]．现代生物医学进展，2014，14（6）：1148—1151，117.

[356] 李少波，陈武．女性心脏病用药策略［M］．北京：人民军医出版社，2014：35—90.

[357] 王赟，关怀敏，解金红，等．经皮室间隔隧道化学消融术治疗肥厚梗阻型心肌病患者短期生存质量及影响因素的研究［J］．实用医学杂志，2014，30（9）：139—140.

[358] 蒋雄京，董徽．经导管射频消融去肾交感神经术治疗难治性高血压：现实与挑战［J］．中华高血压杂志，2014，2（5）：418—20.

[359] 吴弘，王启平，秦永文，等．经皮腔内室间隔心肌消融术治疗肥厚型梗阻性心肌病的长期疗效及安全性观察［J］．介入放射学杂志，2014，23（2）：104—107.

[360] 刘春霞，熊峰，唐炯，等．肥厚型梗阻性心肌病经酒精室间隔消融术后心脏结构及功能变化［J］．岭南心血管病杂志，2014，20（5）：622—624.

[361] 官功昌，张勇，王军奎，等．经皮冠状动脉室间隔化学消融术治疗肥厚型心肌病疗效观察［J］．陕西医学杂志，2014，43（1）：55—57.

[362] 杨晶，陈燕．心电图在心肌梗死和肺检塞早期鉴别诊断中的应用价值［J］．中外医学研究，2014.12（5）：60—61.

[363] 樊刚，王治伦．经导管介入治疗在急性肺检塞中的临床应用研究［J］．基层医学论坛，2014，18（13）：1640—1642.

[364] 刘向东，赵家宁，梁玉龙，等．下肢深静脉血栓并发急性肺栓塞的肺内血栓分布特点及血管腔内治疗的临床效果［J］．中国介入影像与治疗学，2014，11（12）：71—774.

[365] 李星星，顾若曦，荆全民，等．经皮经腔间隔心肌化学消融术治疗梗阻性肥厚型心肌病的长期疗效［J］．中国循环杂志，2014，29（1）：71.

[366] 张眉，殷跃辉．肾脏去交感神经术的研究新进展［J］．保健医学研究与实践，2014，11（3）：86—89.

[367] 李博，孙水杰，刘俊松，等．血清 γ 谷氨酰转移酶水平与肥厚型心肌病心功能的相关性研究［N］．中国医药导报，2015，12（2）：30—33.

[368] 刘出，黄晶．顽固性高血压的诊断和治疗［J］．心血管病学进展，2015，36（6）：713—717.

[369] 郭晓琳，王爱玲．84 例肥厚型心肌病患者的临床特点和治疗分析［J］．安徽医学，2015，38（7）：837—840.

[370] 阙通，郭俊，陈亮，等．经皮室间隔心肌化学消融术治疗老年梗阻性肥厚型心肌病临床疗效及安全性［J］．介入放射学杂志，2015，24（11）：46—949.

[371] 石蕴琦，李占全．梗阻性肥厚型心肌病介入治疗与手术治疗的比较［J］．中国介入心脏病学杂志，2015，23（5）：291—293.

[372] 刘荐，乔树样，胡奉还，等．经皮室间消融术治疗肥厚型心肌病的长期预后及其影响因素［J］．中华心血管病杂志，2016，44：771—76.

[373] 吴文婷，张格，刘小艳．肥厚型心肌病患者 γ 谷氨酰转移酶水平与左心功能的相关性［J］．安徽医学，2016，37（11）：1425—1428.

[374] 李正义，康瑜，李伟，等，经皮室间隔心肌化学消融对肥厚型梗阻性心肌病患者 LVOTG 及室间隔厚度的影响［N］．贵阳医学院学报，2016，41（10）：1216—1219.

[375] 杨铭心，何俊毅，白淑情，等．不同危险因素肺栓塞患者抗凝 3 个月的临床疗效［J］．中华临床医师杂志（电子版），2016，10（17）：2539—2542.

[376] 赵华，何继强，姜蓓，等．间隔心肌消融术与药物保守治疗对梗阻性肥厚型心肌病疗效的对比［J］．中华心血管病杂志，2016，44（12）：1015—1018.

[377] 周小玲，陈珏，李攀．经皮导管射频消融去肾脏交感神经术治疗顽固性高血压的治疗现状［J］．国际心血管病杂志，2016，43（4）：221—223.

[378] 汪浩，沙巴尔·肉孜阿吉，马翔，等．经导管主动脉瓣置换相关并发症的现状与进展［J］．中国介入心脏病学杂志，2017 年，25（10）：594—597.

[379] 张慧平，艾虎．经导管主动脉瓣置换术并发症的诊治进展［J］．中国循环杂志，2017，32（2）：203—206.

[380] 邓丹，孟璟，曲小龙，等．室间隔化学消融术治疗肥厚型梗阻性心肌病的临床疗效分析［N］．第三军医大学学报，

2017, 39（16）：1673—1678.

[381] 张宾，王飞，李畅忠，等.益气复脉注射液对肥厚型梗阻性心肌病患者的疗效以及对血清相关因子的影响[J].中国循证心血管医学杂志，2017，9（2）：215—217.

[382] 中华医学会心血管病学分会，中国成人肥厚型心肌病诊断与治疗指南编写组，中华心血管病杂志编辑委员会.中国成人肥厚型心肌病诊断与治疗指南[J].中华心血管病杂志，2017，45（12）：1015—1032.

[383] 中华医学会外科学分会血管外科学组.深静脉血栓形成的诊断和治疗指南[J].第3版.中国血管外科杂志（电子版），2017，94：250—257.

[384] 王礼琳，范洁，张进，等.去肾脏交感神经术治疗顽固性高血压的疗效观察[J].CJCM中医临床研究，2018，10（35）：22—25.

[385] 陈晓红.中国误诊大数据分析（上册）[M].南京：东南大学出版社，2018，158—223.

[386] 蔡华，张领，李满生，等.间隔心肌消融术与单纯药物治疗梗阻性肥厚型心肌病的临床对照研究[J].中西医结合心脑血管病杂志，2019，17（24）：3894—3897.

[387] 成泽怡，郭应强.经导管主动脉瓣置换术并发症的最新进展[J].中国胸心血管外科临床杂志，2019，26（5）：494—498.

[388] 杜开亮，汪建中.介入治疗急性肺栓塞50例临床分析[N].北华大学学报（自然科学版），2019，20（4）：520—523.

[389] 苏奕明，许太福，侯培勇，等.导管引导介入治疗急性中高危肺动脉栓塞临床研究[J].现代生物医学进展，2019，19（14）：2787—2792.

[390] 落文正，曲新凯，方唯.脊动脉去神经治疗在顽圆性高血压治疗中的应用[J].老年医学与保健，2019，25（2）：129—132.

[391] 周达新，葛均波，张晓春，等.中国经导管左心耳封堵术临床路径专家共识[J].中国介入心脏病学杂志，2019，27（12）：661—672.

[392] 江立生，何奔，马长生，等.中国左心耳封堵预防心房颤动卒中专家共识（2019）[J].中华心血管病杂志，2019，47（12）：937—955.

[393] 李玉豪，雷长城.经皮左心耳封堵术在预防心房颤动患者脑卒中的应用前景[J].心血管病学进展，2019，40（8）：1083—1087.

[394] 孙林列，朱凌燕.老年心房颤动患者抗凝服药依从性及其影响因素分析[J].心血管病学进展，2020，41（9）：978—983.

[395] 唐超，赵立志.经导管射频消融去肾脏交感神经术治疗难治性高血压研究现状[J].心血管病学进展，2020，41（2）：155—158.

[396] 李伯慧，何宇欣，刘先宝，等.主动脉瓣钙化相关的经导管主动脉瓣置换术并发症的现状与进展[J].心电与循环，2020，39（3）：304—307.

[397] 常康，王静，杨帆，等.经皮心肌内室间隔射频消融术治疗梗阻性肥厚型心肌病患者心脏功能的全面评估：六个月的随访研究[J].中华医学超声杂志（电子版），2020，17（5）：409—415.

[398] 何奔.左心耳封堵术技术要点与实战攻略[M].上海：上海科学技术出版社，2021：101—105.

[399] 徐东辉，罗新锦，王旭，等.经股动脉经导管主动脉瓣置换术（TAVR）治疗单纯主动脉瓣关闭不全129例的临床疗效分析及术前评估[J].中国胸心血管外科临床杂志，2021，28（8）：1—7.

[400] 李亚会，黄从新.左心耳封堵术常见并发症及其防治心血管病学进展[J].2021，42（5）：408—410，416.

[401] Jørgensen ME, Hlatky MA, Køber L, et al. β -blocker-associated risks in patients with uncomplicated hypertension undergoing noncardiac surgery[J]. JAMA Intern Med, 2015,175(12):1923.

[402] Zeitler EP, Hellkamp AS, Fonarow GC, et al. Primary prevention implantable cardioverter-defibrillators and survival in older women[J]. JACC Heart Fail, 2015,3(2):159.

[403] Huang BT, Huang FY, Zuo ZL, et al. Meta-analysis of relation between oral β -blocker therapy and outcomes in patients with acute myocardial infarction who underwent percutaneous coronary intervention[J]. Am J Cardiol,

2015,115(11):1529.

[404] Li H,Yu H,Zeng C,et al. Renal denervation using catheter-based radiofrequency ablation with temperature control:renovascular safety profile and underlying mechanisms in a hypertensive canine model[J]. Clin Exp Hypertens, 2015,37(3):207-211.

[405] Lang RM,Badano LP,Mor-Avi V,et al.Recommendations for cardiac chamber quantification by echocardiography in adults: an update from the American Society of Echocardiography and the European Association of Cardiovascular Imaging[J]. Eur Heart J Cardiovasc Imaging, 2015,16(3):233-70.

[406] Felix Samuel Shonyela, Shuangqiang Yang,Bo Liu,et al.Postoperative acute pulmonary embolism following pulmonary resections[J]. Ann Thorac Cardiovasc Surg, 2015,21(5):409-417.

[407] Xia J, Qu Y, Yin C, et al. Preoperative rosuvastatin protects patients with coronary artery disease undergoing noncardiac surgery[J]. Cardiology, 2015,131(1):30.

[408] Fanaroff AC, Rymer JA, Goldstein SA, et al. Does this patient with chest pain have acute coronary syndrome?: The rational clinical examination systematic review[J]. JAMA, 2015,314(18):1955-65.

[409] Estévez-Loureiro R, Arzamendi D, Freixa X, et al. Percutaneous mitral valve repair for acute mitral regurgitation after an acute myocardial infarction[J]. J Am Coll Cardiol, 2015,66(1):91-92.

[410] Than MP, Pickering JW, Aldous SJ, et al. Effectiveness of EDACS versus ADAPT accelerated diagnostic pathways for chest pain: A pragmatic randomized controlled trial embedded within practice[J]. Ann Emerg Med, 2016,68(1):93.

[411] Kubica J, Adamski P, Ostrowska M, et al. Morphine delays and attenuates ticagrelor exposure and action in patients with myocardial infarction: The randomized, double-blind, placebo-controlled IMPRESSION trial[J]. Eur Heart J, 2016,37(3):245.

[412] Hollander JE, Than M, Mueller C. State-of-the-art evaluation of emergency department patients presenting with potential acute coronary syndromes[J]. Circulation, 2016,134(7):547.

[413] Schlotter F, de Waha S, Eitel I, et al. Interventional post-myocardial infarction ventricular septal defect closure: A systematic review of current evidence[J]. EuroIntervention, 2016,12(1):94.

[414] Kiehl EL, Makki T, Kumar R, et al. Incidence and predictors of right ventricular pacing-induced cardiomyopathy in patients with complete atrioventricular block and preserved left ventricular systolic function[J]. Heart Rhythm, 2016,13(12):2272-2278.

[415] Talal Dahhan,Irfan Siddiqui,Victor F,et al.Clinical and echocardiographic predictors of mortality in acute pulmonary embolism[J]. Cardiovasc Ultrasound, 2016,14(1):44-51.

[416] Sen-Chowdhry S,Jacoby D,Moon JC,et al. Update on hypertrophic cardiomyopathy and a guide to the guidelines[J]. Nat Rev Cardiol, 2016,13(11):651-675.

[417] Kiuchi MG, Graciano ML, de Queiroz Carreira MAM, et al. Long-term effects of renal sympathetic denervation on hypertensive patients with mild to moderate chronic kidney disease[J]. J Clin Hypertens(Greenwich), 2016,18(3):190-196.

[418] van Brussel PM,Eeftinck Schattenkerk DW, Dobrowolski LC, et al. Effects of renal sympathetic denervation an cardiac sympathetic activity and function in patients with therapy resistant hypertension[J]. Int J Cardiol, 2016,202:609-614.

[419] Evans M, Carrero JJ, Szummer K, et al .Angiotensin-converting enzyme inhibitors and angiotensin receptor blockers in myocardial infarction patients with renal dysfunction[J]. J Am Coll Cardiol, 2016,67(14):1687.

[420] Ponikowski P, Voors AA, Anker SD, et al. Authors/Task Force Members, 2016 ESC Guidelines for the diagnosis and treatment of acute and chronic heart failure: The Task Force for the diagnosis and treatment of acute and chronic heart failure of the European Society of Cardiology (ESC)developed with the special contribution of the Heart Failure Association (HFA) of the ESC[J]. Eur Heart J, 2016,37(27):2129.

[421] Arumugam S, Sreedhar R, Thandavarayan RA, et al. Angiotensin receptor blockers: Focus on cardiac and renal injury[J]. Trends Cardiovasc Med, 2016,26(3):221.

[422] Ferrario CM, Ahmad S, Varagic J, et al. Intracrine angiotensin II functions originate from noncanonical pathways in the human heart[J]. Am J Physiol Heart Circ Physiol, 2016,311(2):H404.

[423] Yancy CW, Jessup M, Bozkurt B, et al, 2017 ACC/AHA/HFSA focused update of the 2013 ACCF/AHA guideline for the management of heart failure: A report of the American College of Cardiology/American Heart Association Task Force on Clinical Practice Guidelines and the Heart Failure Society of America[J]. Circulation, 2017,136(6):e137.

[424] Fengler K, Ewen S. Hollriegel R, et al. Blood pressure response to main renal artery and combined main renal artery plus branch renal denervation in patients with resistant hypertension[J]. J Am Heart Assoc, 2017,6(8):e006196-e006196.

[425] Graif A,Grilli CJ, Kimbiris G,et al. Comparison of ultrasound-accelerated versus pigtail catheter-directed thrombolysis for the treatment of acute massive and submassive pulmonary embolism[J]. J Vasc lnterv Radiol, 2017,28(10):1339-1347.

[426] Townsend RR, Mahfoud F, Kandzari DE, et al. Catheter-based renal denervation in patiens with uncontrolled hypertension in the absence of antihypertensive medications(SPYRAL HTN-OFF MED): A randomised,sham-controlled,proof-of-concept trial[J]. Lancet, 2017,390(10108):2160-2170.

[427] Saberi S, Wheeler M, Bragg-Gresham J,et al. Effect of moderate-intensity exercise training on peak oxygen consumption in patients with hypertrophic cardiomyopathy: A randomized clinical trial[J]. JAMA, 2017,317:1349-1357.

[428] Rastegar H, Boll G,Rowin EJ, et al.Results of surgical septal myectomy for obstructive hypertrophic cardiomyopathy: The tufts experience[J]. Ann Cardiothorac Surg, 2017,6(4):353-363.

[429] Sultan I,Siki M, Wallen T,et al. Management of coronary obstruction following transcatheter aortic valve replacement[J]. J Card Surg, 2017,32(12):777-781.

[430] Gonska B,Seeger J,Baarts J,et al. The balloon-expandable Edwards Sapien 3 valve is superior to the self-expanding Medtronic CoreValve in patients with severe aortic stenosis undergoing transfemoral aortic valve implantation[J]. J Cardiol, 2017,69(6):877-882.

[431] Lempereur M,Aminian A,Freixa X,et al. Device-associated thrombus formation after left atrial appendage occlusion: A systematic review of events reported with the Watchman, the Amplatzer Cardiac Plug and the Amulet[J]. Catheter Cardiovasc Interv, 2017,90(5):E111-E121.

[432] Dondo TB, Hall M, West RM, et al. β -blockers and mortality after acute myocardial infarction in patients without heart failure or ventricular dysfunction[J]. J Am Coll Cardiol, 2017,69(22):2710.

[433] Hong C, Alluri K, Shariff N, et al. Usefulness of the CHA_2DS_2-VASc Score to predict mortality in defibrillator recipients[J]. Am J Cardiol, 2017,120(1):83.

[434] Bilchick KC, Wang Y, Cheng A, et al. Seattle Heart Failure and Proportional Risk Models predict benefit from implantable cardioverter-defibrillators[J]. J Am Coll Cardiol, 2017,69(21):2606.

[435] Loscalzo J. Is oxygen therapy beneficial in acute myocardial infarction? Simple question, complicated mechanism, simple answer[J]. N Engl J Med, 2017,377(13):1286.

[436] Berwanger O, de Barros E, Silva PG, et al. Atorvastatin for high-risk statin-naïve patients undergoing noncardiac surgery: The Lowering the Risk of Operative Complications Using Atorvastatin Loading Dose (LOAD) randomized trial[J]. Am Heart J, 2017,184:88.

[437] Hofmann R, James SK, Jernberg T, et al. Oxygen therapy in suspected acute myocardial infarction[J]. N Engl J Med, 2017,377(13):1240.

[438] Ouweneel DM, Eriksen E, Sjauw KD, et al. Percutaneous mechanical circulatory support versus intra-aortic balloon

pump in cardiogenic shock after acute myocardial infarction[J]. J Am Coll Cardiol, 2017,69(3):278.

[439] Ouweneel DM, Eriksen E, Seyfarth M, et al. Percutaneous mechanical circulatory support versus intra-aortic balloon pump for treating cardiogenic shock: Meta-analysis[J]. J Am Coll Cardiol, 2017,69(3):358-360.

[440] Masoudi FA, Ponirakis A, de Lemos JA, et al. Trends in U.S. Cardiovascular care: 2016 Report from 4 ACC national cardiovascular data registries[J]. J Am Coll Cardiol, 2017,69(11):1427-1450.

[441] D'Souza R, Ostro J, Shah PS, et al. Anticoagulation for pregnant women with mechanical heart valves: A systematic review and meta-analysis[J]. Eur Heart J, 2017,38(19):1509-1516.

[442] Steinberg ZL, Dominguez-Islas CP, Otto CM, et al. Maternal and fetal outcomes of anticoagulation in pregnant women with mechanical heart valves[J]. J Am Coll Cardiol, 2017,69(22):2681.

[443] Nishimura RA, Otto CM, Bonow RO, et al, 2017 AHA/ACC focused update of the 2014 AHA/ACC guideline for the management of patients with valvular heart disease: A report of the American College of Cardiology/American Heart Association Task Force on Clinical Practice Guidelines[J]. J Am Coll Cardiol, 2017,70(2):252-289.

[444] Cahill TJ, Harrison JL, Jewell P, et al. Antibiotic prophylaxis for infective endocarditis: A systematic review and meta-analysis[J]. Heart, 2017,103(12):937-944.

[445] Chen TT, Yeh YC, Chien KL, et al. Risk of infective endocarditis after invasive dental treatments: Case-only study[J]. Circulation, 2018,138(4):356-363.

[446] Janszky I, Gémes K, Ahnve S, et al. Invasive procedures associated with the development of infective endocarditis[J]. J Am Coll Cardiol, 2018,71(24):2744-2752.

[447] Thornhill MH, Gibson TB, Cutler E, et al. Antibiotic prophylaxis and incidence of endocarditis before and after the 2007 AHA recommendations[J]. J Am Coll Cardiol, 2018,72(20):2443-2454.

[448] Pereira NL, Grogan M, Dec GW. Spectrum of restrictive and infiltrative cardiomyopathies: Part 1 of a 2-part series[J]. J Am Coll Cardiol, 2018,71(10):1130-1148.

[449] Østergaard L, Valeur N, Ihlemann N, et al. Incidence of infective endocarditis among patients considered at high risk[J]. Eur Heart J, 2018,39(7):623-629.

[450] Zegri-Reiriz I, de Alarcón A, Muñoz P, et al. Infective endocarditis in patients with bicuspid aortic valve or mitral valve prolapse[J]. J Am Coll Cardiol, 2018,71(24):2731-2740.

[451] Thornhill MH, Jones S, Prendergast B, et al. Quantifying infective endocarditis risk in patients with predisposing cardiac conditions[J]. Eur Heart J, 2018,39(7):586-595.

[452] Duncan D, Sankar A, Beattie WS, et al. Alpha-2 adrenergic agonists for the prevention of cardiac complications among adults undergoing surgery[J]. Cochrane Database Syst Rev, 2018,3:CD004126.

[453] Goldsweig AM, Wang Y, Forrest JK, et al. Ventricular septal rupture complicating acute myocardial infarction: Incidence, treatment, and outcomes among medicare beneficiaries 1999-2014[J].Catheter Cardiovasc Interv, 2018,92(6):1104.

[454] Regitz-Zagrosek V, Roos-Hesselink JW, Bauersachs J, et al, 2018 ESC Guidelines for the management of cardio-vascular diseases during pregnancy[J]. Eur Heart J, 2018,39(34):3165-3241.

[455] Ibanez B, James S, Agewall S, et al, 2017 ESC Guidelines for the management of acute myocardial infarction in patients presenting with ST-segment elevation: The Task Force for the management of acute myocardial infarction in patients presenting with ST-segment elevation of the European Society of Cardiology (ESC)[J]. Eur Heart J, 2018,39(2):119-177.

[456] Thiele H, Akin I, Sandri M, et al. One-Year outcomes after PCI strategies in cardiogenic shock[J]. N Engl J Med, 2018,379(18):1699-1710.

[457] Lyon AR, Yousaf N, Battisti NML, et al. Immune checkpoint inhibitors and cardiovascular toxicity[J]. Lancet Oncol, 2018,19(9):e447-e458.

[458] Restrepo MI, Reyes LF. Pneumonia as a cardiovascular disease[J]. Respirology, 2018,23(3):250-259.

[459] Cox JL, Ad N, Churyla A, et al. The maze procedure and postoperative pacemakers[J]. Ann Thorac Surg, 2018, 106(5):1561-1569.

[460] Jasper R, Skelding K. Cardiovascular disease risk unmasked by pregnancy complications[J]. Eur J Intern Med, 2018,57:1-6.

[461] Bukowska A, Hammwöhner M, Corradi D, et al. Atrial thrombogenesis in atrial fibrillation: Results from atrial fibrillation models and AF-patients[J]. Herzschrittmacherther Elektrophysiol, 2018,29(1):76-83.

[462] Kim D, Shim CY, Hong GR, et al. Sinus node dysfunction after surgical atrial fibrillation ablation with concomitant mitral valve surgery: Determinants and clinical outcomes[J]. PLoS One, 2018,13(9):e0203828.

[463] Zeppenfeld K. Ventricular tachycardia ablation in nonischemic cardiomyopathy[J]. JACC Clin Electrophysiol, 2018,4(9):1123-1140.

[464] Li Y, Pan A, Wang DD, et al. Impact of healthy lifestyle factors on life expectancies in the US population[J]. Circulation, 2018,138(4):345-355.

[465] Watkins DA, Beaton AZ, Carapetis JR, et al. Rheumatic heart disease worldwide: JACC Scientific Expert Panel[J]. J Am Coll Cardiol, 2018,72(12):1397-1416.

[466] Rabinowitz EJ, Meyer DB, Kholwadwala P, et al. Does prophylactic ibuprofen after surgical atrial septal defect repair decrease the rate of post-pericardiotomy syndrome[J]. Pediatr Cardiol, 2018,39(8):1535-1539.

[467] Paiardi S, Pellegrino M, Cannata F, et al. Transitory effusive-constrictive pericarditis[J]. Am J Emerg Med, 2018, 36(3):524.e1-524.e6.

[468] Pascall E, Tulloh RM. Pulmonary hypertension in congenital heart disease[J]. Future Cardiol, 2018,14(4):343-353.

[469] Brida M, Gatzoulis MA. Pulmonary arterial hypertension in adult congenital heart disease[J]. Heart, 2018,104(19):1568-1574.

[470] Graham MM, Sessler DI, Parlow JL, et al. Aspirin in patients with previous percutaneous coronary intervention undergoing noncardiac surgery[J]. Ann Intern Med, 2018,168(4):237.

[471] Al-Khatib SM, Stevenson WG, Ackerman MJ, et al, 2017 AHA/ACC/HRS guideline for management of patients with ventricular arrhythmias and the prevention of sudden cardiac death: A report of the American College of Cardiology/American Heart Association Task Force on Clinical Practice Guidelines and the Heart Rhythm Society[J]. J Am Coll Cardiol, 2018,72(14):e91.

[472] Nevzorov R, Goldenberg I, Konstantino Y, et al. Developing a risk score to predict mortality in the first year after implantable cardioverter defibrillator implantation: Data from the Israeli ICD Registry[J]. J Cardiovasc Electrophysiol, 2018,29(11):1540.

[473] Turagam MK,Velagapudi P,Kar S,et al. Cardiovascular therapies targeting left atrial appendage[J]. J Am Coll Cardiol, 2018,72(4):448-463.

[474] Das S,Das N,Serota H, et al. A retrospective review of patients with massive and submassive pulmonary embolism treated with AngioJet rheolytic thrombectomy with decreased complications due to changes in thrombolytic and procedural modifications[J]. Vascular, 2018, 26(2): 163-168.

[475] A lbaghdadi M S, Dudzinski D M,Giordano N,et al. Cardiopulmonary exercise testing in patients following massive and submassive pulmonary embolism[J]. Journal of the American Heart Association, 2018,7(5):6841-6853.

[476] Avgerinos ED, Abou Ali AN, Liang NL,et al. Catheter-directed interventions compared with systemic thrombolysis achieve improved ventricular function recovery at a potentially lower complication rate for acute pulmonary embolism[J]. J Vasc Surg Venous Lymphat Disord, 2018,6(4):425-432.

[477] Boersma LV,Ince H,Kische S,et al. Evaluating real-world clinical outcomes in atrial fibrillation patients receiving the WATCHMAN left atrial appendage closure technology:Final 2-year outcome data of the EWOLUTION trial focusing on history of stroke and hemorrhage[J]. Cire Arrhythm Electrophysiol, 2019,12 (4):e006841.

[478] Desai AS, Solomon SD, Shah AM, et al, EVALUATE-HF Investigators. Effect of Sacubitril-Valsartan vs Enalapril

on aortic stiffness in patients with heart failure and reduced ejection fraction: A randomized clinical trial[J]. JAMA, 2019,322(11):1077.

[479] Ranjbar R, Shafiee M, Hesari A, et al. The potential therapeutic use of renin-angiotensin system inhibitors in the treatment of inflammatory diseases[J]. J Cell Physiol, 2019,234(3):2277.

[480] Velazquez EJ, Morrow DA, DeVore AD, et al, PIONEER-HF Investigators. Angiotensin-Neprilysin inhibition in acute decompensated heart failure[J]. N Engl J Med, 2019,380(6):539.

[481] Vardeny O, Claggett B, Kachadourian J, et al. Reduced loop diuretic use in patients taking sacubitril/valsartan compared with enalapril: The PARADIGM-HF trial[J]. Eur J Heart Fail, 2019,21(3):337.

[482] Januzzi JL Jr, Prescott MF, Butler J, et al, PROVE-HF Investigators. Association of change in N-Terminal Pro-B-Type natriuretic peptide following initiation of Sacubitril-Valsartan treatment with cardiac structure and function in patients with heart failure with reduced ejection fraction[J]. JAMA, 2019,322(11):1085.

[483] Burke RM, Lighthouse JK, Mickelsen DM, et al. Sacubitril/Valsartan decreases cardiac fibrosis in left ventricle pressure overload by restoring PKG signaling in cardiac fibroblasts[J]. Circ Heart Fail, 2019,12(4):e005565.

[484] Barber M, Nguyen LS, Wassermann J, et al. Cardiac arrhythmia considerations of hormone cancer therapies[J]. Cardiovasc Res, 2019,115(5):878-894.

[485] Alkhouli M, Friedman PA. Ischemic stroke risk in patients with nonvalvular atrial fibrillation: JACC review topic of the week[J]. J Am Coll Cardiol, 2019,74(24):3050-3065.

[486] Neumann FJ, Sousa-Uva M, Ahlsson A, et al, 2018 ESC/EACTS guidelines on myocardial revascularization[J]. Eur Heart J, 2019,40(2):87.

[487] Vallabhajosyula S, Dunlay SM, Prasad A, et al. Acute noncardiac organ failure in acute myocardial infarction with cardiogenic shock[J]. J Am Coll Cardiol, 2019,73(14):1781.

[488] Vallabhajosyula S, Arora S, Sakhuja A, et al. Trends, predictors, and outcomes of temporary mechanical circulatory support for postcardiac surgery cardiogenic shock[J]. Am J Cardiol, 2019,123(3):489.

[489] Thiele H, Zeymer U, Thelemann N, et al. Intraaortic balloon pump in cardiogenic shock complicating acute myocardial infarction: Long-term 6-year outcome of the randomized IABP-SHOCK Ⅱ trial[J]. Circulation, 2019, 139(3):395.

[490] Russo JJ, Aleksova N, Pitcher I, et al. Left ventricular unloading during extracorporeal membrane oxygenation in patients with cardiogenic shock[J]. J Am Coll Cardiol, 2019,73(6):654.

[491] Guglin M, Zucker MJ, Bazan VM, et al. Venoarterial ECMO for adults: JACC Scientific Expert Panel[J]. J Am Coll Cardiol, 2019,73(6):698.

[492] Elbadawi A, Elgendy IY, Mahmoud K, et al. Temporal trends and outcomes of mechanical complications in patients with acute myocardial infarction[J]. JACC Cardiovasc Interv, 2019,12(18):1825.

[493] Schrage B, Ibrahim K, Loehn T, et al. Impella support for acute myocardial infarction complicated by cardiogenic shock[J]. Circulation, 2019,139(10):1249-1258.

[494] Garg P, Ko DT, Bray Jenkyn KM, et al. Infective endocarditis hospitalizations and antibiotic prophylaxis rates before and after the 2007 American Heart Association Guideline Revision[J]. Circulation, 2019,140(3):170-180.

[495] Wong CX, Brown A, Lau DH, et al. Epidemiology of sudden cardiac death: Global and regional perspectives[J]. Heart Lung Circ, 2019,28(1):6-14.

[496] Basso C, Iliceto S, Thiene G, et al. Mitral valve prolapse, ventricular arrhythmias, and sudden death[J]. Circulation, 2019,140(11):952-964.

[497] Arnett DK, Blumenthal RS, Albert MA, et al. 2019 ACC/AHA guideline on the primary prevention of cardiovascular disease: A report of the American College of Cardiology/American Heart Association Task Force on Clinical Practice Guidelines[J]. Circulation, 2019,140(11):e596-e646.

[498] American Heart Association Council on Epidemiology and Prevention Statistics Committee and Stroke Statistics

Subcommittee. Heart disease and stroke statistics-2019 update: A report From the American Heart Association[J]. Circulation, 2019,139(10):e56-e528.

[499] Manolis AS, Manolis AA, Manolis TA, et al. COVID-19 infection and cardiac arrhythmias[J]. Trends Cardiovasc Med, 2020,30(8):451-460.

[500] Vallabhajosyula S, Shankar A, Patlolla SH, et al. Pulmonary artery catheter use in acute myocardial infarction-cardiogenic shock[J]. ESC Heart Fail, 2020,7(3):1234-1245.

[501] Aryana A, d'Avila A. Epicardial approach for cardiac electrophysiology procedures[J]. J Cardiovasc Electrophysiol, 2020,31(1):345-359.

[502] Murtaza G, Boda U, Turagam MK, et al. Risks and benefits of removal of the left atrial appendage[J]. Curr Cardiol Rep, 2020,10;22(11):129.

[503] Chen K, Huang Y, Singh R, et al. Arrhythmogenic risks of stem cell replacement therapy for cardiovascular diseases[J]. J Cell Physiol, 2020,235(9):6257-6267.

[504] Thadani SR, Shaw RE, Fang Q, et al. Left atrial end-diastolic volume index as a predictor of cardiovascular outcomes: The heart and soul study[J]. Circ Cardiovasc Imaging, 2020,13(4):e009746.

[505] Ackermann M, Verleden SE, Kuehnel M, et al. Pulmonary vascular endothelialitis, thrombosis, and angiogenesis in Covid-19[J]. N Engl J Med, 2020,383(2):120-128.

[506] Babayiğit E, Ulus T, Görenek B. What Have We Learned from the European Society of Cardiology 2019 Guidelines on supraventricular tachycardia[J]. Cardiology, 2020,145(8):492-503.

[507] Farkas JD, Long B, Koyfman A, et al. BRASH Syndrome: Bradycardia, renal failure, AV blockade, shock, and hyperkalemia[J]. J Emerg Med, 2020,59(2):216-223.

[508] Zhu Y, Lingala B, Baiocchi M, et al. Type a aortic dissection-experience over 5 decades: JACC historical breakthroughs in perspective[J]. J Am Coll Cardiol, 2020,76(14):1703-1713.

[509] Horodinschi RN, Bratu OG, Dediu GN, et al. Heart failure and chronic obstructive pulmonary disease: A review[J]. Acta Cardiol, 2020,75(2):97-104.

[510] Al-Omary MS, Sugito S, Boyle AJ, et al. Pulmonary hypertension due to left heart disease: Diagnosis, pathophysiology, and therapy[J]. Hypertension, 2020,75(6):1397-1408.

[511] Agarwala P, Salzman SH. Six-Minute Walk Test: Clinical role, technique, coding, and reimbursement[J]. Chest, 2020,157(3):603-611.

[512] Mascolo A, Urbanek K, De Angelis A, et al. Angiotensin II and angiotensin 1-7: which is their role in atrial fibrillation[J]. Heart Fail Rev, 2020,25(2):367.

[513] Vuddanda VLK,Turagam MK,Umale NA.et al. Incidence and causes of in-hospital outcomes and 30-day readmissions after percutaneous left atrial appendage closure:A US nationwide retrospective cohort study using claims data[J]. Heart Rhythm, 2020,17(3):374-382.

[514] Januzzi JL Jr, Camacho A, Piña IL, et al. PROVE-HE Investigators: Reverse cardiac remodeling and outcome after initiation of Sacubitril/Valsartan[J]. Circ Heart Fail, 2020,13(6):e006946.

[515] Sessler DI, Conen D, Leslie K, et al. One-year results of a factorial randomized trial of aspirin versus placebo and clonidine versus placebo in patients having noncardiac surgery[J]. Anesthesiology, 2020,132(4):692.

[516] Hindricks G,Potpara T,Dagres N,et al.2020 ESC Guidelines for the diagnosis and management of atrial fibrillation developed in collaboration with the European Association of Cardio-Thoracic Surgery(EACTS)[J]. Eur Heart J, 2021,42(5):373-498.

[517] Guerra F, Ammendola E, Ziacchi M, et al . Effect of SAcubitril/Valsartan on left vEntricular ejection fraction and on the potential indication for Implantable Cardioverter Defibrillator in primary prevention: The SAVE-ICD study[J]. Eur J Clin Pharmacol, 2021,77(12):1835.

[518] Xiong B, Nie D, Qian J, et al. The benefits of sacubitril-valsartan in patients with acute myocardial infarction: A

systematic review and meta-analysis[J]. ESC Heart Fail, 2021,8(6):4852.

[519] Reddy YNV, Borlaug BA. Pulmonary hypertension in left heart disease[J]. Clin Chest Med, 2021,42(1):39-58.

[520] Kumar A, Avishay DM, Jones CR, et al. Sudden cardiac death: Epidemiology, pathogenesis and management[J]. Rev Cardiovasc Med, 2021,22(1):147-158.

[521] Yang PS, Kim D, Jang E, et al. Risk of sick sinus syndrome in patients diagnosed with atrial fibrillation: A population-based cohort[J]. J Cardiovasc Electrophysiol, 2021,32(10):2704-2714.

[522] de Loizaga SR, Beaton AZ. Rheumatic fever and rheumatic heart disease in the United States[J]. Pediatr Ann, 2021,50(3):e98-e104.

[523] Rwebembera J, Beaton AZ, de Loizaga SR, et al. The global impact of rheumatic heart disease[J]. Curr Cardiol Rep, 2021,23(11):160.

[524] Meng X, Han J, Wang L, et al. Aortic dissection during pregnancy and postpartum[J]. J Card Surg, 2021,36(7):2510-2517.

[525] Amoni M, Dries E, Ingelaere S, et al. Ventricular arrhythmias in ischemic cardiomyopathy-new avenues for mechanism-guided treatment[J]. Cells, 2021,10(10):2629.

[526] Vaideeswar P, Tyagi S, Singaravel S, et al. Sudden cardiac deaths: Role of nonischemic myocardial disorders-part 1[J]. Indian J Pathol Microbiol, 2021,64(1):14-21.

[527] Middour TG, Chen JH, El-Chami MF. Leadless pacemakers: A review of current data and future directions[J]. Prog Cardiovasc Dis, 2021,66:61-69.

[528] Sharp AL, Baecker A, Nassery N, et al. Missed acute myocardial infarction in the emergency department-standardizing measurement of misdiagnosis-related harms using the SPADE method[J]. Diagnosis (Berl), 2021,8(2):177.

[529] Uzunay H, Selvi F, Bedel C, et al. Comparison of ETCO2 value and blood gas PCO2 value of patients receiving non-invasive mechanical ventilation treatment in emergency department[J]. SN Compr Clin Med, 2021,3(8):1717.

[530] Otto CM, Nishimura RA, Bonow RO, et al. 2020 ACC/AHA guideline for the management of patients with valvular heart disease: A report of the American College of Cardiology/American Heart Association Joint Committee on Clinical Practice Guidelines[J]. Circulation, 2021,143(5):e72-e227.

[531] Wilson WR, Gewitz M, Lockhart PB, et al. Prevention of viridans group streptococcal infective endocarditis: A scientific statement from the American Heart Association[J]. Circulation, 2021,143(20):e963-e978.

[532] Massussi M, Scotti A, Lip GYH, et al. Left ventricular thrombosis: New perspectives on an old problem[J]. Eur Heart J Cardiovasc Pharmacother, 2021,7(2):158-167.

[533] Ligsay A, Goldberg CS. An introduction to and review of cardiac neurodevelopment: The risks and recommended approaches[J]. Curr Opin Pediatr, 2021,33(5):489-494.

[534] Kasper P, Steffen HM, Michels G. Cirrhotic cardiomyopathy[J]. Dtsch Med Wochenschr, 2021,146(16):1070-1076.

[535] Avondo S, Andreis A, Casula M, et al. Pharmacologic treatment of acute and recurrent pericarditis: A systematic review and meta-analysis of controlled clinical trials[J]. Panminerva Med, 2021,63(3):314-323.

[536] Huang JB, Wen ZK, Lu WJ, et al. Preoperative pericardial effusion is associated with low cardiac output syndrome after pericardiectomy for constrictive pericarditis[J]. Heart Surg Forum, 2021,24(3):E427-E432.

[537] Paneer SKM, Christina SR, Adli Azam MR, et al. Complete resolution of constrictive pericarditis after coronary bypass surgery[J]. Med J Malaysia, 2021,76(5):747-749.

[538] Páramo JA. Microvascular thrombosis and clinical implications[J]. Med Clin (Barc), 2021,156(12):609-614.

[539] Thornhill MH, Gibson TB, Yoon F, et al. Antibiotic prophylaxis against infective endocarditis before invasive dental procedures[J]. J Am Coll Cardiol, 2022,80(11):1029-1041.

[540] Dominic P, Ahmad J, Awwab H, et al. Stimulant drugs of abuse and cardiac arrhythmias[J]. Circ Arrhythm Electrophysiol, 2022,15(1):e010273.

[541] Middeldorp ME, Ariyaratnam JP, Kamsani SH, et al. Hypertension and atrial fibrillation[J]. J Hypertens, 2022, 40(12):2337-2352.

[542] Degiovanni A, Carassia C, De Vecchi S, et al. Atrial thrombosis: Not only left, think also about right[J]. J Clin Ultrasound, 2022,50(8):1194-1201.

[543] Setiawan B, Pangarsa EA, Santosa D, et al. Preventing thrombosis in cancer patients[J]. Acta Med Indones, 2022,54(4):626-637.